国家卫生健康委医药卫生科技发展研究中心
项目管理报告系列丛书

国家重点研发计划
生殖健康及重大出生缺陷防控研究重点专项
年度报告 2019

贺晓慧　主编

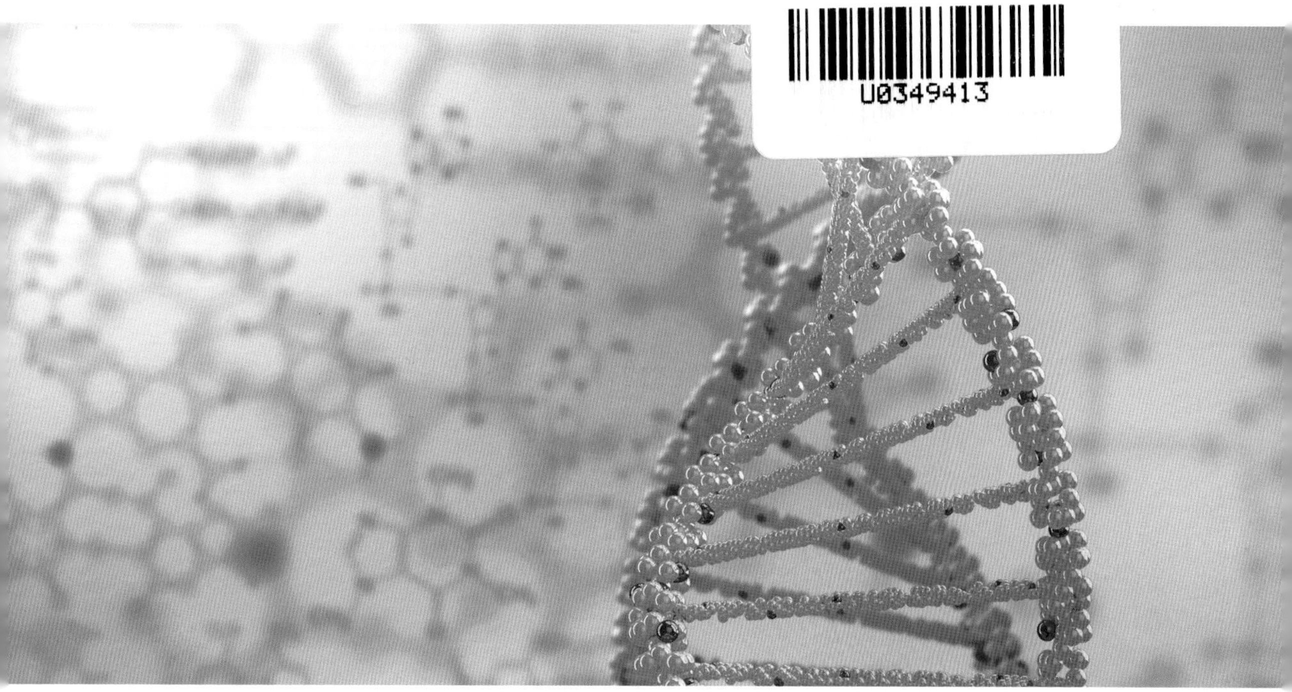

科学技术文献出版社
SCIENTIFIC AND TECHNICAL DOCUMENTATION PRESS
·北京·

图书在版编目（CIP）数据

国家重点研发计划生殖健康及重大出生缺陷防控研究重点专项年度报告. 2019 / 贺晓慧主编. —北京：科学技术文献出版社，2020. 12
ISBN 978-7-5189-7375-0

Ⅰ. ①国… Ⅱ. ①贺… Ⅲ. ①生殖健康—研究报告—中国—2019 ②先天性畸形—新生儿疾病—预防（卫生）—研究报告—中国—2019 Ⅳ. ① R169 ② R726. 2

中国版本图书馆 CIP 数据核字（2020）第 233017 号

国家重点研发计划生殖健康及重大出生缺陷防控研究重点专项年度报告2019

策划编辑：丁芳宇　　责任编辑：赵　斌　　责任校对：文　浩　　责任出版：张志平

出 版 者　科学技术文献出版社
地　　址　北京市复兴路15号　邮编 100038
编 务 部　（010）58882938，58882087（传真）
发 行 部　（010）58882868，58882870（传真）
邮 购 部　（010）58882873
官方网址　www.stdp.com.cn
发 行 者　科学技术文献出版社发行　全国各地新华书店经销
印 刷 者　北京时尚印佳彩色印刷有限公司
版　　次　2020 年 12 月第 1 版　2020 年 12 月第 1 次印刷
开　　本　787×1092　1/16
字　　数　358千
印　　张　20.75
书　　号　ISBN 978-7-5189-7375-0
定　　价　178.00元

《国家重点研发计划生殖健康及重大出生缺陷防控研究重点专项年度报告2019》

编委会

前　言

我国进入新发展阶段，“四个面向”成为新时代推动中国科技事业发展的最新指针，人口健康事业面临全新的发展形势，迎来前所未有的历史机遇。高质量可持续的人力资源供给是贯彻新发展理念、构建新发展格局的迫切需求，是国家卫生健康科技创新在新发展阶段必须履行的新使命。

国家重点研发计划“生殖健康及重大出生缺陷防控研究”重点专项（以下简称生殖健康专项）旨在全面提升我国生殖疾病和出生缺陷防控科技水平，有力保障健康生育，提高出生人口素质，为我国社会主义现代化建设提供坚实的人力资源支撑。国家卫生健康委医药卫生科技发展研究中心（以下简称科技发展中心）作为国家科技计划项目管理专业机构负责生殖健康专项的具体管理工作。为全面总结各项目的研究进展，及时反映专项实施以来管理与研发进展情况，支撑专项的“十三五”总结评估，特组织相关专家编制《国家重点研发计划生殖健康及重大出生缺陷防控研究重点专项年度报告》。

《国家重点研发计划生殖健康及重大出生缺陷防控研究重点专项年度报告2019》是系列报告的第三卷。本卷一共由 4 章构成：第一章介绍了生殖健康专项2019 年度开展的管理工作和实施进展情况。第二章全面梳理了 2019 年度在研项目的工作进展和取得的主要成果。第三章重点展示了专项 2019 年度具有代表性的研究成果。第四章根据学科前沿动态和项目管理过程中发现的问题，提出相关需求和建议。期望有关内容能对从事或关心生殖健康科技创新的人士提供有益的借鉴与参考。

生殖健康专项各项工作的顺利开展离不开上级领导部门的大力支持和项目承担单位的通力配合，离不开项目有关科研人员、管理人员的辛勤付出，在报告出版之际，真诚地向所有关心和支持生殖健康专项的领导、专家和各界同仁致以谢意，也欢迎社会各界提出宝贵的意见和建议！

编者

2020 年 11 月

目　录

第一章
概　述

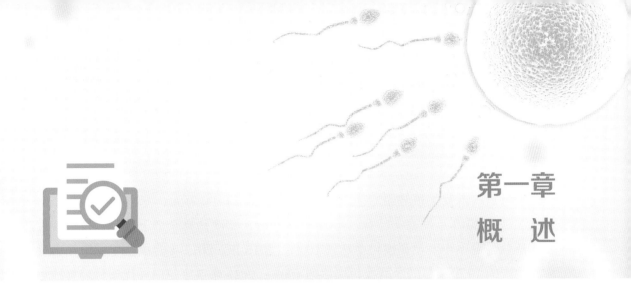

生殖健康专项是 2016 年首批启动的国家重点研发计划重点专项之一，聚焦生殖健康领域的突出问题，通过部署五大研究任务的项目，完成建队列、建平台、建体系、定标准机制及开展基础研究等总体目标。科技发展中心作为项目管理专业机构，在科技部和卫生健康委的领导下，深入落实上级文件精神，围绕提高“项目管理能力、科技服务能力”，创新管理举措，寓服务于管理，圆满完成项目管理任务。项目实施 4 年来，我国生殖健康疾病和出生缺陷防控水平得到提升，为提高人口素质、降低重大出生缺陷发生率提供了有力的科技支撑。

第一节　2019 年主要工作

一、组织立项评审

生殖健康专项 2019 年组织两批次项目立项工作，分别是 2019 年度定向择优项目、2019 年度公开择优项目。累计受理申报项目 5 项（定向择优项目 1 项、公开择优项目 4 项），经形式审查，5 个申报项目全部通过；采用从国家科技专家库随机抽取视频评审专家的方式，遴选确定两组评审专家共 32 人；召开视频评审会前，邀请指南编制专家向评审专家解读指南，对评审专家进行评前培训，明确评审纪律，宣讲指南要求，会中加强监督，严格程序规范和组织纪律，会后组织生殖健康专项指南编制专家结合指南要求对视频评审结果进行论证，并根据论证意见遴选拟立项项目报送科技部进行立项合规性审核；根据科技部社发司合规性审核意见，组织拟立项项目签订项目任务书，并于 2020 年 1 月下达立项批复和预算批复。

二、拨付研究经费

中央财政批复生殖健康专项 2019 年预算合计 23 400 万元，专项分 4 批拨付 50 项立项项目 2019 年度滚动经费，至 2019 年年底，年度预算全部下拨至各项目牵头承担单位，专项年度预算拨付率达到 100%。2016 年、2017 年完成立项程序并通过中期检查的 19 个项目的经费拨付率达到 100%；2018 年 7 个定向择优项目的累计经费拨付率达到 75%；2018 年 4 个公开择优项目中，3 个项目的累计经费拨付率达到 75%，1 个项目的累计经费拨付率达到 79%；2018 年 19 个增补任务项目累计经费拨付率达到 75%；2016 年 1 项调整立项项目 2019 年根据项目执行情况未拨付经费，累计经费拨付率为 70%。2019 年度立项项目首年度经费于 2020 年年初完成拨付，两新立项项目经费拨付率均为 66.1%。

三、开展过程管理

生殖健康专项 2019 年在研项目 50 项，19 项进入中期检查阶段，其中 3 项已于 2018 年年底进行中期检查并通过。科技发展中心针对生殖健康专项组织实施特点，秉持为项目研发服务的宗旨，将服务场所前移，组织检查团队深入项目实施一线，分赴 8 个城市开展针对剩余 16 个项目的中期检查工作，总结形成了 1.5 万字的专项中期执行情况报告；采用跟进项目进展、服务项目需求的管理工作模式，围绕项目研发周期节点，利用项目组内部会议机会，分赴 10 个城市组织了涉及 29 个项目的督导、推进、调研等项目过程管理工作共计 32 次，有力地推动了各项目的实施；受理并办结各类变更 19 项；组织 50 项立项项目 2019 年度执行情况报告编写并通过系统提交，并认真总结报告反映出的项目任务和经费执行问题，在专项管理培训会上进行答疑指导；组织 100 人以上的管理培训会 1 次，200 人以上的管理培训会 2 次，实现专项 50 项立项项目共计 227 个课题团队和相应课题承担单位的项目管理培训全覆盖，有效地传达及落实了重点研发计划项目管理的相关要求；分别组织召开了包括 8 项立项项目的“配子发生”项目群会议和包括 4 项立项项目的“队列研究”项目群会议，进一步推动专项的一体化组织实施；积极配合科技部有关部门组织的专项绩效评估工作，先后编制并提交了近 6 万字的生殖健康专项绩效自评估报告及其他补充材料；完成近 10 万字的生殖健康专项 2018 年度报告的编制工作。

四、筹备项目绩效评价

生殖健康专项52项立项项目，按照项目任务书约定，有31项至2020年年底执行期结束，需开展项目综合绩效评价工作。为保证项目综合绩效评价工作顺利开展，专项管理团队深入学习上级文件精神，充分利用项目调研、督导、推进等工作机会，与科研人员进行面对面研讨，征集意见建议，研究不同类别科研项目评价要点，并通过项目管理培训会的形式进行政策宣讲，指导项目单位提前筹备，为预期绩效评价工作奠定了扎实的基础。

第二节　立项项目整体情况

一、2019年任务部署

2019年，生殖健康专项在出生缺陷和不孕不育防治平台与技术研发任务方向，分别部署了定向择优项目和公开择优项目各1项。2019年，专项新立项2项，批复项目总经费预算5167万元，均为中央财政经费预算。2019年，专项到位经费40 447.13万元，其中，中央财政经费32 999.10万元，占比81.6%，自筹经费7448.03万元，占比18.4%。

二、在研项目整体情况

生殖健康专项自2016年首批立项以来，至2019年年底，共有在研项目52项，包括237个课题共771个研究任务，其中，2019年新立项2项，延续性项目50项（2016年批复立项9项，2017年批复立项11项，2018年批复立项30项）。专项累计到位经费94 604.28万元，其中，中央财政经费累计到位80 151.10万元，占比84.7%；自筹经费累计到位14 453.18万元，占比15.3%。

三、在研项目任务方向分布情况

生殖健康专项 52 个在研项目分为人群和临床队列研究、重大疾病基础研究、前沿技术和产品创新、研发转化体系建立、应用示范和评价研究等五大任务方向，分别立项 10 项、19 项、16 项、2 项和 5 项。全部在研项目按任务方向分布如图 1-1 所示；各任务方向中央财政专项经费投入情况如图 1-2 所示。

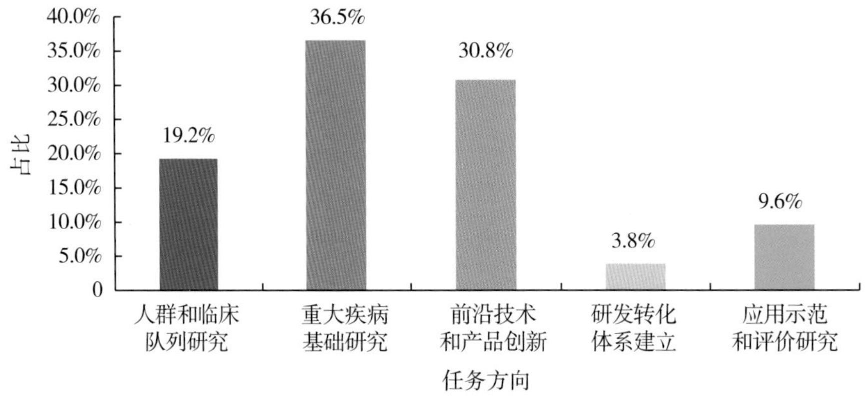

图 1-1　2019 年在研项目任务方向分布

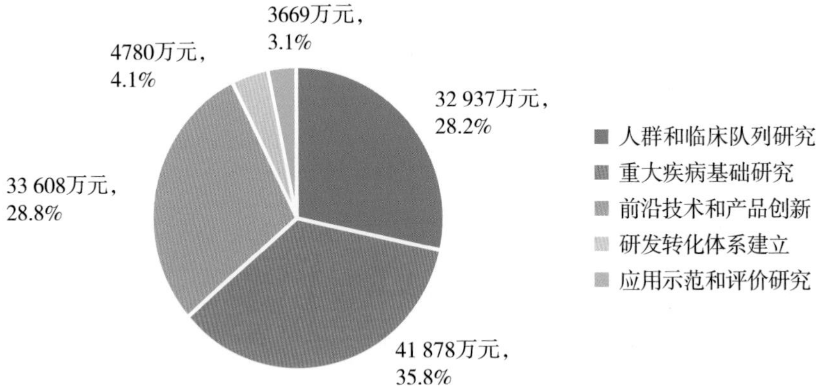

图 1-2　2019 年各任务方向中央财政专项经费投入情况

四、在研项目牵头承担单位和参与单位参与频次分布情况

生殖健康专项在研项目按牵头承担单位的性质和所在地区分布，分别如图 1-3 和图 1-4 所示。

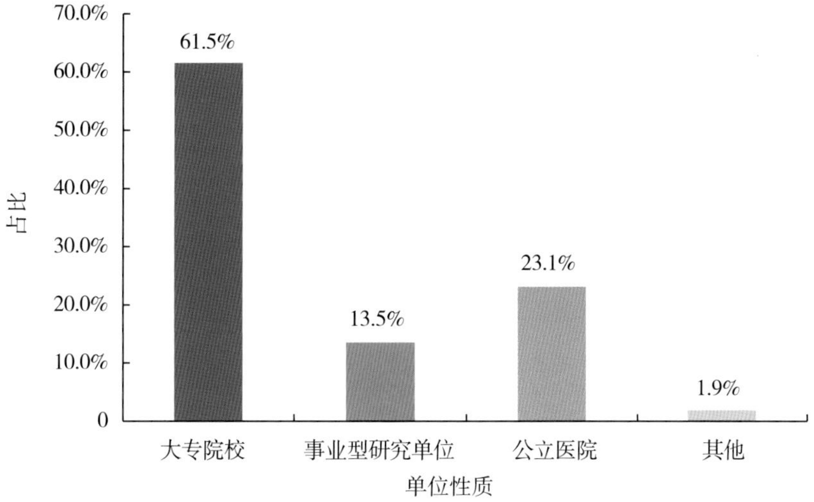

图 1-3 2019 年在研项目牵头承担单位性质分布

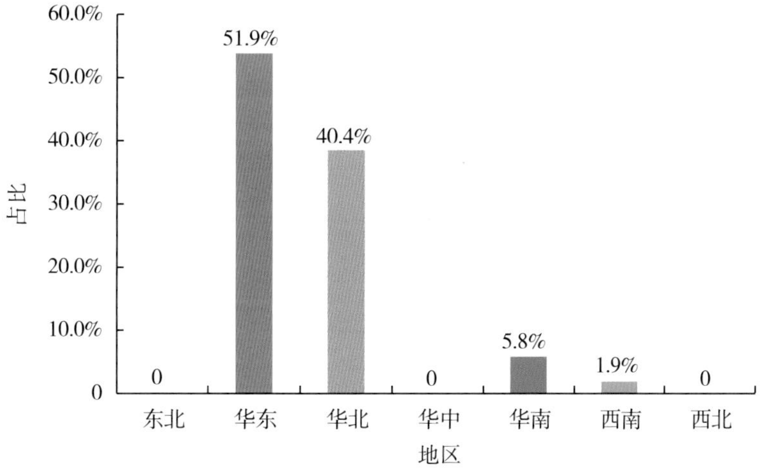

图 1-4 2019 年在研项目牵头承担单位所在地区分布

在研项目按参与单位的性质和所在地区分布，分别如图 1-5 和图 1-6 所示。

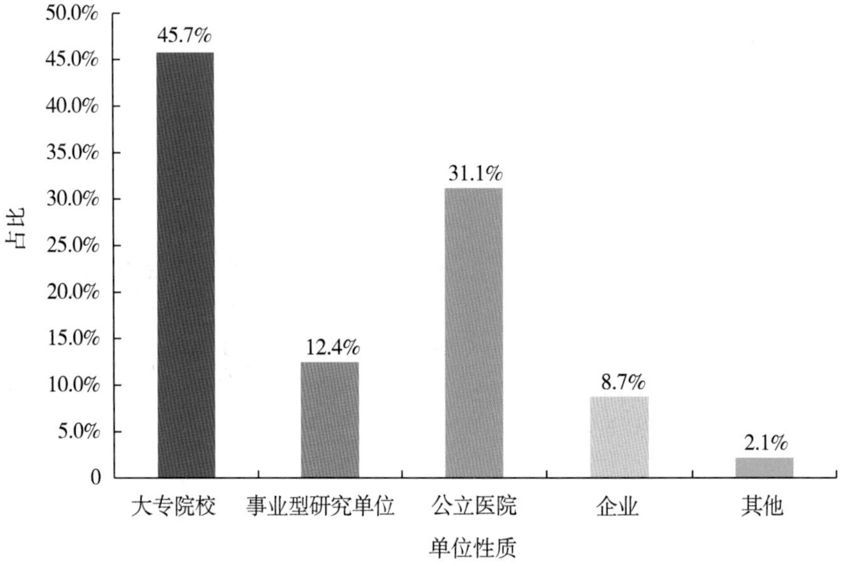

图 1-5　2019 年在研项目参与单位性质分布

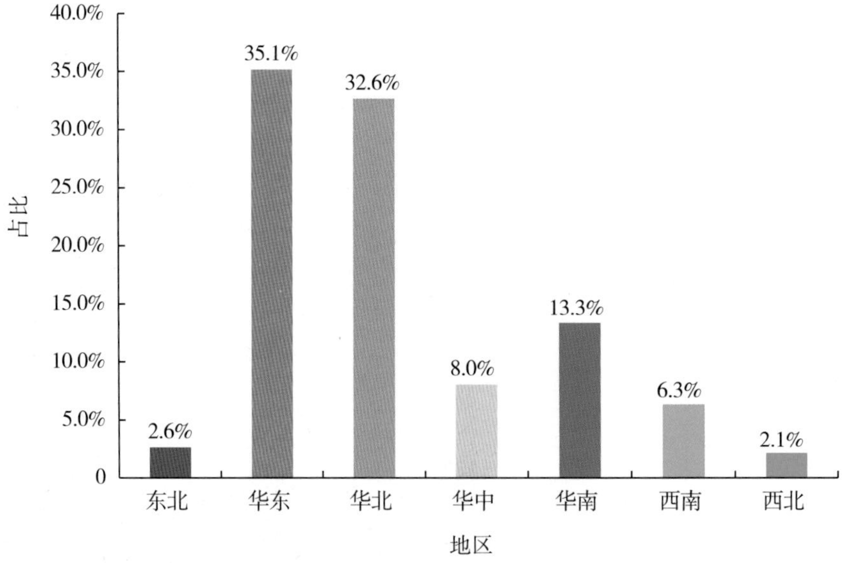

图 1-6　2019 年在研项目参与单位所在地区分布

五、在研项目实施周期分布情况

生殖健康专项52个在研项目中，项目实施周期≤3年的项目13个，占比25.0%；3～4年（含4年）的项目31个，占比59.6%；4～5年的项目8个，占比15.4%（图1-7）。

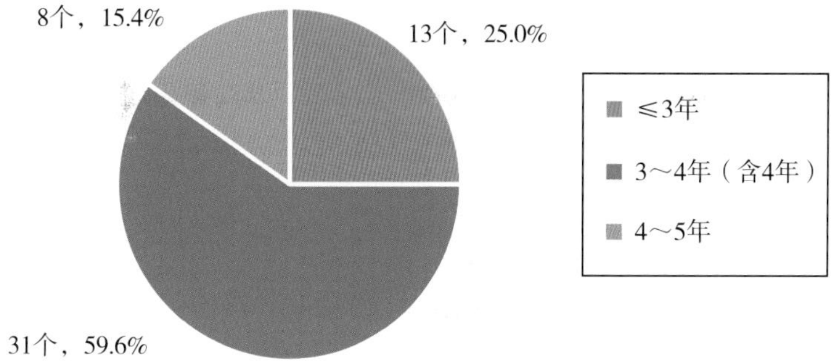

图1-7　在研项目实施周期分布

六、在研项目人员投入情况

2019年，生殖健康专项参与科研人员共计6127人，其中，女性占60.6%。项目负责人的平均年龄为53.9岁，40～50岁（含50岁）的项目负责人12人，占比23.1%，50岁以上的项目负责人40人，占比76.9%。参与人员的职称和学历分布，分别如图1-8和图1-9所示。

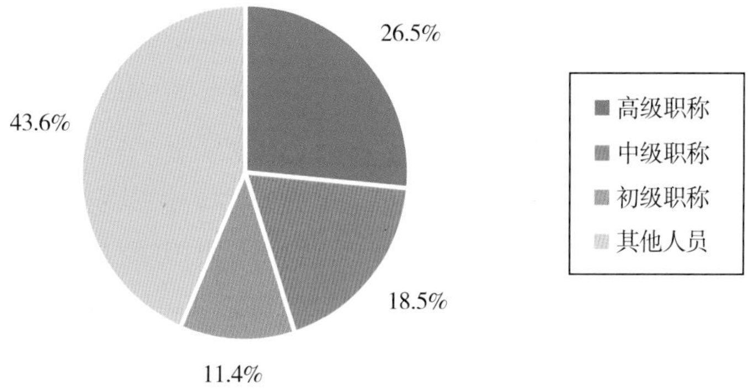

图1-8　2019年专项参与人员职称分布

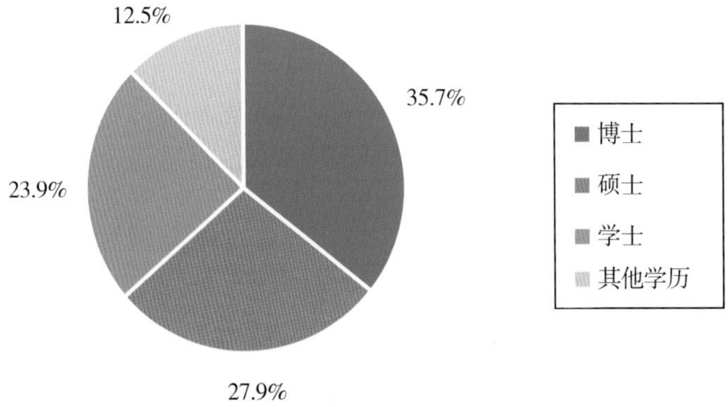

图 1-9　2019 年专项参与人员学历分布

七、在研项目总体进度

生殖健康专项 52 个在研项目中，49 个项目按照年度计划安排总体进展良好，1 个项目进度超前，2 个项目进度滞后。各项目团队在前期工作基础上，围绕项目总体目标，聚焦科学问题，在人群和临床队列研究、重大疾病基础研究、前沿技术和产品创新、研发转化体系建立、应用示范和评价研究等任务方向均取得了显著的研究成果，为提升我国生殖健康基础研究水平、生殖健康和出生缺陷相关疾病防控诊治水平、提高出生人口素质提供了重要的原创科技支撑。

八、专项社会经济效益情况

2019 年，生殖健康专项获得国家标准 4 项，获得行业、地方标准 6 项，获得其他标准 9 项；申请发明专利 165 项，其中 4 项为国际专利；获得授权发明专利 49 项，其中 3 项为国际专利；申请其他各类专利 54 项，获得授权其他各类专利 39 项；毕业研究生 840 人，其中，博士生 359 人；取得软件著作权 30 项；发表专著 75 部；取得新理论、新原理 85 项；取得新技术、新工艺、新方法 45 项；取得新产品、新装置 17 项；获得新药（医疗器械）证书、临床批件 3 项；获得临床指南、规范 18 项；新建生产线 5 条；新建示范工程数 1 项；培训技术人员 19 881 人；成果转让 5 项，成果转让收入 250 万元。

第三节　项目管理成效

一、搭建平台，项目管理政策深入贯彻落实

中央财政科技计划项目管理改革以来，重点研发计划项目针对科技计划形成机制、管理模式、项目遴选规则、资助方式、过程管理、项目验收等多个层面出台了一系列具有变革性的制度文件，专项管理及实施形成了分工明确、布局合理、定位清晰、精简高效、动员有力的态势。生殖健康专项管理团队深入贯彻落实上级文件精神，抓管理核心，促重点落实，主动作为、勇于创新，采用跟进项目进展、服务项目需求的管理工作模式，搭建项目单位、科研人员、科管人员等实施层面主体与政策制定者之间的沟通桥梁。分批组织了生殖健康专项立项项目 / 课题单位全覆盖式的重点专项管理培训会，邀请科技部有关部门负责同志、相关领域专家、管理团队负责同志等，开展针对性项目管理指导，会议深度解析科技计划管理和行业领域发展相关政策内涵，剖析项目年度执行情况报告中反映的问题，提出加强项目实施的措施建议。此外，利用项目组启动会、年中汇报会、年度总结会、中期检查等管理工作节点的机会，邀请指南编制相关部门联合开展督导、推进，进行针对性政策指导，规范项目管理，促进项目管理政策深入落实。

二、多措并举，项目遴选质量得到充分保障

生殖健康专项实施 4 年来，经过 7 批次指南发布、5 轮项目评审。专项管理团队探索积累了一定的项目评审工作经验，掌握了国家重点研发计划重点专项管理相关规定，熟悉了生殖健康专项领域项目评审的工作机制，管理专业水平不断提升，保障了项目遴选的公开、公平、公正。申报受理阶段，严格按照文件规定和申报指南要求，制定评审工作方案并报送科技部审核后开展评审工作；评审专家抽取，严格根据指南研究内容和考核指标要求，先行制定评审专家抽取方案，并请指南编制专家对抽取方案进行审核，保证拟抽取评审专家研究方向与申报指南的相符性。专家抽取环节，实行评审分组专人负责制，严格控制评审专家名单知晓范围，并以暗码形式对专家姓名、排序等进行隐匿处理，减少不可控因素对评审工作的影响；实行评审专家先报到后公示名单的方式，减少评审专家可能承受的外部压力；评审

专家审阅资料采用集中审阅形式，进一步降低申报内容的外泄风险；专家评审全程主动接受内外部监督，工作人员实行不相容岗位分离管理。以上措施的实施，较好地保证了生殖健康专项项目的遴选质量，为后期项目管理工作顺利开展奠定了基础。

三、建立机制，专家作用得到较好发挥

生殖健康专项2016年启动之初，成立了由专项指南编制专家为主的总体专家组，承担项目管理指导工作。具体工作中，专项把依靠专家、动员专家、组织专家、服务专家作为工作理念，经过几年的合作，科技发展中心与专家建立了畅通、高效、互信的沟通机制，形成了组织有力、推进有序、管理有效的项目管理态势。为规范和优化专家使用程序，推动同行专家咨询评议活动向着更加客观与公正的方向发展，在不同阶段采取不同的专家遴选措施。评审专家抽取阶段，根据年度指南的要求，编制针对性的评审专家库建设方案和评审专家抽取方案，并邀请指南编制专家对方案的科学性、合理性进行审核；评审专家遴选阶段，严格按照遴选方案的纳入和排除标准，整理汇总各渠道来源的备选专家并形成评审专家库名单报送科技部有关部门审核，工作全程紧靠程序，规避漏洞，防范管理风险。咨询专家使用阶段，根据过程管理工作需要，由专项总体专家组组长建议，确定各项目责任专家，落实项目跟踪管理责任；专家增选推荐阶段，强化总体专家组增选、项目跟踪专家推荐管理，严格按照程序，加强内控，并在后续具体工作中依据专业相关度确定专家使用优先级；实行专家监督回避，在中期检查等重点工作中，为避免专家与课题单位的利益关联，采取专家回避制，要求专家主动申请回避、签订相关承诺书并做好专家使用记录，确保专家使用过程可追溯。

四、提升素质，团队科技服务能力明显增强

生殖健康专项管理团队主要由生物医药相关专业背景具有硕士及以上学历的工作人员组成。管理团队经4年努力，初步形成了政策规定熟悉、工作职责明确、重点流程清晰、纪律要求严格的专业化项目管理队伍。一是博采众长、吸纳人才，从全国科研院所借调不同单位、不同专业的各类人员，动态吸纳高水平专业技术人才参与专项管理工作，增强项目管理的专业化水平；二是加强管理团队能力建设，重视项目管理人才培养工作，提供经费支持鼓励工作人员参加相关培训交流；三是组

织集中学习、参加外部培训和参与科研管理学术会议，学习上级文件精神，交流科研管理心得，全面修炼项目管理“内功”；四是积极参加生殖健康专项领域相关国内外学术交流，了解领域发展现状，拓展国际视野，树立科技服务意识，努力提升科技服务能力。此外，充分向专家学习，利用专家参加项目检查、论证、督导等过程管理工作机会，与专家深入交流，向专家虚心求教，不断完善自身知识结构，优化管理模式，进一步提升科技服务能力和水平。

五、整合资源，实现相关项目间的合作与共享

生殖健康专项基于顶层设计考虑，围绕生殖健康及重大出生缺陷防控研究领域重点突出问题，从基础研究到临床前沿，从共性关键技术研发到适宜技术及产品应用示范评价，从生殖健康及重大出生缺陷疾病防治临床应用技术研发到相关规范化体系建立，有序布局了一批研究项目。项目间既相对独立又存在一定联系，特别是在“队列研究”“配子发生研究”“出生缺陷防控示范区建设”“母胎医学”等方向的立项项目间，内在联系紧密，研发互补性强。为了进一步加强专项一体化组织实施，充分发挥顶层设计优势，优化研发资源配置，生殖健康专项发起“项目群”管理创新，初步建立了由4项队列研究相关项目团队组成的“队列研究项目群”和由8项配子发生相关研究项目团队组成的“配子发生研究项目群”，分别组织项目群会议，就项目群各项目的主要研究内容、指标完成情况、取得的突出进展、实施过程中存在的主要难点问题，以及与项目群中项目间或课题间的科研合作意向等开展交流，并邀请指南编制专家与任务专家根据交流情况，结合专项总体目标开展研讨，以完成总体任务目标为导向，提出各项目的研发重点和相应的考核时间节点建议，指导项目管理工作。

六、重点推动，专项任务布局得到进一步完善

生殖健康专项启动以来，根据实施方案和年度指南的安排，按照创新研发链条，分步推进项目部署工作，并于2018年年底基本达到了实施方案规定的各任务方向项目部署要求。然而，由于项目遴选方式导致的立项项目研究内容一定程度上的随机性，使得专项部分任务方向的顶层设计在项目立项后实施层面难以得到充分落实。为此，我们通过深入对比分析立项项目研究目标与实施方案任务目标，积极沟

通协调专项指南编制参与部门和指南编制专家开展共同研讨，并结合生殖健康专项“十三五”概算结余情况，推动了“规范化、全周期重大出生缺陷大数据平台建设”“妇科肿瘤患者保留生育功能相关技术研发”两个指南方向的部署工作，进一步优化和完善了专项的整体任务布局。此外，充分利用项目启动会的机会，组织指南编制专家对专项顶层设计进行解读，强调项目的研发重点和主要科研攻关方向，保证项目实施与专项总体目标的一致性。

七、借助力量，行业管理部门职能作用明显发挥

生殖健康专项从任务布局、指标设置、项目部署、过程管理到最终的实施成果落地，各环节均需要国家和地方两级卫生健康政府部门的参与和支持。作为卫生健康委直属事业单位，在参加各地组织的项目管理活动之际，积极动员各地政府及行业管理部门主要负责同志，联合开展项目实施推进工作，借助行政手段推动出生缺陷防控示范区、疾病防控体系的建立，推动项目成果产出寻求成果转化捷径，提高科技成果地域转化覆盖率。

第二章 项目进展

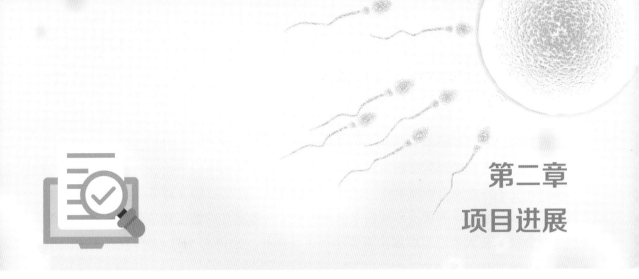

生殖健康专项按照全链条部署、一体化实施的原则，设置了人群和临床队列研究、重大疾病基础研究、前沿技术和产品创新、研发转化体系建立、应用示范和评价研究 5 个方面主要任务，2016—2018 年部署的 50 个项目在 2019 年度已取得重要进展。

第一节 人群和临床队列研究

一、总体进展

人群和临床队列研究的主要任务是“建立覆盖全国主要地区的出生人口队列和辅助生殖人群队列，重点监控生殖疾病临床队列、辅助生殖技术（ART）、出生缺陷，建立临床资料和生物样本库。开展高质量临床研究，阐明生殖健康与出生缺陷相关主要疾病病因”。专项于 2016—2018 年共立项 10 项人群和临床队列研究项目，2019 年度，这些项目在建立出生人口队列开展重大出生缺陷风险研究、辅助生殖人口及子代队列建立与应用基础研究、生殖遗传资源和生殖健康大数据平台建设与应用示范、高龄产妇妊娠期并发症防治策略研究、常见重大出生缺陷病因学及早期预防策略研究、生殖疾病病因学及临床防治研究等研究方向均取得重要突破，对进一步完善队列数据库和生殖资源库、降低出生缺陷发生率、规范化诊断和防治生殖疾病具有重要意义。

首都医科大学附属北京妇产医院牵头的“建立出生人口队列开展重大出生缺陷风险研究”项目在 20 家参与单位基础上拓展合作单位 46 家，统一培训，按照统一方案执行。2019 年度出生人口队列招募近 12 万例、出生队列生物样本库入库样本近百万份，建立了40余万例的孕前－孕期－出生整合数据库，开展了药物致畸评价，完成万人大气和膳食污染物暴露数据的收集工作，完成中国出生队列云平台系统升级，开发了样本综合管理平台，开展了孕妇接触热敏纸双酚A高暴露研究，发现并鉴定了苯丙酮尿症患者遗传致病因素。为保证队列建立的数量和质量，项目牵头单位联合科技发展中心组织多次推进会和现场质控。2019年8月18日召开了中国出生人口队列10万例发布会。

南京医科大学牵头的“中国人群辅助生殖人口及子代队列建立与应用基础研究”项目初步建立了覆盖全国重点地区多中心协同的辅助生殖人口及子代出生人口队列，累计完成7.6万个家庭的纳入工作；开发了拥有自主知识产权的出生队列云端信息化平台，并建立了包括研究对象纳入和随访、临床信息采集、无纸化问卷调查、生物样本采集、处理和转运、生物样本入库与出库、数据信息管理、数据和样本质量控制、队列运维管理的整套标准操作规范（SOP）；建成了功能全面、规模适当的现代化生物样本实体库和保障体系，完成了队列生物样本库标准化认证，可为研究出生缺陷乃至影响远期健康的风险因素，以及ART和方案的安全性和适用条件等提供生物样本和数据资源；同时，基于已建立的样本库和数据库，项目组积极开展妊娠因素对子代健康影响的宏观人群和机制研究。

国家卫生健康委科学技术研究所牵头的“生殖遗传资源和生殖健康大数据平台建设与应用示范”项目开展了人类生殖遗传资源服务管理云平台开发与安全标准规范体系建设，生殖障碍性疾病、妊娠疾病、母子健康队列、新生儿和婴幼儿先天疾病的遗传资源及临床资料的收集鉴定与整理整合，围产期干细胞资源及临床病历的收集鉴定与整理整合，以及面向智能应用的生殖健康大数据收集整合与云平台集成开发工作，在儿童复杂遗传病人工智能（Artificial Intelligence，AI）自动识别与自主安全可信生物计算关键技术研发、基于大型备孕妊娠队列的围孕期宫内营养内分泌对母婴健康影响研究、基于大型前瞻性育龄人群队列的生育力危险因素及其风险计算模型研究、基于前瞻性妊娠队列的机器学习与人工智能风险预警模型的研发，以及婴幼儿先天性心脏病心音大数据轻量级深度学习网络关键技术研发等方面取得了多项研究成果。

北京大学牵头的“高龄产妇妊娠期并发症防治策略研究”项目通过大数据分析，总结了全面二孩政策发布后我国出生人口及产妇特征的变化，基本完成了妊娠期糖尿病、子痫前期的早期预警模型，初步建立瘢痕子宫再妊娠胎盘植入、产后出血等并发症的预测模型，筛选出高龄早产孕妇的风险因素并完成数学模型构建，正在编写《胎盘植入规范化转诊》《高龄孕妇早产诊治规范等指南》。

复旦大学附属儿科医院牵头的“中国人群重大出生缺陷的成因、机制和早期干预”项目收集了重大出生缺陷病例样本，开展了队列建设，从环境致畸因素、母体内环境致畸因素、表观遗传异常致畸机制、遗传突变致畸机制及分子标志物筛查等方面开展了重大出生缺陷的机制研究，建成了上海孕前夫妻－子代前瞻性队列，证明了 *GDF1* 启动子变异与先天性心脏病发生的相关性、胎盘组织中硒与后代唇腭裂（OFC）发生风险的相关性，通过全基因组 DNA 甲基化分析揭示了 *TRIM4* 与神经管缺陷（NTDs）的关系，以及 *TTI2* 功能缺失突变可能通过影响三重 T 复合物而导致常染色体隐性综合征智力障碍的机制。

山东大学牵头的“多囊卵巢综合征病因学及临床防治研究”项目依托标准化的多囊卵巢综合征（Polycystic Ovary Syndrome，PCOS）生物样本资源发现 *THADA*、*INSR*、*TOX3* 和 *DENND1A* 等基因与 PCOS 女性的代谢综合征或胰岛素抵抗密切相关，同时新发现了多个 PCOS 遗传变异位点；发现 PCOS 女性卵巢颗粒细胞中差异表达的基因 / 蛋白主要涉及糖酵解 / 糖异生途径、脂肪酸降解途径，以及代谢异常相关信号通路等，提示 PCOS 颗粒细胞核心代谢通路出现异常；研究了中国东南沿海地区 PCOS 患者肠道菌谱变化，分析了肠道菌群与内分泌、代谢相关性，解析肠道菌谱结构与功能，并绘制了肠道菌群与 PCOS 病理生理改变通路图。项目组依托先前建立的多种动物模型，解析了昼夜节律紊乱、寒冷等应激因素对 PCOS 生殖与代谢的影响及其作用机制，并利用筛选获得的两种潜在治疗分子（褪黑素和泛酸）进行了干预治疗研究。

山东大学牵头的“卵巢早衰病因学及临床防治研究”项目从遗传学、表观遗传学、自身免疫等多角度探究了卵巢早衰（Premature Ovarian Failure，POF）的病因及发病机制，同时进行了 POF 的早期预警和防治新策略研究，证明了联会复合体加固蛋白 SCRE 在减数分裂中发挥重要作用，揭示了 DNA 损伤修复基因 *KHDC3L* 突变导致女性不孕症的致病机制，发现了 *SALL4* 和 *FANCA* 基因在 POF 中的新遗传致病模式。

中国医学科学院北京协和医院牵头的“子宫内膜异位症病因学及临床防治研究”项目通过对阴道直肠隔深部内异症的单细胞测序研究证实了在位内膜和异位病灶中间质细胞和上皮细胞存在明显差异，细胞谱系分析提示深部浸润型患者间质细胞可分为 6 个亚群，存在明显的异质性。成功构建了正常内膜及异位内膜腺上皮细胞类器官模型，为下一步疾病发生机制的体外研究提供了良好的模型。发现了雌激素通过膜受体 GPER 来介导 PI3K/AKT/mTOR 信号通路激活下游基因来促进子宫内膜异位症（简称“内异症”）的发生发展。发现了子宫内膜细胞与肥大细胞之间的相互作用促进肥大细胞中 Netrin-1 的表达和分泌，而 Netrin-1 通过血管神经共生促进介导内异症的发生发展。通过对内异症不孕患者和非内异症不孕患者的在位内膜组织 ceRNA 调控网络进行研究分析，发现了可用于预测内异症子宫内膜容受性的候选生物标志物。通过对内异症患者自身配对的内异症病灶和在位子宫内膜组织，以及非内异症患者的在位子宫内膜组织进行了全转录组测序分析，发现多个具有明显差异表达的基因，并围绕其在内异症发生发展中的作用展开了深入的机制研究。

上海交通大学牵头的“早孕期自然流产病因学研究及防治策略”项目从多角度阐明了早孕期自然流产的高危因素及其分子机制：应用全外显子组测序分析，鉴定出家族性复发流产致病基因 *CAPS*（Calcyphosine，钙磷蛋白）；发现细胞周期蛋白 A2（Cyclin A2，CCNA2）表达下调干扰滋养层细胞的迁移、增殖和凋亡，从而导致复发性流产的发生；发现长链非编码 RNA lncRNA MEG8（*RIAN*）启动子区甲基化异常能够导致滋养层细胞功能缺陷，可能是早期不明原因自然流产的重要因素之一；发现髓系来源抑制性细胞（Myeloid-Derived Suppressor Cells，MDSCs）的缺失能够上调蜕膜 NK 细胞杀伤功能，以及增加 NKreg 和 Treg 细胞数目从而导致流产发生；发现母胎界面单核性髓系来源抑制性细胞（MO-MDSC）在自然流产小鼠中具有特异性基因表达谱；发现真核细胞翻译起始因子 5A1（Eukaryotic Translation Initiation Factor 5A1，EIF5A1）激活 ARAF 介导的整合素 /ERK 信号通路促进滋养层细胞迁移和侵袭，其调控异常导致流产发生。开展了早孕期自然流产现有干预治疗手段的安全性、有效性系统评价；制定了各项待评估方法和措施，完成了部分病例临床研究的预实验；建立了孕前优生健康检查队列和复发流产与人工流产对照队列。

浙江大学牵头的“排卵异常的发生机制及临床干预研究”项目收集了 PCOS 和早发性卵巢功能不全（Premature Ovarian Insufficiency，POI）临床病例。通过临床标本和芯片数据库，筛选了 11 个引起排卵障碍性疾病的致病基因，明确了 *CD2α*、*BMP2* 和 *GDF8* 等在排卵异常发生过程中的作用。探索环境因素与排卵障碍性疾病临床表现之间的相关性，明确引起排卵障碍性疾病的环境和代谢致病因素包括昼夜节律紊乱、高雄激素、肠道菌群等。构建了昼夜节律紊乱大鼠模型、高雄激素大鼠模型、孕期高雄激素小鼠模型等，通过检测糖脂代谢、激素水平、肠道菌群及动情周期卵巢切片、获卵数等，明确昼夜节律、饮食结构和高雄激素对排卵的影响。利用果蝇、斑马鱼、小鼠和食蟹猴等模式生物，初步完成排卵障碍相关基因的筛选和动物模型的构建。初步筛选出胆汁酸 GDCA、IL-22 两个可能改善卵母细胞质量的药物靶点；验证了胆汁酸 GDCA、IL-22 两个排卵障碍性疾病药物治疗新靶点的有效性，全面揭示了 PCOS 患者与健康人比较，肠道菌群及其代谢产物胆汁酸谱具有明显差异；初步建立了低脂膳食干预新方案。

二、各项目研究进度

（一）“建立出生人口队列开展重大出生缺陷风险研究”项目

1. 项目简介

项目由首都医科大学附属北京妇产医院阴赪宏教授团队牵头，团队成员来自四川大学、深圳市妇幼保健院和首都医科大学附属北京儿童医院等 20 家机构，涉及妇产科学、药学、遗传学、流行病学和统计学等多个领域。项目拟通过建立出生人口队列，开展重大出生缺陷风险研究，发现重大出生缺陷相关遗传因素、环境因素及其交互作用；制定孕前 - 孕早期两阶段出生缺陷风险等级评估系统、监控方案和实施路径。通过项目实施实现出生缺陷防控关口前移，发展“把以治病为中心转变为以人民健康为中心”的健康中国战略，降低出生缺陷发生率，提高我国出生人口素质。

2. 研究进展

（1）出生人口队列招募了近 12 万例研究对象

2019 年，项目组总计培训 58 家医疗机构，统一标准操作规程，辅助建立适合当地医院的运行流程，其中，成都市妇女儿童中心医院等 46 家单位顺利启动出生人口队列建立工作。项目一年内共招募队列孕妇 115 567 例，成为世界超大出生人口队列。为保证队列建立的数量和质量，项目牵头单位联合科技发展中心分别在北京、赤峰、昆明和海南召开了 5 次区域推进会，推进队列共建共享；组织开展了 28 次队列质控工作，质询数据近百万条。在北京、山东等地召开 5 次重要节点发布会，如中国出生人口队列 10 万例发布会。

（2）出生队列生物样本库入库样本近百万份

2019 年，项目组完成 46 家单位生物标本采集、分装、入库、储存和转运等培训工作。全国共计采集孕早期外周血样本 101 761 例（采血率达 88%），分装与入库 100 余万管，其中，四川大学完成 30 余万管。发现重大 / 常见出生缺陷病例 1000 余例，采集羊水 181 例、脐血 331 例、胎盘 1258 例、脐带 1219 例、胎儿组织 269 例，按照 1 ∶ 1 完成对照组样本的采集。建立生物样本库（北京中心），制定生物样本冷链转运方案，成功转运昆明、枣庄和锦州等分中心生物样本至北京中心存储。

（3）建立40余万例孕前－孕期－出生整合数据库

基于现有数据资源建立50万级规模的孕前－孕期－出生整合数据库。国家卫生健康委科学技术研究所承担了国家免费孕前优生健康检查项目，2011—2018年收集了9000余万名育龄夫妇的家庭档案和孕前检查资料，四川大学华西第二医院中国出生缺陷监测中心负责全国64个区县的出生缺陷人群监测项目，同期收集近300万名出生婴儿信息。2019年，四川大学华西第二医院多次主持讨论会，与国家卫生健康委科学技术研究所共同完成2011—2018年数据库清理，共计完成44余万条数据匹配，并就各自的分析主题和框架进行了讨论。

（4）开展药物致畸评价

2019年，四川大学对出生人口队列入组孕妇孕早期调查问卷进行了初步分析，掌握了孕早期孕妇药物暴露情况，筛选了高暴露药物种类，完成了药物致畸实验方案的设计工作，目前正在收集所需样本，用于检测和深入分析评价。

（5）完成万人大气和膳食污染物暴露数据收集

2019年内完成15 367例入组孕妇的大气和膳食污染物暴露数据收集，其中，对照组15 222例、病例组145例，对照组完成率100%、病例组完成率96.67%。在大气污染数据方面，主要收集了孕妇的家庭及工作地理位置坐标编码，以及孕妇所在城市的所有大气监测点每日实时大气指数及天气指数等。项目组自主开发了集成数据收集，以及基于机器学习和区域卷积神经网络（Regional Convolutional Neural Network）图像识别模型的膳食摄入量精准定量技术的膳食评估系统。在膳食污染物暴露数据方面，利用自主研发的孕期膳食评估系统，开展了孕早期的食物频率问卷调查和即时性3日24小时膳食调查。

3. 项目主要成果

（1）中国出生队列云平台系统升级，开发样本综合管理平台

中国出生队列云平台（网址：https://www.birthcohort.com.cn/EDC/login.html）为多中心出生人口队列建设提供了便捷性和可靠性，极大地降低了成本，是未来的多中心研究趋势，但容易受到互联网恶意攻击，存在数据泄露的风险。为加强网络安全防护，确保我国孕妇数据安全，项目组采取一系列措施，如升级云下一代防火墙、云日志审计、云VPN安全接入、云堡垒机、云上网行为管理和信息加密等，使其具备等级保护定义的第二级信息系统所应具备的安全保护能力；加强云终端安全防御，确保数据传输和存储安全。四川大学开发了样本综合管理平台，集PC端和移动端

一体化的队列孕妇入组管理、问卷管理、标本管理、多中心分级管理等队列建设完整流程（网址：https://119.6.204.110/ebiobank/loginController.do?login）。

（2）孕妇接触热敏纸双酚 A 高暴露研究

孕期职业暴露是出生缺陷的重要原因之一，在实验室前期研究的基础上，该项目针对孕期环境内分泌干扰物热敏纸接触暴露开展了研究。双酚 A 类化合物是典型的环境内分泌干扰物，可以通过环境、膳食等多种暴露途径影响人体健康。热敏纸由于在生产加工过程中需要加入大量的双酚 A 类化合物作为显色剂，因此，热敏纸的暴露研究也逐渐引起了大家的关注。项目组系统研究了不同类型热敏纸中双酚 A 类化合物的种类及其含量，初步评估了热敏纸接触途径双酚 A 类的暴露水平。研究结果发现，通过热敏纸接触暴露获得的双酚 A 及其类似物的平均暴露量为 0.025 μg/kg.bw/day，这个暴露水平已经远远超过双酚 A 及其类似物经膳食及环境途径的暴露水平。此研究为后续孕妇热敏纸接触职业暴露对出生缺陷的影响研究提供了研究基础和技术支撑。相关成果以“Assessment of Bisphenol A Alternatives in Paper Products from the Chinese Market and Their Dermal Exposure in the General Population”为题发表于 *Environmental Pollution* 上。

（3）发现并鉴定苯丙酮尿症患者遗传致病因素

该项目发现一位患有苯丙酮尿症合并耳聋、肝病、发育迟缓、精神迟缓、肌张力低下及外眼肌麻痹患者，研究团队使用全外显子组测序及 Sanger 测序方法确定该患者的遗传致病因素，发现该患者携带 *POLG* 基因复合杂合突变 c.2617G > A（p.E873K）和 c.3550G > A（p.D1184N），以及 *PAH* 基因复合杂合突变 c.721C > T（p.R241C）和 c.728G > A（p.R243Q）。这些突变中，*POLG* 突变 E873K 是一个新的突变（该突变在 ExAC、gnomAD 及千人基因组数据库中均未发现），患者 *POLG* 基因的两个杂合突变分别遗传自其父母，*POLG* 基因型和疾病的表型在家系内共分离。该研究不仅鉴定到导致苯丙酮尿症的 *PAH* 基因突变，亦发现该患者线粒体病的遗传致病因素，还鉴定到一个新的 *POLG* 基因突变。该项发现可以帮助患者父母在未来应用 ART 获得不携带以上基因突变的健康胚胎。相关成果以“Whole-Exome Sequencing as a Powerful Tool for Identifying Genetic Causes in a Patient with POLG-Related Disorders and Phenylketonuria”为题发表于 *Journal of International Medical Research* 上。

（二）“中国人群辅助生殖人口及子代队列建立与应用基础研究”项目

1. 项目简介

项目由南京医科大学沈洪兵教授团队牵头，团队成员来自北京大学、上海交通大学、山东大学等 16 家我国生殖医学临床和研究优势单位，在辅助生殖技术（ART）和出生人口队列研究方面具备丰富的经验，取得了一系列突出的成果。项目拟建立的中国人群辅助生殖人口及子代队列是一项前瞻性的大型队列研究，致力于获得我国不孕不育、辅助生殖过程、胚胎发育障碍、胎源性疾病、子代生长发育与疾病的连续性人群数据，形成开放、共享的全国性辅助生殖人群和自然妊娠人群出生队列生物样本资源库和大数据信息库，最终服务于我国广大的生殖相关流行病学、基础医学和临床医学研究，并推动相关卫生政策制定和科研成果转化应用。

2. 研究进展

（1）队列建设的进展情况

截至 2019 年 12 月 31 日，项目组 2019 年度新纳入符合标准的出生人口队列家庭 16 976 个，包括辅助生殖家庭 11 907 个和自然妊娠家庭 5069 个；累计前期纳入，项目组已合计完成 76 652 个家庭的纳入工作。此外，各中心实施现场已全面开展了孕中晚期随访及子代随访工作，2019 年度项目组进一步优化了子代 1 岁 /3 岁的随访流程和操作规范，截至 2019 年 12 月 31 日，已完成子代 1 岁随访 11 400 个家庭、子代 3 岁随访 4300 个家庭，随访数据及相关信息也进一步完善。

（2）生物样本库和数据信息库的扩容及优化管理

项目组前期已建立了高标准、现代化的生物样本库，2019 年度项目组进一步扩充了样本库的储存容量，完成生物样本库冷链及温湿度监控系统升级，对生物样本库相关 SOP 进一步优化和修订，再次申请并顺利通过 ISO 9001:2015 质量体系认证审核；各参与单位定期按照标准操作流程向项目组进行样本汇交：2019 年度顺利完成两轮多中心的生物样本汇交，包括血细胞、血浆、精子、精浆、卵泡液等，迄今已累计汇交样本 64 万余管；在数据管理委员会的组织下，完善了数据质控方案和管理规范，对所有纳入人群的基线数据库和各类随访数据进行整理和质量分析，累计发现、修改和反馈质控问题 1.7 万余条；江苏省各中心现场基于录音质控对各期问卷质量进行分析和即时反馈，进一步提高问卷质量；初步制定了子代随访发育评估测试现场视频质控方案，并逐步优化落实；基于以上生物样本库和数据库资源，项目组已初步建立了公开共享机制，并成立队列伦理审查委员会和科学咨询委员会，对共享申请进行审核和监督，2019 年度逐步开放多渠道数据申请方式，共享机制运行顺畅。

（3）严格执行相关标准和制度

项目组前期已建立队列实施相关标准，各队列均严格按照此标准进行建立和实施；2019 年度继续严格执行前期制定的一系列规章制度，具体包括月度例会总结制度、现场实施技术人员培训制度、样本库管理制度、数据库管理制度、分中心现场定期督导制度、专职人员管理制度及经费预算定期核查制度等。

（4）信息化平台建设

2019 年度项目组继续优化出生队列云端信息化平台及微信端随访问卷调查平台，已实现多中心数据的质控管理和无缝对接，进一步提高了随访阶段调查问卷的应答率和完整率；通过微信公众服务号“出生队列”定期推送母婴健康知识，解答纳入家庭成员疑问，与纳入家庭保持良好互动；升级了队列运行网站，创建了中英文双版，内容包括队列研究介绍、队列实施标准规范、队列阶段性成果及队列数据公开共享机制等信息。

（5）进一步完善质控体系

已制定了一套完善的数据和样本质量控制策略与措施。2019 年度随着各实施现场子代随访工作的启动，项目组重点加强了子代随访质控体系的建设，主要包括：子代随访现场监督和质控（随访邀约技巧、随访现场秩序、随访家庭的随访体验、随访数据的完整性、随访各项检查的标准化程度及问卷录音完成情况等）、随访数据质量控制（家庭 ID 一致性、数据缺失处理、数据完整性、数据逻辑关系、变量匹配、数据隐私、随访结局登记等）、随访效率质量控制（定期汇总每个随访点研究对象邀约情况、各时间节点回访率、失访率、退出率、样本采集率、问卷收集率等）。

（6）加强项目管理

在咨询委员会、指导委员会、执行委员会指导下，积极协调全国各中心队列实施现场的各项工作，保障研究任务按计划进行：①继续完善了技术人员培训方案，组织两期“子代随访现场发育评估技术培训会”，为子代随访现场及时输送一线技术骨干；②启动了第二轮飞行质控，由牵头单位组织骨干人员走访全国累计 12 家参与单位的实施现场进行督导和交流，对各中心队列现场实施情况、经费执行情况、子代随访进展、生物样本库管理情况及项目实施过程中存在的问题进行了深入沟通和探讨，督促各中心优势互补、通力合作，取得了较好的效果。

（7）宏观人群研究进展

基于2016年1月至2018年11月已分娩家庭的数据库（约1万个辅助生殖家庭和1万个自然妊娠家庭），组织开展了关于出生人口队列建设概况及基线数据分布的分析；基于已建立数据库，利用现有数据框架进行分析，在ART治疗后多胎妊娠的影响因素、辅助生殖人群行IVF/ICSI后累计活产率的影响因素、孕前有机磷和拟除虫菊酯农药暴露与生育力的关系，以及孕期铊暴露与婴幼儿生长发育的关系等方面开展了相关研究。

（8）机制研究进展

基于队列收集的样本和数据，开展了妊娠因素对子代健康的影响和机制研究，取得如下研究进展：①利用单细胞测序技术分析了围着床期胚胎滋养层细胞分化发育图谱，获得了调控围着床期胚胎滋养层发育调控关键模块，鉴定获得了调控滋养层分化关键转录因子。②建立来源于人类胚胎的滋养层干细胞；完善滋养层干细胞分化形成合体滋养层细胞培养体系；利用CRISPR/Cas9技术在人滋养层干细胞（hTSCs）中敲除合体化相关分子Syncytin-1和Syncytin-2及其受体ASCT2和MFSD2A，以探究其发挥融合作用的分子机制。③分析了子痫前期、FGR等胎盘中AKT/mTOR通路的病理变化，并研究了胎盘中mTOR通路调节合体滋养层细胞巨胞饮活性的机制。同时，基于2018年度关于子痫前期中凝血相关因子SerpinF2的作用机制，探究了靶向SerpinF2活性干预子痫前期的策略。④在宫颈机能不全所致复发性流产的研究中，发现了细胞外基质成分的差异性表达，并开展对于宫颈成纤维细胞与细胞外基质成分的调节研究。

3. 项目主要成果

（1）队列实施标准和操作规范进一步优化

2019年度各中心实施现场全面开展子代随访工作，项目组依据现场的各类反馈和实践经验，进一步优化了ART实施后人群及正常妊娠人群子代随访的模式系统和操作流程，使随访的失访率大大降低，其中，江苏各队列现场1岁失访率约为2.5%，3岁失访率约为8.0%；此外，2019年度项目组还加强了队列实施中心的现场质控标准规范建设，制定了一系列现场质控SOP、调查问卷录音质控SOP、发育量表评估视频质控SOP，进一步提高了队列现场实施效率和队列建设质量；2019年度项目组继续完善了技术人员培训方案，组织2期子代随访现场发育评估技术培训会和6期生物样本出入库标准操作培训会，不仅为子代随访现场及时输送了大批一线技术骨干，也在实践中对项目组的培训制度进行了完善和补充。

（2）已完成逾 7 万家庭的纳入工作，并全面开展子代随访

2019 年度新完成纳入符合标准的辅助生殖家庭 11 907 个，已累计完成 76 652 个家庭的纳入工作。同时新收集无纸化调查问卷及病案信息 14 万余份，累计完成无纸化调查问卷及病案信息 26 万余份；新采集血细胞、血浆、精子、精浆、卵泡液等各类样本 14 万余管，累计入库样本 64 万余管。此外，2019 年度各中心实施现场已全面开展了孕中晚期随访及子代随访，项目组进一步优化了包括电话邀约、现场问卷调查、样本采集、体格检查、发育行为评估、报告反馈等重点环节的子代 1 岁和 3 岁随访标准流程和操作规范，截至 2019 年 12 月 31 日，已完成子代 1 岁随访 11 400 个家庭，子代 3 岁随访 4300 个家庭，各期随访数据也在进一步完善。

（3）宏观人群和机制研究成果

基于已建立的样本库和数据库，项目组积极开展妊娠因素对子代健康影响的宏观人群和机制研究。①孕前有机磷和拟除虫菊酯农药暴露与生育力相关性研究：通过分析 615 名计划怀孕妇女的怀孕时间，并测量其孕前环境水平尿液中农药暴露，利用 Cox 和 Logit 模型对相关数据分析，发现有机磷和拟除虫菊酯农药暴露与中国夫妇生育能力下降有关（相关成果发表于 *Environmental Health Perspectives*）；②孕期铊暴露与婴幼儿生长发育相关性研究：通过检测 3080 名孕妇孕早、孕中期血清及其子代脐血中的铊暴露水平，采用线性混合模型分析铊暴露浓度与婴幼儿生长发育水平的关系，发现脐血中铊含量与 0 ～ 2 岁婴幼儿的身高和体重呈负相关，胎儿性别与铊暴露存在交互作用（相关成果发表于 *Environment International*）；③滋养外胚层分化和胚胎早期发育机制研究：发现了潜在的可以作为围植入期滋养层细胞的泛标志物，获得了调控滋养层细胞分化的关键因子；④滋养层细胞分化及合体化关键融合蛋白的功能障碍与病理妊娠的关联性研究：研究发现去酪氨酸化 α－微管蛋白能促进细胞融合蛋白的聚集并在人胎盘滋养层细胞合体化中起重要作用，去酪氨酸化 α－微管蛋白的不足会导致合体化缺陷，并可能引发子痫前期（相关成果发表于 *Journal of Molecular Cell Biology*）。

（三）“生殖遗传资源和生殖健康大数据平台建设与应用示范”项目

1. 项目简介

项目由国家卫生健康委科学技术研究所马旭研究员团队牵头，组织北京大学第一医院、北京大学第三医院、中国人民解放军军事科学院军事医学研究院、首都医科大学附属北京儿童医院（国家儿童医学中心）、北京妇产医院、南京医科大学附属南京

妇幼保健院、浙江大学医学院附属妇产医院、中山大学附属第六医院、广州医科大学附属第三医院、广州市妇女儿童医疗中心、青岛大学附属医院、中国疾病预防控制中心妇幼保健中心、中国食品药品检定研究院、中国计量科学研究院、中国标准化研究院、北京理工大学、北京航空航天大学和重庆邮电大学等20家跨领域、跨学科、跨行业的科研团队，针对影响我国生殖健康和出生人口素质的重大问题，聚焦标准化、高效能、多用途生物遗传资源和科学数据资源建设，按照生命科学、临床医学与信息科学、计算科学、系统工程学，乃至人工智能等多学科深度融合的研究思路，采用“信息化支撑、标准化引领、精细化挖掘、云平台集成、全链条管理、第三方服务”的整体解决方案，系统收集生殖健康大型队列遗传资源和信息资源，建立国家级生殖健康科技资源平台，通过生殖健康实物资源和数据资源的功能化和智能化挖掘实现开放共享、转化利用与示范应用，为生殖健康领域基础理论和关键技术的创新研发提供引导性支撑。

2. 研究进展

（1）人类生殖遗传资源服务管理云平台开发与安全标准规范体系建设

项目组集成研发了一套人类生殖遗传资源服务管理云平台软件并通过第三方测评（https://www.cnbiobank.cn:9001），2019年度完成生物遗传资源服务管理云平台开发，并完成系统安全等级第三级备案与安全测评；制定信息安全和隐私保护标准规范，申请4项团标立项；研究并制定生物样本和数据资源采集、整合、挖掘与共享业务标准规范体系，申请26项团标立项，其中4项已批准立项；研制11种生殖遗传分子诊断标准物质，其中2种获批国家参考品；研制生殖遗传分子诊断相关标准规范，完成1项行业标准送审稿、1项行业标准报批稿。

（2）生殖障碍性疾病遗传资源及临床资料的收集鉴定与整理整合

①完成14.9万份生殖障碍性疾病遗传资源采集、整理、入库，完成6000例生殖障碍性疾病病例临床随访队列的构建和数据采集入库。

②利用临床资料，开展了生育保留治疗与ART在宫颈病变患者中的应用研究，对有生育要求的宫颈病变，以及早期宫颈癌患者实行保留生育功能的手术，不影响患者的肿瘤相关预后，部分患者的生育功能会在肿瘤治疗后下降，需要ART助孕，ART的应用对肿瘤预后的影响较小。

③在制定生殖障碍性疾病的临床路径与技术操作规范基础上，建立了规范的进修医师培训体系，使制定的临床路径和技术操作规范得以推广应用。

（3）妊娠疾病遗传资源及临床资料的收集鉴定与整理整合

①完成133 331人份妊娠期不同时期、不同类型的生物样本采集，完成20 076

例妊娠疾病前瞻性妊娠队列构建和数据采集。

②完成 4 套常见妊娠疾病临床筛查诊疗规范及标准化临床路径的制定，包括标准化产科生物样本库的建设及质量管理规范、胎盘植入超声预测评分体系、孕前营养及生活方式管理专家共识、妊娠糖尿病（GDM）口服降糖药物规范化应用专家共识。

③建立“覆盖京津冀地区胎盘植入 / 妊娠期合并高血糖”协作网络体系。

（4）母子健康队列遗传资源及临床资料的收集鉴定与整理整合

①完成 378 646 份相应时点生物样本的收集，收集标本来源包含孕中晚期血液，配偶血液，产时标本，儿童 1、3、6 岁血液，标本类型包含白膜层、红细胞、血浆、血清、血凝块、胎盘、脐带、干血片、脐血血浆等。

②完成纳入 21 206 例孕妇，于孕 20 周前、孕 24 ～ 27+6 周、孕 35 ～ 38+6 周、分娩时、出生后 42 天、6 月龄收集流行病学和临床信息资料，2019 年度分娩人数 15 997 人，随访子代 15 702 人。

③利用出生人口队列开展了两个周期的旨在改善产科质量、控制剖宫产率的干预研究，结果显示各阶段月均剖宫产率从干预前的 42.4% 下降到第 1 阶段的 39.8% 和第 2 阶段的 35.0%。

（5）围产期干细胞资源及临床病历的收集鉴定与整理整合

①标准化收集冻存了脐带、胎盘和羊膜等不同组织来源及不同培养代数的间充质干细胞（MSC）样本共计 200 686 份，其中，脐带 MSC 样本为 106 910 份、胎盘 MSC 样本为 43 351 份、羊膜 MSC 样本为 50 425 份。

②优化并完善制定 18 项关键技术的标准化技术规程，完成 6 项关键技术研发优化，完成标准化操作方案与标准化生产质量管理体系的申报工作。

③研究发现 TGF β-i 和 CH3IL1 参与调控 MSC 的成骨成脂分化过程，MSC 外泌体来源的 miR-223-3p 可抑制早期小鼠 aGvHD 的发生发展。

（6）新生儿和婴幼儿先天疾病遗传资源及临床资料的收集鉴定与整理整合

①收集了 3000 余例新生儿及先天疾病患儿的生物样本，建立了我国首个大型标准化婴幼儿先天疾病遗传资源库，共包括 180 余种婴幼儿疑难遗传病亚型；收集了 15 万份新生儿队列生物样本，收集了 3000 例先天性甲状腺功能低下患儿及 1000 例抽动秽语综合征患儿，制备分装并分类保存了 2.5 万余份生物样本。

②完成 1500 例儿童疑难病的基因组变异筛查与诊断，累计形成近 100 TB 数据量的遗传数据资源库。

③完成 1 套儿童支气管扩张症诊治专家共识的编写，针对儿童原发免疫缺陷、

先天遗传代谢病、遗传性肾病、白化病、鱼鳞病等，分别制定完成相应的规范化基因诊断流程初版。

（7）面向智能应用的生殖健康大数据收集整合与云平台集成开发

①组织开展多维度、多民族生殖健康大数据收集与标准化整理整合，建立了全数据链质量控制体系。截至 2019 年年底，累计创建了 41 个数据集，总量达 69 127 600 条数据记录，涉及备孕期、妊娠期、生育期、儿童期等 4 个阶段，其元数据信息、共性数据、全字段说明文件和全字段示例数据均开放共享，对外提供索引查询和可视化展示。其中，2019 年度新增完成 26 687 015 条数据的收集整理与汇交，新增 13 个科学数据集，其元数据信息、共性数据、全字段说明文件和全字段示例数据均开放共享，对外提供索引查询和可视化展示。

②开展生殖遗传资源的挖掘与利用，完成 2000 例细胞因子蛋白质组学、100 例染色体微缺失 / 重复、200 例代谢组学及 100 例阴道菌群的检测，利用新一代测序技术完成 8209 例儿童复杂先天疾病基因组检测，利用电子出生医学证明系统完成 463 例新生儿 DNA 身份识别遗传位点检测，收集整合了 27 万条新生儿遗传代谢筛查数据，建立了多组学数据库。

③利用密码学中双线性映射技术，提出了基于身份的多用户远程数据审计方案，建立了集密钥生成中心、数据拥有者、大数据平台和审计者等 4 个实体组成的多用户审计模型，研究制定了面向第三方数据存储的生殖健康数据平台远程完整性验证方案；利用差分可辨性与 k-means、k-prototypes、k-anonymization 算法相结合，研发制定了面向生殖健康大数据的基于差分可辨性的隐私保护方案。

④开展婴幼儿髋关节异常的 X 光图像智能分析，提出了基于局部视觉线索的鲁棒少儿髋关节 X 光图像分割方法，提升了髋关节 X 光图像分割的精确度，在此基础上获得了更加高效、鲁棒的 DDH 检测算法；初步建立了针对婴幼儿髋关节发育不良的计算机智能辅助诊疗方案。

⑤研发生育风险人工智能预测模型，应用于国家免费孕前优生健康检查项目当中，服务于北京、天津、重庆、广东、河南、河北、山东、云南、四川、湖北、甘肃、湖南和辽宁等 13 个省市的 1892 个县级以上妇幼保健机构。截至 2019 年年底，共计 26 215 名临床医生使用预测模型进行生育风险评估及咨询指导。实际数据显示，在不良妊娠结局的早期孕前预测上，项目组所提出模型的准确率比基层临床医师的诊断结果提高 74.6%，显著提升了基层医院的医疗决策水平，有效地规避了基层临床医生由于业务知识水平有限导致的医疗风险，对于促进不发达地区的医疗公平也

具有很大的意义。

⑥组织了 11 项遗传资源和信息资源挖掘利用的开放共享专题研发，包括：儿童复杂先天疾病基因组大数据人工智能自动识别与自主安全可信生物计算关键技术研发，基于大型前瞻性备孕妊娠队列的围孕期宫内营养内分泌对母婴健康影响的研究，基于大型前瞻性育龄人群队列的生育力危险因素及其风险计算模型研究，基于大型前瞻性母婴健康队列的环境暴露与营养代谢对子代影响的研究，前瞻性妊娠队列的机器学习与人工智能风险预警模型的研发，婴幼儿先天性心脏病心音大数据的轻量级深度学习网络关键技术研发，人类生殖突变 iPS 细胞库与新型碱基编辑器的协同自主研发，碱基编辑脐血造血干细胞调控胎儿 γ－珠蛋白表达的研究，围产期干细胞的标准化和工程化及其衍生资源的开发，生殖胚胎组织器官高分辨分子定量形态学关键技术自主研发，中国胎儿染色体非整倍体无创基因检测准确性干扰因素研究。

3. 项目主要成果

（1）建立了儿童复杂遗传病人工智能自动识别关键技术

入选专项标志性成果，详见本书第三章第一节。

（2）基于大型备孕妊娠队列的围孕期宫内营养内分泌对母婴健康影响研究

完成 10 个数据库的新增 / 更新，共计 20 089 939 人条生殖健康数据的线上整理校验汇交。截至 2019 年 12 月，累计实现了 41 个数据库共计 69 127 780 人条生殖健康数据的线上整理校验汇交。基于以孕前为起点的大样本备孕妊娠队列，以孕前空腹血糖（FPG）、体重指数（BMI）、血红蛋白及促甲状腺激素（TSH）等母体营养内分泌代谢健康指标为切入点，深入挖掘分析孕前母体营养与内分泌代谢异常等内暴露因素对不良妊娠结局发生风险的影响。一是通过对来自我国 31 个省（区、市）的 6 447 369 例备孕女性孕前 FPG 水平及其妊娠结局随访结果的深入分析，详细阐述了我国育龄女性孕前糖尿病的发病现状、孕前诊断率及控制情况，阐明了孕前 FPG 水平对自然流产、早产、巨大胎儿、小于胎龄儿（SGA）、出生缺陷及围产儿死亡等不良妊娠结局发生风险的影响，明确孕前血糖异常对于各类不良妊娠结局的危害；在国际上首次发现孕前血糖和 BMI 之间对于早产发生风险的影响存在联合作用（图 2-1），明确了中国备孕女性最健康的理想 BMI 和血糖范围。该成果为中国乃至世界范围内开展孕前健康保健，特别是血糖异常高危孕产妇的孕前干预提供了重要的人群循证证据。二是通过对来自我国 31 个省（区、市）的 2 722 274 例（早产队列研究）、3 971 428 例（自然流产队列研究）备孕女性孕前血红蛋白水平及其妊娠结局随访结果的深入分析，在国际上首次报道孕前血红蛋白水平与早产及自然流产的发生风险显著相关，母体孕前血红蛋白水平的升高与其早产及自然流产的发生风险均呈现 U 型分布的非线性趋势，提示临床围孕产保健不应仅关注贫血问题，母体血红蛋白水平升高也可增加不良妊娠结局发生风险。三是通过对覆盖我国东、中、西部地区建立的前瞻性妊娠期甲状腺疾病备孕妊娠队列的深入分析，在国际上首次发现并确证 TSH 水平的异常与不良妊娠结局发生风险显著相关，确定了备孕女性孕前 TSH 水平正常参考值范围，并阐明母体孕前 TSH 水平的升高与各种不良妊娠结局发生风险呈现不同的剂量效应关系。四是国家卫生健康委科学技术研究所联合中华医学会内分泌学分会及中华医学会围产医学会，以孕前为起点，将孕前筛查预防和干预与孕期保健有效衔接，以糖尿病和甲状腺疾病等危害母婴健康的慢性病重要高危因素为主要突破口，建立糖尿病和甲状腺功能筛查诊治的孕前孕期协同防控路径，形成《备孕女性糖尿病基层防治指南（初稿）》，首次将 TSH 孕前筛查及转诊路径写入中国《妊娠和产后甲状腺诊治指南（第 2 版）》。该专题研究组织了国家卫生健康委科学技术研究所、国家心血管病中心、北京大学第一医院、复旦大学、兰州大学、中国医科大学附属第一医院、广东省人民医院、美国佛罗里达大学和澳大利亚乔治全球健康研究院联合团队。

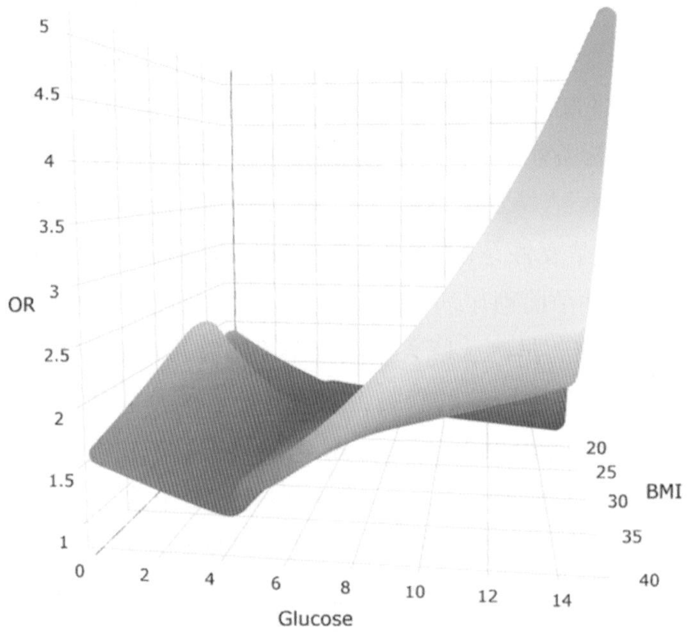

图 2-1　孕前 BMI 和血糖水平联合作用对于早产发生风险的影响

（3）基于大型前瞻性育龄人群队列的生育力危险因素及其风险计算模型研究

利用大型前瞻性生育力队列数据，以备孕夫妇静息血压、BMI、乙肝病毒感染，女性 FPG、月经模式、不良妊娠史、阴道微环境、血红蛋白等健康指标，以及烟草暴露、酒精摄入等不良生活方式指标为切入点，通过深入分析我国 31 个省（区、市）的 230 万对中国育龄夫妇人口学特征、月经模式、健康指标和生活方式等对生育力的影响，研发适宜中国育龄夫妇的普适性生育力风险计算模型。一是通过分析育龄女性血糖升高与怀孕等待时间的关系，发现糖耐量受损和糖尿病的初孕女性怀孕等待时间较之孕前血糖正常的女性明显延长，且中国初孕女性 FPG 水平与生育力呈非线性关系，并在国际上首次提出最短怀孕等待时间的孕前最佳血糖水平为 4.40 ～ 4.89 mmol/L，从而为备孕女性血糖水平控制提供了循证依据。二是通过分析育龄夫妇血压异常与怀孕等待时间的关系，在国际上首次基于大样本人群发现了年轻夫妇高血压前期均会降低生育力，模型显示孕前为高血压前期或高血压的初孕夫妇怀孕等待时间明显延长，生育力分别下降 2% 和 27%。三是通过分析育龄夫妇 BMI 与怀孕等待时间的关系，发现女性体重过轻、超重、肥胖和男性体重过轻与夫妇的怀孕等待时间延长有关，首次提出女性和男性的最佳 BMI 水平分别为 20.61 ～ 23.06 kg/m^2 和 22.69 ～ 27.74 kg/m^2，与 BMI 正常的夫妇相比，体重过轻和肥胖夫妇的生育力分别降低了 9% 和 20%；该研究是目前国际上关于育龄夫妇 BMI 和生育能力关联的最大样本量的前瞻性研究，也是首次探讨了夫妇不同 BMI 水平组合对生育能力的影响，发现了 BMI 正常女性和超重男性的夫妇组合生育能力最强，而肥胖女性和体重不足男性的夫妇组合生育能力最弱。四是通过分析河南农村 39 万对育龄夫妇女性月经模式与怀孕等待时间的关系，在国际上首先发现月经初潮年龄超过 14 岁的女性生育力降低 7%，月经周期超过 29 天的女性怀孕的可能性减少 9%，月经出血时间＜ 4 天或＞ 5 天的女性生育力也较低。

（4）基于前瞻性妊娠队列的机器学习与人工智能风险预警模型的研发

利用大型备孕妊娠队列数据，引入计算机深度学习等大数据分析技术，利用超过 10 万名孕产妇产检及住院分娩的临床前瞻性妊娠队列数据库，研发构建适用于孕早期高危人群识别及妊娠疾病风险预测预警的深度学习模型，用于孕早期妊娠疾病风险预测，辅助筛选在孕早期预测价值较高的临床特征指标。一是在妊娠期高血压发病风险预测上，对多类型的融合孕期临床产检数据进行特征筛选、数据整合等预处理，构建有效数据集，以 AUC 及 F1-Score 作为评价指标，通过对比发现构建的长短期记忆网络模型表现最好，AUC 指标达到 0.853、F1-Score 指标达到 0.767。进一步在长短期记忆网络中引入强化学习方法，增加决策单元，使得引入强化学习方法的模型能够在相同准确率的情况下更早预测，在相同时间预测时拥有更好的预测性能。二是在妊娠期糖尿病发病风险的预测上，针对多类型融合的孕期数据，使用自注意力机制建模离散医学事件序列，使用循环神经网络捕捉连续监测序列的变化趋势，并使用孕产基本信息数据融合建模预测，搭建如图 2-2 所示的深度学习预测模型；与此同时，还将贝叶斯神经网络方法 MC-Dropout 创新性地应用于此研究，以获得孕期疾病预测模型的不确定性，并使用贝叶斯因子精确度量不确定性。该方法不仅弥补了现有疾病预测模型缺乏不确定性度量的缺陷，提高了模型的抗过拟合能力和鲁棒性，而且预测性能随着样本集置信度的增加而提升。三是基于妊娠糖尿病和妊娠期高血压深度学习风险预测预警模型成果，研发了集不良妊娠结局孕前风险预测、妊娠疾病孕期预测预警于一体的人工智能混合模型，实际数据显示，在不良妊娠结局的早期孕前预测上，项目组所提出模型的准确率比基层临床医师的诊断结果提高 74.6%，显著提升了基层医院的医疗决策水平，有效地规避了基层临床医生由于业务知识水平有限导致的医疗风险，对于促进不发达地区的医疗公平也具有很大的意义。截至 2019 年 12 月，该阶段性成果已申请 4 项国家发明专利；将专利成果应用于国家免费孕前优生健康检查项目当中，服务于北京、天津、重庆、广东、河南、河北、山东、云南、四川、湖北、甘肃、湖南和辽宁等 13 个省市的 1892 个

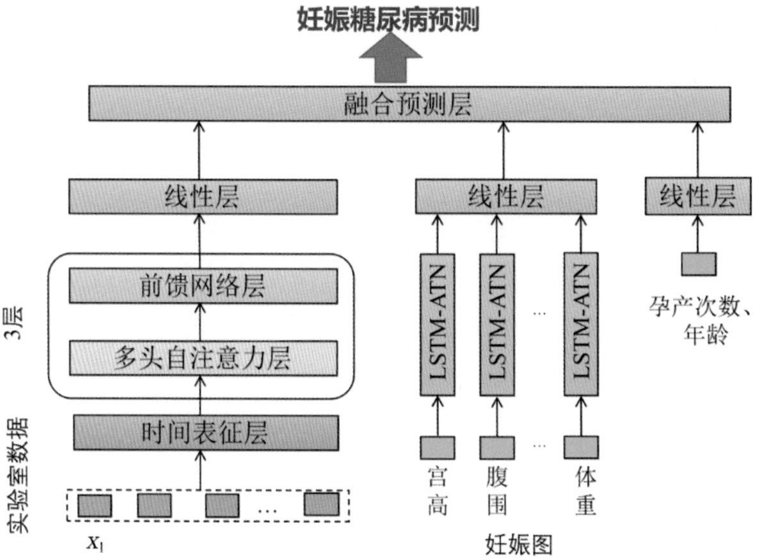

图 2-2　带自注意力机制的深度学习妊娠糖尿病预测模型

县级以上妇幼保健机构。截至 2019 年年底，共计有 26 215 名临床医生使用专利成果进行生育风险评估及咨询指导。2019 年申请了两项发明专利：①基于强化学习的机器学习模型预测时机估计模型（申请号：201911175569.0）；②基于自注意力机制的孕期数据建模方法（申请号：201911175168.5）。

（5）婴幼儿先天性心脏病心音大数据轻量级深度学习网络关键技术研发

利用婴幼儿先天性心脏病心音大数据，研发构建轻量级的深度学习网络，提升辅助诊断模型的准确率和通用性。一是该研究创建了心脏疾病心音数据库，如图 2-3 所示，是国际上第二个面向心脏计算和深度学习的心脏疾病心音数据库，也是国际上第一个婴幼儿心音数据库，与美国 PhysioNet/CinC 2016 年公布的 3000 例心音数据库（由世界范围内 7 个不同研究小组收集的 9 个小规模心音数据库组合而成）比较，该心音数据库的均一性、数据质量、疾病类别数都明显优于 PhysioNet/CinC 心音数据库。二是该研究充分考虑了心音数据的时频特性、时域因果性，辅助诊断系统的实时性、便携性等核心问题，创新性地构建了极低参数消耗的 1-D CliqueNet 心音大

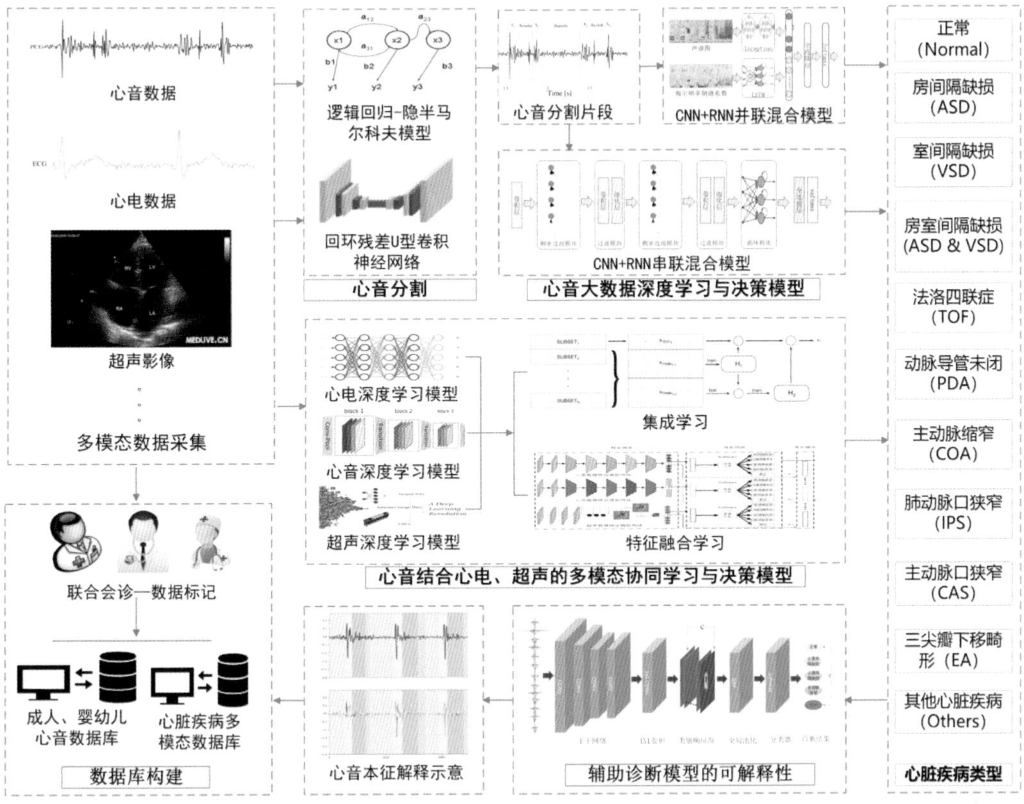

图 2-3　婴幼儿心音数据库分布与心脏计算机器学习框架

数据深度学习网络（参数量低至 0.11 M）。数据试验结果显示：3240 例成人心音片段诊断准确率可达 93%，整条心音记录的诊断准确率达 94%；528 例婴幼儿心音片段诊断准确率可达 93%，整条心音记录的诊断准确率达 96%。三是提出了准确性高且低参数、轻量级的心音深度学习模型，通过计算可视化心音片段类别激活图建立先天性心脏病与心音信号的医学语义关联，技术水平达到国际领先，实现与美国并跑，并为开发低功耗、低参数、便携式、强鲁棒性的可穿戴先天性心脏病辅助诊断产品研发转化奠定了理论和技术基础。申请的国家发明专利获授权：一种基于深度学习的心音智能诊断系统及方法（专利号：ZL201710515210.8）。

（四）"高龄产妇妊娠期并发症防治策略研究"项目

1. 项目简介

项目由北京大学赵扬玉教授团队牵头，牵头单位是国家妇产疾病临床医学研究中心、国家产科质控中心，项目参与单位包括干细胞与生殖生物学国家重点实验室、卫生健康委生育健康重点实验室和教育部重点实验室等综合实力强大的单位，围绕高龄产妇常见的妊娠并发症防治建立队列研究资源库、提出适宜基层推广的高危风险预警方案、建立相关并发症的早期筛查和预测模型等目标开展研究工作，拟通过项目实施形成中国策略、构建中国方案，在新形势下制定适合国情的高龄孕产妇并发症诊治管理规范，确定适宜的预防措施和合理的临床治疗方案，进一步提高出生人口素质、降低孕产妇死亡率，并为政府决策制定提供科学依据。

2. 研究进展

①队列建设与标本管理平台运行良好，年度新增研究对象 6069 名，新增各类生物样本 10 580 份，累计录入 19 437 名对象信息及 42 076 份生物样本，并完全实现了临床数据和标本的标准化管理，平台微信端的正式上线，实现了非专业性问题孕妇微信端自填、随访提醒推送等功能，既减轻了临床科研人员的负担，又保证了核心信息的采集质量。临床数据和标本共享已有实质性进展，已利用平台资源开展了临床研究。

②妊娠期糖尿病和孕前糖尿病的早期识别、不同年龄孕妇子痫前期预警系统相关的建模基本完成，瘢痕子宫再妊娠胎盘植入及产后出血等并发症的预测模型已初步建立，《产后出血诊治指南》《腹主动脉球囊置入止血技术在产科出血治疗中的规范化应用指南》相关编写工作正在进行中。对子痫前期发病机制的研究取得阶段性进展，论证了妊娠期高血压疾病表单化管理对子痫前期严重并发症的预防作用。

申请了瘢痕子宫产妇医源性早产风险预测系统、产后出血风险预测算法及评分系统及高龄孕产妇合并前置胎盘的高危风险预警系统 3 项专利。

③孕中期无症状孕妇早产发生风险预测模型工作已完成建模，早产相关的分子机制研究取得了阶段性的成果，初步阐明了部分生物因子在早产中的调控途径，为早产的病理机制研究提供了新的理论支持。同时开展了不同手段对于高龄产妇早产预防效果评价的临床对照研究。

④在 2018 年度工作的基础上继续开展针对单绒毛膜双胎并发症的临床研究，构建了国内样本量最大的双胎妊娠胎儿生长曲线，总结分析了单绒毛膜双羊膜囊（MCDA）双胎之一结构畸形的临床特点，开展了微波消融、射频消融两种技术用于选择性减胎的随机对照研究。《双胎妊娠临床诊治指南》的修订工作稳步推进中。

3. 项目主要成果

（1）中国生育政策调整对出生人口健康因素的影响

入选专项标志性成果，详见本书第三章第二节。

（2）孕前及早中孕期血糖筛查和管理改善不良妊娠结局

针对我国各地区医疗水平差异性较大、普遍体检率低、孕前糖尿病漏诊率较高、不良妊娠结局发生率高的情况，北京大学团队利用以人群为基础的回顾性队列研究设计方法，通过对我国 31 个省（区、市）的 64 万名备孕妇女孕前 FPG 水平筛查结果及其妊娠结局随访结果的深入分析，详细描述了我国育龄女性孕前糖尿病的发病现状、孕前诊断率及控制情况，并且进一步阐明孕前 FPG 水平对自然流产、早产、巨大胎儿、小于胎龄儿（SGA）、出生缺陷及围产儿死亡等不良妊娠结局发生风险的影响，明确孕前血糖异常对于各类不良妊娠结局的危害，为进一步开展孕前健康保健，特别是血糖异常孕产妇的孕前干预提供了重要的人群循证证据。该研究成果以“Preconception Diabetes Mellitus and Adverse Pregnancy Outcomes in Over 6.4 Million Women: A Population-based Cohort Study in China”为题发表于 *Plos Medicine* 上。项目组还通过研究不同孕前 BMI 孕妇 FPG 的变化发现，在早中孕期孕妇 FPG 均随孕周逐渐下降，但在孕 19 周以后孕妇的 FPG 下降趋势不明显，尤其以孕前超重或肥胖孕妇为显著，孕前超重或肥胖孕妇中，若孕 19 周以后 *FPG* ≥ 5.1 mmol/L 妊娠期糖尿病发生率达 78.5%，因而建议孕 19 周以后 *FPG* ≥ 5.1 mmol/L 且超重或肥胖者应提早管理。该研究成果以“Value of Fasting Plasma Glucose to Screen Gestational Diabetes Mellitus Before the 24th Gestational Week in Women with Different Pre-Pregnancy Body Mass Index”为题发表于《中华医学杂志（英文版）》上。上述研究将为制定适宜我国国情的孕前糖尿病群体筛查和管理策略提供依据。

（3）建立子痫前期和早发型子痫前期的预警模型及防控办法

复旦大学附属妇产科医院团队通过回顾性病例对照研究，应用套索（LASSO）回归和向后逐步回归多因素 Logistic 回归分析方法对预测变量进行筛选，分析了妊娠早中期子痫前期和早发型子痫前期孕妇基础信息和生物学指标的特征，并建立了相应的预测模型，结果表明双胎妊娠、初产妊娠、早孕期舒张压、低密度脂蛋白、尿酸和糖化血红蛋白是子痫前期的独立危险因素，年龄、早孕期舒张压和尿酸水平是早发型子痫前期的独立危险因素。项目组开展的多中心研究证实通过妊娠期高血压疾病的表单化管理，有助于子痫前期的早期诊断和早期预警、预防子痫前期严重并发症。项目组还采用体外实验及生物信息学技术，探讨了 IL-9、IL-9R、IL-25 在母胎界面的微环境中发挥免疫调节功能、参与母胎耐受调节和子痫前期发病的机制，确定了子痫前期发病通路中的关键基因，比较其 mRNA 表达特点和甲基化状态及对滋养细胞功能的影响，发现了 *HLA* 基因多态性与子痫前期发病的相关性，为今后的基础研究打下基础。相关成果以《HLA 多态性与子痫前期发病关系的研究进展》为题发表于《中华妇产科杂志》上。

（4）瘢痕子宫、前置胎盘及产后出血等高危疾病风险预警系统初步建立

中国医科大学团队和广州医科大学团队分别通过回顾性研究，确认了瘢痕子宫、前置胎盘孕妇增加产后出血等不良妊娠结局的风险，并发现完全和低位前置胎盘与不良妊娠结局的最高风险和最低风险分别相关，而边缘前置胎盘和部分前置胎盘的临床结果相似，已初步建立瘢痕子宫再妊娠胎盘植入、子宫破裂、产后出血等并发症的预测模型，并申请相关专利。华西医科大学团队通过回顾性队列研究，发现在凶险性前置胎盘及胎盘植入孕妇剖宫产子宫切除术中，髂内动脉球囊阻断并不能有效降低出血量和输血量，并不能改善产科结局，此研究结果与既往国内外研究及 Meta 分析结果不符，因此，该团队在此基础上进行了全球最大样本量的前瞻性队列研究，前瞻性研究的结果同样证明了上述结论。该研究也对前置胎盘、胎盘植入等产后出血的治疗提出了新的建议。相关成果申请发明专利 3 项：①一种利用血清 MMP-1 辅助检测的用途及其检测方法（申请号：201910017684.9）；②一种面向单胎瘢痕子宫产妇的医源性早产风险预测算法及评分系统（申请号：201910854816.3）；③一种面向单胎瘢痕子宫产妇的产后出血风险预测算法及评分系统（申请号：201910853594.3）。相关成果以“Internal Iliac Artery Balloon Occlusion During Cesarean Hysterectomy in Women with Placenta Previa Accreta”为题发表于 *International*

Journal of Gynecology & Obstetrics 上。

（5）复杂性双胎孕期监测及治疗研究取得进展

单绒毛膜双胎孕期并发症较多，不良妊娠结局发生率高，孕期处理较为棘手。北京大学团队针对复杂性双胎领域的热点问题开展研究，总结分析单绒毛膜双羊膜囊（MCDA）双胎之一结构畸形的临床特点，探讨不同类型超声软指标的预后及有创性产前诊断在高双胎孕妇中的应用指征及临床价值，相关成果发表于《中华妇产科杂志》。对于双胎之一严重畸形、选择性胎儿生长受限等复杂性双胎，团队应用微波消融技术进行选择性减胎治疗，获得了与传统的射频消融减胎术类似的胎儿存活率，并开展了两种减胎技术的随机对照研究。针对双胎输血综合征 1 期患者是否应采取介入性治疗开展研究，项目组通过总结 120 例临床病例资料，经过回顾性研究得出结论，激光治疗和羊水减量治疗均比预期治疗获得了更好的临床结局。相关成果以“A Cohort Analysis of Patients with Stage I Twin-to-Twin Transfusion Syndrome from a Major Referral Hospital in Northern China”为题发表于 *Maternal-Fetal Medicine* 上。上述研究将为复杂性双胎临床诊治指南的修订提供科学依据。

（五）“中国人群重大出生缺陷的成因、机制和早期干预”项目

1. 项目简介

项目由复旦大学附属儿科医院黄国英教授团队牵头，团队成员来自北京大学、香港中文大学深圳研究院、复旦大学、哈尔滨医科大学和中国医科大学等单位。项目针对先天性心脏病、OFC、脑积水、神经管畸形和智力缺陷等 5 种重大出生缺陷，分别从外环境、内环境、表观遗传、遗传、分子标志物验证、预防与干预等 6 个方面展开系统研究，将确认引起 5 种重大出生缺陷的重要内外环境致畸因素、表观遗传异常模式和遗传变异种类，获得一批可早期预测出生缺陷发生风险的临床指标、生物标志物和遗传位点，建立疾病预警模型；在孕前－围受孕期－围产期队列评估和干预的基础上，提出适合我国国情的全链条式重大出生缺陷防控路径和干预策略。通过项目实施，将增添并完善中国重大出生缺陷临床信息－生物样本库和遗传资源数据库，在 5 种重大出生缺陷的围孕期预警、产前高效检测、患病胎儿 / 新生儿的早期诊断和干预等方面取得一批重点突破，为降低出生缺陷的危害提出切实可行的方法与措施。

2. 研究进展

（1）样本收集和队列建设

① 2019 年度（截至 10 月底）共收集先天性心脏病合并内脏异位家系 53 个，先

天性心脏病合并复杂畸形家系 80 个，散发重型先天性心脏病 450 例；NTDs 家系 25 个，散发 NTDs 50 例；OFC 家系 116 个，散发 OFC 样本 800 例；先天性脑积水 50 例；其他缺陷 53 例；健康对照 500 例。

②在中国北方地区扩大出生人口队列入组孕妇数量，2019 年新入组孕妇 578 例，出生人口队列总计招募 2349 名孕妇，采集孕妇及其配偶 2500 例血样存入生物样本库标准化管理，进行多种方式随访及各项信息计算机录入。

③结合国内外最新研究进展和成果，研究新型出生缺陷综合干预措施的效果评价，为出生缺陷防治政策制定提供一级循证证据的金标准设计。

④ 2019 年度孕前总计纳入 3041 对夫妻，单女方 98 人，平均每周纳入夫妻 80 对；已怀孕人数为 541 人，怀孕率为 17.8%；早孕建卡已识别 426 人，识别率为 78.7%。目前项目现场上海市闵行区、松江区及江苏省昆山市正全面开展相关工作。

（2）环境致畸因素研究

①在动物模型中研究了五氯硝基苯（PCNB）对心脏发育的影响，结果发现，PCNB 暴露导致斑马鱼死亡率增加、胚胎体长减少、心率降低，出现心包水肿、心脏血细胞分布异常；孕鼠暴露于 PCNB 引起胎鼠心功能下降、心室肌小梁变薄、致密化不全等病理学改变。

②通过对 200 例生育 NTDs 患儿妇女和 400 例生育健康新生儿妇女血液内的重金属和矿物质进行检测，发现母亲血液内 Pb、 Hg、 Sn、 Mn、 Al 水平升高与胎儿 NTDs 风险增加存在关联。针对 Pb 和 Al，正在进行动物致畸实验，以验证人群发现并进行机制研究。

③在神经管畸形病例中，通过对 10 种稀土元素的分析发现，La 和 Ce 水平升高与 NTDs 风险增加存在关联。当 10 种稀土元素作为混合暴露来考虑时，NTDs 风险随混合物浓度的升高而增加。

④建立了环境致畸动物模型，对多环芳烃（PAHs）致 NTDs 的机制进行深入研究，揭示 PAHs 暴露是否可通过氧化应激影响 *Pax3* 基因的甲基化水平，从而抑制 *Pax3* 基因表达，最终导致 NTDs 的发生。

⑤对 103 例生育 OFC 患儿妇女和 206 例生育健康新生儿妇女血清内数十种金属和矿物质进行检测，发现 Cr、 Sr 等元素浓度升高与 OFC 发病风险增加存在关联，并且制作成功 Cr 致小鼠腭裂模型。目前正在开展更为深入的机制研究。

（3）母体内环境致畸因素研究

①在母体内环境、营养因素等对子代发育影响研究方面，利用北欧登记数据研

究了父母疾病或用药对子代先天性心脏病、儿童期疾病和成年期心血管疾病的影响，发现母亲患自身免疫性疾病者其子代先天性心脏病发生风险增加 2.3 倍。

②通过对孕期甲状腺疾病对子代先天性心脏病及成年期心血管疾病发生影响的数据分析，发现孕期甲状腺功能减退的孕妇，其子代心血管疾病患病风险增加 71%，表明母亲孕期甲状腺功能减退与子代成年期心血管疾病增加相关。

③利用建立的出生人口队列开展了母亲孕期暴露于双酚 A、PBDE、PFAS 几种常见的环境内分泌干扰物，以及父母生活方式等对子代出生后发育影响的研究，评估了代谢酶基因多态性（*GSTM1* 和 *GSTT1*）在环境因素对先天性心脏病作用中的效应修饰作用。

④构建了 *Slc25a32* 小鼠模型，为叶酸抗性神经管畸形的机制研究和研发预防措施提供了很好的模型，发现甲酸盐在神经管闭合中起重要作用，证实甲酸盐可能成为叶酸抗性神经管畸形的预防新选择。

⑤关联性分析揭示叶酸 NTDs 的潜在新机制，通过在 NCBI 下载的 GSE51285 芯片数据进行分析，共鉴定出 18 个与 NTDs 发病相关的基因及与叶酸应答相关的 55 个基因，其中，对 8 个候选基因 *Abcc3*、*Gsr*、*Gclc*、*Mthfd1*、*Gart*、*Bche*、*Slc25a32*、*Slc44a2* 均进行了进一步的检测鉴定。通过对关联分析，发现了叶酸耐受可能的新途径，为下一步提出干预手段提供了新的理论基础。

（4）表观遗传异常致畸机制研究

①在法洛四联症（TOF）病例心肌组织中，发现 *TBX20* 基因启动子区甲基化水平在 TOF 心肌组织中显著低于正常对照组，且 *TBX20* 基因甲基化水平降低与基因的高表达呈显著负相关；该研究首次证实 *TBX20* 在 TOF 心肌组织中异常高表达的表观遗传调控机制，为 TOF 疾病的病因研究和治疗靶点选择提供科学依据。

②通过对 TOF NOTCH 信号通路关键基因表观遗传进行研究，发现 *NOTCH4* 基因启动子区甲基化异常与基因的表达成负相关，机制研究表明甲基化异常阻碍了相关转录因子的结合，进而改变了相关基因的表达。

③采用人体研究和动物实验相结合的方法，通过检测 NTDs 病例与对照组神经组织内去甲基化标志 5hmC 水平，发现病例组 5hmC 含量显著低于对照组；胎儿神经组织氧化应激标志物 SOD 与 5hmC 呈正相关。

④选取 OFC 患者病变组织 33 例和对照组织 8 例样本，利用焦磷酸测序进行甲基化分析，发现 *SOX2* 基因 cg 位点 cg181428243 甲基化水平显著升高；*GLI2* 基因 cg 位点 cg121554904 甲基化水平显著降低；而 mRNA 表达检测表明 OFC 病例组织中

SOX2 基因下调、*GLI2* 基因表达上调，相关性分析表明两个基因的甲基化和表达均呈负相关。

（5）遗传突变致畸机制研究

①发现 *GDF1* 启动子功能变异与先天性心脏病发生风险具有相关性，项目组在两项病例对照研究中检查了 *GDF1* 启动子遗传变异，机制研究表明，遗传突变通过影响 Nkx2.5 在 *GDF1* 上游启动子区的结合，导致基因异常表达，增加了先天性心脏病的发生风险。

②通过对先天性心脏病合并内脏异位样本外显子测序，发现 *DNAH11* 基因突变与先天性心脏病合并内脏异位综合征的发生有显著相关性，根据筛选到的 *DNAH11* 基因的致病突变位点，在不同家系其他成员中进行验证分析，结果发现，有 6 个不同家系分别携带有不同的 *DNAH11* 复合杂合突变，符合基因的隐性遗传模式。

③在神经管畸形中，发现了 5 个罕见的 *AMBRA1* 错义杂合子突变（p.T80M、p.L274F、p.S743F、p.M884V、p.S953F）突变，斑马鱼挽救实验表明，有 4 个突变都不能挽救 ambra1a-MO 敲低引起的发育异常，提示这 4 个突变均为功能丧失性突变，可能是引起神经管畸形的致病突变。

④在临床收集到的一个三代腭裂家系，通过对家系图谱和全外显子测序分析，发现 *PARD3* 基因编码区 1012 位点插入一个 G 碱基，造成编码基因发生移码突变，形成截短蛋白，该突变与该家系腭裂临床表型呈现共分离，为杂合突变，符合家系显性遗传的特点。

⑤收集到一个先天性心脏病合并脑积水家系，父母是近亲结婚，表型正常，两个患者均为女性，表型是先天性心脏病、脑积水和智力障碍，通过对家系成员进行外显子测序，在患者中发现了两个基因发生纯和突变（*CROT*:c.1599C > A:p.S533R，*NUDT13*:c.310G > A:p.A104T），父母为杂合携带者，相关机制正在研究中。

（6）分子标志物筛查研究

①为了筛选先天性心脏病胎儿的母体血清差异表达 miRNA，寻找先天性心脏病的无创产前诊断候选标志物，项目组利用 miRNA 芯片对 50 例先天性心脏病孕妇和 50 例正常孕妇的外周血进行高通量筛选，发现 miR-142-5p、miR-1275、miR-4666a-3p 和 miR-3664-3p 对先天性心脏病诊断最为敏感，而且与先天性心脏病不同病理亚型明显相关，这 4 个指标诊断 ROC 曲线面积为 0.920（敏感性为 86.0%，特异性为 92.0%），是先天性心脏病产前诊断有潜在应用价值的分子标志物。

②为了寻找神经管畸形早期诊断蛋白质标志物，项目组利用 iTRAQ 蛋白质组学

技术比较了神经管畸形胎儿母亲血清与正常孕妇血清的差异表达蛋白质，选择其中的关键蛋白质（C1QA、C1S、C1R、C9 和 C3）进行扩大样本量验证，发现补体 C9 和 C3 在神经管畸形孕妇血清中改变尤为明显。采用机器学习的支持向量机（SVM）技术对 C1QA、C1S、C1R、C9 和 C3 作为参数构建神经管畸形的计算机诊断模型，准确率为 62.5%（ROC 曲线的敏感性为 50%，特异性为 75%）。

③ OFC 早期诊断分子标志物筛查：利用 Illumina NextSeq 500/Illumina HipSeq 400 测序仪和生物信息分析对非综合征型 OFC 孕妇和正常孕妇的血浆、引出胎儿的病变组织进行全转录组学分析，发现 5 个下调 miR（miR-244-5p、miR-335-3p、miR-328-3p、miR-409-3p 和 miR-543）是非综合征型 OFC 产前诊断有潜在应用价值的分子标志物。

3. 项目主要成果

（1）建成上海孕前夫妻 - 子代前瞻性队列（SPCC）

项目建立的 SPCC 队列是目前国内最大样本的孕前夫妻 - 子代前瞻性队列，旨在研究围孕期环境暴露及遗传因素对子代健康的影响。SPCC 队列的建立是在国家重点研发计划项目的支持下，同时依托上海市公共卫生体系建设第四轮三年行动计划（2015—2018 年）和科技部重大专项（2017 年）的两个大型研究项目，项目组负责人带领研究团队通过高效而严格的管理及高质量的实施，在上海市卫生健康委妇幼处、妇幼中心等部门的支持下，全市 35 家妇产医疗机构积极参与该队列的建设。大量研究提示父母在孕前、孕早期的环境暴露与子代健康非常密切，如出生缺陷、新生儿结局、呼吸系统、儿童行为认知发育、孤独症、皮肤过敏性疾病等。SPCC 队列将通过积累大量临床信息及生物样本，为研究围孕期的环境暴露及遗传因素对子代健康的影响提供宝贵的资源。研究结果对优化资源配置、项目“全链条、一体化”的组织实施提供可靠的保证。相关成果以“Cohort Profile: The Shanghai PreConception Cohort（SPCC）for the Association of Periconceptional Parental Key Nutrition Factors with Health Outcomes of Children with Congenital Heart Disease”为题发表于 *BMJ Open* 上。

（2）*GDF1* 启动子变异与先天性心脏病发生的相关性

GDF1 在早期胚胎左右不对称发育过程中起着重要的调控作用，研究已证实该基因编码区突变与先天性心脏病发生密切相关，然而，*GDF1* 启动子区的遗传变异及其表达调控机制尚不清楚。针对这个问题，项目组在两项病例对照研究中检查了 *GDF1* 启动子遗传变异与冠心病的相关性，项目组确定了一个单一的核苷酸多态性（SNP）rs181317402 和位于 *GDF1* 启动子区的两个新的基因突变，其中，

rs181317402 T/G 多态性的基因型和等位基因频率与 TOF 有显著相关性（图 2-4）。体外研究发现，*NKX2.5* 转录因子能够结合到 *GDF1* 的启动子区并激活 *GDF1* 的表达，而 *GDF1* 启动子区的遗传突变影响了 *NKX2.5* 转录因子的结合，使基因表达发生异常，进而导致疾病的发生；该项研究首次证实了 *NKX2.5* 在 *GDF1* 上游起调控作用，发现 *GDF1* 启动子区遗传变异可能通过影响 *NKX2.5* 的结合而改变其表达，从而增加先天性心脏病的发生风险。该研究证实了 *GDF1* 非编码区异常突变与先天性心脏病发生的可能的遗传机制，为先天性心脏病的预防措施及其病因学研究提供参考依据。相关成果以“Association of Functional Variant in *GDF1* Promoter with Risk of Congenital Heart Disease and Its Regulation by Nkx2.5”为题发表于 *Clinical Science* 上。

（3）全基因组 DNA 甲基化分析揭示 TRIM4 与 NTDs 的关系

NTDs 的病因复杂，涉及遗传和表观遗传等多方面因素。为了从遗传和表观遗传学两个方面解释 NTDs 的发病机制，该研究收集了 NTDs 患者和健康对照组的脊

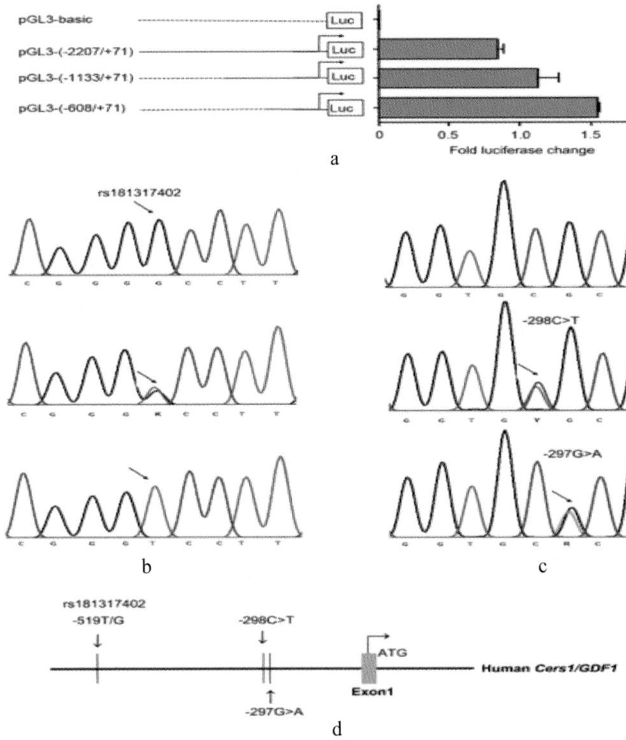

a：双荧光素酶系统检测携带 *GDF1* 启动子、pRL-TK、*GDF1* 序列缺失区的 pGL3 报告质粒活性；b-c：*GDF1* 启动子 SNPrs181317402 和基因突变的 DNA 一代验证；d：*GDF1* 启动子区遗传变异在启动子的位置

图 2-4　*GDF1* 启动子区遗传变异的鉴定

髓组织，采用 450K 甲基化芯片技术对 NTDs 患者和健康对照组的甲基化模式进行了比较，同时通过实时定量 PCR 和 Western Blot 方法对甲基化异常基因的 mRNA 和蛋白表达进行分析，并采用 Sanger 测序确定靶基因的遗传变异情况。研究显示，NTDs 患者脊髓组织中的低甲基化基因多于高甲基化基因，进一步研究表明，NTDs 患者 *TRIM4* 的外显子 1 区发生了低甲基化（图 2-5），而 *TRIM4* 基因的 mRNA 和蛋白水平显著高于健康对照组。在 14 例进行 Sanger 测序的 NTDs 患者中，在 3 例中发现 *TRIM4* 基因的罕见错义突变（rs76665876），但均与 *TRIM4* 的表达无关，而低甲基化和无 rs76665876 变异的患者 *TRIM4* 的高水平 mRNA 呈显著负相关。研究结果表明，NTDs 患者的脊髓组织具有不同的全基因组甲基化模式，*TRIM4* 基因甲基化异常可能参与 NTDs 的发病过程。该研究阐述了中国 NTDs 患者独特的 DNA 甲基化模式，从遗传和表观遗传学水平探讨了 NTDs 的病因，为未来探讨 NTDs 的病因提供了新思路。相关成果以“*TRIM4* is Associated with Neural Tube Defects based on Genome-wide DNA Methylation Analysis”为题发表于 *Clinical Epigenetics* 上。

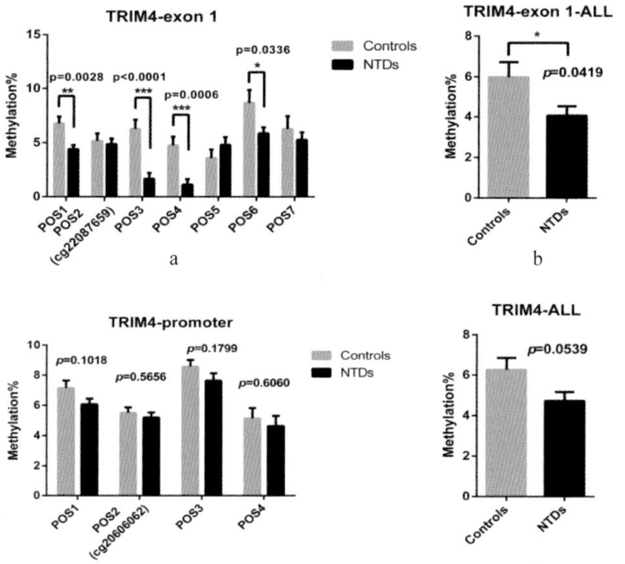

a：*TRIM4* 基因外显子 1 区各 CpG 位点（POS）DNA 甲基化水平；b：*TRIM4* 基因外显子 1 区总体 DNA 甲基化水平；c：*TRIM4* 基因启动子区各 CpG 位点（POS）DNA 甲基化水平；d：*TRIM4* 基因外显子 1 区和启动子区总体 DNA 甲基化水平；$*P < 0.05$，$**P < 0.01$，$**P < 0.001$

图 2-5　焦磷酸测序鉴定 *TRIM4* 中甲基化 CpG 位点

（4）胎盘组织中硒与后代 OFC 发生风险相关性

越来越多的证据表明，怀孕期间必需的微量元素失衡可能会导致胎儿畸形，但微量元素在 OFC 发生中的作用尚不清楚。该项目旨在 OFC 发病率很高的中国北方农村地区人群中研究胎盘组织中 Zn、Mn、Se、Co、Mo、Ni 的浓度与后代 OFC 风险之间的关系。该研究采用病例对照，研究对象为 103 名 OFC 婴儿和 206 名非畸形婴儿。项目组使用电感耦合等离子体质谱法测定胎盘组织中所选微量元素的浓度，使用结构化问卷，通过面对面访谈从母亲那里收集了社会人口统计学信息。最后使用具有 95% 置信区间（95% CI）的比值比（OR）估算与高浓度痕量元素相关的 OFC 的风险。研究发现，与对照组相比，OFC 患者的胎盘中 Se、Ni 的中位数浓度显著降低，而 Mo 的中位数浓度显著升高（$P < 0.05$）。在调整了潜在的混杂因素之后，Se 浓度高于所有受试者的中位数可降低 58% 的 OFC 风险（校正后的 OR=0.42，95% CI：0.23，0.77）（表 2-1）。研究表明，采用最低三分位数浓度作为参考（趋势性检验的 P 值），随着胎盘中 Se 浓度的升高，OFC 的风险降低，第二个三分位数的校正后 OR 值为 0.45（95% CI：0.22，0.92），而最高三分位数的校正后 OR 值为 0.22（95% CI：0.10，0.49），而在胎盘中的 Zn、Mn、Co、Mo 或 Ni 浓度与 OFC 风险之间未发现关联。研究结果证实了胎盘组织中 Se 的浓度与后代 OFC 的风险降低呈剂量依赖性，这一发现表明，孕妇在怀孕期间摄入 Se 可以预防后代的 OFC。相关成果以“Higher Concentration of Selenium in Placental Tissues is Associated with Reduced Risk for Orofacial Clefts”为题发表于 *Clinical Nutrition* 上。

（5）综合征型智力障碍家系 *TTI2* 基因突变机制研究

端粒维持 2（TELO2）- 相互作用蛋白 2（TTI2）与 TTI1 和 TELO2 相互作用形成的三重 T 复合物是多种细胞生物学过程所必需的，包括双链 DNA 断裂反应、无义介导的 mRNA 衰变和端粒酶组装等。项目组收集了一个综合征型智力障碍家

表 2-1 中国北方农村胎盘组织中微量元素浓度（干重）与 OFC 发生风险（2003—2016 年）

Elements	Cutoff value[a]	No. of cases/controls	Crude OR[b] (95% CI)	Adjusted OR[b,c] (95% CI)
Zn (μg/g)	⩾68.6	54/101	1.15 (0.71, 1.84)	0.90 (0.50, 1.60)
Mn (μg/g)	⩾0.54	59/106	1.27 (0.79, 2.04)	1.44 (0.80, 2.59)
Se (μg/g)	⩾1.09	38/120	0.42 (0.26, 0.68)	0.42 (0.23, 0.77)
Co (ng/g)	⩾15.75	44/111	0.64 (0.40, 1.03)	0.93 (0.52, 1.66)
Mo (ng/g)	⩾33.6	65/90	2.20 (1.36, 3.58)	1.42 (0.78, 2.59)
Ni (ng/g)	⩾11.39	37/94	0.58 (0.35, 0.97)	0.62 (0.33, 1.16)

Abbreviations: Co, cobalt; CI, confidence interval; Mn, manganese; Mo, molybdenum; Ni, nickel; OR, odds ratio; Se, selenium; Zn, zinc.

[a] Cutoff value: the median of all subjects.

[b] ORs were from an unconditional logistic regression.

[c] Adjusted for maternal age, BMI, farming occupation, flu or fever, passive smoking, and alcohol drinking during periconceptional period, newborn sex, gestational age, and previous history of pregnancy affected by birth defects.

系，两个患者表现为智力障碍、具有攻击性和自残行为、面部畸形、小头畸形和骨骼异常，另外，有 1 例出现脑白质异常。利用全外显子测序对这个家系所有成员进行了基因检测，结果发现患者中 *TTI2* 基因发生复合杂合突变（p.Leu315CysfsTer8/p.Pro367Leu）（图 2-6），父母均为携带者，符合隐性遗传模式，其中，新的 Indel 突变（p.Leu315CysfsTer8）遗传来自母方，该突变导致终止密码子和无义介导的 mRNA 衰变，另一个突变（p.Pro367Leu）遗传自父方，该突变将高度保守的脯氨酸转变为位于 DUF2454 结构域的亮氨酸。免疫印迹实验显示患者淋巴细胞中 TTI2、TTI1 和 TELO2 显著降低，这些实验结果表明 *TTI2* 功能缺失突变可能通过影响三重 T 复合物的形成而导致常染色体隐性综合征智力障碍。该项研究在中国智力障碍家系中发现了新的 *TTI2* 基因复合杂合突变，该突变遗传符合隐性遗传模式，研究结

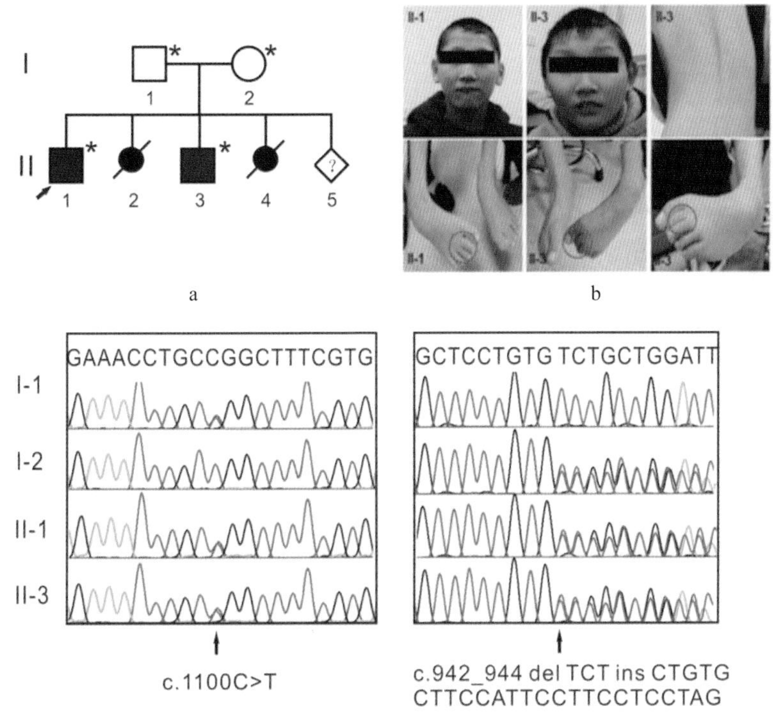

a：综合征型智力障碍家系谱，正方形和圆形分别表示男性和女性，实心和开放符号分别表示受影响和未受影响的个体，斜线表示人工流产，箭头表示先证者，用于基因分型的个体用星号表示；b：患者Ⅱ-1 和Ⅱ-3 的照片，显示薄嘴唇，以及第二和第三脚趾的链足和并指表型，个体Ⅱ-3 表现为腰椎背侧弯；c：Sanger 测序验证患者（Ⅱ-1 和Ⅱ-3）或杂合子携带者（Ⅰ-1 和Ⅰ-2）*TTI2* 突变的序列，字母表示参考序列，黑色箭头表示突变位点

图 2-6　中国综合征型智力障碍家系 *TTI2* 基因的复合杂合突变

果扩展了中国人群综合征型智力残疾的遗传突变谱。相关成果以“Novel Compound Heterozygous Mutations in TTI2 Cause Syndromic Intellectual Disability in a Chinese Family”发表于 *Frontiers in Genetics* 上。

（六）“多囊卵巢综合征病因学及临床防治研究”项目

1. 项目简介

项目由山东大学陈子江院士牵头，团队成员来自山东大学、上海交通大学、中国科学院动物研究所、北京大学第三医院、浙江大学、中山大学和南京医科大学等单位。项目拟通过研究多囊卵巢综合征（PCOS）不同亚型发病的遗传 / 表观遗传、环境因素谱，解析代谢及内分泌紊乱在 PCOS 不同亚型发生发展中的作用，借助模式动物揭示其致病机制，并寻找新的防治靶点，进行干预和临床前瞻性研究试验评估及队列随访。项目的实施将有助于绘制我国 PCOS 疾病发病特征和影响因素谱，阐明 PCOS 不同亚型的发病机制，为建立适宜中国人群且经济有效的 PCOS 疾病预警、早期筛查、诊断、治疗的综合防治示范应用平台提供充足的数据支持。

2. 研究进展

（1）发现了 PCOS 新的致病变异与机制

在项目组前期全基因组关联分析（GWAS）研究基础上，选取新的样本，研究发现 *THADA*、*INSR*、*TOX3* 和 *DENND1A* 等对应的遗传变异位点与 PCOS 女性的代谢综合征或胰岛素抵抗发生密切相关；针对欧洲人群大规模 Meta 分析发现的位点，在中国汉族 PCOS 人群中检测分析发现，rs1784692（*ZBTB16*）是与中国汉族 PCOS 密切相关的遗传变异位点且和 BMI 相关联。围绕颗粒细胞进行的研究发现，多种差异乙酰化蛋白主要涉及糖酵解 / 糖异生途径、脂肪酸降解途径及代谢异常相关信号通路等；miR-200c 在 PCOS 颗粒细胞中异常高表达，可通过靶向 PTEN 抑制颗粒细胞增殖，同时引起 IGF1R/PI3K 信号通路过度激活。发现 CLAC 缺失雌鼠卵泡的颗粒细胞表现为钙稳态失衡、内质网应激、线粒体氧化应激等异常，进一步导致应激依赖的甘油三酯合成障碍，游离脂肪酸积累，进而引发线粒体脂毒性和线粒体结构 / 自噬功能异常。

（2）发现治疗 PCOS 的 2 个潜在药物靶点

以动物模型为基础，发现了 2 个新药物靶点。一是阐明了冷冻治疗改善 PCOS 的作用机制，在此基础上构建了以激活棕色脂肪标签基因为靶点的筛选平台，筛选出一个安全有效的激活药物——泛酸，并证实泛酸治疗对改善 PCOS 大鼠的发情周期紊乱具有一定的作用。二是以持续黑暗刺激出现 PCOS 表型的大鼠为模型（昼夜节律紊乱模型），发现核心节律基因在 PCOS 生殖与代谢异常中的作用，并研究证实持续注射褪黑素有利于缓解胰岛素抵抗和高雄激素血症。

（3）围绕临床重大需求，开展多项临床随机对照研究及队列研究

顺利开展多项临床随机对照试验：单囊胚冷冻或新鲜移植对活产影响的多中心临床试验已经顺利完成，研究成果以原创论文发表在 *Lancet* 期刊上；奥利司他助孕前预处理对活产影响的多中心临床试验入组及随访基本结束，资料整理中；单胚胎移植（囊胚期与卵裂期胚胎）累积活产率比较的多中心临床试验，后期随访进行中。在 ART 出生人口队列（2 万例）研究基础上，结合辅助生殖数据库信息系统及 PCOS 流调数据库，项目组正在跟踪随访观察不同亚型 PCOS 患者和经 ART 治疗患者及其出生子代的健康状况。目前，PCOS 子代已追踪到 6 岁，并进行了多时间点多组学检测。通过比较不同表型组 PCOS 子代及非暴露组子代间等位基因频率差异，证实了 PCOS 易感 SNP 与子代 PCOS 特征性表型易感性之间的关联性。

（4）高层次人才培养取得重大突破，广泛开展学术交流、培训和科普工作

2019 年度高层次人才培养取得重大突破，项目首席专家陈子江教授当选中国科学院院士。同时，1 人入选泰山学者攀登计划，5 人入选泰山青年学者。陈子江院士 2019 年当选为生殖医学领域最权威学术组织国际生殖学会联盟（IFFS）的常务执委、秘书长，成为该组织成立 50 年来第一位华人学术领导人，并作为第 23 届 IFFS 国际会议大会主席，会议参会人数超过 3000 人，参会人员来自全球 30 多个国家。此外，项目组织开展 2019 年度学术沙龙 5 次，共计 300 余人参会交流。项目承担单位与参与单位主办了国际生殖基因组学大会、“生殖内分泌与辅助生殖技术”国家继续教育学习班等学术会议。项目还通过“PCOS 俱乐部”微信公众号，为广大患者开展线上科普宣教工作。

3. 项目主要成果

（1）绘制 PCOS 人群及动物模型的肠道菌谱

通过收集 PCOS 超重亚组、非超重亚组及对照人群的样本进行宏基因组测序分析发现，PCOS 组中 *Parabacteroides merdae*、*Bacteroides fragilis*、大肠杆菌和志贺氏杆菌类中菌株更为丰富，而在对照组中 *Faecalibacterium prausnitzii* 等多种菌株含量更高。MGS 分析发现，PCOS 组富集菌群与对照组富集菌群呈负相关。此外，与 PCOS 相关的 MGS 与内分泌紊乱呈正相关，包括血清总睾酮（T）、黄体生成素（LH）、抗苗勒氏管激素（AMH）和体重指数（BMI）。KO 分析（KEGG Orthologues）初步

反映肠道菌群的功能改变，这提示了微生物参与 PCOS 发育进程的潜在机制（图 2-7）。相关成果以"Metagenomic Analysis Identified Microbiome Alterations and Pathological Association Between Intestinal Microbiota and Polycystic Ovary Syndrome"为题发表于 *Fertility and Sterility* 上。

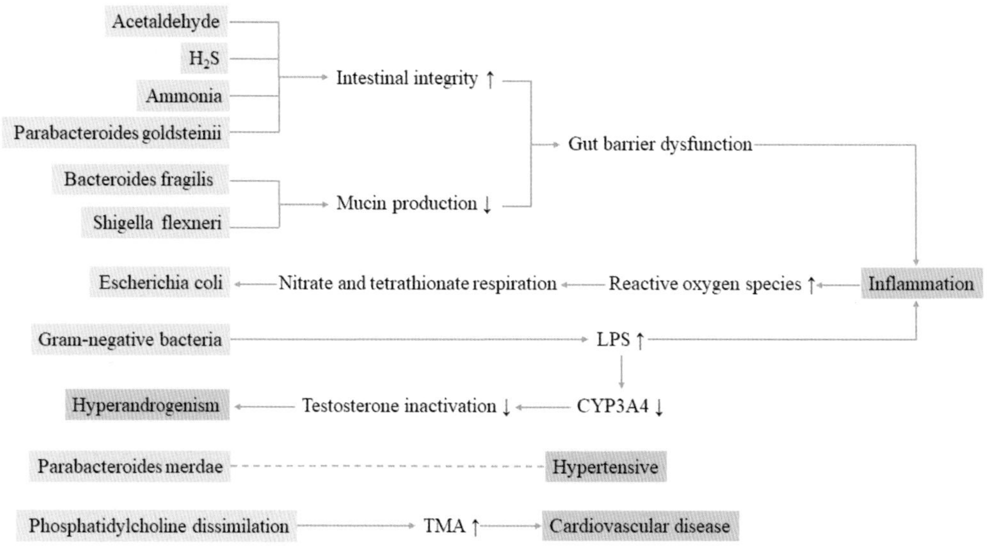

注：肠道菌及代谢物含量改变通过影响肠壁完整性、黏液形成等引起肠壁功能失调，引发炎症反应、LPS 产生增多，并影响睾酮灭活过程，导致 PCOS 发生。

图 2-7 肠道菌谱变化参与 PCOS 病理生理改变机制假说

对雌性 Sprague Dawley 大鼠连续光照 4 周以模拟昼夜节律紊乱动物模型，检测昼夜节律对生殖、代谢的影响，并利用 16SrRNA 基因测序技术探索肠道菌谱变化情况，发现持续光照导致葡萄糖代谢和肠道微生物群落发生异常变化，Parasutterella 明显富集，而 Corynebacterium、Odoribacter 及 Acinetobacter 含量显著下降，Parasutterella 含量与血清睾酮水平呈正相关。相关成果以"Continuous Light-Induced PCOS-Like Changes in Reproduction, Metabolism, and Gut Microbiota in Sprague-Dawley Rats"为题发表于 *Frontiers in Microbology* 上。

（2）证实昼夜节律时钟是 PCOS 的新型治疗靶点

通过 DHEA 构建 PCOS 大鼠模型，检测发现了肝脏及脂肪组织的核心节律基因表达异常，特别是 *BMAL1* 出现明显降低。进一步研究发现高雄激素通过抑制 BMAL1/NAMPT/SIRT1 通路，影响糖代谢的关键分子 GLUT4 的表达，最终影响肝脏及脂肪组织的胰岛素通路，造成胰岛素抵抗及 PCOS 表型。相关成果以“Decreased Brain and Muscle ARNT-like Protein 1 Expression Mediated the Contribution of Hyperandrogenism to Insulin Resistance in Polycystic Ovary Syndrome”为题发表于 *Reproductive Biology and Endocrinology* 上。

项目组进一步发现持续黑暗刺激大鼠（昼夜节律紊乱模型）同样能够诱导出现胰岛素抵抗、血清雄激素升高及卵巢多囊样改变等多种类似 PCOS 的临床表现，肝脏核心节律基因 *BMAL1*、*PER1/2* 表达降低。体外实验研究表明 BMAL1 的降低可以通过 NAMPT/SIRT1/GLUT4 通路造成肝脏胰岛素抵抗，同时 PER1/2 的降低可以通过影响 SHBG 及 IGFBP4 参与雄激素的功能调节，最终胰岛素抵抗和高雄激素相互作用，促进 PCOS 的发生发展。恢复正常昼夜节律 2 周或持续注射褪黑素均有利于缓解持续黑暗造成的胰岛素抵抗和高雄激素血症。相关成果以“Altered Circadian Clock as a Novel Therapeutic Target for Constant Darkness-Induced Insulin Resistance and Hyperandrogenism of Polycystic Ovary Syndrome”为题发表于 *Translational Research* 上。该研究成果不仅探索了环境因素（昼夜节律紊乱）对 PCOS 的影响及具体机制，而且为 PCOS 提供了新的潜在治疗靶点（图 2-8）。

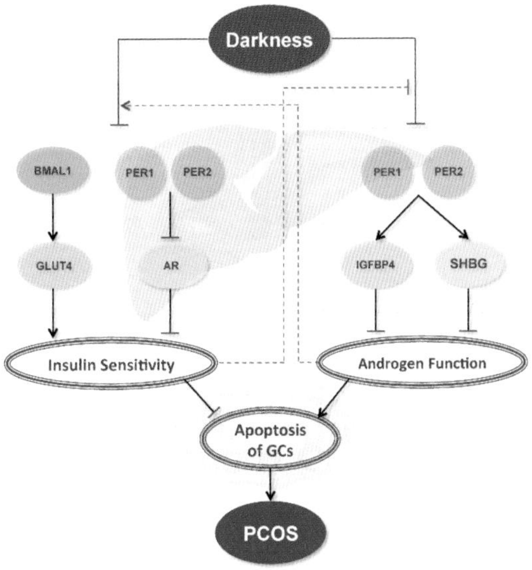

注：持续黑暗通过下调节律基因 *BMAL1*、*PER1*、*PER2* 的表达使大鼠出现胰岛素抵抗和雄激素功能增强。同时，胰岛素和雄激素水平的升高引起颗粒细胞凋亡增多。

图 2-8 持续黑暗引起大鼠类 PCOS 表型的作用机制模式

（3）队列研究及动物研究证实 PCOS 生殖与代谢异常存在跨代遗传

通过 DHEA 诱导的 PCOS 大鼠模型，研究 PCOS 的跨代遗传效应（Transgenerational Effects），发现 PCOS 大鼠的 F1 和 F2 子代随着年龄的增长体重增加（图 2-9）。此外，F1 和 F2 雌性子代表现出类似 PCOS 的生殖和代谢表型，包括动情周期紊乱和多囊样卵巢，以及血清睾酮水平升高、糖耐量受损和广泛的代谢异常；雄性后代精子质量较低。这些发现证实了女性胎儿过度接触雄激素对后代的负面影响。

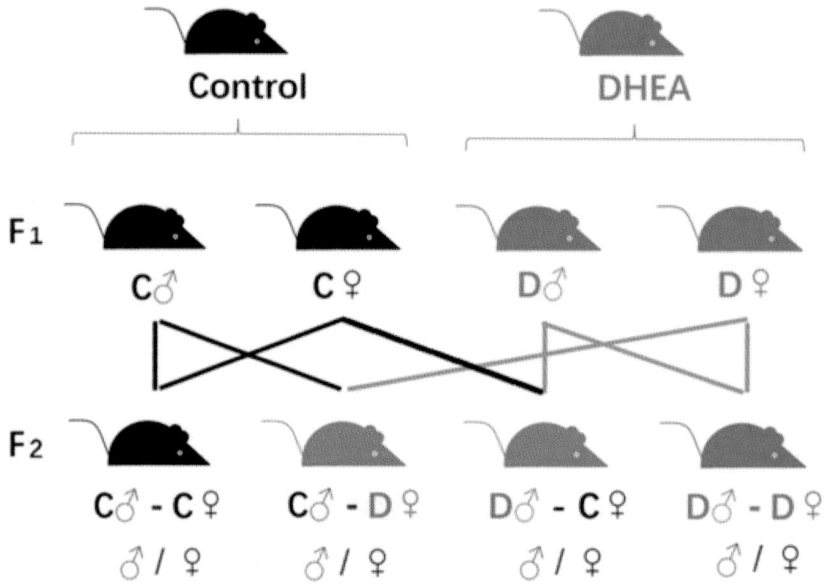

注：F0 雌性大鼠随机分为 DHEA 和对照组，与雄性大鼠杂交获得 F1 后代。F2 后代通过 F1 大鼠杂交获得。

图 2-9　PCOS 跨代遗传分组示意

通过临床队列研究发现，PCOS 新生儿结局和生长发育指标未见显著差异。针对生殖代谢激素检测发现，PCOS 男性子代空腹胰岛素、HOMA-IR、HOMA-β 更高，PCOS 女性子代 AMH 水平显著高于对照组子代。结合 PCOS 关键遗传变异检测分析发现，男性子代中存在差异的位点主要位于 *DENND1A*、*FSHR* 和 *INSR* 基因区，且与上述代谢指标密切相关；女性子代中存在差异的位点主要位于 *DENND1A* 基因区。这说明 PCOS 子代与对照组子代相比出现类 PCOS 表型的风险更高，其中，男性子代的胰岛素等代谢指标异常，且与 PCOS 风险基因之间存在相关性，而女性子代的 AMH 水平异常。

（4）PCOS 遗传学研究获得新突破，为功能研究提示新方向

围绕前期 PCOS GWAS 发现的关键遗传变异位点，项目组进行了独立于 GWAS 样本的基因型与临床表型分析，发现 PCOS GWAS 候选基因 *THADA*、*INSR*、*TOX3* 和 *DENND1A* 对应 SNP 与 PCOS 女性的代谢综合征或胰岛素抵抗密切相关，为研究上述基因的分子生物学功能提供了新的方向。相关成果以“PCOS-GWAS Susceptibility Variants in *THADA*,*INSR*,*TOX3*,and *DENND1A* Are Associated With Metabolic Syndrome or Insulin Resistance in Women With PCOS”为题发表于 *Frontiers in Endocrinology* 上。

在此基础上，项目组对生殖中两个最重要的激素 FSH 和 LH 进行了 GWAS 研究，发现与 FSH 水平显著关联的遗传变异位点为 rs2300441，位于 *FSHR* 基因的内含子区，该位点 A 等位基因在 PCOS 人群及对照人群均导致 FSH 水平降低；两组人群混合并校正 PCOS 疾病本身影响之后，该效应更强（图 2-10）。未发现与 LH 水平显著关联的位点。相关成果以“A Genome-Wide Association Study Identifies *FSHR* rs2300441 Associated With Follicle-Stimulating Hormone Levels”为题发表于 *Clinical Genetics* 上。

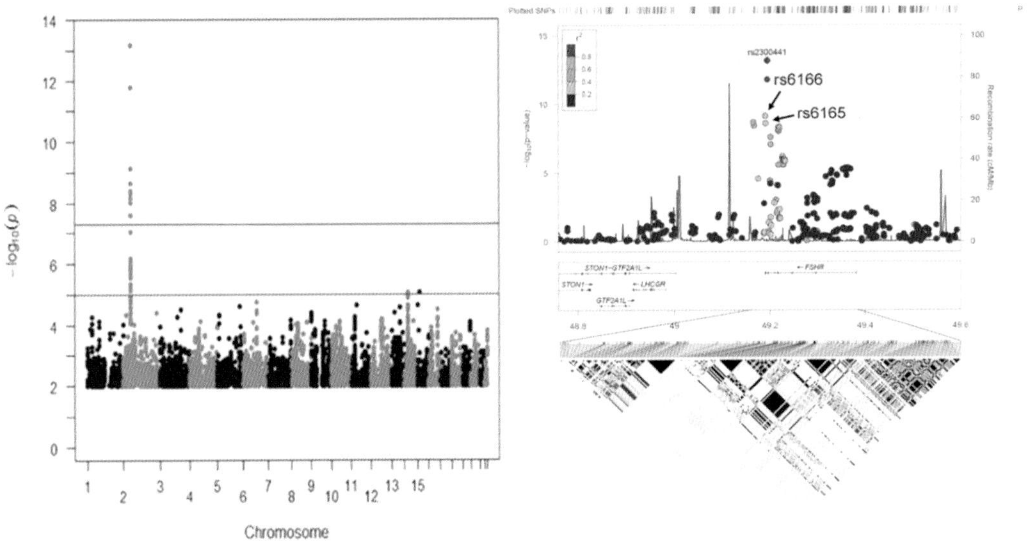

图 2-10　FSH 水平全基因组关联曼哈顿图

（5）发现冷冻治疗和泛酸等 BAT 激活新方法可用于 PCOS 治疗

在前期棕色脂肪移植改善 PCOS 生殖与代谢表型的研究基础上，发现冷冻治疗

可以增加 PCOS 大鼠棕色脂肪组织中血管的丰富度，增强脂质的吸收与利用，增加棕色脂肪过氧化物酶体增殖物激活受体 γ 辅激活因子 1α（Pgc1α）及卡尼汀酰基转移酶 1A（Cpt1α）的表达，在翻译水平增加 PCOS 大鼠棕色脂肪组织线粒体解偶联蛋白 1（UCP1）的表达。另外，接受冷冻治疗的大鼠高雄激素血症得到改善，血液中黄体生成素水平降低，雌二醇水平升高，内分泌稳态得以改善。冷冻治疗可以显著降低 PCOS 大鼠卵巢中类固醇急性调节蛋白（StAR）、芳香化酶（CYP19A1）、类固醇 5α 还原酶 A1（SRD5A1）在转录水平的表达。与对照组相比，冷冻治疗后 66% 的 PCOS 大鼠恢复正常发情周期，75% 的 PCOS 大鼠正常受孕。此外，进一步利用 T1/2 细胞系构建了以激活棕色脂肪组织标签基因为靶点的筛选平台，并初步评估了约 640 种 FDA 认证药物，筛选出一个安全有效的 BAT 激活药物——泛酸。利用 UCP1-luciferase 小鼠进行活体成像实验表明，泛酸处理可以显著激活 PCOS 大鼠棕色脂肪组织，改善 PCOS 大鼠的发情周期紊乱，为 PCOS 提供了新的治疗靶点。

（七）“卵巢早衰病因学及临床防治研究”项目

1. 项目简介

项目由山东大学秦莹莹教授团队牵头，团队成员来自复旦大学、中南大学、中国农业大学、中国科学院昆明动物研究所和南方医科大学等单位。项目拟根据发病特征区别原发性和继发性 POF，基于临床数据挖掘分别进行遗传、表观遗传、免疫、环境等致病因素筛查、功能鉴定及机制探索，为 POF 病因学研究提供新的科学依据和临床证据；进行前瞻性临床队列研究，发现 POF 早期分子标志物和预警指标，制定综合防治策略。通过项目实施将力争在卵泡发生障碍、卵泡耗竭加速等重要科学问题上获得突破；发现临床早期预警指标，制定可行的防治策略；确立我国在卵巢衰老相关疾病研究的国际领先地位。

2. 研究进展

（1）POF 遗传学病因及致病机制研究

基于构建的 8 种基因敲除或点突变小鼠开展机制研究。按常染色体隐性遗传模式发现 2 个 *BRCA2* 复合杂合突变。通过对 2 例 *BRCA2* 复合杂合突变携带者的临床表型分析，提出不同突变位点对 *BRCA2* DNA 损伤修复功能的不同影响（研究成果发表于 *New England Journal of Medicine* 上）。另外，发现 *EXO1* 和 *RAD51* 杂合错义突变，功能实验证实 *EXO1* 突变通过影响减数分裂同源重组过程中双链 DNA 断端修饰，抑制下游蛋白 RPA、RAD51 募集，导致减数分裂异常；*RAD51* 错义突变能够抑制蛋白入核，进而导致减数分裂障碍。以上结果利用体细胞的同源重组实验模型（HR）也得到验证。利用 POF 散发病例的全外显子测序数据库中筛选得到两例杂合的 *FANCA* 罕见错义突变，*FANCA* 可能通过参与卵泡发育过程中 DNA 损伤修复的过程调节卵巢功能。完成 1 个 POF 合并感音神经性耳聋家系的全外显子组测序，发现 *C10ORF2* 基因纯合错义突变 R463Q。利用家系成员的外周血构建永生化细胞系，证实该突变影响了线粒体的氧化呼吸能力，提示该突变引发的生殖细胞氧化呼吸能力障碍可能是 POF 的致病机制之一。

（2）POF 表观遗传学病因及致病机制研究

完成 miR-127-5p 和 HCP5 的功能研究。has-miR-127-5p 在 POF 患者颗粒细胞中显著上调，高表达的 miR-127-5p 可以通过降调 HMGB2 抑制 KGN 细胞增殖、破坏 DNA 损伤修复功能。在小鼠的原代卵巢颗粒细胞中过表达 mmu-miR-127-5p，证明 miR-127-5p 可显著抑制其增殖及损伤修复；项目组进一步利用小鼠体内卵巢包囊注射技术，在活体小鼠卵巢中过表达 miR-127-5p，结果显示，小鼠卵巢 DNA 损伤修复功能受到影响，这可能是导致 POF 的重要原因。另外，发现调控卵巢颗粒细胞 DNA 损伤修复功能的 lncRNA HCP5 在 POF 患者颗粒细胞中显著下调，并且与 POF 易感基因 *MSH5* 表达呈显著正相关。进一步利用 RNA pull-down、RNA 结合蛋白 - 免疫共沉淀（RIP）技术发现 HCP5 能与 Y-box binding protein 1（YB1）蛋白直接结合，并且沉默 HCP5 能够显著影响 YB1 在颗粒细胞中的亚细胞定位，使 YB1 在细胞核中聚集明显减少。进一步证实，HCP5 作为分子支架与 YB1 和 ILF2 直接结合，敲降 HCP5 能够显著抑制 ILF2 结合 YB1 的能力，从而阻止 YB1 入核，并且减少其在 *MSH5* 基因启动子区的募集，在转录水平抑制 MSH5 的表达。以上实验表明，POF 患者颗粒细胞中下调的 lncRNA HCP5 可能通过阻止 YB1 的入核，降低 MSH5 表达，破坏颗粒细胞正常的损伤修复功能，导致卵泡异常闭锁，参与 POF 疾病的发生。

（3）自身免疫异常参与继发性 POF 发生的机制研究

完成 POF 患者淋巴细胞亚群及细胞因子分析，构建自身免疫性 POF 小鼠模型，解析不同免疫细胞及免疫分子对卵巢功能的影响。基于前期发现的 POF 患者外周血 Treg 细胞比例降低，进一步发现 Treg Ki-67 表达、Foxp3 MFI 和 CTLA-4+Treg 比例降低，提示 Treg 增殖及免疫调节功能障碍。过继转输 Treg 细胞可缓解卵巢 Th1 型炎症反应，部分挽救 POF 表型。利用 KGN 颗粒细胞系进行外源性添加炎性细胞因子，发现 IFN-γ、TNF-α 可通过 JAK-STAT1 及 NF-κB 抑制颗粒细胞分化相关基

因 *CTGF* 的表达促进颗粒细胞凋亡，抑制增殖，但不能影响雌二醇合成。炎性细胞因子通过何种机制影响 CYP19A1 的表达进而影响雌二醇的合成还需要进一步研究。对 6213 例患者甲状腺自身免疫（TAI）与卵巢储备及妊娠结局的回顾性分析，发现与 TAI 阴性组相比，TAI 阳性组的 FSH 轻微升高（6.53［5.59，7.80］vs. 6.41［5.47，7.58］，P =0.011），卵巢储备下降（DOR）的发生率更高，但缺少统计学差异（4.09% vs. 2.96%, P =0.053）；进一步对年龄进行分层，发现低（20 ～ 30 岁）、中（31 ～ 37 岁）、高（38 ～ 40 岁）年龄组中 TAI 阳性和阴性组的 DOR 发生率均无差异（$P > 0.05$）。DOR 女性中，TAI 阳性和 TAI 阴性组在妊娠结局、新生儿结局和子代结局等指标中不存在明显差异（$P > 0.05$）。研究结果显示卵巢储备正常（NOR）的女性中，TAI 阳性组妊娠结局更好，但子代先天性异常率增高（4.68% vs. 2.14%, P =0.009）。

（4）DNA 损伤因素在继发性 POF 发生中的作用及机制研究

完成 POF 患者 DNA 损伤修复相关基因 *MCM9* 和 *KHDC3L* 的突变筛查和相关机制研究，证实突变影响其 DNA 损伤修复功能，导致 POF 的发生。完成对 192 例散发性 POF 患者的 *MCM9* 基因突变筛查，发现杂合错义突变 3 例，突变频率为 1.5%，利用 DNA 损伤修复实验和 HR 报告系统证实突变影响了 *MCM9* 的 DNA 损伤修复功能，且杂合子呈现出单倍剂量不足的表现。由于 *MCM9* 参与生殖细胞减数分裂及体细胞的同源重组修复过程，因此，*MCM9* 基因突变导致的卵母细胞减数分裂异常或 DNA 损伤修复功能异常可能是中国女性 POF 的致病机制之一。完成 *Filia* 的人类同源基因 *KHDC3L* 的功能及突变致病机制研究。以人胚胎干细胞为模型，研究了卵细胞及早期胚胎细胞表达的 *KHDC3L* 基因在 DNA 损伤修复中的功能，明确了 *KHDC3L* 也是调控 DNA 损伤修复的关键因子，详细解析了其作用机制，并鉴定了两个关键的调控其功能的磷酸化位点。最后，筛选到女性 *KHDC3L* 基因的两个功能性片段缺失突变，提示这些突变可能与女性不孕症的发生相关。

（5）POF 早期预警和临床防治新策略研究

继续开展卵巢功能下降人群的前瞻性队列研究，已入组患者 540 余人，并进行随访；筛选出原始卵泡体外激活高效特异性药物 2 种（CDC24 激活剂和白藜芦醇），继续进行 CDC24 激活剂的临床试验。开展 POF 前瞻性队列研究，目前已纳入 POF 患者 546 人。根据基础 FSH 水平，将患者分为 B 组 $15 < FSH \leqslant 25$，F 组 $25 < FSH \leqslant 40$，R 组 $FSH > 40$）。对入组患者进行病因学分析，发现甲状腺功能异常占 32.97%，医源性因素及染色体异常各占 10%。对 242 名患者进行皮质醇及 ACTH 检测，发现 POF 患者的皮质醇异常率显著高于正常对照组（$P < 0.0001$）。对疾病进展情况进

行分析，发现基线 *FSH* ≤ 40 IU/L 的患者约 18.2% 在 3 ～ 14 个月内进入 R 组，而基线 *FSH* ＞ 40 IU/L 的患者约 47.4% 在 3 ～ 11 个月内进入 *FSH* ≤ 40 的组；截至 2019 年年底共 24 人（4.4%）妊娠或已生育（活产）。另外，发现表皮生长因子（EGF）具有促进原始卵泡激活的功能，进一步利用可选择性的诱导杀伤卵巢中生长卵泡的 *Zp3-Cre*；iDTR 小鼠模型，建立卵巢中杀伤生长卵泡而保持原始卵泡的类 POI 小鼠模型，发现 EGF 在体处理可显著提升原始卵泡的激活率，并且在超排处理后 EGF 组的卵母细胞获取数量显著高于对照组，提示在体激活可能是一项有效的促进 POF 患者原始卵泡激活的手段，并可能提升 POF 患者的获卵率，进而提高辅助生殖效率。CDC42 激活剂治疗 POF 的临床试验研究正在进行中。

3. 项目主要成果

（1）阐明联会复合体加固蛋白 SCRE 在减数分裂中发挥重要作用

减数分裂是有性生殖生物在形成生殖细胞过程中发生的一种特殊分裂方式。减数分裂过程中同源染色体的非姐妹染色单体间发生交换（基因重组），使配子的遗传多样化，以增加后代对环境的适应性。生殖细胞进行减数分裂时，染色体复制一次，细胞连续分裂两次。在第一次减数分裂过程中，联会复合体的形成对同源染色体的配对、联会和重组至关重要。目前，已经鉴定许多参与联会复合体形成的分子，但是联会复合体维持和分解的具体机制还不是很清楚。项目组制备 *Scre* 基因敲除小鼠，发现雌性和雄性小鼠不孕不育。研究显示，SCRE 在初始联会复合体形成后，对联会复合体的横向细丝和中心轴成分的固定起着关键作用，进而为染色体重组过程的有序进行提供平台（图 2-11）。SCRE 介导的联会复合体稳定是减数分裂细胞周

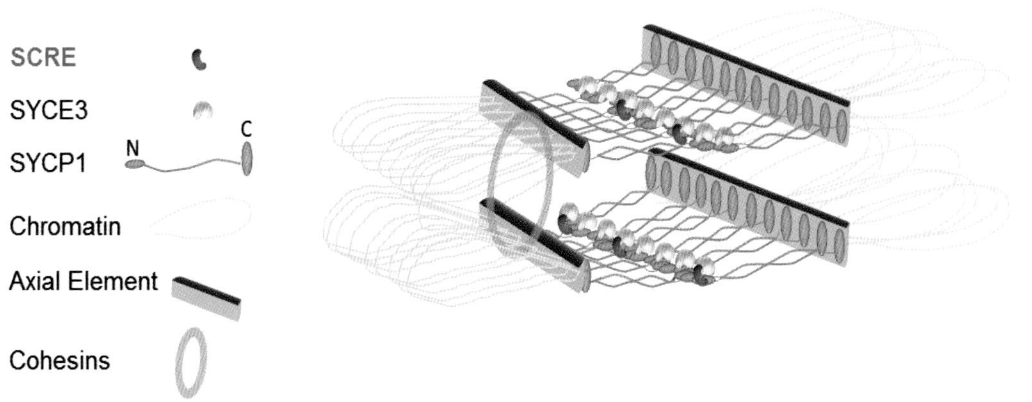

图 2-11　SCRE 稳固联会复合体的模式

期进展、染色体重组和交叉发生的重要条件。研究成果以“SCRE Serves as a Unique Synaptonemal Complex Fastener and Is Essential for Progression of Meiosis Prophase I in Mice”为题发表于 *Nucleic Acids Research* 上。

（2）揭示 DNA 损伤修复基因 *KHDC3L* 突变导致女性不孕症的致病机制

首先通过小鼠模型，发现 *Khdc3* 缺失小鼠的卵细胞积累严重的 DNA 损伤，提示 *Khdc3* 参与调控卵细胞的 DNA 损伤修复。人类卵细胞和胚胎干细胞中表达其同源基因 *KHDC3L*。然后以人胚胎干细胞为模型，研究了卵细胞及早期胚胎细胞表达的 *KHDC3L* 基因在 DNA 损伤修复中的功能，明确了 *KHDC3L* 也是调控 DNA 损伤修复的关键因子，详细解析了其作用机制，并鉴定了两个关键的调控其功能的磷酸化位点。最后，还筛选到女性 *KHDC3L* 基因的两个功能性片段缺失突变，并对其功能影响进行了验证（图 2-12），提示这些突变可能与女性不孕症的发生相关。相关成果以“*KHDC3L* Mutation Causes Recurrent Pregnancy Loss by Inducing Genomic Instability of Human Early Embryonic Cells”为题发表于 *PLoS Biology* 上。

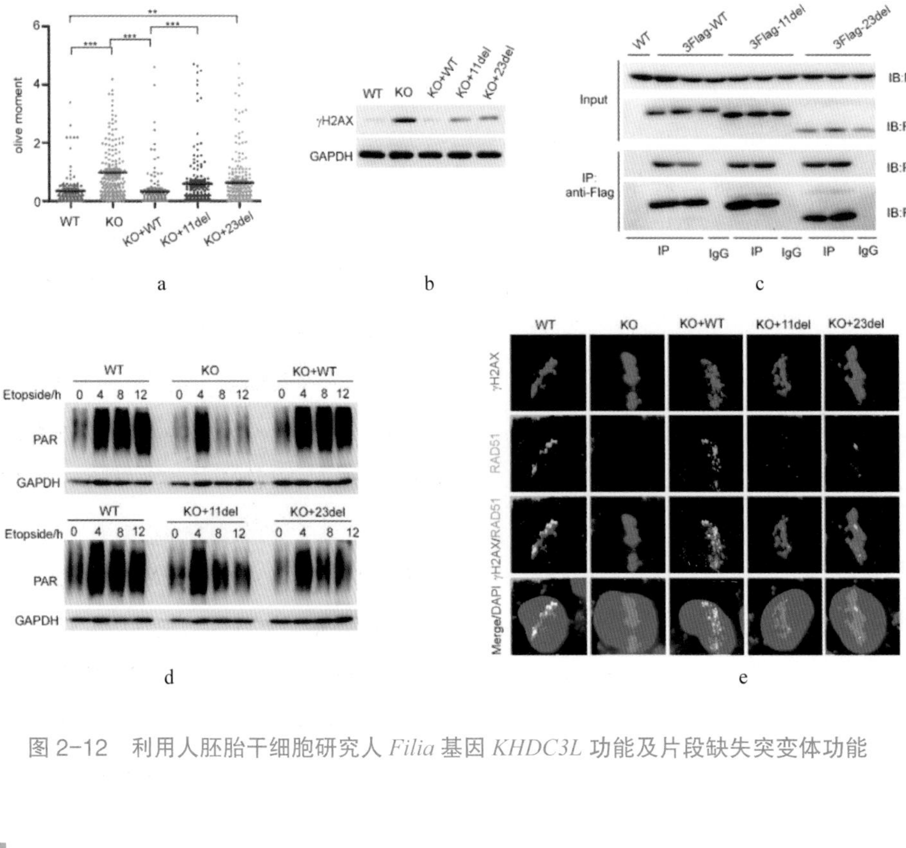

图 2-12　利用人胚胎干细胞研究人 *Filia* 基因 *KHDC3L* 功能及片段缺失突变体功能

（3）揭示 *SALL4* 和 *FANCA* 基因在 POF 中的新遗传致病模式

POF 的遗传异质性高，项目组通过优化全外显子分析策略，聚焦有重现性的基因和信号通路，在 158 例 POF 患者的遗传分析中发现了贡献度较高的 *SALL4* 和 *FANCA* 基因的罕见变异。结合体外细胞实验和小鼠模型，项目组揭示 *SALL4* 和 *FANCA* 的杂合错义有害突变能够诱发 POF。临床上已知 *SALL4* 的杂合无义突变可以诱发不同的发育异常相关的综合征，如 DRRS 和 HOS 等，而双等位的 *FANCA* 突变是范可尼贫血综合征的主要遗传机制。项目组的发现与已有临床报道显著不同，首次揭示了相同基因的不同性质突变（如错义和无义突变）、不同遗传模式（如显性和隐性）对应不同类型的临床表型。与此同时，卵巢作为女性身体内最先衰老的器官之一，它对一些特定的遗传变异敏感性更高（图 2-13）。相关成果以“Whole-Exome Sequencing Reveals *SALL4* Variants in Premature Ovarian Insufficiency: An Update on Genotype - Phenotype Correlations”“Rare Variants in *FANCA* Induce Premature Ovarian Insufficiency”为题发表于 *Human Genetics* 上。

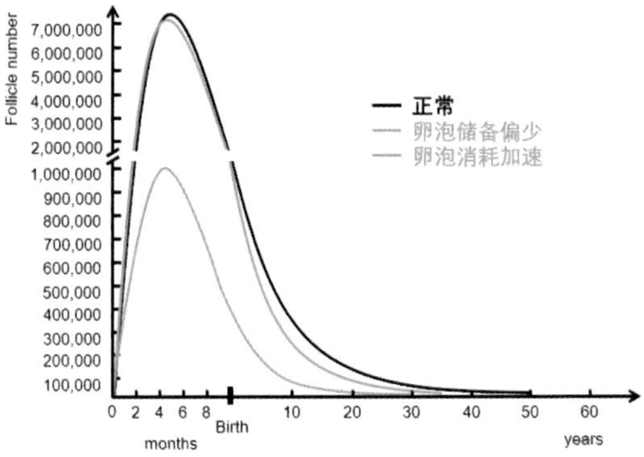

a

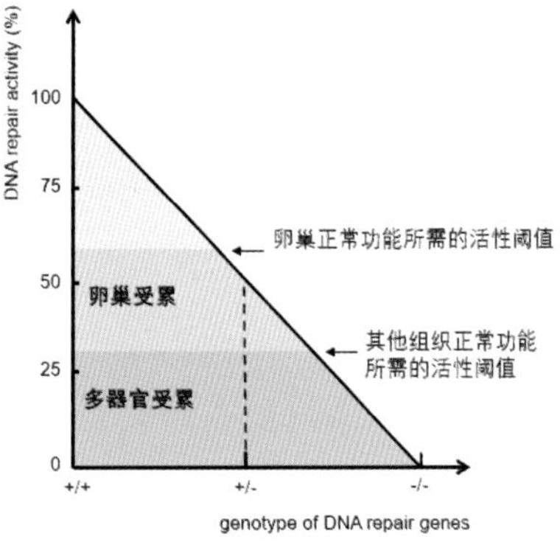

b

图 2-13　POF 的遗传致病机制模式假说

（八）“子宫内膜异位症病因学及临床防治研究”项目

1. 项目简介

项目由中国医学科学院北京协和医院冷金花教授团队牵头，团队成员来自浙江大学、北京大学第一医院和首都医科大学附属北京朝阳医院等单位。项目拟通过：①开展不同类型内异症基因表达调控、微生物及炎性内环境参与内异症发病的机制及干预调节策略的研究。②以肥大细胞活性调控为切入点开展内异症免疫介导和免疫干预的研究。③开展内异症发病机制中雌激素合成通路和受体基因调控机制的研究，在位内膜容受性调控机制的研究，寻找临床治疗的新靶点。④开展内异症恶变机制的研究，筛选恶变风险因子。发现改善内异症生育力的临床策略；新的有效预防和免疫调控策略，以及改善内膜容受性的免疫治疗策略；寻找内异症临床治疗的新靶点；建立卵巢内异症囊肿恶变的临床预测模型及临床分层管理策略。

2. 研究进展

（1）内异症的分子分型

针对目前内异症研究的最新进展，考虑内异症的异质性，通过构建不同类型内异症患者在位内膜和异位内膜的转录组学谱、甲基化及表型组学谱进行分子分型。

（2）雌激素介导肥大细胞活化的膜通路机制

项目组通过不同浓度的雌激素处理肥大细胞系，进行 RNA 测序，发现雌激素可以介导肥大细胞许多下游基因的活化，而此基因在内异症的发生发展中发挥重要作用。为明确雌激素介导的具体膜通路，通过 Western Blot 发现雌激素通过膜受体 GPER 来介导 PI3K/AKT/mToR 信号通路激活下游基因来促进内异症的发生发展。

（3）发现了预测内异症子宫内膜容受性的候选生物标志物

研究纳入 8 例内异症因素不孕患者和 8 例非内异症因素不孕患者，获取其子宫内膜组织进行 RNA 表达、免疫组化和胞饮突的检测，并且采用生物信息学算法对 ceRNA 网络进行预测和对通路进行分析，发现了预测内异症子宫内膜容受性的候选生物标志物。

（4）二甲双胍对内异症患者的子宫内膜容受性具有改善作用

获取腹腔镜证实为轻度内异症性不孕患者的术中围着床期内膜。用药组术后给予 2 个月二甲双胍（1000 mg/d），对照组不用任何药物。术后 2 个月围着床期（月经周期第 20 ～ 24 天）于门诊随访，使用子宫内膜取样器获取术后 2 个月在位内膜。将术中和术后 2 个月在位内膜共 10 对（用药组和对照组各 5 对），进行自身前后对照的差异蛋白组学分析。用药组上调蛋白 115 个，下调蛋白 34 个。对照组上调蛋白 44 个，下调蛋白 25 个。将所有差异表达的蛋白进行功能分析，筛选出 6 个蛋白标记物与子宫内膜容受性相关，同时在用药组有统计学意义的上调，而对照组没有差异表达。此外，通过手术方式建立内异症小鼠模型，分为 3 组：假手术组、生理盐水组和二甲双胍用药组（使用二甲双胍的量为 300 mg/kg/d）。有小鼠在术后 3 天开始灌药 4 周，然后与结扎雄鼠合笼，以见栓记为假孕第一天，于假孕第 4 天处死小鼠，获取小鼠在位内膜和异位病灶组织。对组织进行 Western Blot 和免疫组织化学验证 IGFBP-7、LIF、整合素 αvβ3 的蛋白定量和定位验证，发现二甲双胍可以上调上述几种内膜容受性标记物的表达。

（5）围绕内异症的病因进行分子调控机制的研究

通过对内异症患者自身配对的内异症病灶和增殖期在位子宫内膜组织，以及非内异症患者的增殖期在位子宫内膜组织进行全转录组测序分析，发现与内异症患者的增殖期在位内膜组织相比，内异症病灶组织中有 3236 个差异表达的 mRNA、219 个差异表达的 lincRNA、404 个差异表达的 miRNA 和 227 个差异表达的 cirRNA；与非内异症患者的增殖期在位子宫内膜组织相比，内异症患者的增殖期在位子宫内膜组织中有 2471 个差异表达的 mRNA、115 个差异表达的 lincRNA、37 个差异表达的 miRNA 和 1 个差异表达的 cirRNA；与非内异症患者的增殖期在位子宫内膜组织相比，内异症患者的内异症病灶组织中有 5158 个差异表达的 mRNA、317 个差异表达的 lincRNA、434 个差异表达的 miRNA 和 355 个差异表达的 cirRNA。提示多种差异表达的基因可能参与内异症的发病过程。进一步选取其中差异最明显的基因开展深入的分子调控机制研究。

（6）生物信息学分析定位目标突变位点所在的基因片段及所编码的蛋白－内异症相关卵巢子宫内膜样癌

在前期采用外显子测序技术对内异症恶变的卵巢子宫内膜样癌样本中卵巢良性异位内膜、卵巢不典型异位内膜和卵巢子宫内膜样癌提取基因组 DNA 并进行全外显子组测序，进一步应用生物信息学方法分析定位目标突变位点所在的基因片段及所编码的蛋白。

（7）生物信息学分析定位目标突变位点所在的基因片段及所编码的蛋白－内异症相关卵巢透明细胞癌

在前期采用外显子测序技术对内异症恶变的卵巢透明细胞癌样本中卵巢良性异位内膜、卵巢不典型异位内膜和卵巢子宫内膜样癌提取基因组 DNA 并进行全外显子组测序，进一步应用生物信息学方法分析定位目标突变位点所在的基因片段及所编码的蛋白。

（8）在初筛样本和验证样本中检测目标蛋白的表达情况

在前期采用外显子测序技术对内异症恶变的卵巢透明细胞癌样本中卵巢良性异位内膜、卵巢不典型异位内膜和卵巢子宫内膜样癌提取基因组 DNA 并进行全外显子组测序，对比各病变阶段外显子突变差异，筛选内异症恶变的可能潜在驱动基因，并进一步采用免疫组织化学初步验证基因表达情况。

3. 项目主要成果

（1）深部浸润型内异症（Deep Infiltrating Endometriosis，DIE）单细胞测序研究

项目组对 1 例阴道直肠隔 DIE（Rectovaginal DIE, RV-DIE）患者的在位内膜（Eutopic Endometrium, EU）、DIE 及配对正常内膜（Entopic Endometrium, EN）进行单细胞测序研究，发现 EU 和 DIE 病灶中间质细胞和上皮细胞存在明显差异，细胞谱系分析提示 DIE 患者间质细胞可分为 6 个亚群（图 2-14）。预实验初步证实间质细胞的功能异常参与了 DIE 的发生，存在明显的异质性。

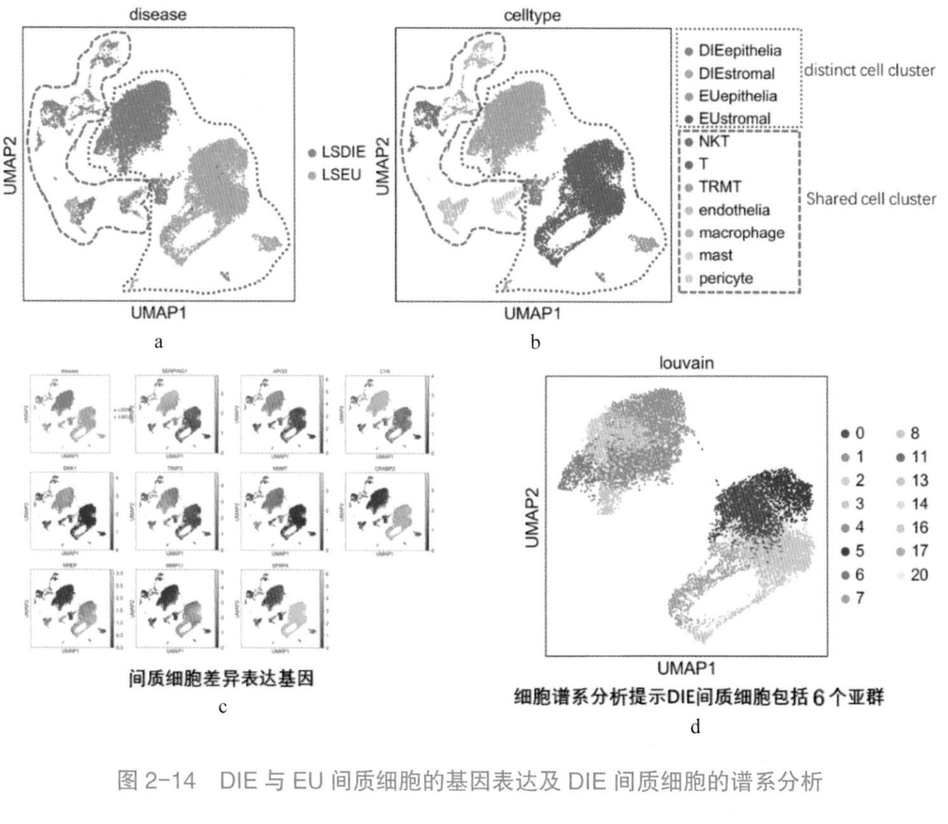

图 2-14　DIE 与 EU 间质细胞的基因表达及 DIE 间质细胞的谱系分析

（2）子宫内膜腺上皮细胞类器官模型的构建

理想的在位内膜及异位内膜腺上皮细胞体外培养模型的缺乏是阻碍内异症研究的一个重要方面。项目组在含有 EGF、Noggin、R-spondin 1、Nicotinamide、FGF10、HGF 和 TGF-β 抑制剂（A83-01）等干细胞维持因子的 Matrigel 培养基中

成功构建了 1 例正常内膜及 2 例异位内膜腺上皮细胞类器官模型，并证实了其腺上皮细胞来源（图 2-15）。

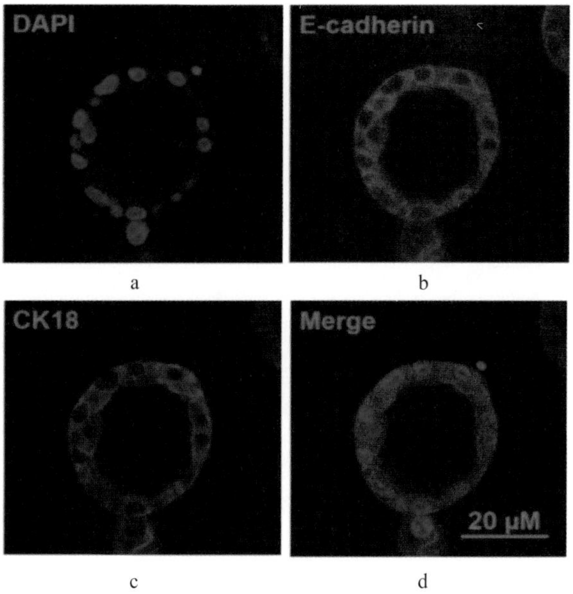

图 2-15　免疫荧光染色发现子宫内膜腺上皮类器官培养 7 天后 E-cadherin 和 CK-18 均为强阳性

（3）内异症相关子宫内膜容受性研究

内异症患者的在位内膜和非内异症患者的在位内膜相比，有 767 个差异表达 mRNA、231 个差异表达 lncRNAs 和 45 个差异表达 miRNAs，并确定了 hsa-miR-449c-5p、hsa-miR-449a、DRAIC 和 LOC400867 可能作为预测内异症子宫内膜容受性的候选生物标志物；与非内异症患者相比，JAK-STAT 信号通路、蜕膜化、类固醇代谢过程正调控、脂肪酸代谢过程正调控、上皮生长因子和肿瘤坏死因子信号通路富集，可能与内异症患者的子宫内膜容受性受损有关。此外，研究发现内异症患者子宫内膜腺上皮细胞中孕激素受体 B（Progesterone Receptor B, PR-B）受体表达水平较低，这可能与内异症相关子宫内膜容受性受损有关（图 2-16）。但是，内异症患者和非内异症患者相比，胞饮突表达量未见明显改变。项目成果以“Endometriosis-Related ceRNA Network to Identify Predictive Biomarkers of Endometrial Receptivity”为题发表于 *Epigenomics* 上。

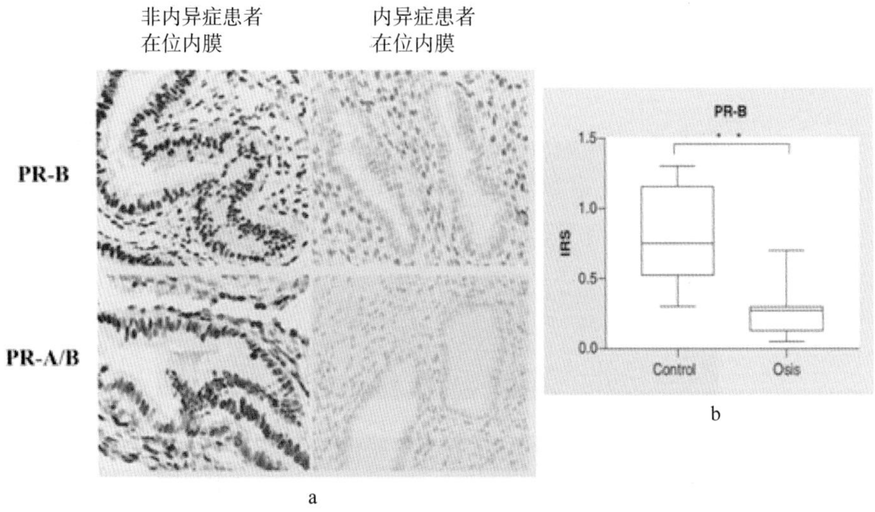

图 2-16　发现内异症患者在位内膜腺上皮细胞中 PR-B 的表达明显低于非内异症患者

（4）肥大细胞来源的 Netrin-1 介导内异症血管神经共生

项目组首先在内异症临床标本中验证了内异症中血管神经共生的普遍现象。项目组发现 Netrin-1 在卵巢内异症病灶中过表达，通过免疫共表达发现 Netrin-1 来源于巨噬细胞和肥大细胞。而子宫内膜上皮细胞和间质细胞与肥大细胞共培养后，Netrin-1 在肥大细胞中的表达明显升高，因此，子宫内膜细胞与肥大细胞之间的相互作用介导肥大细胞表达和分泌 Netrin-1 增多。通过 CCK8、Migration 及 Tube Formation 实验，项目组发现 Netrin-1 在血管生成中发挥了重要作用，并通过体内裸鼠模型进行了验证。通过 Migration 及神经外生实验，项目组发现 Netrin-1 在神经生成中发挥了重要作用，并发现 Netrin-1 通过血管神经共生促进介导内异症的发生发展。

（5）生物信息学分析定位目标突变位点所在的基因片段及所编码的蛋白 - 内异症相关卵巢子宫内膜样癌

全外显子组测序在卵巢良性异位内膜、不典型异位内膜和子宫内膜样癌 DNA 样本中进行突变位点初筛，进一步通过无功能突变和数据库信息比对高频突变过滤，在卵巢不典型内异症组织和内膜样癌组织中共发现 21 个相同外显子突变，其中，*CDKN2AIP*、*UIMC1* 和 *TPBG* 基因分别参与调控细胞增殖凋亡抉择、DNA 损伤修复和 Wnt 信号通路。

（九）“早孕期自然流产病因学研究及防治策略”项目

1. 项目简介

项目由上海交通大学医学院附属国际和平妇幼保健院林羿教授团队牵头，团队成员包括我国妇产科学、生殖医学、免疫学等领域的优秀成员。项目拟通过从遗传、表观遗传、免疫、内分泌、营养代谢及环境化学物等方面，系统性鉴定早孕期自然流产的高危和致病因素，并解析其分子机制；以病因学研究成果为基础，系统性评价现存早孕期自然流产干预治疗措施，改进和制定适用于不同人群的干预治疗措施，探索制定早孕期自然流产精准防治策略，为早孕期自然流产的防治提供依据和方法。

2. 研究进展

（1）从多角度阐明早孕期自然流产的高危因素及其分子机制

应用全外显子组测序技术鉴别出家族性复发流产致病基因 *CAPS*；已开展基于队列及病例对照研究，鉴定出环境化合物暴露与自然流产及其他结局的关系；发现 EIF5A1 激活 ARAF 介导的整合素 /ERK 信号通路促进滋养层细胞迁移和侵袭，其调控异常导致流产发生；发现 CCNA2 表达下调干扰滋养层细胞的迁移、增殖和凋亡，从而导致复发性流产的发生；发现 lncRNA MEG8 异常可导致 EVT 功能失活和流产发生；发现髓系来源抑制性细胞（MDSCs）的缺失能够上调蜕膜 NK 细胞杀伤功能，以及增加 NKreg 和 Treg 细胞数目从而导致流产发生；发现母胎界面单核性髓系来源抑制性细胞（MO-MDSCs）在自然流产小鼠中具有特异性基因表达谱。

（2）为探索建立早孕期自然流产早期干预和临床治疗的精准防治体系提供支持

已开展早孕期自然流产现存干预治疗手段的安全性、有效性系统评价；制定了各项待评估方法和措施，完成部分病例临床研究的预实验；已建立孕前优生健康检查队列和复发流产与人工流产对照队列。

3. 项目主要成果

（1）识别出家族性复发流产致病基因 *CAPS*

该研究收集到 1 个复发性流产近亲婚配家系，患者父母为表兄妹关系。进行全外显子组测序分析，鉴定出该近亲婚配家系的潜在致病基因突变——常染色体纯合无义突变 CAPS（p.Leu127Trpfs）（图 2-17）。进一步的研究发现，人早孕期蜕膜组织中 CAPS 仅表达于蜕膜腺上皮细胞；在绒毛组织中，CAPS 仅表达于合体滋养层细胞。与对照组相比，复发性流产患者的蜕膜和胎盘绒毛组织中 CAPS 表达下调。敲低 CAPS 表达可以促进子宫内膜容受性相关分子 SPP1 和 MMP9 的表达及

PGE2 的释放，同时可以降低细胞内钙离子浓度。项目组的研究结果说明 CAPS 低表达可能通过降低蜕膜腺上皮细胞中钙离子浓度使子宫内膜容受性相关因子过度表达，进而导致复发性流产的发生。相关成果以“CAPS Mutations Are Potentially Associated with Unexplained Recurrent Pregnancy Loss”为题发表于 *American Journal of Pathology* 上。

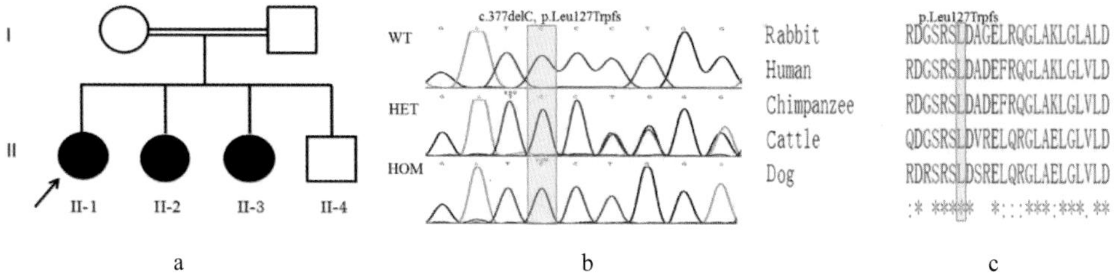

图 2-17　复发性流产家系成员 *CAPS*（NM_004058.5: c.377delC）变异

（2）lncRNA MEG8 异常可导致滋养层细胞功能失活和流产发生

长链非编码 RNAs（lncRNAs）是一组核苷酸长度大于 200 bp 的非编码 RNAs。以往的研究表明，它们在许多发育过程和生物学中发挥着重要的调节功能。然而，lncRNAs 在胎盘发育中的作用仍然不清楚。项目组首先应用 lncRNAs 表达谱芯片研究了 lncRNAs 在胎盘发育中的表达特征。从怀孕 C57BL/6 小鼠获得 3 个关键发育时间点（孕 7.5、孕 13.5 和孕 19.5 天）的胎盘样本，应用微阵列分析在小鼠胎盘发育过程中差异表达的 lncRNAs（图 2-18）。项目组发现印记 lncRNA Rian 在胎盘发育过程中起重要作用，它的同源序列 lncRNA MEG8（*RIAN*）在人类自发性流产的绒毛组织中异常高表达。滋养层细胞系中 MEG8 表达的上调能够降低细胞增殖和侵袭能力，而降低 MEG8 的表达有相反的效果。此外，DNA 甲基化结果显示，自然流产患者绒毛中 MEG8 启动子区的甲基化水平增加。因此，项目研究结果表明印记 lncRNA MEG8 参与了孕早期滋养层细胞功能的调节，其启动子区甲基化异常导致滋养层细胞功能缺陷，可能是孕早期不明原因自然流产的重要因素之一。相关成果以“Aberrant Expression of Imprinted lncRNA MEG8 Causes Trophoblast Dysfunction and Abortion”为题发表于 *Journal of Cellular Biochemistry* 上。

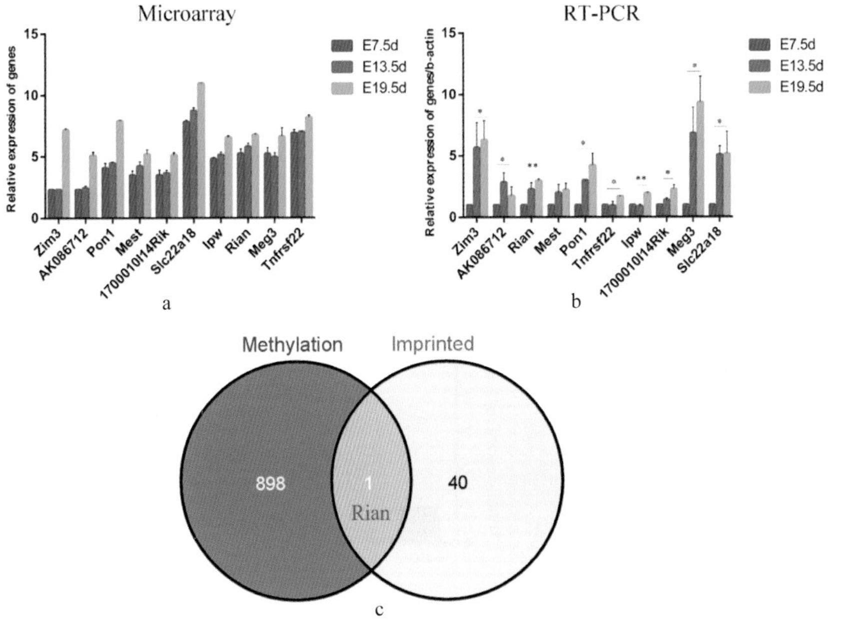

图 2-18 应用 RT-PCR 验证 lncRNA 表达谱芯片结果（a、b）
及 lncRNA 印记被 DNA 甲基化调节分析（c）

（3）细胞周期蛋白 A2 表达下调干扰滋养层细胞的迁移、增殖和凋亡，从而导致复发性流产的发生

细胞周期蛋白 A2（Cyclin A2，CCNA2）通过促进 G1/S 和 G2/M 期的转换调节细胞周期。目前对 CCNA2 在滋养层细胞中的作用知之甚少，尽管它在胎盘中高表达。因此，该研究试图探讨 CCNA2 在复发性流产（RM）和正常妊娠早期中的作用与机制。项目组发现在早孕 RM 患者的绒毛中 CCNA2 表达下调。*CCNA2* 基因敲除能够抑制早孕绒毛外植体的迁移和生长。CCNA2 通过影响 RhoA-ROCK 信号通路促进 HTR8 细胞的迁移，通过影响 p53 信号通路促进 HTR8 细胞的增殖和抑制其凋亡（图 2-19）。另外，项目组发现了 ROCK 信号通路和 p53 信号通路间的关联。进一步地，项目组发现 DNA 损伤参与了 CCNA2 对 p53 信号通路的影响。该研究揭示了 CCNA2 在妊娠早期 RM 患者绒毛中下调表达，并且该蛋白能够调节 HTR8 细胞的迁移、增殖和凋亡，提示 CCNA2 是治疗 RM 的潜在靶点。相关成果以“Downregulation of CCNA2 Disturbs Trophoblast Migration, Proliferation, and Apoptosis During the Pathogenesis of Recurrent Miscarriage”为题发表于 *American Journal of Reproductive Immunology* 上。

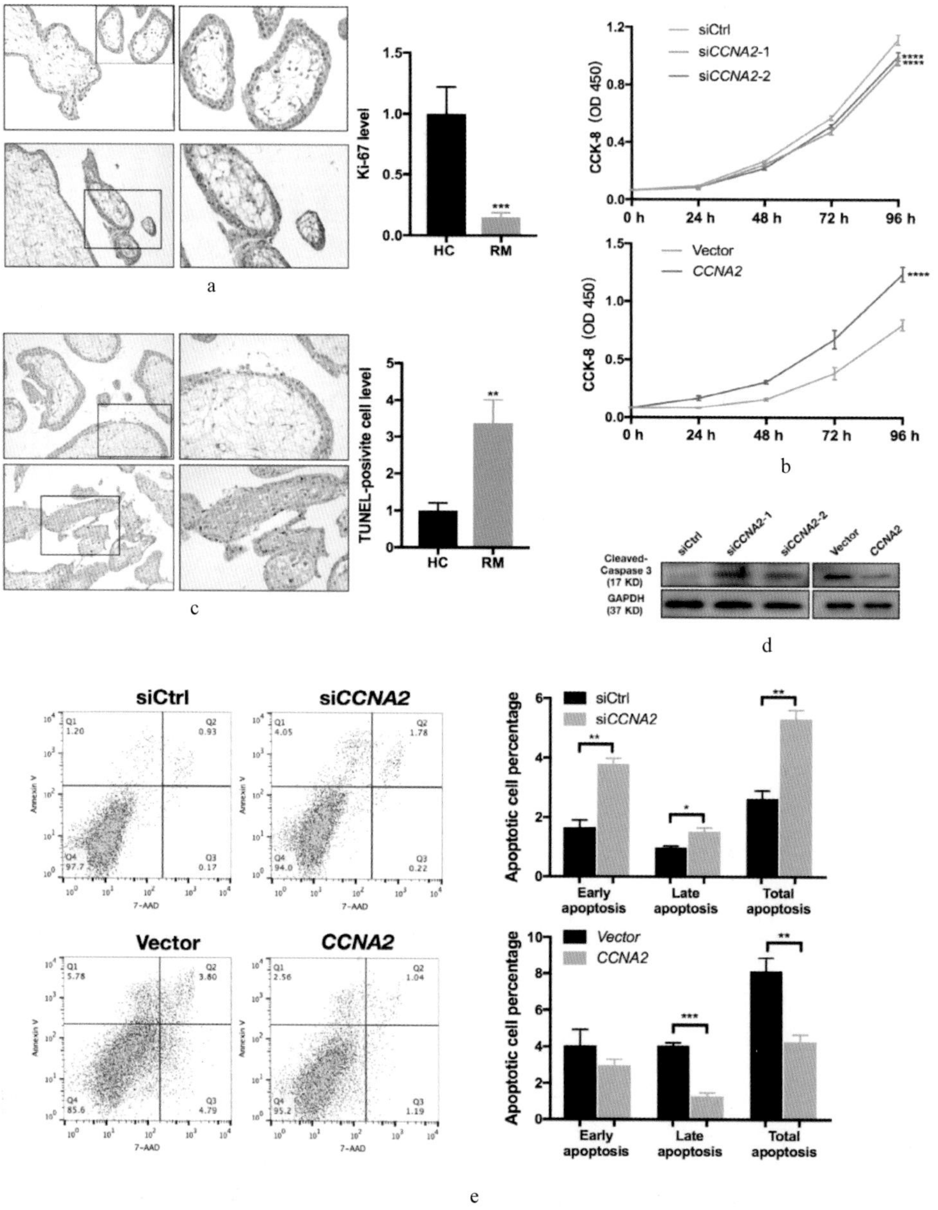

图 2-19　CCNA2 调控滋养层细胞的增殖和凋亡

（4）髓系来源的抑制性细胞缺失可上调蜕膜 NK 细胞杀伤功能导致流产发生

母体免疫系统对半异基因(Semiallogeneic)胎儿的耐受性对于成功妊娠非常关键。研究表明髓系来源的抑制性细胞（Myeloid-Derived Suppressor Cells, MDSCs）在维持母胎免疫耐受中发挥着重要作用，然而其机制仍不清楚。项目组采用流式细胞术检测 MDSCs 在同种异体正常妊娠小鼠模型中的动态变化，结果表明 MDSCs 在妊娠中期大量增加。然而，与正常妊娠组比较，MDSCs 的比例在自然流产小鼠中显著下降；此外，MDSCs 中 ARG-1、iNOS、IL-10 和 TGF-β 的表达也均显著降低。MDSCs 的耗竭能够导致小鼠胚胎吸收率的增加及子宫组织中 NKreg 和 Treg 细胞数目的增加，并且导致蜕膜 NK 细胞上调表达穿孔素、颗粒酶 B 和 NKG2D（Natural Killer Group Protein 2 D-Activating NK Receptor）（图 2-20）。研究结果说明 MDSCs 的缺失能够上调蜕膜 NK 细胞杀伤功能，以及增加 NKreg 和 Treg 细胞数目，从而导致流产发生。相关成果以“Myeloid-Derived Suppressor Cells Depletion May Cause Pregnancy Loss Via Upregulating the Cytotoxicity of Decidual Natural Killer Cells”为题发表于 *American Journal of Reproductive Immunology* 上。

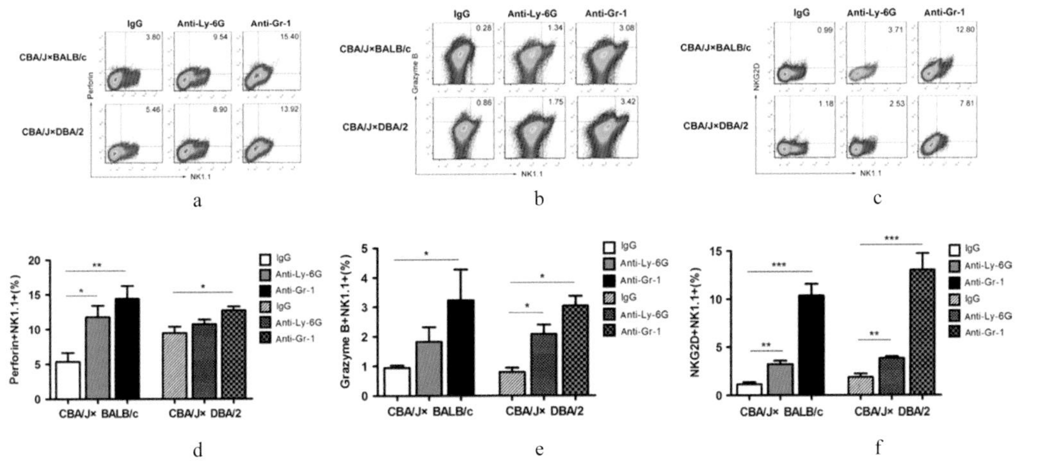

图 2-20　MDSCs 的耗竭能够导致蜕膜 NK 细胞上调表达穿孔素、颗粒酶 B 和 NKG2D

（5）母胎界面单核性髓系来源抑制性细胞在自然流产小鼠中具有特异性基因表达谱

单核性髓系来源抑制性细胞（MO-MDSCs）在维持正常妊娠中发挥重要作用。但是，目前还不清楚 MO-MDSCs 的哪些改变可能导致流产，以及 MO-MDSCs 迁移到子宫时哪些基因表达发生了变化。项目组采用流式细胞分选技术从妊娠小鼠的母胎界面和骨髓中分别分离获得 MO-MDSCs 和 Gr-MDSCs（图 2-21），应用 Affymetrix 3’ IVT 基因表达谱芯片检测和分析差异表达基因，并且比较自然流产和正常妊娠小鼠之间的差异。结果发现：与正常妊娠组相比，自然流产小鼠母胎界面中的 MO-MDSCs 细胞有 3409 个基因表达上调，1539 个基因表达下调；这些差异基因主要富聚在细胞成分、生物学过程、分子功能、蛋白质结合、肿瘤信号通路、PI3K－Akt 信号通路和细胞外基质受体的相互作用等。此外，正常生育小鼠母胎界面和骨髓中 MO-MDSCs 比较，270 个基因表达上调，383 个基因表达下调。这些差异基因主要富聚在细胞成分、生物学过程、分子功能、细胞周期和细胞黏附分子等。因此，项目组推测 MO-MDSCs 差异基因表达可能参与了母胎免疫耐受和正常妊娠维持。相关成果以“Differential Gene Expression Profile in Monocytic Myeloid-Derived Suppressor Cells at Maternal-Fetal Interface in a Mouse Model of Spontaneous Abortion”为题发表于 *Journal of Cellular Physiology* 上。

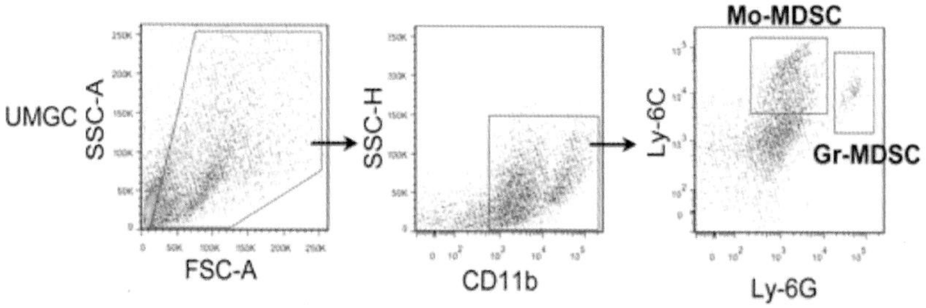

a

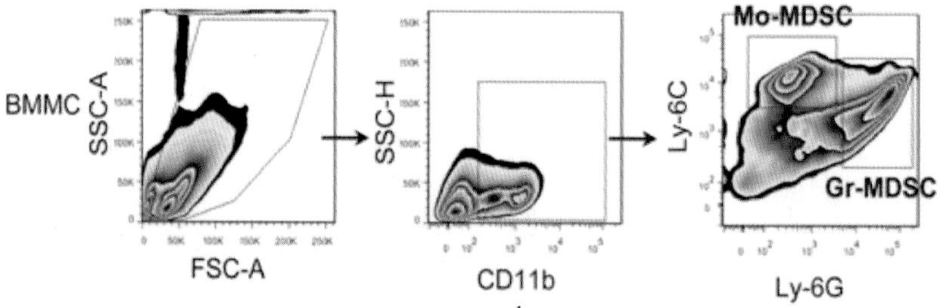

b

图 2-21　采用流式细胞分选技术从妊娠小鼠的子宫和骨髓中分别分离获得 MO-MDSCs、Gr-MDSCs

（十）“排卵异常的发生机制及临床干预研究”项目

1. 项目简介

项目由浙江大学朱依敏教授团队牵头，团队成员来自上海交通大学、浙江大学、北京大学、山东大学、武汉大学、广州医科大学附属第三医院、昆明理工大学和浙江诺特健康科技股份有限公司。项目拟在前期临床队列和疾病资源库的基础上，针对 PCOS 和 POI 这两种影响女性生殖健康的临床常见的排卵障碍性疾病，研究其遗传特征及发病机制，特别是遗传易感与环境互作的分子机制，阐明新发现基因的功能及致病机制，寻找药物治疗新靶点，建立临床干预新方案，为实现排卵障碍性疾病预警、防控和有效治疗提供科学依据。

2. 研究进展

（1）临床病例收集

项目目前已收集 PCOS 和 POI 临床病例 1000 余份和样本 10 000 余份。

（2）排卵障碍性疾病遗传变异信息的预测和筛选

通过临床标本和芯片数据库，筛选了 11 种引起排卵障碍性疾病的致病因子（FHL2、ZNF217、lncRNA、miRNA-183、miRNA-200c、CD2α、BMP2、GDF8、ALKBH5、MCM8 和 IL1）。已明确 *CD2α*、*BMP2* 和 *GDF8* 三个基因在卵泡发育和排卵中的功能，初步探讨了 *ALKBH5*、*MCM8* 和 *IL1* 三个基因在卵泡发育和排卵中的作用，其致病机制正在深入研究。利用组学测序对数据进行深度挖掘，对 PCOS 及 POI 全部基因外显子及两侧部分内含子序列、部分基因内和基因间高度保守序列，以及 mRNA 转录组芯片数据进行分析，识别关键基因。同时，收集相关临床信息和样本，检测排卵相关新基因的表达变化，检测其与环境因素的相关性；预测筛选出与排卵、激素分泌、糖脂代谢等因素相关的信号通路及新致病基因，包括 *FHL2*、*ZNF217*、*lncRNA*、*miRNA-183*、*miRNA-200c* 等。

（3）与排卵障碍性疾病相关的环境因素研究

利用 PCOS 及 POI 等排卵障碍性疾病的已有临床队列及疾病资源库，根据诊断标准选取不同类型临床确诊的 PCOS 及 POI 患者和对照组，根据调查问卷，将生活环境因素（如生活作息节律紊乱、饮食不合理、缺乏运动、长期接触内分泌干扰物、吸烟酗酒、心理因素、辐射等）进行标准化处理，利用连续变量组间 *t* 检验、分类变量卡方检验、序贯主成分分析、多因素 Logistic 回归、Markov 模型、多层线性模型等统计学方法，并通过大鼠模型验证明确与排卵障碍性疾病相关的环境和代谢因素包括昼夜节律紊乱、高雄激素、肠道菌群等。

（4）建立排卵障碍性疾病果蝇和斑马鱼模型，研究环境因素对卵巢发育的影响

项目组利用果蝇基因敲除模型研究了自噬基因 *Atg101* 对产卵能力的影响，并构建了多个产卵异常和胚胎发育异常的果蝇转基因品系，并利用果蝇发现了几种影响排卵和胚胎质量的环境因素。另外，项目组利用果蝇模型筛选到 9 个潜在的排卵障碍相关基因，初步研究发现其中一个基因 *Cg4119* 的敲低会导致因 DNA 损伤引起的卵巢功能异常；项目组构建了 Follistatin 的斑马鱼敲除模型，和热激活启动的过表达模型，既可以进一步研究 Follistatin 影响卵巢功能的发育和分子机制，又可以通过在发育和

成体不同阶段升高 Follistatin 浓度，以明确在何种条件下导致 PCOS，以及利用该模型探索逆转 PCOS 的干预手段。项目组利用斑马鱼昼夜节律紊乱模型发现昼夜节律的改变对排卵及受精后胚胎的早期发育有明显的影响，研究发现持续光照 7 天的斑马鱼排卵能力大大下降，排卵前一天的过度光照时间会使受精后的胚胎发育在早期停滞，目前正在利用该模型进一步研究昼夜节律改变对卵泡成熟及卵泡质量影响的分子机制。此外，项目组在果蝇中构建并获得了 IRP30 和 VHA55 的转基因品系，发现部分品系中产卵率或后代数量有显著变化；在果蝇中，发现母体营养缺乏和类胰岛素蛋白（dILPs）表达缺陷会造成不同程度的排卵异常或胚胎质量下降；在社会性模式动物蜜蜂中，通过转录组和蛋白质组筛选到与排卵能力相关的基因，并对其中最为显著的免疫应答蛋白 -30（IRP30）和 V 型 ATP 酶 B 亚基（VHA55）用 RNAi 进行了功能验证。

（5）建立排卵异常相关基因敲除小鼠模型，研究排卵功能的变化

项目组利用条件性敲除技术，成功获得 *Brca2* 基因敲除小鼠并开展了 BRCA2 在卵泡发育和卵母细胞成熟中作用的研究。项目组发现一种环境因素氧苯酮（Oxybenzone）会通过表观遗传机制影响卵子成熟。氧苯酮是化妆品主成分之一，因其过度使用，已成为一类新型环境污染物，并在人类体内如血浆中被检测到。项目组利用生理浓度下氧苯酮暴露会引起小鼠卵母细胞体内和体外成熟率显著降低、促进 *Kdm5b* 基因转录、引起组蛋白 H3K4me3 去甲基化、增加纺锤体形态异常比例，推测生理浓度下环境污染物氧苯酮暴露通过 *Kdm5b* 基因异常表达导致卵子成熟障碍。

（6）排卵异常的食蟹猴基因变异研究

项目组利用食蟹猴作为模式动物，构建卵巢 Follistatin 基因过表达模型，观察对排卵情况的影响。目前已完成前期大量的生物信息分析和采集工作，合成了食蟹猴卵泡抑素的 CDS 序列，完成过表达腺相关病毒的包装及滴度测定过程，得到合适滴度可直接注射的病毒液。

（7）筛选排卵障碍性疾病药物治疗新靶点和潜在药物

开发微流控技术用于筛选 PCOS 的药物治疗新靶点的新技术，并利用代谢组学等方法初步筛选出胆汁酸 GDCA、IL-22 两个可能改善卵母细胞质量的药物靶点。已验证胆汁酸 GDCA、IL-22 两个排卵障碍性疾病药物治疗新靶点的有效性，项目组发现 PCOS 患者与健康人比较，肠道菌群及其代谢产物胆汁酸谱具有明显差异；移植 PCOS 患者肠道菌或 *B.vulgatus* 菌种后，小鼠呈现 PCOS 样表型，且伴随肠道免疫因子 IL-22 的下降；给予 PCOS 小鼠胆汁酸 GDCA 或 IL-22 治疗后，显著改善激素异常、动情周期紊乱、卵巢多囊样改变、生育力下降与胰岛素抵抗等 PCOS 表型。

（8）开发低脂膳食方案

在已有的低碳水化合物膳食方案基础上开发了低脂膳食方案。PCOS 生活方式干预方案多中心研究：共 19 家单位参与，目前已完成项目伦理审批及人员培训，9 家单位已启动受试者招募，招募入组 25 例受试者。患者对饮食的喜好会影响患者对饮食方案的依从性，进而影响生活方式干预效果，并且不同饮食方案对代谢指标的改善效果可能存在差异。因此，在已有的低碳水化合物膳食方案基础上开发了低脂膳食方案。该方案目前已在市场上推广。

3. 项目主要成果

（1）肠道免疫调控生殖内分泌疾病机制研究

入选专项标志性成果，详见本书第三章第三节。

（2）lncRNA-mRNA 网络在 PCOS 发生中的作用

项目组利用 PCOS 患者和正常对照人群的颗粒细胞芯片数据，筛选出可能在排卵障碍性疾病中发挥重要作用的差异 lncRNA。在 GEO 数据库中选定物种（人）PCOS 与胰岛素抵抗相关数据文件芯片。通过对选定芯片数据进行超几何测试，以及双向分层聚类分析，构建 PCOS 患者与胰岛素抵抗相关的 lncRNA-mRNA 网络。进行与胰岛素抵抗相关的 lncRNA 的加权基因共表达网络分析（WGCNA），获得具有高度拓扑重叠的基因模块（Module）（图 2-22），并进行显著性检验，寻找特

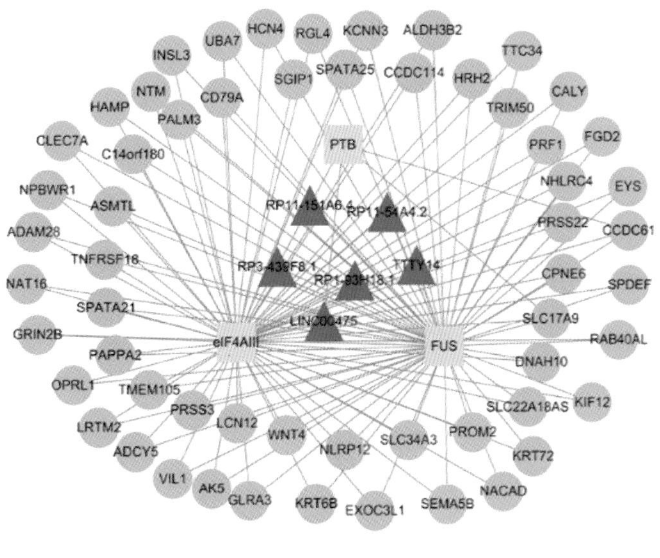

注：从 lncRNA-mRNA 网络中提取的基因模块网络，包括 6 个 lncRNA（红色三角）、3 个 RNA 结合蛋白（黄色方块）和 58 个 mRNA（蓝色椭圆）。

图 2-22　lncRNA-mRNA 网络

征 lncRNA。最后，通过 RT-PCR 在 PCOS 人群与对照人群的颗粒细胞样本中验证与 PCOS 胰岛素抵抗相关的重要 lncRNA，并分析重要 lncRNA 与 PCOS 患者胰岛素抵抗相关临床指标（如 BMI、血糖、血清胰岛素水平等）的关联性。相关成果以“Polycystic Ovary Syndrome：Novel and Hub lncRNAs in the Insulin Resistance-Associated lncRNA - mRNA Network”为题发表于 *Frontiers in Genetics* 上。

（3）*BRCA2* 缺失是人类早发性卵巢功能不全的潜在驱动因素

POI 是指发生在女性 40 岁以前有继发闭经的高促性腺激素、低雌激素性卵巢功能衰退。近年来 POI 发病率呈逐年上升且年轻化趋势，已严重影响妇女生殖及身心健康。该研究利用 Smart-seq2 技术对来自 POI 患者的卵母细胞进行高通量测序，经生物信息学分析后发现，POI 患者卵母细胞中 *BRCA2* 表达水平显著下降。*BRCA2* 基因是一种抑癌基因，以常染色显性方式遗传且外显率不完全，它在多种细胞途径中编码具备一定作用的大分子蛋白质，以同源重组的方式参与 DNA 双链断裂。该研究利用条件性敲除技术，成功获得 *Brca2* 基因修饰小鼠。结果显示，*Brca2* 缺失小鼠表现出不孕、卵泡生长阻滞、卵母细胞发育异常，并伴有严重的 DNA 损伤（图 2-23）。此外，项目组在 BRCA2 卵子挽救实验中发现，显微注射 BRCA2 后卵母细胞成熟率和染色体稳定性被部分恢复。综上，项目组的研究揭示了 BRCA2 在卵泡发育和卵母

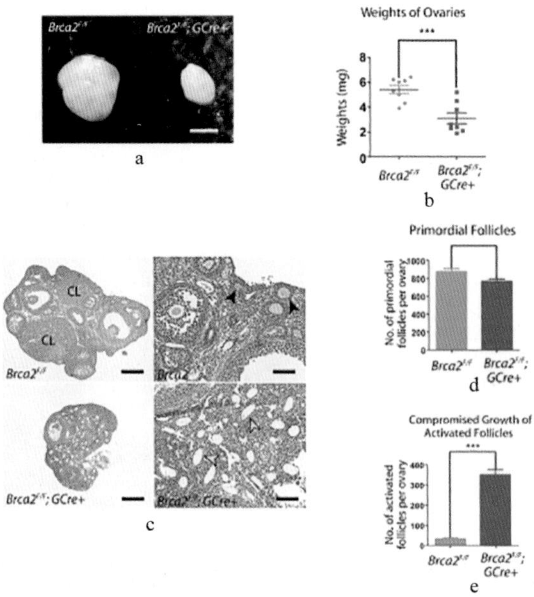

a-b：*Brca2* 缺失小鼠卵巢尺寸变小及质量下降；c-e：*Brca2* 缺失小鼠卵巢功能损伤及卵泡发育异常。

图 2-23 *Brca2* 缺失会损害卵巢和卵母细胞的发育

细胞成熟方面的关键作用，为 POI 患者的诊疗提供了新视角。相关成果以“BRCA2 Deficiency Is a Potential Driver for Human Primary Ovarian Insufficiency”为题发表于 *Cell Death and Disease* 上。

（4）miR-183 和 miR-200c 通过抑制颗粒细胞增殖参与 PCOS 排卵障碍的发生

项目组揭示了 IGFIR/PI3K 信号通路在 PCOS 卵巢颗粒细胞中的重要作用，发现 PCOS 颗粒细胞中 IGFIR/PI3K 信号通路是过度激活的：IGFIR、IRS1、IRS2 显著升高，而 PTEN、FOXO1 表达水平明显降低。相关成果以“Comprehensive Assessment the Expression of Core Elements Related to IGFIR/PI3K Pathway in Granulosa Cells of Women with Polycystic Ovary Syndrome”为题发表于 *European Journal of Obstetrics & Gynecology and Reproductive Biology* 上。此外，项目组发现 PCOS 患者卵巢颗粒细胞中 miR-183 和 miR-200c 显著高表达，而高表达的 miR-183 可通过靶向调节 FOXO1，以及 miR-200c 可能通过靶向调节 PTEN 和 PI3K 信号通路抑制颗粒细胞的增殖，参与 PCOS 排卵障碍的发生（图 2-24）。相关成果以“MicroRNA-200b and MicroRNA-200c are Up-Regulated in PCOS Granulosa Cell and Inhibit KGN Cell Proliferation Via Targeting PTEN”为题发表于 *Reproductive Biology and Endocrinology* 上。

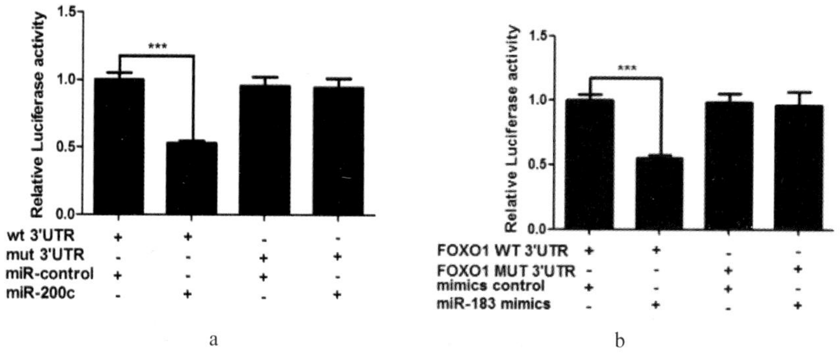

a：miR-183 靶向调节 FOXO1；b：miR-200c 可能通过靶向调节 PTEN

图 2-24　miR-183 和 miR-200c 的靶向调节分子

（5）排卵异常的自噬基因 *Atg101* 突变果蝇模型构建

已有研究发现细胞自噬相关基因 *Atg7* 与 *Atg9a* 突变与 POI 相关，并且细胞自噬缺陷可能是疾病发生的原因。为进一步研究细胞自噬异常在 POI 中的作用机理，项目组选取细胞自噬通路中 Atg1 复合物的一个组成成分 *Atg101*，采用 CRISPR/Cas9 基因编辑技术构建果蝇 *Atg101* 突变体。初步研究表明，*Atg101* 突变体影响果蝇排卵能力，因此，可以作为一种排卵障碍性疾病模型。另外，项目组也发现该突变体影响果蝇寿命及大脑和中肠的稳态。相关成果以“The Autophagy-Related Gene *Atg101* in Drosophila Regulates both Neuron and Midgut Homeostasis”为题发表于 *Journal of Biological Chemistry* 上。

第二节　重大疾病基础研究

一、总体进展

重大疾病基础研究方面的主要任务是“开展生殖规律和生殖重大理论基础研究，揭示影响生殖、生命早期发育及妊娠结局的关键分子事件和规律。了解人类生殖障碍、不良妊娠结局的病因，发现新的诊断和治疗靶点”。专项于 2016—2018 年分 3 个年度共立项 19 项，以揭示影响人类生殖、生命早期发育、妊娠结局主要因素为目的的基础研究项目，2019 年度各项目组广泛开展了生殖健康与出生缺陷相关疾病发病机制研究，取得多项原创性成果，在国际顶级期刊发表多篇重要论文，具有较强的国际影响力。

中国科学技术大学牵头的“人类配子发生、成熟障碍与胚胎停育的分子机制”项目按统一标准、统一方法收集了各类不育散发样本 2000 余例，大力推进了人类生殖疾病资源库的建立，为揭示导致人类不育的致病突变、阐明致病机制，提供了珍贵的天然模型和研究材料，有望充分利用我国独特的病例资源，为探明生殖相关疾病的发病原因、开发生殖相关疾病诊治和预防新方法，提供材料保障，促进生殖生物学、发育生物学、遗传学和医学等学科发展；从临床出发，以临床收集的样本为依托，新发现了 20 多个导致配子发生成熟障碍和胚胎停育的致病突变，解析了 10 余个突变的致病机制，建立了能够在体外大规模且高效获得人类功能生殖细胞的分化体系，揭示了多个关键蛋白在配子发生成熟和胚胎发育过程中的分子调控机制，并对配子发生的表观遗传基础进行了深入研究，揭示了数个 miRNA 调控人精原干细胞增殖与凋亡等的作用。

上海交通大学牵头的“人类胚胎发育中的细胞编程与配子 / 胚胎源性疾病的发

生机制”项目发现母源性 UHRF1 缺失严重影响卵母细胞质量并导致植入前胚胎发育障碍；筛选潜在的母源因子 *Rnf185*、*Ccdc69*；发现 *Tet3-Loopflox/flox*；*Zp3-Cre* 条件性敲除小鼠卵母细胞的重复序列及印迹基因 *Gnas* 甲基化水平改变。初步筛选出 12 个 KRT19、KRT18、KRT8、TBX3 等发育阶段特异性和组织 / 器官特异性、表观遗传修饰异常的关键基因 / 蛋白。通过动物模型进一步鉴定了包括心血管疾病、代谢性疾病等早期的发育源性，并对相关机制进行了阐述。项目建立了基因位点特异性去甲基化小鼠模型、高效甲基化修饰小鼠模型、基于 dCsa9 上融合多个激活元件的 SPH 激活系统、基因精准敲入模型、整条染色体敲除技术、新的 DeaLT 遗传谱系示踪技术等 6 项配子 / 胚胎源性疾病研究模型。

厦门大学牵头的“人类胚胎着床调控及相关重大妊娠疾病发生机制”项目开展了人类胚胎着床和蜕膜发育的分子基础、复发流产的发生机制、人类滋养层细胞谱系分化和胎盘发育的调节机制、子痫前期的发病机制与分子靶标等方面的研究，通过转录组测序解析了囊胚获得植入能力的分子调控网络，发现了滋养层细胞 EZH2 表达异常与流产相关，揭示了 *Rbpj* 在小鼠胎盘发育中细胞谱系特异的功能。

浙江大学牵头的“卵母细胞体外成熟的机制与临床应用研究”项目发现了 3 个调控卵母细胞能量代谢与成熟的关键基因，并解析了其潜在的分子机制；阐明了年龄因素对卵母细胞成熟和质量影响的一种分子途径，建立了一种卵母细胞成熟优化体系；发现了人类卵子发育及受精中隐藏的新孟德尔表型——卵子死亡，扩展了孟德尔疾病的种类，并明确了其致病基因为 *PANX1*，同时揭示了 *PANX1* 突变的致病机制；发现了透明带基因 *ZP1*、*ZP2* 和 *ZP3* 新的致病突变可引起女性不孕；发现了 7 个受精障碍致病基因 *WEE2* 新的突变位点，扩展了 *WEE2* 的突变谱；发现了 *TUBB8* 基因新的 28 个突变位点，扩展了 *TUBB8* 突变引起的卵子和胚胎发育表型谱；发现了引起人类胚胎早期停育的新致病基因 *NLRP2* 和 *NLRP5*；发现了 *REC114* 基因的突变可以导致人类多原核形成和早期胚胎停育；自主研发了长效尿促卵泡素。

中山大学牵头的“建立有效的人卵母细胞体外成熟优化体系及其临床应用的安全性研究”项目通过在单细胞水平上利用多组学检测技术完成剖宫产来源的未成熟卵子，经体外成熟培养成熟（In Vitro Maturation, IVM）后，与传统超排卵治疗获得的体内成熟卵子的核成熟比较，发现体外成熟卵子染色体非整倍体率发生率、DNA 甲基化谱与体内成熟卵子相似，佐证了目前所使用的 IVM 培养液在人未成熟卵子体外成熟培养过程中对于细胞核成熟的安全性。在能量代谢方面，发现 OCT4 有助于卵母细胞获得多能性，通过 CDP- 乙醇胺途径调控磷脂酰乙醇胺的动态变化影响细胞多能性的获得，有望作为卵母细胞体外成熟相关研究的新靶标；改良 IVM 培养基，调整葡萄糖代谢，可支持卵母细胞核成熟，有益于 IVM 过程中的核质同步成熟。在表观遗传方面，发现 Carpin2 通过 RNA 甲基化调控 Drp1 介导的线粒体功能，从而调控卵母细胞的体外成熟。在临床应用方面，建立卵丘颗粒细胞预测体外成熟卵子质量的统计学模型；针对序贯培养液对于直径小于 5 mm 的未成熟卵的培养效能较低，建立第二种体外成熟培养体系：采用序贯培养前 C 型利钠肽（CNP）预培养，以促进小窦卵泡发育和体外成熟能力,并应用于临床生育力保存患者,显著改善临床结局。

中国科学院动物研究所牵头的“原始生殖细胞的命运决定、迁移和归巢机制”项目对原始生殖细胞（Primordial Germ Cell，PGC）的命运决定、迁移和归巢机制展开了系统性的研究，建立了 3D 倒置悬浮培养技术，对 PGC 分化为雄性生殖干细胞的调控过程进行了初步探索，首次在分子水平上对哺乳动物减数分裂过程中的染色质三维结构进行了解析；揭示了果蝇 DNA 6mA 修饰调控早期胚胎基因表达新分子机制；发现了精子发生过程中关键泛素连接酶 Nrdp1 调控细胞凋亡和自噬相关底物蛋白降解的机制；揭示了人类早期胚胎中的染色体三维结构的动态变化，并发现 CTCF 蛋白对于早期胚胎发育中拓扑结构域（TAD）结构的重要调控功能；发现了 Pactin 与斑马鱼的 PGC RNAs 的结合，以及 Pactin 在生殖质复合体（Germinal Granule）形成和稳态维持中的作用等；为研究母源因子在 PGC 发育中的作用，构建了 PGC 特异性表达的转基因品系。

山东大学牵头的“生殖细胞染色体行为的分子调控”项目针对生殖细胞染色体行为的分子调控开展了系列研究，对减数分裂启动的分子机制进行系统解析；完善了性原细胞有丝分裂向减数分裂体外转变技术；鉴定出多个调控减数分裂染色体行为的关键分子，发现了减数分裂重组和联会调控新机制；完善了生殖障碍病例样本库，鉴定出 2 个引发减数分裂异常导致人类不育的致病基因突变。

南通大学牵头的“精子发生的调节机制”项目围绕精子发生关键节点上起重要作用的分子及其作用机制、睾丸微环境（支持细胞因子、旁分泌等）和内分泌调控精子发生的作用和分子机制开展了一系列研究工作。已完成部分不育男性样本的外显子、转录组的测序工作，并筛选出一系列基因，完成基因敲除小鼠的建立及表型分析；完成精子发生过程染色质三维结构的重建；建立并优化了低至 100 个细胞的组蛋白甲基化和 DNA 甲基化分析方法，建立了基于组织原位的定量单细胞转录组技术、基于组织切片和激光纤维切割分选的 Hi-C 技术等新技术；完成下丘脑介导的内分泌影响精子发生的初步机制研究及睾丸微环境影响精原干细胞的小鼠模型的构建。

山东大学牵头的“人类精子成熟关键分子的作用机制和临床转化研究”项目通过多组学筛选出人类精子成熟与功能相关基因，并进行了小鼠基因敲除功能研究；选取其中的15种功能基因进行临床研究；完成C57BL/6小鼠附睾组织、附睾管腔液、附睾精子样本收集及多组学预实验；完成精子数据库主网页、组学模块、搜索页面、查询结果的界面设计。制作了人附睾分泌精子结合功能关键基因的完全敲除小鼠、附睾4–5段特异性基因敲除小鼠，研究了部分基因对精子功能的调节及其机制。发现了黏附G蛋白偶联受体G2（Adhesion G-Protein Coupled Receptor G2，ADGRG2）和1型甲状旁腺激素受体（Parathyroid Hormone 1 Receptor，PTH1R）等影响附睾微环境形成的关键分子，初步阐明其在精子成熟方面的作用机制，并初步建立了3种基于精子功能的药物筛选系统。经过临床研究筛选出5种与男性不育病因密切相关的靶蛋白分子，设计出定量和定位检测新技术及配套的计算机分析软件，并完成临床500例正常人与不同类型不育患者精液样本检测。

中国农业大学牵头的“原始卵泡库的形成、维持与激活”项目开展了原始卵泡形成及数量决定的分子机制、原始卵泡维持和激活的遗传性调控机制、表观遗传及环境因素调控原始卵泡维持和激活的分子机制研究，发现了组蛋白修饰“阅读器”ZCWPW1在减数分裂中的关键作用，证明了卵母细胞中的糖原合成激酶GSK3β通过影响细胞凋亡参与调控原始卵泡库的大小，揭示了非编码RNA在调节原始卵泡组装与激活中发挥了重要作用，发现了外泌体对原始卵泡的激活作用，发现了新鉴定的活性多肽类激素Metabolitin（MTL）通过其受体抑制脂质吸收。在动物模型、实验平台及前期数据挖掘方面进行了大量的实验和积累，为后续深入开展机制性研究提供了有力的支持。

南京医科大学牵头的“卵泡微环境以及卵巢病变影响卵母细胞发育成熟的作用和机制研究”项目开展了卵泡微环境和卵巢病变影响卵母细胞发育成熟的作用及机制研究，揭示了卵母细胞–颗粒细胞互作，以及代谢微环境调控卵母细胞发育与成熟的系列机制，发现了数个导致人卵发育成熟缺陷的新致病基因/基因位点，揭示了卵巢病变导致卵母细胞发育成熟缺陷的机制。项目依托医院平台，通过讲座、义诊、微信等形式积极开展科学技术普及宣传活动，向公众普及生殖健康、优生优育、不孕不育与出生缺陷相关的科学知识、研究进展，以及有关疾病的预防与诊疗基本信息。

中国科学技术大学牵头的“免疫对配子发生和胚胎发育的影响”项目建立了无精或少精症及睾丸/附睾炎患者的标本库及小鼠模型；解析了小鼠卵巢局部免疫微环境；发现Treg细胞上的甲基化修饰与母胎耐受的关系；发现抗体阻断CD47影响

胚胎体重；发现小鼠睾丸中含有大量的T淋巴细胞；确定了组织居留NK细胞专属转录因子PBX1；建立了人的蜕膜样NK细胞的体外培养方法；建立了RPL患者外周血精准免疫功能评估Panel；揭示了肠道菌群改变与PCOS发病的因果关系等；建立了睾丸、卵巢和子宫内膜的免疫学图谱；在复发性流产/反复着床失败、PCOS等多种重要的妊娠相关疾病中发现了免疫因素所起的重要作用。

北京大学第三医院牵头的“植入前胚胎发育的调控网络研究”项目围绕早期胚胎发育调控开展了广泛的研究，揭示了组蛋白变体H3.3在胚胎干细胞和植入前胚胎中对卵裂期表达基因的激活起到抑制作用，明确了母源UHRF1蛋白的缺失严重影响卵母细胞的后续发育胚胎潜能，*RNF114*基因及其下游CBX蛋白家族在合子基因组激活（Zygotic Genome Activation，ZGA）过程中具有关键作用，发现了Esco2参与调控动粒和纺锤体检验点的功能，从而维持卵子染色体的整倍性；揭示了烟酰胺腺嘌呤二核苷酸（NAD+）含量控制小鼠卵母细胞/早期胚胎基因组稳定性的分子途径、SIRT6是调控早期胚胎基因组稳定性的关键因子，Rab35和Mps1参与调控小鼠卵母细胞及早期胚胎染色体排列和纺锤体迁移；发现褪黑素可保护玉米赤酶烯酮引起的早期胚胎DNA损伤，卵泡液中褪黑素减少是老化卵子非整倍体产生的一个重要原因，而辅酶Q10可以有效提高受精率和早期胚胎发育的潜能；证实组蛋白去甲基化酶Kdm4b可以促进重编程及胚胎的正常发育，发现A/B区室结构在2细胞期胚胎中消失，然后在后续发育中重新建立，在人类早期胚胎中阻断ZGA可以抑制TAD结构的建立。

中国科学院动物研究所牵头的“胎盘形成的分子机制”项目优化了围植入期人胚胎培养体系及滋养外胚层细胞分离方法；鉴定了人早期胎盘新细胞亚群特性；开展了人中期胎盘细胞单细胞测序；建立了单倍体滋养层干细胞系；研究了滋养层与螺旋动脉血管内皮及平滑肌的互作；分析了细胞滋养层和合体滋养层的代谢特征；精准分群妊娠过程母胎界面免疫细胞，描述其动态特征；精细分析子痫前期胎盘mRNA m6A修饰、外泌体组分等的差异；初步分析了子痫前期胎盘代谢图谱；优化了超声和MRI法分析胎盘结构和血管网特征的条件，尝试通过影像学数据多模数学分析建立胎盘动态发育的精确数学模型；分析了不同亚型子痫前期外周血游离核酸的遗传和表达变异。

南京医科大学牵头的“不孕不育人群环境与遗传致病因子鉴定及交互作用研究”项目建立了规范统一的队列人群招募、随访及样本收集等标准；完善和拓展了不孕不育队列建设；完成生物样本库及数据库的初步建设；完善了多种环境内分泌干扰物及其相关代谢物的检测分析方法；开展了基因组、代谢组和暴露组等多组学研究，如对无精症患者开展了全外显子测序及全基因组测序，开展了不孕不育人群非靶向尿液代谢组学检测，检测了不孕不育人群消毒邻苯二甲酸酯代谢物和重金属元素的内暴露标志物。此外，还开展了不孕不育相关机制研究，如开展了 *Prmt5* 基因在卵巢颗粒细胞中的功能和机制研究，开展了窖水有机提取物的生殖毒性研究，完成西罗莫司延缓卵巢衰老的机制研究，开展了小鼠 PM2.5 染毒暴露跨代影响的遗传机制研究。

东部战区总医院牵头的“基于内外暴露监测的环境和行为因素对胚胎发育与妊娠影响研究”项目开展了多中心的前瞻性妊娠女性队列研究，已在多地启动妊娠人群队列建立、数据收集、生物样本采集和结局的随访；开展了妊娠女性环境内分泌干扰物等污染物内暴露评估，对我国妊娠妇女主要环境污染物及其体内代谢产物进行了筛选，确定了拟检测物质并开展了部分检测工作；开展了妊娠女性全基因组检测，确定了全基因组关联分析的方法并初步对妊娠期糖尿病患者进行检测；进行动物模型的建立及体内胚胎毒性评价试验并取得部分成果。

华南农业大学牵头的“母胎界面分子事件与病理妊娠”项目的研究工作主要集中在标本收集、动物模型建立、大通量组学分析等方面。在子宫内膜容受性建立过程中关键调控分子蛋白翻译后修饰的研究中，鉴定了子宫细胞中与孕激素受体 PR 相互作用的蛋白因子、容受性标志分子 HOXA10 蛋白磷酸化和精氨酸甲基化修饰的调控分子。基本完成 3 个基因工程鼠的构建，初步得到基因型正确的基因工程鼠；着床模型数据证实了 BAP-EB 具有滋养层样特征。分析了核仁应激介导小鼠的胚胎着床及蜕膜化过程的机制；证实了释放到细胞外的腺嘌呤核苷三磷酸（ATP）可介导小鼠的胚胎着床及蜕膜化过程。完成临床队列研究开始前的准备工作；妊娠纵向队列已入组 3000 多人，并已完成大部分的随访；基于前期筛选到的子痫前期风险因子 CD81 的 ELISA 检测试剂盒已经完成抗体生产和抗体配对。

中国科学院动物研究所牵头的“获得性性状的生殖传递机制”项目在检测配子和受精卵中表观遗传修饰技术方面建立了单卵子甲基化分析方法，发展出染色质三维结构检测技术（Simplified, Amplification-Free, and Economically Efficient Process SAFE），发现了一个 Cas9 的新的切割活性，并且利用 Hi-C 和单细胞 RNA-seq 等技术分析了细胞内微环境对染色质状态重塑及 CTCF 对细胞间异质性的影响。构建了多种表观遗传复合体成员的条件性敲除鼠，并进行了功能分析，发现它们在生殖系统中的缺失影响了小鼠的生殖能力；引入了组蛋白甲基化转移酶的敲除小鼠并进行了高脂饮食实验；利用敲除鼠，研究了多种母源效应基因对早期胚胎发育的影响。

通过秀丽线虫为模型研究了 lincRNA 的功能和 piRNA 成熟的通路；进一步对野生型高脂饮食肥胖小鼠模型进行探索；建立了小鼠及灵长类胚胎的体外培养体系新型表观传递载体，为早期胚胎细胞分化过程中的表观修饰变化图谱建立打下基础。

上海交通大学牵头的“分娩启动和早产机理与干预”项目通过 Meta 分析发现饮食中叶酸可以显著降低早产风险；通过早期振幅整合脑电图（aEEG）预测重度高胆红素血症的足月和近足月新生儿神经发育结局的长期随访（12 个月），发现虽然敏感性低于听觉脑干反应（ABR），早期 aEEG 可预测重度高胆红素血症新生儿的不良神经发育结局；应用新生小鼠缺氧缺血后脑损伤模型，发现 Adaptaquin 治疗具有神经保护作用；开展了分娩启动与早产相关的关键基因在早产样本的表达研究，筛选并验证了多个在早产孕妇外周血中差异表达的 microRNA 和蛋白分子，并对其功能和进行早产风险预测的效能进行了探索；收集了早产和正常对照临床组织样本各 400 多例；收集了用于早产预测模型的外部验证的样本。

二、各项目研究进度

（一）“人类配子发生、成熟障碍与胚胎停育的分子机制”项目

1. 项目简介

项目由中国科学技术大学史庆华教授团队牵头，团队由 25 家优势基础和临床单位组成。项目的实施旨在揭示人配子发生、成熟障碍和胚胎停育的分子机制，获得可用于相关疾病诊断和干预的候选分子靶标，在 DNA 损伤修复基因调控配子发生和成熟的重要科学问题上取得突破，提出新概念，建立能够在人生殖健康研究前沿有效开展工作的系统平台。

2. 研究进展

（1）人类生殖疾病资源库建设

项目组按制定的病例信息和标本收集要求收集不育患者的病例信息、组织和外周血等，在 2019 年度收集正常对照和各类患者标本 2000 多例，对其中 70 例患者的外周血 DNA 进行了外显子深度测序，并利用项目组已有的生物信息学平台完成测序数据的分析并对其表达、定位和功能进行了注释，共寻找到 10 多个潜在的致病基因突变，并在数据分析过程中对包括 FertilityOnline 在内（https://mcg.ustc.edu.cn/bsc/spermgenes2.0/index.html）的部分数据库进行了升级。

（2）配子发生、成熟障碍和胚胎停育的致病突变研究

在非梗阻性无精子症（NOA）患者中发现了两种新的高发的 *FOXP3* 致病突变，*FOXP3* 沉默可抑制人精原干细胞的增殖并促进其凋亡，研究了多种细胞因子组合和小分子对培养的人精原干细胞的影响；发现了人类卵子发育及受精中隐藏的新孟德尔表型——卵子死亡，扩展了孟德尔疾病的种类，并明确了其致病基因为 *PANX1*，同时揭示了 *PANX1* 突变的致病机制；发现了透明带基因 *ZP1*、*ZP2* 和 *ZP3* 新的致病突变可引起女性不孕；发现了 *TUBB8* 基因新的 28 个突变位点，扩展了 *TUBB8* 突变引起的卵子和胚胎发育表型谱；深入研究并揭示 PCOS 易感基因 *DENND1A* 在发育和生殖中的功能；并对筛选的 Kisspeptin 分子在 PCOS 的临床样本中开展验证工作，明确 Kisspeptin 预测 PCOS 胚胎及植入后发育潜能的价值，同时建立 PCOS 多能干细胞及以干细胞为基础体外构建胚胎的体系，为进一步探索 PCOS 胚胎发育提供了保障；从导致人类配子发生、成熟障碍的卵巢器质性病变 POI 的患者入手，概述了 POI 遗传学病因的最新进展，利用 POI 家系全外显子组测序发现了众多候选基因和新的致病基因；针对 POI 患者卵母细胞中 *BRCA2* 基因表达异常，构建了 *Brca2* 卵巢特异性敲除小鼠，发现 *Brca2* 基因缺失引起 DNA 损伤不能修复是导致 POI 的关键因素之一。

（3）配子发生和胚胎发育的分子遗传机制

建立了能够在体外大规模且高效获得人类功能生殖细胞的分化体系；发现了联会复合体加固蛋白 SCRE 介导的联会复合体稳定是减数分裂细胞周期进展、染色体重组和交叉发生的重要条件等；揭示了 *Cxxc1*、*Zar1*、*Dcaf13* 等基因在小鼠卵子成熟阻滞中的作用及机制，报道了 CCR4-NOT RNA 去腺苷酸化酶复合体的关键催化亚基 CNOT6L 在卵母细胞减数分裂过程中的功能及自身翻译调控，揭示了 2 个基因（*Rad9a*、*Mettl14*）在小鼠卵子成熟阻滞中的作用及机制；发现 *Cxxc1* 基因表达水平下降导致的组蛋白 H3K4me3 修饰变化是老龄卵子成熟阻滞的重要原因，建立了卵母细胞特异性 *Cxxc1* 基因敲除小鼠，并研究了对组蛋白修饰的影响和导致卵子老化的机制；获得了 1 个 DNA 损伤修复基因敲除导致胚胎停育的小鼠模型，并研究了另一基因敲除可以拯救其造成的胚胎停育，并解析了其中的作用机制；对制备的 1 个 DNA 损伤修复基因的突变小鼠模型进行表型分析，发现该基因敲除导致胚胎停育，生殖细胞特异敲除此基因导致精子发生障碍，但卵子发生无障碍。

（4）配子发生的表观遗传基础

研究了 miR-1908-3p 通过 KIF2 调控人精原干细胞的增殖与凋亡的作用，发现 miR-122-5p 靶向调控 CBL 并与 CASC7 竞争表达促进人精原干细胞的增殖和 DNA 合

成，抑制细胞的早期凋亡；完成 miR-202 敲除小鼠的表型鉴定和机制研究。

3. 项目主要成果

（1）推进了人类生殖疾病资源库建设，发现了 20 多个人类不育的致病突变

2019 年度，项目组按统一标准、统一方法收集正常对照和各类患者标本 2000 余例，并进行了统一的组织学、细胞学、生化分子生物学、遗传学和表观遗传学等分析，在此基础上对患者分类，并把上述所有信息进行统一管理，完善了人类生殖疾病资源库（参考 https://mcg.ustc.edu.cn/bsc/newcase/）。人类生殖疾病资源库的建立为揭示导致人类不育的致病突变、阐明致病机制，提供了不可多得的天然模型和研究材料，有望充分利用我国独特的病例资源，为探明生殖相关疾病的发病原因、开发生殖相关疾病诊治和预防新方法，提供材料保障，促进生殖生物学、发育生物学、遗传学和医学等学科发展。此外，为了更好地发现潜在调控因子，项目组成员对分析数据库等进行了升级，更新了遗传筛查注释平台 FertilityOnline（https://mcg.ustc.edu.cn/bsc/spermgenes2.0/index.html）。项目组从临床出发，以临床收集的样本为依托，予以高通量测序分析，新发现了 20 多个导致人类不育的致病基因，包括 *SYCE1*、*SIX6OS1*、*SYCP1*、*HFM1*、*STAG3*、*FANCL*、*GNRHR*（发表于 *Hormone Research in Paediatrics* 上）、*PANX1*（发表于 *Science Translational Medicine* 上）、*FANCM*（发表于 *Genetics in Medicine* 上）和 *DNAH17*（发表于 *Journal of Experimental Medicine* 上）等，并发挥基础研究特长，阐明了部分突变的致病机制。

（2）体外获得与小鼠自然受精囊胚形态相似的类囊胚结构

项目组北京大学第三医院等团队利用扩展多能性干细胞（EPS）早期胚胎 3 种谱系均有贡献的能力，将小鼠 EPS 细胞接种到微孔中，通过建立 KSOM-ETS 的条件培养基，获得与小鼠 E3.5 天自然受精囊胚形态相似的类囊胚结构。在种植后的 4 小时内，发现细胞之间的连接松散。在 18 小时左右，细胞开始形成紧密的聚集体。随后，研究团队发现在种植后的第 3 天，75% 细胞聚集物呈现 PAR6 富集的极化特征。这些数据支持了类囊胚的形成，再现了早期植入前发育的致密化及极化特征的观点。利用单细胞 RNA 测序技术，对从类囊胚和自然受精囊胚中收集的 2700 多个细胞的单细胞转录组进行分析、聚类，发现所有细胞分为 7 个簇，其中 4 个簇由类囊胚和自然受精囊胚共享。利用体外体系对类囊胚结构进行长期培养，证明类囊胚经过体外培养可以产生一个圆筒结构，但是将类囊胚移植到假孕小鼠的子宫中，在 7.5 dpc 时，自然受精囊胚移植小鼠和类囊胚移植小鼠的子宫内均形成蜕膜。相关成果以“Generation of Blastocyst-like Structures from Mouse Embryonic and Adult Cell

Cultures”为题发表于 *Cell* 上。这个新模型绕过了配子的使用，可以有效地回避人类自然受精胚胎研究中的伦理争议。类囊胚结构可以从胚胎细胞或体细胞建立的多能干细胞重组得到，同时具有重新建立多能性干细胞系、体外模拟植入后发育及体内植入的能力。

（3）报道了 *DNAH17* 突变特异引发 4-7 号微管二联体不稳定，并导致弱精子症

中国科学技术大学团队发现了一个近亲结婚家系，该家系共有 3 位男性不育患者，患者精子数目和形态正常，但运动能力低下，表现为弱精子症。利用透射电子显微镜对患者的精子尾部结构进行观察，发现其精子尾部中段结构正常，但主段和尾段呈现高比例的 4-7 号微管二联体缺失。通过全外显子测序和 Sanger 测序等分析，锁定 *DNAH17* 的纯合错义突变（c.G5408A，p.C1803Y）为该家系弱精子症的潜在致病突变。对与患者突变相同的小鼠模型表型分析，发现 *Dnah17* 突变小鼠也呈现与患者同样的精子异常，即精子运动能力显著下降，附睾尾内精子尾部中段结构正常，但主段和尾段呈现高比例的 4-7 微管二联体缺失，表明 *DNAH17* 的这种纯合错义突变确实是该家系的致病突变。进一步的研究发现，突变小鼠睾丸、附睾头和附睾体中的精子轴丝结构都未见异常，只有附睾尾中的精子才呈现 4-7 号微管二联体的缺失，提示 4-7 号微管二联体的缺失不是由于精子尾部发育过程中的微管形成缺陷导致的。而且，通过将附睾体末端结扎，使精子不能进入附睾尾，发现随结扎时间延长，突变小鼠附睾体中的精子也呈现高比例的尾部中段和尾段 4-7 号微管二联体缺失，提示：不是由于附睾尾部微环境而是由于精子的长时间储存导致了精子尾部中段和尾段 4-7 号微管二联体不稳定。该研究成果首次揭示动力臂蛋白对维持精子尾部轴丝结构的稳定是必需的，也提示精子尾部 9 组微管二联体的结构、分子组成和性质可能不同（图 2-25）。这些发现不仅加深了对精子尾部轴丝结构的认识，也为这类弱精子症患者的诊断、研发新的治疗方法及以生育为目的的指导同房等提供了科学依据。相关成果以“A *DNAH17* Missense Variant Causes Flagella Destabilization and Asthenozoospermia”为题发表于 *Journal of Experimental Medicine* 上。

（二）“人类胚胎发育中的细胞编程与配子 / 胚胎源性疾病的发生机制”项目

1. 项目简介

项目由上海交通大学黄荷凤院士团队牵头，团队成员包括 8 家单位的共 23 位研

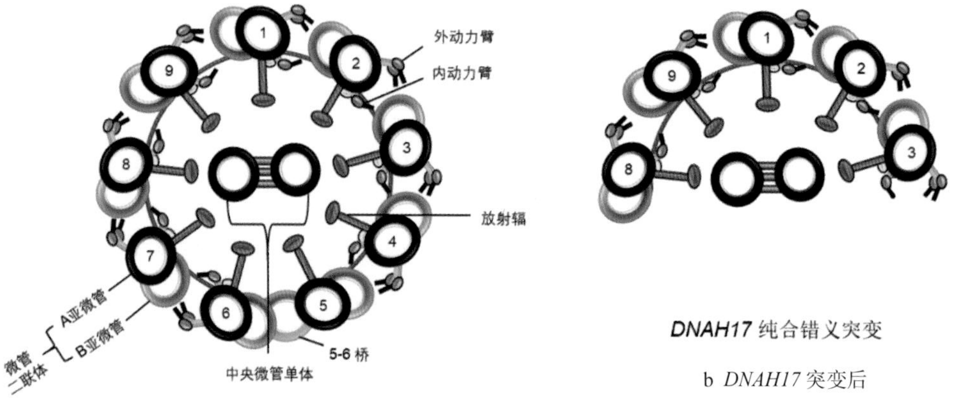

a 正常情况下　　b *DNAH17* 突变后

图 2-25　精子轴丝横断面结构模式

究骨干。项目拟通过研究配子发生和胚胎发育中细胞编程和重编程分子调控网络，以基因编辑技术为主要研究手段，以宫内不良环境为主要干扰因素，揭示遗传及表观遗传调控异常导致配子 / 胚胎源性疾病发生的新机制。通过项目实施将明确配子 / 胚胎源性疾病的发育源性机制，鉴定有效的疾病预警分子标记，加强基础研究进一步临床转化，提高出生人口素质，促进我国经济与社会的可持续发展。培养优秀中青年科技人才，建立前沿生殖健康科研团队，为国家搭建基础与临床资源整合和共享平台提供示范作用。

2. 研究进展

（1）鉴定了胚胎植入期滋养层细胞的标志物及调控滋养层细胞分化的关键因子

利用第 6 ～ 10 天胚胎 - 子宫内膜共培养体系的中胚胎滋养层细胞，通过单细胞转录组学分析了其分化发育过程，通过 WGCNA 工具将该时期滋养层调控模块区分为 3 个相关时序网络，并鉴定出潜在的胚胎植入期滋养层细胞的泛标志物：KRT19、KRT18 和 KRT8。同时，利用构建的 SCBAV 单细胞歧化分析方法，结合体外细胞模型敲除验证，鉴定了调控滋养层细胞分化的关键因子之一——TBX3，这些研究结果将为临床干预胎盘发育提供重要依据，给早期流产等治疗和预后提供线索。

（2）发现高剂量光照会导致胚胎囊胚形成率显著降低

观察小鼠 2 细胞时期胚胎在系列光照强度及时间长度处理下的囊胚形成率，结果显示，高剂量光照（高强度或长时间）会导致胚胎囊胚形成率显著降低。而且，这种高剂量光照将在分子水平上对早期胚胎产生持续的影响，使 2-4 细胞时期胚胎合子基因激活过程受到影响，使胚胎线粒体和剪切体相关基因异常表达，如 *Mrpl11*、*Mrps9*、*Mtrf1l*、*Ctnnbl1* 和 *Srsf7* 等；另外，胚胎内部也会启动潜在的损伤修复机制。该研究系统分析了光照强度、时间对早期胚胎发育的负面影响，为临床辅助生殖体外受精采取暗室操作及减弱显微镜光源照射强度的措施提供了数据支持。

（3）发现母源性 UHRF1 缺失严重影响卵母细胞质量并导致植入前胚胎发育障碍

通过卵母细胞特异性 *Uhrf1* 敲除（*Uhrf1Zp3*cKO）的小鼠研究，发现 UHRF1 在决定卵母细胞质量、影响卵母细胞成熟等表观遗传调控中发挥关键性作用。*Uhrf1Zp3*cKO 雌性小鼠完全不孕，卵泡发育、成熟、超数排卵及受精率正常，但是植入前早期胚胎发育阻滞。UHRF1 缺失的卵母细胞纺锤体异常率明显增高，染色体非整倍体率增高，DNA 损伤增加；DNA 甲基化和组蛋白修饰异常，H3K9me2 甲基化水平降低、H4K12ac 水平增高。

（4）筛选出了候选母源因子并构建相关敲除小鼠

在国际上较早建立了小鼠成熟卵母细胞的蛋白质表达谱并进行了补充完善，根据表达谱的信息，参考相关基因功能，筛选了 *Rnf185*、*Ccdc69* 两个基因作为潜在的母源因子，利用 CRISPR/Cas9 技术分别构建了 *Rnf185*、*Ccdc69* 敲除小鼠，接下来将进一步开展相关研究探索母源因子在母胚转换和早期胚胎发育过程中的作用。

（5）发现 *Tet3-Loop*$^{flox/flox}$；*Zp3-Cre* 条件性敲除小鼠卵母细胞的重复序列及印迹基因 *Gnas* 甲基化水平改变

工作中利用孤雄单倍体胚胎干细胞基因打靶技术获得了 *Tet3-Loop*$^{flox/flox}$；*Zp3-Cre* 的条件敲除小鼠，研究卵母细胞及受精卵中的 DNA 去甲基化事件，探索 Loop 结构域对 Tet3 氧化去甲基化功能的调控作用。*Tet3-Loop*$^{flox/flox}$；*Zp3-Cre* 母源缺失小鼠的卵子发生受到显著影响，MII 期卵母细胞存活率显著降低。免疫荧光结果显示，母源缺失的 GV 卵母细胞中 5hmC 水平显著升高；微量质谱结果显示，母源缺失小鼠的 MII 期卵母细胞中 5mC 水平显著降低，5hmC 水平显著升高。进一步对 *Tet3-Loop*$^{flox/flox}$；*Zp3-Cre* 条件敲除小鼠的 MII 期卵母细胞进行了 WGBS 分析，初步分析发现重复序列的 DNA 甲基化水平降低，印迹基因 *Gnas* 甲基化水平有明显差异。后续将进一步探索 Loop 结构域对 Tet3 氧化去甲基化功能的调控作用及表型产生的分子机制。

（6）表达并解析发育相关的 Spinster 蛋白细菌同源物的高分辨结构

Spinster 基因在生物的发育中发挥关键作用，在斑马鱼中 Spinster 基因的突变可导致胚胎发育缺陷，产生两个心脏管结构并最终导致胚胎死亡。但Spinster基因所执行的生物学功能及其突变导致发育缺陷的分子机制尚不明确。通过广泛的表达筛选和构建体优化，项目组成功地表达并解析了人类Spinster蛋白细菌同源物的高分辨率结构，揭示了负责底物转运的关键残基结构，并在此基础上提出了跨膜运输的分子机制，以及底物转运的化学性质。这一研究为人类Spinster蛋白的结构研究提供了可靠的分子模型，为了解这一重要蛋白的生物学功能奠定了基础。

（7）妊娠期糖尿病血糖控制子代成年后仍存在糖尿病的易感性

通过妊娠晚期GDM小鼠模型研究，发现妊娠晚期宫内高糖暴露的子代成年后出现显著的葡萄糖耐量异常。进一步研究发现，胰岛素治疗控制孕鼠血糖，虽然能够显著改善子代成年后的糖耐量异常，但如果子代成年期予以高脂饮食后，胰岛素治疗带来的保护作用出现消除，子代仍出现显著的糖耐量、胰岛素耐量异常。这一实验结果表明，孕期GDM血糖即使控制后，出生子代成年后仍存在糖尿病的易感性，不良饮食方式会显著增加患病风险。进一步的机制研究发现，GDM子代成年小鼠胰岛细胞中，基因组DNA甲基化状态出现显著的改变，其甲基化所致差异基因主要集中于糖尿病发病相关的信号通路上，如*Abcc8*、*Cav1.2*、MAPK和*Pik3cb*等。尤其值得关注的是，虽然GDM血糖控制可以改善子代代谢表型，但不能完全纠正由于宫内高糖环境所导致的异常DNA甲基化修饰，这可能是子代成年后仍存在糖尿病易感性的重要原因。因此，重视GDM子代长期随访和及时干预，对胎儿源性糖尿病的源头防控至关重要。

（8）发现宫内高雄激素暴露可以导致子代成年大鼠心肌肥厚、心肌间质纤维化增加和心功能下降

研究发现宫内高雄激素暴露可以导致子代成年大鼠心肌肥厚、心肌间质纤维化增加和心功能下降，心肌组织中的AR和PKCδ表达增加可能在宫内高雄暴露导致子代大鼠心肌肥厚发挥着重要的调控作用。该研究为胚胎源性疾病理论进一步提供了新的理论依据和数据支持。研究结果表明，雄激素可能通过AR结合PKCδ基因上游的启动子区正向调控PKCδ的转录，从而引起对子代雌性大鼠心肌结构和功能的影响，这些发现表明监测PCOS女性生育的后代心脏功能十分必要，为预防PCOS母亲的后代心脏肥大提供理论参考，提示此类心肌肥厚应该从控制母亲雄激素水平开始预防。如果孕前不能控制好雄激素的水平，PKCδ可作为PCOS母亲生育的女儿心脏肥大的分子治疗靶点。

3. 项目主要成果

（1）开发出新一代高保真单碱基编辑工具

入选专项标志性成果，详见本书第三章第四节。

（2）首次使用单碱基编辑器实现了对人类突变受精卵的精确修复

目前已知的遗传性疾病有 7000 余种，但绝大部分缺乏有效的治疗药物和方法，如先天性黑蒙症、先天性耳聋、神经退行性疾病等。随着新型基因编辑技术 CRISPR/Cas9 的出现和快速发展，特别是第四代基因编辑技术单碱基编辑器的出现，为这些疾病的治疗带来了曙光。单碱基编辑技术中的 BE3 可以在不切断 DNA 双链的情况下精确地引入由 C/G 到 T/A 的点突变，另外一项单碱基编辑技术 ABE7.10 可以由 T/A 突变成 C/G 的技术，对于基因突变导致的遗传疾病的治疗具有重大意义。项目组使用 BE3 为工具，在人类 3PN 受精卵上进行基因编辑，发现与小鼠在一细胞期进行胞质注射获得较高突变效率不同，人类的受精卵反而在两细胞期胞质注射，进行基因组编辑的效率更高。进一步尝试使用 BE3 对基因突变的受精卵进行修复，结果显示，突变由 51% ～ 63% 下降到 11% ～ 18%，为未来在临床上可以使用 BE3 作为工具进行基因治疗提供了切实的技术基础（图 2–26）。相关成果以“Human Cleaving Embryos Enable Robust Homozygotic Nucleotide Substitutions by Base Editors”为题发表于 *Genome Biology* 上。

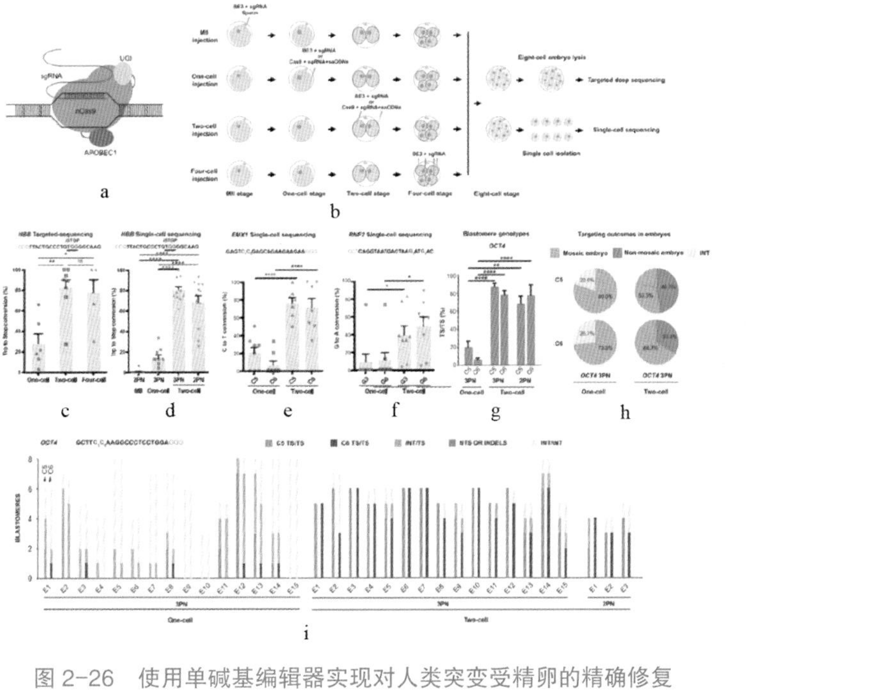

图 2–26　使用单碱基编辑器实现对人类突变受精卵的精确修复

（3）建立了新的 DeaLT 遗传谱系示踪技术

心血管疾病具有配子/胚胎起源性，是人类的主要致死性疾病。在心血管疾病中，如何再生心肌细胞是心血管领域亟待解决的重大科学问题。中国科学院上海生命科学研究院生物化学与细胞生物学研究所研究团队成功开发了一种新的谱系示踪技术，称为 DeaLT，该技术将 Dre-rox 同源重组系统与传统的 Cre-loxP 同源重组系统结合起来，有效地阻止了 Cre-loxP 的异位同源重组，增加了 Cre-loxP 介导的谱系示踪结果的准确性。利用该项技术，研究团队成功追踪到非心肌细胞中 c-Kit$^+$ 细胞的命运，发现 c-Kit$^+$ 细胞在心脏损伤修复过程中并不会分化形成心肌细胞促进心脏再生，提示探索心脏再生的治疗不应基于内源性 c-Kit$^+$ 细胞的分化（图 2-27）。相关成果以"Reassessment of c-Kit$^+$ Cells for Cardiomyocyte Contribution in Adult Heart"为题发表于 *Circulation* 上。之后，该团队进一步利用 DeaLT 技术揭示胚胎期非心肌细胞向心肌细胞转化的精确时间节点及新生期心脏再生的细胞机制。发现非心肌细胞向心肌细胞的转分化主要发生在胚胎发育的第 8.0 天至第 10.5 天，而胚胎发育第 11.5 天以后，非心肌细胞不再向心肌细胞转化。相关成果以"Genetic Tracing Identifies Early Segregation of the Cardiomyocyte and Non-Myocyte Lineages"为题发表于 *Circulation Research* 上。该项研究证实新生期心脏稳态及再生过程中不存在非心肌细胞向心肌细胞的转化，心肌细胞的再生主要是通过原有心肌细胞的增殖。该研究成果表明，该技术将为研究人类生殖细胞与胚胎发育奠定坚实的技术基础，利用该技术可追踪胚胎发育过程中相关细胞的命运，深入探究宫内不良环境对心血管起源性的影响。

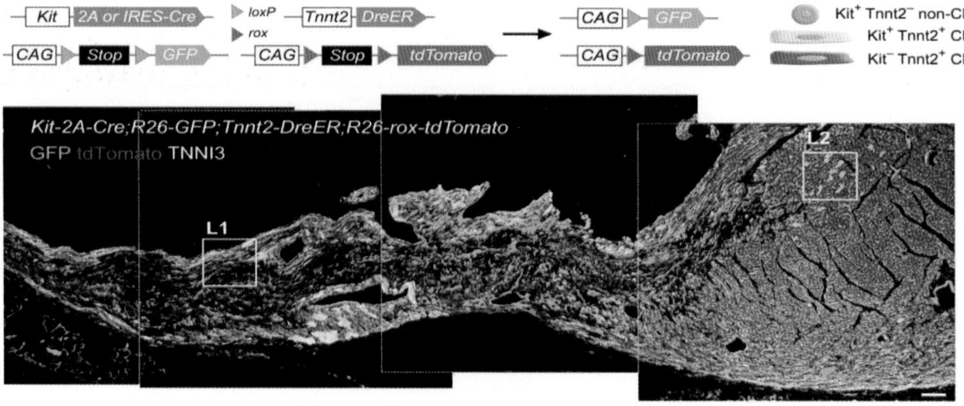

图 2-27　基于 Cre-loxP 和 Dre-rox 的双同源重组遗传谱系示踪新技术实现非心肌细胞中 c-Kit$^+$ 细胞的特异性遗传谱系示踪

（4）发现孕期咖啡因、尼古丁、乙醇暴露均可致子代出现高胆固醇血症，孕期抗甲状腺药物甲巯咪唑暴露致肝脏发育毒性

前期通过孕期外源物暴露大鼠模型发现，乙醇暴露的子代大鼠成年后表现出高胆固醇血症表型，血清总胆固醇及 LDL-C 含量均高于对照，且子代出生后成年出现高胆固醇血症，表现为血清 TCH 和 LDL-C 水平显著升高，TCH/HDL-C 和 LDL-C/HDL-C 比率升高。进一步探讨其原因发现，孕期乙醇暴露使母体产生高糖皮质激素环境，胎鼠肝脏 IGF1 信号通路抑制，组蛋白 H3K9、H3K14 的乙酰化水平降低，从而影响肝脏胆固醇转运；此外，高的糖皮质激素母体环境还通过抑制胎盘 IGF1 通路引起胎盘胆固醇转运抑制，使子代出现低胆固醇血症。另外，通过孕期咖啡因暴露模型观察到子代高胆固醇血症的易感性，并初步探讨了其宫内编程机制；同时，还进行了孕期不良环境下子代骨关节炎易感、性腺发育不良并性激素合成功能抑制等方面的研究。前期在孕期不良环境暴露模型下的多重子代成年疾病易感现象和机制研究方面的研究成果，获 2019 年中国出生缺陷干预救助基金会科学技术成果奖二等奖。

（三）“人类胚胎着床调控及相关重大妊娠疾病发生机制”项目

1. 项目简介

项目由厦门大学王海滨教授团队牵头，团队成员包括来自国家重点实验室、国家妇产疾病临床医学研究中心、国内知名生殖医学中心等研究平台的 19 名主要研究人员。项目拟通过研究人类胚胎着床的分子调控机制，揭示人类生育过程中正常胚胎植入的生理调控过程，以及在病理状况下发生复发流产和子痫前期等疾病的新机制。通过项目实施将有望为基于囊胚植入能力和子宫内膜容受性分子标记的妊娠结局评估体系和复发流产及子痫前期疾病的干预策略提供理论依据和技术支撑。

2. 研究进展

（1）人类胚胎着床和蜕膜发育的分子基础

在功能性囊胚的发育分化中发现了胚胎来源的炎性信号参与胚胎黏附过程中囊胚与子宫的分子对话；同时利用灵长类动物模型，系统解析了植入后胚胎发育过程中各类胚胎细胞谱系的发育分化进程。人类子宫内膜容受性转录调控机制方向已经完成了多个时间点的内膜样本的转录组测序，信息囊括了编码蛋白的 mRNA 和非编码的 lncRNA，以及各类短序列的小 RNA。在内膜－蜕膜转化方向，项目组就生物钟相关因子的功能开展了系统研究，发现 Bmal1、PER1 和 REV-ERR α 在内膜基质

细胞中发挥重要调控作用，还参与对滋养层细胞功能的调控，影响子痫前期等滋养层异常分化相关疾病的发生。

（2）复发流产的发生机制

在复发流产的研究中，项目组分别从子宫和胚胎的角度阐释了其分子机制，发现胚胎绒毛的滋养层细胞的 Ezh2、miRNA 和 lncRNA 等调控滋养层细胞的侵袭和凋亡等行为，其异常表达与流产紧密相关；在内膜因素的分析方面，发现蜕膜微环境调控的免疫细胞表型对于妊娠维持有重要作用，其中蜕膜中存在的 $Tim3^+$ $CTLA\text{-}4^+T$ 细胞的组成比例和功能异常与流产相关。

（3）人类滋养层细胞谱系分化和胎盘发育的调节机制

利用小鼠模型，系统解析了 Notch 信号下游核心转录因子 Rbpj、胱硫醚 -β- 合成酶（Cystathionine-Synthase，CBS）和 11β- 羟基类固醇脱氢酶 -2 等信号在胎盘发育中的生理功能；已建立人的滋养层干细胞系，正在开展谱系分化的调控机制研究。

（4）子痫前期的发病机制与分子靶标

从子宫源性的角度，揭示 Bmal1 参与子宫内膜基质细胞蜕膜分化，其功能异常与子痫前期发生相关；观察到胎盘糖皮质激素重要屏障的 11β-HSD2 表达和活性降低对胎盘血流、子痫前期发生和后代健康的长远影响；临床方面，已经收集到一些高质量的子痫前期临床样本，正在开展相关标记分子的验证工作。

3. 项目主要成果

（1）转录组测序解析囊胚获得植入能力的分子调控网络

利用模式动物的囊胚休眠模型，收集处于植入能力不同状态的囊胚进行转录组测序，系统分析了细胞周期、代谢等方面的变化；同时关注到雌性胚胎的内细胞团细胞 X 染色体重新激活在休眠的胚胎中没有完成，伴随囊胚激活的过程，X 染色体需要进一步的激活；而在滋养外胚层细胞中，伴随胚胎黏附的过程，滋养层细胞主要的变化体现为细胞迁移和胞外基质改造等方面。进一步分析发现，囊胚获得植入能力的过程中需要有 Tnfα-S100A9 炎性信号的级联传递，作用于子宫细胞，起始黏附反应的分子对话（图 2-28），相关结果以“Blastocyst Activation Engenders Transcriptome Reprogram Affecting X-Chromosome Reactivation and Inflammatory Trigger of Implantation”为题发表于 *Proceedings of the National Academy of Sciences of the United States of America*（*PNAS*）上。

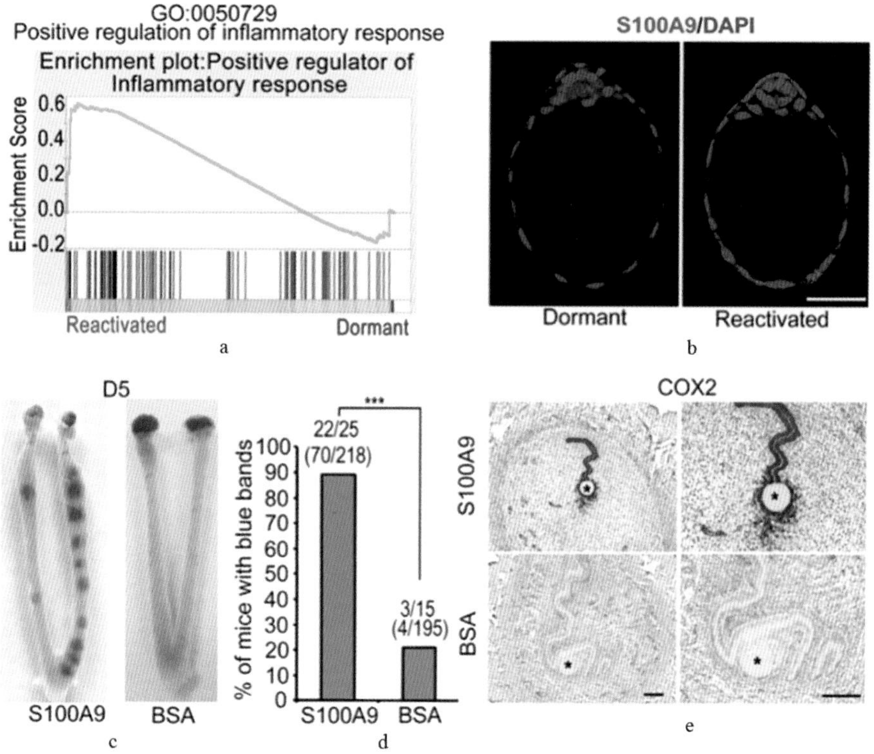

图 2-28　囊胚激活过程中产生的 S100A9 可作为胚源信号，诱导子宫表达黏附相关分子

（2）滋养层细胞 EZH2 表达异常与流产相关

胚胎源性的异常是流产发生的一个重要因素。该研究发现，与正常选择性流产的对照样品相比，在反复流产胎儿的绒毛滋养层细胞中 EZH2 的表达下调。机制研究发现 EZH2 以 H3K27Me3 修饰依赖的方式抑制 CDX1 的表达，CDX1 的异常高表达会影响滋养层细胞上皮－间质转化所介导的细胞侵袭行为。进一步研究发现，妊娠维持和保胎治疗中使用的孕激素可以通过激活 ERK 信号的方式上调 EZH2 的表达（图 2-29）。该研究揭示了绒毛滋养层中表观修饰因子 EZH2 与流产的关联。相关结果以“The Attenuation of Trophoblast Invasion Caused by the Downregulation of EZH2 Is Involved in the Pathogenesis of Human Recurrent Miscarriage”为题发表于 *Molecular Therapy-Nucleic Acids* 上。

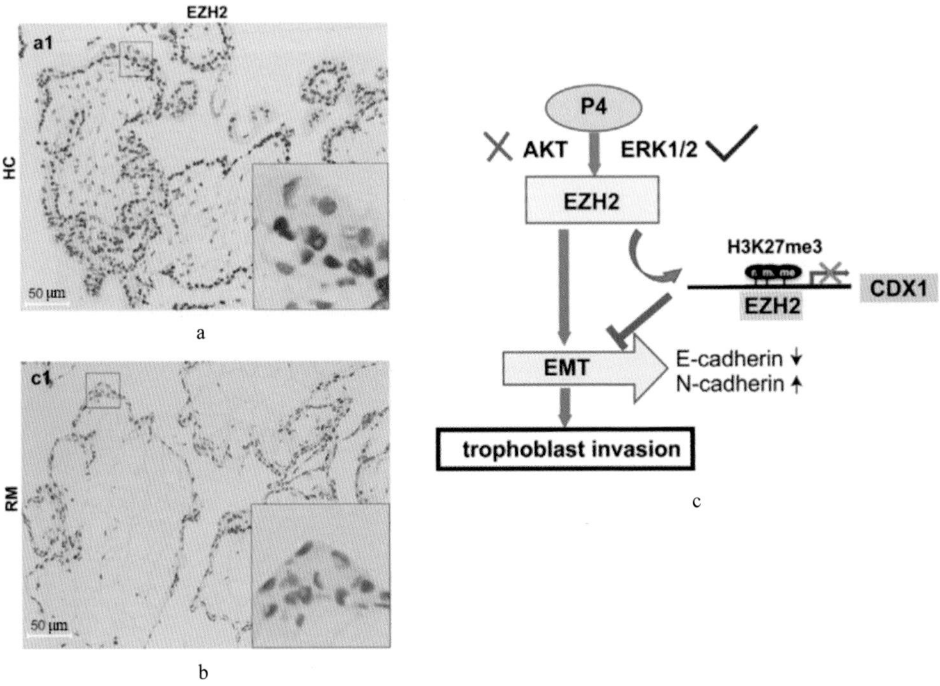

图 2-29　绒毛滋养层 EZH2 的下调影响滋养层细胞的侵袭行为，与反复流产有关

（3）*Rbpj* 在小鼠胎盘发育中细胞谱系特异的功能

Notch 信号通路是调节发育过程的重要参与者。该研究聚焦该 Notch 信号通路下游核心的转录因子 *Rbpj*。利用在不同谱系进行特异敲除的多种遗传操作小鼠模型，发现在尿囊绒毛膜板的融合中，尿囊表达的 *Rbpj* 是必需的，主要通过直接转录调控 *Vcam1* 发挥作用；而在滋养层入侵改造螺旋动脉的过程中，滋养层细胞自身表达的 *Rbpj* 通过相互作用影响转录因子 *Mash2* 的活性，调控了侵入型滋养层细胞的分化（图 2-30）。该研究系统研究了 *Rbpj* 在胎盘发育相关谱系中特异的功能，为加深理解人的胎盘发育中不同谱系的调控机制提供参考，相关结果以“Spatiotemporal Coordination of Trophoblast and Allantoic *Rbpj* Signaling Directs Normal Placental Morphogenesis”为题发表于 *Cell Death and Disease* 上。

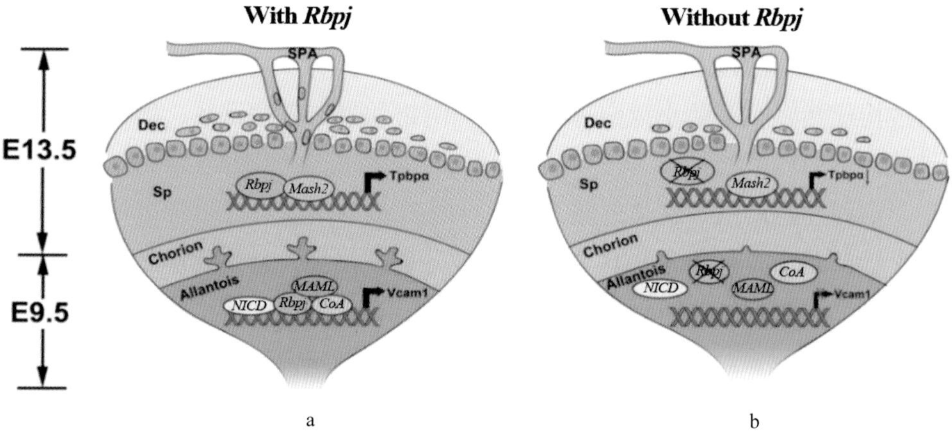

图 2-30　小鼠胎盘发育过程中 *Rbpj* 在不同细胞谱系发挥特异调控作用示意

（四）“卵母细胞体外成熟的机制与临床应用研究”项目

1. 项目简介

项目由浙江大学范衡宇教授团队牵头，团队成员来自复旦大学、南京医科大学和山东大学等单位。项目拟通过研究生理或病理情况下卵母细胞体外成熟过程发现调控和影响卵母细胞体外核质成熟的新机制。通过项目实施将临床上人卵母细胞体外成熟率、受精率、受孕率提高，开发新型卵母细胞体外培养液，发现以前未知的影响卵母细胞成熟的致病突变。

2. 研究进展

（1）卵母细胞核质成熟的相互作用及表观遗传调控

项目组从临床样本出发，结合分子生物学、单细胞芯片测序技术、蛋白质组学、生物信息学等手段，发现卵巢功能不全患者卵母细胞中 BRCA2、XRCC2 低表达；BRCA2 缺失导致细胞核基因组 DNA 损伤修复失败，是卵母细胞发育失败、不孕的原因之一。Neddylation 是一种重要的翻译后修饰，项目组发现抑制 Neddylation 过程导致卵母细胞成熟受阻，并发现 Emi1 为 Neddylation-Cullin1 介导的泛素 E3 连接酶的底物，揭示了 Neddylation 作为一种翻译后修饰调控卵母细胞成熟的新机制。

（2）调控卵母细胞能量代谢与成熟关键基因的鉴定及机制分析

通过构建条件性敲除小鼠研究了线粒体融合蛋白 1（Mitofusin1，MFN1）和线粒体融合蛋白 2（Mitofusin2，MFN2）在卵母细胞发育过程中的作用。通过大规模 RNAi 遗传筛选，鉴定出大量新的影响线粒体形态的潜在因子，并将继续结合小鼠模型和人类样本进一步解析相关因子在卵母细胞成熟与能量调控中的潜在功能。

（3）发现环境因素对卵母细胞成熟和质量影响的分子基础

通过构建年轻－高龄小鼠卵母细胞的代谢物和蛋白表达谱系，项目组发现老化卵母细胞中 NAD+ 水平和烟酰胺单核苷腺嘌呤转移酶 2（NMNAT2）蛋白的含量显著减少。值得注意的是，在体外培养系统中补充烟酸不仅可以增加老化卵母细胞中 NAD+ 含量，而且能够降低 ROS 水平和减数分裂缺陷率，最终相应地减少了老化卵子的非整倍性。深入的机制研究显示，过表达 SIRT1 能部分缓解老化和 NMNAT2 敲减卵母细胞的氧化应激和减数分裂异常。NMNAT2 敲减会导致卵母细胞中 SIRT1 底物 H4K16 的乙酰化水平升高，而补充烟酸则促使老化卵母细胞中 H4K16 的乙酰化程度降低。研究结果表明，NMNAT2 可通过调节 NAD+ 含量进而影响 SIRT1 表达或者其活性来控制老化卵母细胞的发育和成熟。阐明了年龄因素对卵母细胞成熟和质量影响的一种分子途径(NMNAT2-NAD 通路),建立了一种卵母细胞成熟优化体系(基于烟酸 NA 补充的体外成熟系统）。

（4）发现与纺锤体组装及染色体精确分离相关的蛋白因子的功能

项目组完成了 PP4 在小鼠卵巢中的功能研究，研究发现 PP4 参与卵母细胞基因组稳定性的维持，其缺失引起早期胚胎 DNA 损伤，导致雌性小鼠低生殖力。

（5）阐明关键新母源因子在人类卵母细胞成熟过程中的作用及机制

鉴定并阐明了 6 种母源因子（KBTBD8、MPP6、Fam70A、Bin2、Gm364 及 Oas1h）在卵母细胞成熟过程中纺锤体组装和染色体精确分离中起重要作用的机制。项目组发现卵巢优势的 E3 泛素连接酶 KBTBD8 通过 Erk → Aurora A 调节 PKM1 水平和卵子质量，还发现了 Pre-rRNA 剪切因子 MPP6 在卵母细胞中负责 5.8S Pre-rRNA 的剪切成熟，从而调节减数分裂、受精及卵子质量。发现卵巢优势的膜蛋白 Fam70A 通过非经典的 Wnt5a-Akt 信号通路在卵母细胞减数分裂和卵子质量维持中发挥重要作用。

（6）发现生长激素（Growth Hormone, GH）能够促进人类卵母细胞体外成熟

通过优化卵母细胞体外成熟培养体系，发现生长激素可能通过加速减数分裂进程、平衡细胞内氧化还原稳态、促进卵母细胞发育潜能等来发挥作用。此研究具有重要的临床意义并将使临床患者受益。研究结果以“Growth Hormone Promotes *in vitro* Maturation of Human Oocytes”为题发表于 *Frontiers in Endocrinology* 上。

（7）发现了褪黑素能够促进人类卵母细胞成熟及早期胚胎发育

该研究极大地促进了卵母细胞成熟，提高卵子质量并改善辅助生殖患者的临床

结局，尤其是针对高龄或卵巢储备差的患者。

3. 项目主要成果

（1）发现导致“卵子死亡”的一种新遗传病

入选专项标志性成果，详见本书第三章第五节。

（2）揭示线粒体相关基因在卵母细胞发育成熟中的作用及其机制

线粒体功能和分布在卵子发育过程中的变化直接影响卵母细胞质量、受精过程和胚胎发育。线粒体融合蛋白参与调控线粒体的形态分布，维持线粒体的动态平衡。为了研究线粒体融合蛋白在小鼠生殖细胞中的作用，项目组通过 Cre-loxp 系统构建卵母细胞 *Mfn1*/*Mfn2* 条件性敲除小鼠模型。生育力检测实验发现 *Mfn1* 条件性敲除小鼠不育，而 *Mfn2* 敲除小鼠生育力正常。为了探讨 MFN1 是否影响卵泡发育，项目组进行卵巢切片分析。结果显示，5 周龄的 *Mfn1* 条件性敲除小鼠卵泡发育停滞在早次级卵泡阶段。透射电镜显示 *Mfn1* 条件性敲除小鼠卵母细胞内线粒体嵴消失，呈空泡状，膜电位降低，表明线粒体结构异常和功能紊乱。通过转录组分析，项目组进一步揭示了卵母细胞中受 Mfn1 调控的一系列关键因子。综上，线粒体融合蛋白 MFN1，而非 MFN2，是调控卵母细胞发育成熟的关键因子（图 2-31）。相关结果以“Mitofusin1 in Oocyte Is Essential for Female Fertility”为题发表于 *Redox Biology* 上。

（3）DNA 损伤修复因子调控卵母细胞核成熟

细胞核成熟与细胞质成熟是卵子整体成熟及早期胚胎发育的关键。卵子细胞核的基因组稳定不仅决定了子代的正常表型，也影响着卵母细胞自身的成熟质量及细胞周期进程。该项目从临床样本出发，通过单细胞转录组芯片技术，筛选了多种 DNA 损伤修复因子与卵母细胞成熟的关系。发现 BRCA2、XRCC2 在 POI 患者中低表达。*Brca2* 缺失导致小鼠卵母细胞核基因组 DNA 损伤修复失败，卵母细胞体外培养成碎片化，减数分裂期间纺锤体结构异常，成熟进程受阻；由于卵母细胞发育异常，小鼠卵巢显著萎缩，且完全不孕（图 2-32）。相关成果发表于 *Cell Death and Disease* 上，是与浙江大学牵头的“排卵异常的发生机制及临床干预研究”项目合作完成的。

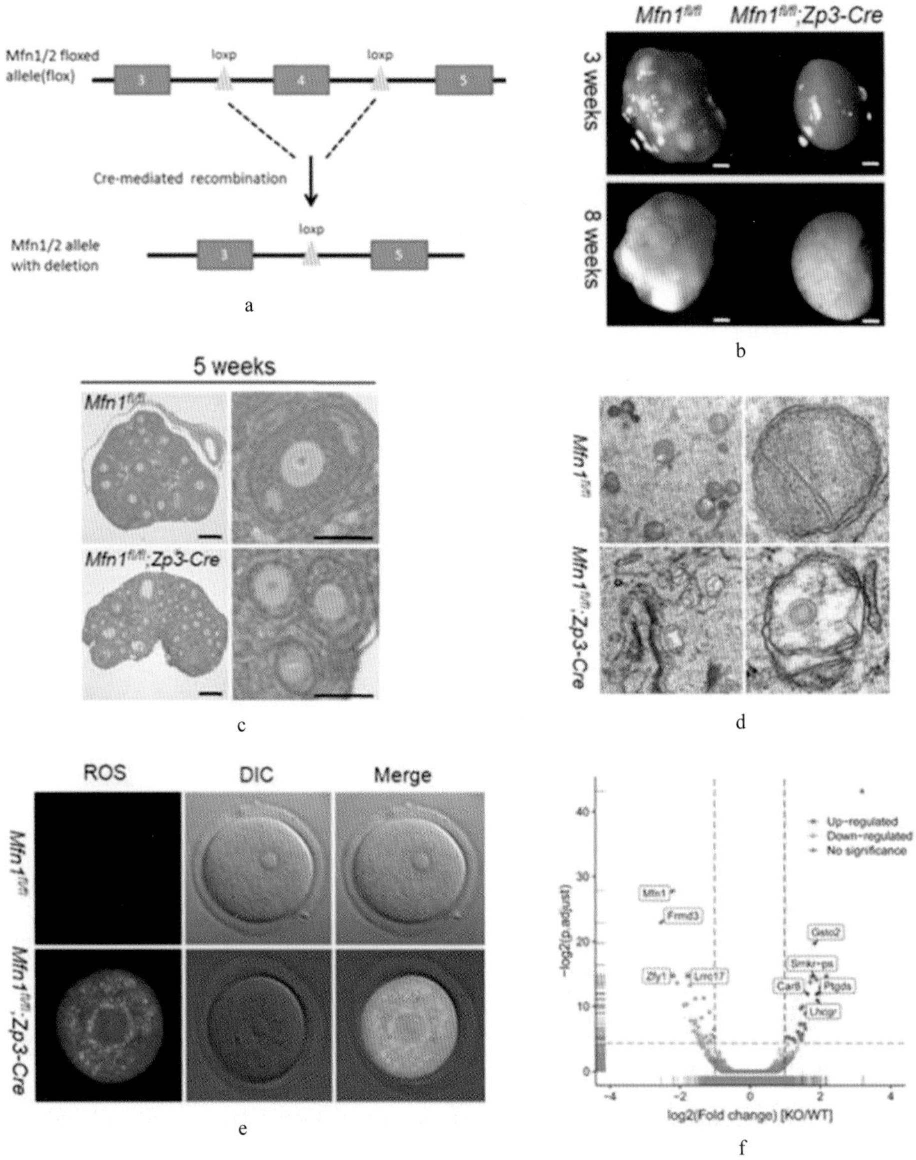

图 2-31　线粒体融合蛋白 MFN1 敲除影响卵巢、卵泡及卵母细胞发育

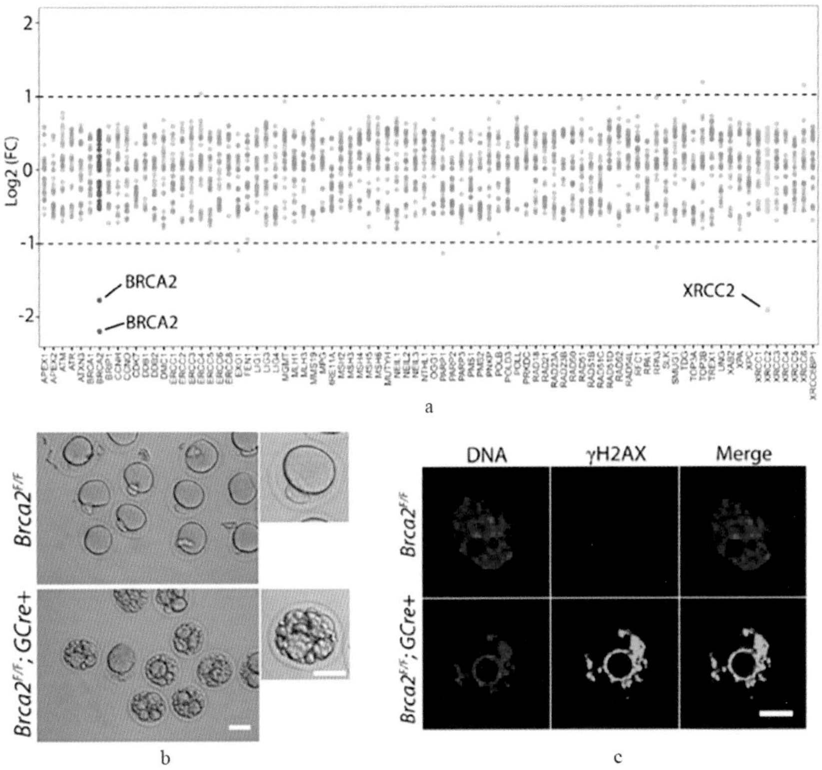

图 2-32　BRCA2 缺陷导致卵母细胞核 DNA 损伤及成熟失败

（4）首次报道了褪黑素能够促进人类卵母细胞成熟及早期胚胎发育

卵母细胞是生殖策略的核心环节，胚胎发育潜能和生殖临床结局都依赖于卵母细胞的成熟。卵母细胞成熟对于卵子质量和单倍体的获得至关重要，卵母细胞质量直接影响受精后的胚胎发育及出生子代的健康。卵母细胞成熟不充分会导致卵子质量差、受精失败、不正常的受精和非整倍体胚胎等。低质量的胚胎则会导致流产、先天性异常等不利的临床结局。因此，促进卵母细胞成熟、提高卵子质量有利于改善辅助生殖患者的临床结局，尤其是针对高龄或卵巢储备差的患者。

项目组通过机制研究证明，褪黑素通过其抗氧化功能促进了受体介导内吞，增强的受体介导内吞通过降低卵母细胞 cAMP 水平来促进其成熟。通过电镜直观地发现褪黑素使得卵母细胞的内吞小泡和内吞小凹显著增多，并通过免疫荧光的方法在蛋白水平上做了进一步证实（图 2-33）。相关成果以“Melatonin Promotes Human Oocyte Maturation and Early Embryo Development by Enhancing Clathrin-Mediated Endocytosis”为题发表于 *Journal of Pineal Research* 上。

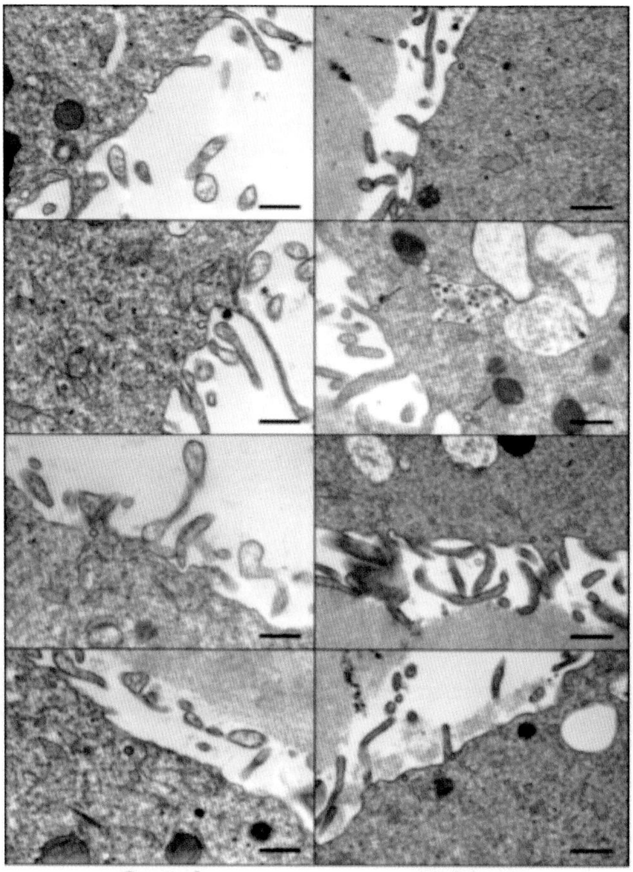

图 2-33 电镜观察超微结构显示褪黑素显著增强了受体介导内吞

（5）通过 IVF 周期的回顾性分析发现生长激素（GH）治疗可以显著降低卵巢低反应患者（POR）的流产率，但活产率没有显著提高

在 IVM 培养体系添加生长激素可以提高小鼠囊胚率和活产率的研究基础上，项目组回顾性分析了 3080 个卵巢低反应患者接受和不接受生长激素治疗的临床资料，生长激素治疗可以显著降低预后患者的流产率，但是活产率没有显著提高。对活产率的影响还需要下一步对累计活产率的评估。

同时，回顾分析了 324 例 IVM 周期接受和不接受 HCG 诱导患者的临床资料，结果显示 HCG 诱导没有提高临床妊娠率。

整理分析上述数据，得到结论：补充 GH 显著降低 35 岁以下 POR 的流产率（0.00% vs.12.61%；P=0.023），但是 HCG 诱导不提高 IVM 的临床妊娠率。

（五）“建立有效的人卵母细胞体外成熟优化体系及其临床应用的安全性研究”项目

1. 项目简介

项目由中山大学梁晓燕教授团队牵头，主要成员来自同济大学、南京医科大学第一附属医院、中国科学院广州生物医药与健康研究院、清华大学、山东农业大学、中山大学和南京医科大学第一附属医院等单位。针对 IVM 培养体系存在的核质不同步、成熟卵子质量较低的关键问题，研究卵母细胞发育过程中核质成熟关键信号通路的调控机制，阐明 IVM 过程中的能量代谢模式，以及表观遗传变化及风险，研发针对不同时期（状态）卵母细胞的 IVM 培养体系，通过临床多中心临床实践，制定高效、安全的 IVM 的培养体系操作指南和应用规范。

2. 研究进展

（1）人卵母细胞成熟的核质互作的分子机制

通过采用单细胞测序多组学分析方法，从转录组水平、全基因组甲基化水平及染色体倍性 3 个方面比较了体内成熟卵子和体外成熟卵子的异同。

完成了建立“核成熟抑制－释放”两步法 IVM 培养体系：在动物卵母细胞上证实，GVBD 抑制剂在体外成熟过程中，通过抑制卵母细胞减数分裂过程中染色质从 SN 构型转变为 RDC 构型，抑制 CDK5，促进基因转录，提高卵母细胞发育能力的机制。

（2）人卵母细胞体外成熟的能量代谢控制及环境影响机制

探究线粒体 DNA 复制及突变对卵母细胞核质成熟的影响：发现 Polybrene 可以导致钙内流，介导线粒体、内质网互作调节细胞的命运决定；线粒体炫在卵细胞成熟中没有变化，改变线粒体炫也不影响卵细胞的成熟过程；核基因编码的线粒体 DNA（mtDNA）聚合酶 POLG 的 D257A 突变可使其核酸外切酶活性丧失，导致 mtDNA 复制过程中的校正缺陷，引起 mtDNA 突变及累积；mtDNA 突变对卵泡发育、成熟的影响，年老女性卵细胞线粒体 mtDNA 突变率增加；动物模型研究显示 NMN 可改善 mtDNA 突变小鼠的生育力，将来可以将 NMN 作为改善年老女性卵细胞成熟的潜在药物进一步研究。

揭示基于线粒体形态结构来选择性控制线粒体质量和数量的新法则，可能在卵细胞发育成熟过程中发挥重要作用：卵母细胞成熟是细胞对于全能性的准备，研究发现重编程因子中 Oct4 主要起到松散解离异染色质的作用，Oct4 作为解离异染色质的先导因子，调控 Klf4 对其下游靶点的结合，进而调控“间充质—上皮转换（MET）”

这一重编程早期的关键事件。在血清饥饿的胁迫条件下，线粒体会经历拓扑结构变化，转化形成膨胀和 donut 线粒体，从而招募 PINK1/PARKIN，促进其自噬降解。

探索建立环境干扰物影响卵母细胞成熟的模型：建立玉米赤霉烯酮慢性中毒模型，发现玉米赤霉烯酮显著降低小鼠卵母细胞体外发育能力，增加 GV 期卵母细胞异常凝集的染色质构型比例，从而破坏卵母细胞体外成熟过程中 MI 期纺锤体组装，增加 MII 期染色体的整倍性，破坏小鼠卵母细胞减数分裂能力，导致卵母细胞 ROS 水平升高、线粒体膜电位下降，引起氧化应激反应；体外培养的卵丘细胞 - 卵母细胞复合体（COC）模型，PRDX4 作为胞质抗氧化剂可以抑制 NF-kappa B 的激活，或者 PRDX4 作为细胞外分泌的基质中的抗氧化剂可以激活 NF-kappa B 和 INK 通路；IVM 培养液中添加 0.5 ～ 2 mmol/L 小分子物质腐胺，可减少高龄小鼠卵母细胞内 ROS 水平，增加抗氧化应激 SOD1 的表达，并显著改善卵母细胞线粒体功能，因此提高卵母细胞成熟率，通过 AMPK-MTOR-ULK1 信号机制增加卵母细胞内自噬水平，腐胺有利于清除受损物质以维持卵母细胞的正常代谢。

卵丘 CCs 中的葡萄糖代谢通过释放磷酸戊糖和糖酵解途径的代谢产物来促进卵母细胞成熟：丙酮酸和乳酸通过单羧酸转运蛋白转移到卵母细胞中，丙酮酸通过线粒体丙酮酸载体进一步传递到线粒体中，丙酮酸和乳酸分别通过线粒体电子传递和 LDH 催化氧化生成丙酮酸。提示当抑制葡萄糖代谢时，通过改良 IVM 培养基可以支持卵母细胞核成熟但不支持细胞质成熟，因此有益于在 IVM 过程中促进卵母细胞核质同步成熟。

（3）人卵母细胞体外成熟的表观遗传风险及质量调控

获得卵母细胞体外成熟和表观遗传修饰相关表型：在筛选卵母细胞体外成熟关键因子的分析中，发现 Caprin2 蛋白水平存在显著差异，通过 GEO 数据分析结合卵母细胞中转录水平、核糖体测序、免疫荧光验证等，确定了 Caprin2 在人和小鼠卵母细胞体外成熟中存在转录水平、翻译水平和蛋白水平的显著下调。此外，人卵母细胞 Caprin2 蛋白干预后，卵母细胞体外成熟率发生了改变。

阐明并验证表观遗传修饰及其调控机制：为探索 Caprin2 的作用机制，首先在细胞系 293T 中进行 Caprin2 的蛋白干预，发现 Caprin2 干预后，抑制了线粒体自噬促进了 ATP 合成，并且调控线粒体功能与抑制 Drp1 的水平相关，揭示 Caprin2 调控 Drp1 的翻译过程；基于数据库并进行 MERIP-qPCR 验证，发现干预 Caprin2 抑制 Drp1 的 m^6A RNA 甲基化，Caprin2 调控 Drp1 m^6A 修饰与 Caprin2 结合 Mettl14 相关。

（4）建立高效安全的人卵母细胞体外成熟体系

初步建立预测 IVM 卵子质量的统计学模型，结合胚胎评分有助于选择发育潜能更好的胚胎实现单胚胎移植。

初步建立 CNP 成熟前培养 + 序贯成熟的第二种培养体系：CNP 与 NPR2 结合通过增加 cGMP 促进减数分裂停滞，cGMP 通过缝隙连接向卵母细胞扩散，抑制磷酸二酯酶 3A（PDE3A），导致卵母细胞 cAMP 水平持续升高，从而抑制 PKA 活性、CDK1/cyclin B 活性，维持减数分裂阻滞；对于紧急生育力保存治疗中无 Gn 刺激的直径小于 5 mm 小窦卵泡的未成熟卵母细胞进行 CNP 的成熟前培养，可提高卵子成熟率及发育潜能。

hCG 扳机对 COC 体外成熟的作用方式：hCG 主要通过卵泡的卵泡膜细胞或壁颗粒细胞作用，分泌其他因子旁分泌作用于 COC 卵丘颗粒细胞的扩张和卵母细胞的成熟，从而提高囊胚形成率和临床结局。

（5）人卵母细胞体外成熟培养液配方

化学药物抑制剂 IBMX 和 forskolin 等配置的序贯培养液对于卵泡直径小于 5 mm 的未成熟卵子的培养效能较低，在序贯培养前添加 CNP，可以促进体外小窦卵泡卵母细胞的发育和体外成熟能力；在第二期成熟液的基础上添加 GDF-9 等后期促成熟因子，可作为卵子成熟障碍患者获得卵母细胞后短时 IVM 培养的主要成分，从而提高卵母细胞成熟率和胚胎发育潜能。

（6）人卵母细胞体外成熟培养方案

针对采用化学药物抑制剂 IBMX 和 forskolin 等配置的序贯培养液对于卵泡直径小于 5 mm 的未成熟卵子的培养效能较低，在序贯培养前添加 CNP，从而促进体外小窦卵泡卵母细胞的发育和体外成熟能力（建立的第二种新的体外成熟培养方案），并在临床生育力保存患者中应用，显著改善结局。

初步建立在序贯培养第二期成熟液的基础上添加 GDF-9 等后期促成熟因子而成的第三种培养体系：ICSI 周期中 COCs 受精前用 Sage IVM 培养体系行 4 小时短时 IVM 可增加优质胚胎率；而第三种培养体系与 Sage 的 IVM 培养体系相比，卵子成熟率、囊胚形成率显著提高，对于 IVF 周期可利用胚胎率和囊胚形成率显著提高。

（7）针对临床自然周期和促排卵周期的不同时期不成熟卵母细胞，建立相应的 IVM 方案，为辅助生殖提供新的临床方案

小剂量促性腺激素（Gn）促进小窦卵泡卵母细胞的发育和体外成熟能力：在临床生育保存中，采用 Gn 促排刺激 3 ～ 4 天，卵泡直径发育到 6 ～ 10 mm，采用序

贯培养液进行体外成熟培养，人卵母细胞的成熟率可达到 82.56%，胚胎形成率达到 89.19%，而进行紧急生育力治疗，采用自然周期紧急取卵时，卵泡的直径大多小于 5 mm，成熟率显著降低 38.1%，胚胎形成率也明显降低 63.6%。在放化疗前有充足时间，给予患者小剂量 Gn 刺激 3 ～ 4 天，使直径小于 5 mm 的小窦卵泡发育至直径为 6 ～ 10 mm。

3. 项目主要成果

（1）体外成熟卵子与体内成熟卵子单细胞转录组、全基因组甲基化水平、染色体整倍体性分析结果

采用最新的多组学单细胞测序方法比较了体内成熟卵子和体外成熟卵子在细胞转录组水平、全基因组单细胞甲基化水平及染色体倍性这 3 个方面上的异同。结果表明：体内成熟卵子和体外成熟卵子在整体转录组水平上十分相似，但差异基因分析表明，该两种来源的卵子间有 507 个基因的转录水平存在显著差异。全基因组单细胞甲基化分析表明，体内成熟卵子的 CpG 位点的甲基化平均水平略低于体外成熟卵子 CpG 位点的甲基化平均水平，但该结果没有显著差异（图 2-34a）。而体内成熟卵子在 CHH 和 CHG 位点的甲基化平均水平高于体外成熟卵子，且在 CHH 位点上具有显著差异（图 2-34b）。染色体倍性分析表明，体内成熟卵子和体外成熟卵子具有相似比例的异倍性。相关成果以“Single-Cell Multiomic Analysis of *in vivo* and *in vitro* Matured Human Oocytes”为题发表于 *Human Reproduction* 上。

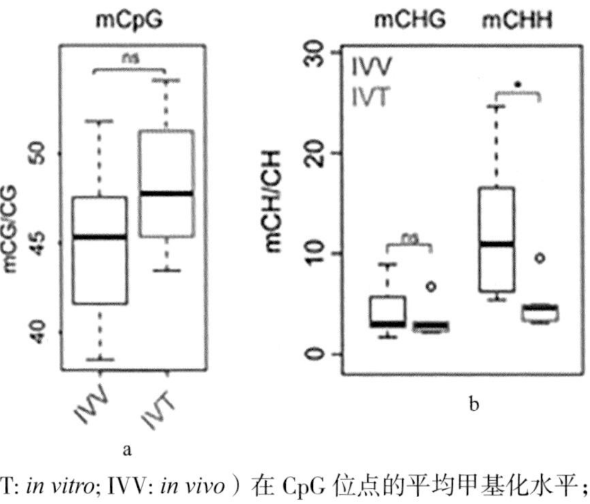

a：两种来源的卵子（IVT: *in vitro*; IVV: *in vivo*）在 CpG 位点的平均甲基化水平；b：两种来源的卵子在 CHG 位点和 CHH 位点的平均甲基化水平

注：（显著性检验为 Welch T test（ns：$P > 0.05$，*：$P < 0.05$；**：$P < 0.01$））。

图 2-34　体内成熟卵子和体外成熟卵子的甲基化比较

（2）Caprin2 在卵母细胞体外成熟中存在差异，并阐明其调控卵母细胞体外成熟的机制

通过整合分析卵母细胞不同发育阶段的蛋白数据，筛选出一致性差异表达的蛋白，其中 Caprin2 存在显著的下调表达（图 2-35a）。基于 GEO 数据库中人卵母细胞转录组的数据，发现 Caprin2 在人卵母细胞不同阶段转录水平也存在显著的下调表达（图 2-35b）。收集人卵母细胞进行核糖体测序发现 Caprin2 同样存在下调表达（图 2-35c），提示新翻译的 Caprin2 蛋白存在下调。同时，小鼠的卵母细胞体外培养发现小鼠 Caprin2 的蛋白水平、转录水平和翻译水平在卵母细胞成熟过程中下调（图 2-35d 至图 2-35f）。

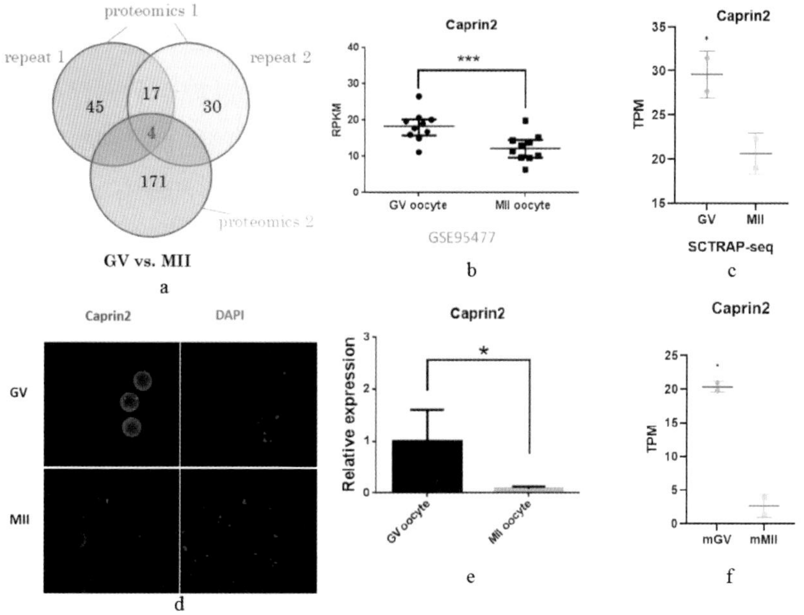

图 2-35　Caprin2 在卵母细胞成熟中存在差异

利用 TRIM-away 介导的 Caprin2 蛋白降解，发现在人 GV 期卵母细胞中干预 Caprin2 后，促进了卵母细胞成熟过程，GV 期比例减少，MI 期比例增加，MII 期比例不变。

Caprin2 干预可抑制线粒体自噬，促进 ATP 合成，通过检测线粒体动力学相关指标，发现 Caprin2 干预后 Drp1 总体水平和磷酸化水平显著下调。

利用蛋白合成抑制剂 CHX 和蛋白酶体抑制剂 MG-132 处理细胞，发现 Caprin2

干扰导致的 Drp1 下调作用在 CHX 作用下被逆转，而在 MG-132 作用下依然存在，说明 Caprin2 调控 Drp1 作用是因为影响了其翻译过程。

数据库 m6AVar 预测发现 Drp1 CDS 区和 3’ UTR 区存在 m6A 修饰位点，通过 MERIP-qPCR 检测 Drp1 的 m6A 修饰，发现 Drp1 3’ UTR 区存在 m6A 修饰，同样在 Caprin2 干扰和对照细胞中发现 Caprin2 干预后 Drp1 3’ UTR 的 m6A 修饰减少。

（六）“原始生殖细胞的命运决定、迁移和归巢机制”项目

1. 项目简介

项目由中国科学院动物研究所陈大华研究员团队牵头，团队成员来自中国科学院北京基因组研究所、中国科学院动物研究所、中国科学院遗传与发育生物学研究所、南京医科大学、云南大学、北京师范大学和清华大学等单位。项目拟挖掘参与原始生殖细胞（PGC）特化、迁移、归巢和分化调控的关键基因；解析微环境在 PGC 命运决定中的作用；揭示表观遗传修饰在 PGC 维持和分化过程中的调控机制；发现和深入研究性别决定的关键分子途径。通过项目实施将基础研究直接投射至临床应用，并培养一批从事蛋白质科学、发育生物学及生物数学等研究的复合型人才。

2. 研究进展

（1）筛选原始生殖细胞发育过程中特异新基因

利用斑马鱼，筛选参与原始生殖细胞特化、迁移、归巢和分化调控的关键基因，发现 RNA 结合蛋白 Qki 与原始生殖细胞发育有关。Qki 家族主要包括 Qkia、Qki2 和 Qkib 3 个基因，为了研究这 3 个基因的表达水平，项目组首先使用实时荧光定量（RT-PCR）的方法，测定这 3 个基因在早期胚胎不同阶段的表达水平。按照标准的斑马鱼胚胎发育时期，收取 1 细胞到发育至 4 天的胚胎分别提取总 RNA，然后分析其表达量。其相对表达水平结果表明，在这 3 个基因中，Qkia 在早期的表达量很高，随着发育时期的增加，表达量逐渐降低，尤其是在母源合子转换时期以后，其表达量出现急剧下降，下降水平约 60%，在此后的发育阶段中，其表达水平大致维持在相对稳定的水平，根据其实际定量值，可以看出 Qkia 是一个母源表达的基因；Qki2 基因在早期的表达水平相较于 Qkia 低了很多，在早期表达量很低，在合子期以后表达量逐渐上升，是合子期表达的基因；Qkib 在早期表达量极低，到了 4 小时以后其表达量逐渐增加，在发育到 2 天以后其表达量基本保持在较高的水平。Qkia 基因的绝对表达量远远高于另外两个基因的绝对表达量。综上所述，斑马鱼中 Qkia 基因在合子期之前表达量最高，Qkib 和 Qki2 则在合子期以后表达量才逐渐上升。

（2）RNA 结合蛋白 Qkia 在斑马鱼早期胚胎 PGC 发育中的功能

利用基因敲除 CRISRP-Cas9 技术，构建了 Qkia 敲除的斑马鱼，发现 Qkia 缺失以后，斑马鱼在发育到 3 天以后表现为体节弯曲，身体规律性地出现颤抖现象，并且在发育到 10 天左右死亡。进一步发现 Qkia 敲除以后，早期胚胎在发育到 12hpf 和 24hpf 时期 PGC 的迁移出现异常，提示 Qkia 对维持生殖细胞的正常迁移是必需的。项目组对敲除 Qkia 的胚胎中环状 RNA 的表达进行了深度测序发现，敲除 Qkia 后，有 396 个显著下调和 90 个显著上调的环状 RNA。由于环状 RNA 通常作为 microRNAs 的诱饵或者海绵结构，能够和 microRNAs 结合，从而抑制其生物学功能。进一步对差异性表达的环状 RNA 序列中含有的 microRNAs 的结合位点进行分析，发现这些环状 RNAs 对 miR-182 的结合指数最高。通过在斑马鱼中敲低和过表达 miR-182，结果都表明，miR-182 能够与其靶基因 Sdf1a 的 3’-UTR 区域结合，调控其表达，从而影响 PGC 的迁移。通过对 Qkia 蛋白的亚细胞定位研究发现，其主要定位于细胞核，并且在细胞核内形成 granules，这表明其可能在细胞核中结合 pre-RNA 发挥剪切功能。生信分析发现，Qkia 结合的 motif 序列为 AUAACU，EMSA 实验也验证了 Qkia 蛋白可以和其 motif 结合，参与环状 RNA 的生物学发生过程。体外原核纯化的 Qkia 全长蛋白，能够发生典型的相变现象，但是其低复杂度结构域对其相变的影响不明显，去除低复杂度结构域以后，仍然能够发生相变现象。

（3）雄性生殖干细胞分化调控机制研究

项目组对雄性生殖干细胞的分化调控过程进行了初步探索，首次在分子水平上对哺乳动物减数分裂过程中的染色质三维结构进行了解析，发现 TAD 在精子发生过程中经历了溶解和重建过程，其中粗线期精母细胞尽管具有活跃的转录状态，但 TAD 却会在精母细胞中丢失，随着减数分裂的完成，TAD 结构开始逐渐恢复。研究结果不仅揭示了精子发生过程中染色质结构的重编程过程，而且揭示了哺乳动物 3D 基因组保守的基本原理，为雄性生殖干细胞分化调控机制提供了新线索。

（4）微环境蛋白多糖具有维持 PGC 的未分化状态的作用

细胞表面蛋白多糖在器官发生、干细胞维持和癌症发生过程中起着关键作用。然而在发育过程中，不同水平的蛋白多糖与其生长表型的关系经常不一致，这就需要在不同的细胞环境中，明确蛋白多糖的空间分布与信号分子的分布有何关系，以及明确蛋白多糖的表达是如何被调控的。前期工作发现，Dally（果蝇中蛋白多糖成员）在卵巢中帮助 BMP 实现短距离信号来维持生殖系干细胞的微环境。然而，蛋白多糖在卵巢干细胞微环境中的表达调控尚不明确。目前的数据表明，Notch 通路在 Dally 的遗传学上游，其依赖于 Dally 的表达从而维持 GSC 的功能。结合酵母和果蝇遗传学手段，项目组证明了 Dally 通过转录因子 Su（H）受 Notch 信号的转录调控。此外，项目组还在果蝇卵巢中分析了蛋白多糖与疾病相关的突变，这可以作为一个评估人类同源蛋白的结构与功能之间关系的有效系统。

（5）培育所需斑马鱼，并开始收集早期胚胎样品

该研究中所需的斑马鱼转基因品系 kop-gfp-nos1-3’UTR 来自中国科学院遗传与发育研究所，vasa::egfp 来自中山大学，Roy 来自日本静冈大学。所有使用到的斑马鱼都是在标准条件下饲养。将斑马鱼放在循环系统中（温度在 28 ℃ ±0.5 ℃，pH 7.8），12 小时光照和 12 小时黑暗循环，每天喂食两次新鲜孵化的丰年虾（飞鹰牌）。

斑马鱼转基因 kop-gfp-nos1-3’UTR 品系（野生型鱼品系为 AB）由张建实验室（中国科学院遗传与发育生物学研究所）提供。根据已有文献报道的转基因方法，将 kop-gfp-nos1-3’UTR 序列克隆到 T2ASAd 载体中。将纯化的 T2ASAd 质粒注射到具有 Tol2 转座酶 mRNA 的 1 细胞期斑马鱼胚胎的细胞质中。通过筛选早期 PGC 中的 GFP 表达来鉴定携带转基因的雌性鱼。使用这种品系的斑马鱼可以精确追溯 PGCs 从受精后的 3 小时到受精后的 72 小时。

斑马鱼转基因 vasa::egfp 品系（野生型鱼品系为 AB）由松阳洲实验室（中山大学）所提供。根据已有文献报道的转基因方法，使用 pK4 载体的 XbaI 和 SfiI 限制性位点释放 vasa::egfp 片段，然后纯化该片段并注射到 1 细胞期斑马鱼胚胎的细胞质中。在荧光显微镜下筛选注射胚胎的 EGFP 信号作为雌性候选者并培养直至性成熟。之后获得的雌性候选与野生型雄性交配并筛选用 EGFP 信号所产生的卵。此品系雌鱼可以追溯 PGCs 从胚胎期一直持续到成鱼。

（6）测量斑马鱼生殖细胞不同发育时期的 DNA 甲基化图谱，揭示斑马鱼原始生殖细胞发育过程中 DNA 甲基化重编程的动态变化规律

为了研究斑马鱼生殖细胞的 DNA 甲基化动态变化规律，项目组收集了 9 个代表性的发育时期样本，包括原始生殖细胞阶段和分化的生殖细胞阶段。kop 基因是斑马鱼早期 PGCs 的主要标志物，项目组使用转基因品系 kop-gfp-nos1-3’UTR 收集早期阶段的 PGCs，包括处于发生期的受精后 4 小时（4 hpf）PGCs、迁移阶段的 6 hpf PGCs 和到达生殖脊后的 24/36 hpf PGCs；而在生殖细胞的后期发育阶段中 kop 基因不表达，vasa 基因在后期发育中高表达可以标记生殖细胞，因此，项目组利用 vasa::egfp 转基因品系追踪后期发育阶段的生殖细胞。针对后期的发育阶段，项目组

收集了受精后 4 天（4 dpf）、9 dpf、17 dpf PGCs 和 35 dpf 雌性斑马鱼的生殖细胞（表示为 35 dF），以及 35 dpf 雄性斑马鱼的生殖细胞（表示为 35 dM）。项目组将 4 hpf 至 17 dpf 阶段的生殖细胞统称为“PGCs”，将 35 dF 和 35 dM 生殖细胞分别称为雌性生殖细胞（FGCs）和雄性生殖细胞（MGCs）。

（7）测量哺乳动物原始生殖细胞不同发育时期的染色体 3D 结构的动态变化

根据 Hi-C 方法构建生成各个时期胚胎的全基因组的染色体三维构象作用图谱，项目组从几个方面分析人类早期胚胎各时期染色体三维构象的特点及动态变化规律：不同时期的 A/B 区室、TADs 及 loop 相互作用频率发生怎样的变化；寻找在各个时期结构稳定的 TAD 区域，以及是否发生 TAD 区域的消失和增加；对于新产生的和消失的 TAD 区域，分析这些区域调控的基因具有哪些特性。整合前期研究所获得的小鼠精子和早期胚胎数据，项目组分析比较不同胚胎时期建立起来的 TAD 结构及边界，人类和小鼠具有哪种共同特征及变化规律，有多大的保守性和特异性；有些特异性转录因子在人类或小鼠早期胚胎发育中发挥不同的调节作用，这些转录因子区域在人类或小鼠中的染色体结构有何特点及如何变化。项目组在全基因组水平上分析各个时期的 A/B 区室、TADs 和 loop 相互作用频率在基因组的分布情况：主成分值和 Hi-C 相互作用热图结合分析各时期 A/B 区室、TADs 及其边界的变化情况及差异；k-means 聚类分析变化的 A/B 区室、TADs 及其边界；对于新产生的和消失的 TAD 区域，分析这些区域调控的基因具有哪些特性；各时期 TADs 内部互相作用频率的变化情况。

（8）斑马鱼原始生殖细胞（PGC）特异性表达基因突变体相关工作

斑马鱼 PGC 特化由母源基因控制，项目组在前期的研究中发现 pactin RNA 特异表达在四细胞胚胎期分裂沟，是典型的 PGC RNA 表达谱，为此构建 Pactin 突变体，在 Tg（Kop：GFP-nos-3’UTR）背景下，PGC 展示出明显的发育异常，早期 germinal granule 显著下降，导致在后期胚胎（1 天）中，PGC 数目急剧减少甚至消失。进一步制备了 Pactin 特异性抗体，在卵母细胞及胚胎中没有检测到 Pactin 蛋白质，显示该突变体是蛋白缺失突变体。项目组也在构建新的突变体，验证 Pactin RNA 可能的功能。Pactin 的蛋白质与 PGC RNAs 的相互作用方面，项目组发现 Pactin 蛋白质可以和 vasa、nanos、dnd RNAs 直接结合，这方面的研究还在进行中。另外，在 Pactin 基因调控方面，已经分析了 Pactin 基因调控序列并获得其启动子等，有关 Pactin 启动子驱动的荧光蛋白表达品系正在构建中。

在之前的研究中，通过对 pigu 突变体及野生型胚胎的 PGC 进行转录组测序并比对分析，发现了一批表达水平明显差异的基因，项目组从中挑选出一些目标基因，计划通过构建斑马鱼突变体来探究它们在 PGC 发育过程中所起到的作用。目前已经完成了所有目标基因 gRNA 的设计、构建、验证等工作，准备将其分别与 Cas9 蛋白进行共注射，制备突变体。为了进一步研究 PGC 特异基因的功能，项目组正在构建一系列 PGC 基因的突变体和 GFP/RFP 基因敲入品系，包括 Trdr6a、7a、vasa、nanos、dnd 等。

（9）PGC 特异性表达 Cas9 转基因品系的构建

为了研究母源因子在 PGC 发育中的作用，项目组首先致力于发展母源突变体的筛选方法。通过 Tol2 转座的方法构建了在 PGC 特异表达 Cas9 的转基因鱼品系，在其后代中注射目标基因的 gRNA，就能在生殖细胞中特异性敲除目的基因，并不影响胚胎生产。目前项目组利用多个 PGC 特异基因（*ziwi*、*dnd1*、*tdrd7a*、*ca15b*）的启动子序列构建了 PGC 特异性表达 Cas9 的转基因品系，得到了有转基因插入的 F1 代转基因鱼。

针对 ziwi，在其基因上游 5 kb 的范围内设计引物并进行 PCR 扩增，通过构建质粒、注射并观察，发现除长度为 2.1 kb 的片段外，其余片段均可以诱导外源基因在 PGC 内正确表达。为此，项目组构建了 Tg（ziwi 4.8 k:Cas9-nanos）和 Tg（ziwi 2.6 k:Cas9-nanos）转基因鱼品系。

针对 *dnd1*，在基因上游 5 kb 的范围内设计引物并进行 PCR 扩增，但仅得到了长度为 1.1 kb 的片段，且该片段并不诱导外源基因在 PGC 内表达，所以暂停对该基因启动子的探究。

项目组在 *tdrd7a*、*ca15b* 不同长度的启动子后面带上荧光报告基因 EGFP，当 *tdrd7a* 和 *ca15b* 的启动子长度分别为 3.3 kb、5.3 kb 时，PGC 中能清楚地观测到 EGFP 的表达。使用免疫荧光方法，验证了 *tdrd7a* 的启动子构建 Cas9 的转基因品系。

项目组构建了 pCS2-mcherry-tdrd7a/ca15b 3’UTR 质粒，并在体外转录出了 mCherry mRNA，得出 *tdrd7a* 和 *ca15b* 的 3’UTR 均能将 mCherry 特异性定位在生殖细胞中。

为了观察 tdrd7a/ca15b 在 PGCs 和生殖细胞中的全程表达谱，项目组构建了 Tg（tdrd7a/ca15b:mcherry-CAAX-UTR-tdrd7a/ca15b）转基因鱼品系。

（10）斑马鱼及小鼠卵巢中不同体细胞类型的鉴定

项目组以斑马鱼和小鼠为模式动物，利用 10 × Genomics 单细胞转录组测序方法，鉴定其卵巢中的体细胞类型，并通过生物信息分析卵巢组织内细胞类群，发现新的细胞类型及标志基因，寻找不同小鼠及鱼等不同动物卵巢体细胞间的保守基因，通过后续基因敲除、过表达等功能实验确定相关表型，从而揭示卵巢体细胞对卵巢发育的影响。

斑马鱼方面，通过胶原酶及透明质酸酶消化初步获取了卵巢细胞悬液，检测不同细胞消化方法对细胞悬液制备的影响，为进一步测序奠定基础。目前正在优化卵巢原代细胞悬液的制备条件，得出流式分选 DAPI 染色细胞可获得活细胞，可较好地分选信号标记的细胞及小分子，将活细胞与杂质分离。但是流式细胞仪在分选细胞过程中对细胞损伤较大，同时圈门分选易造成多种细胞类型的丢失，故计划通过非流式分选方式获得斑马鱼卵巢单细胞悬液。随后项目组将进行单细胞转录组测序，以便获取相关细胞及基因信息。

小鼠方面，首先通过酶解 6 周小鼠卵巢的方法获得各个卵泡时期的体细胞，然后进行单细胞测序。在酶解过程中，获得单细胞悬液。利用台盼蓝对死细胞进行染色后，在镜下发现死细胞率较高，不适于单细胞测序。因此，项目组需要进一步优化实验方案，获得活细胞率较高的单细胞悬液。

3. 项目主要成果

（1）解析哺乳动物减数分裂过程中的染色质三维结构改变

利用 Hi-C 技术揭示了灵长类和啮齿类动物在精子发生过程中染色质高级结构“重编程”的模式，首次在分子水平上对哺乳动物减数分裂过程中的染色质三维结构进行解析（图 2-36）。这一发现不仅能帮助我们理解配子发生期间染色质高级结构折叠过程，从结构蛋白的角度初步回答了减数分裂过程中染色质同源染色体配对的分子基础，也为探讨生殖细胞分化过程中的调控过程提供了前期数据。相关成果以“Reprogramming of Meiotic Chromatin Architecture during Spermatogenesis”为题发表于 *Molecular Cell* 上。

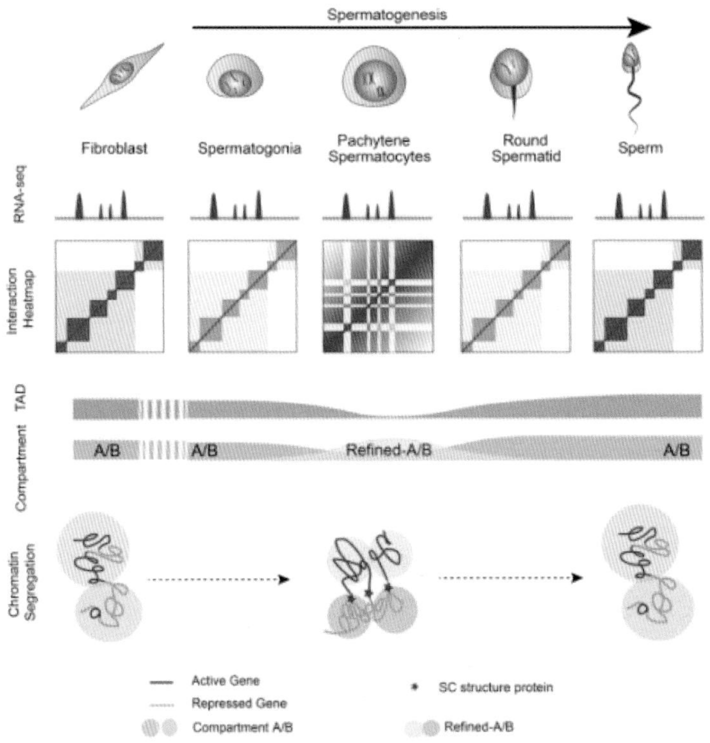

图 2-36　灵长类及啮齿类动物精子发生过程中染色质高级结构“重编程”模式

（2）揭示果蝇 DNA 6mA 修饰调控早期胚胎基因表达的新分子机制

在胚胎的早期阶段，所有受精卵都经历一个关键的过程，即母源向合子的转变（Maternal-to-Zygotic Transition, MZT）。在 MZT 过程中，部分卵母细胞产物被清除，合子基因组被激活。已有研究表明，果蝇合子基因激活蛋白 Zelda 作为一个先锋转录因子，通过特异识别 TAGteam 位点结合在早期胚胎基因组上，随后增加染色质对于其他转录因子的可接近性，从而协调在 MZT 过程中基因的合适表达。在早期胚胎发生过程中，Zelda 的适当表达是至关重要的，缺失或过表达 Zelda 都会导致胚胎发育的缺陷，这表明 Zelda 对于早期胚胎发育的调控存在一个尚未阐明的复杂机制。

项目组发现在果蝇胚胎发育的早期，6mA 动态变化的时间窗口几乎与 MZT 过程一致。Fox 家族蛋白 Jumu 作为一个母源转录因子，通过优先结合 6mA 标记的 DNA 调控胚胎基因的表达，并且 Jumu 调控 6mA 修饰的 *zelda* 基因表达。进一步的遗传分析表明，部分敲除 *zelda* 可显著抑制 Jumu 母源缺失引起的胚胎致死表型。总之，项目组的研究表明，Jumu 对 MZT 的调控至少部分是通过优先结合 6mA 修饰的 DNA，从而调节 *zelda* 的表达来实现的（图 2-37）。相关成果以“6mA-DNA-binding Factor

Jumu Controls Maternal-to-Zygotic Transition Upstream of Zelda” 为题发表于 *Nature Communication* 上。

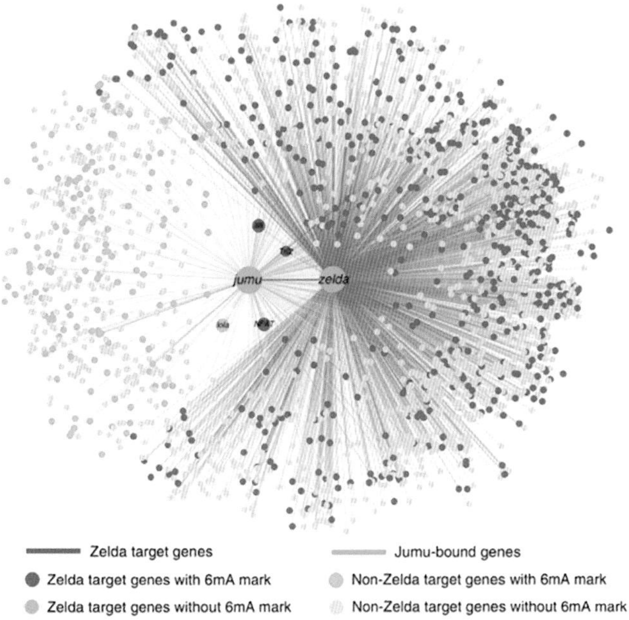

a

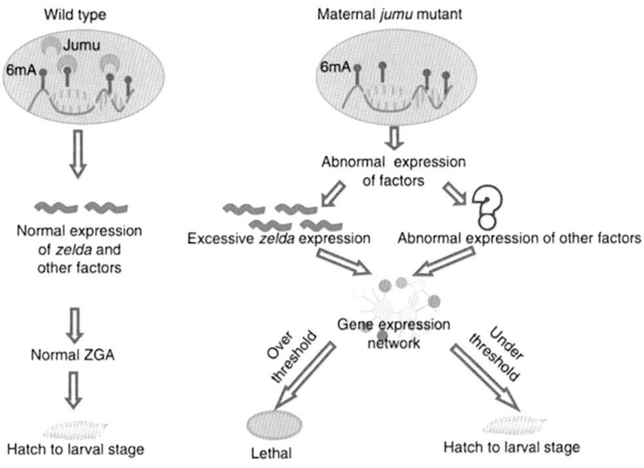

b

a：Jumu 通过 Zelda 调控及独立于 Zelda 调控的胚胎发育基因网络；b：Jumu 作为一个 6mA 阅读器，调节胚胎基因表达的模式

图 2-37　Jumu 介导的 GSRJ 基因调控网络

（3）揭示人类早期胚胎发育过程中的染色体三维构象变化规律

基因组的三维结构是由 TAD 基本单元构成，该研究结果显示，在成熟的人类精

子中没有TAD结构并且没有检测到染色质调节蛋白CTCF，这与在小鼠精子中的情况完全不同。受精后，胚胎中TAD结构非常模糊，在后续的胚胎发育中染色体逐渐建立清晰的TAD结构。研究还发现，A/B区室结构在人的2细胞期胚胎中消失，然后在后续发育中重新建立。值得注意的是，不同于小鼠胚胎和果蝇胚胎，在人类早期胚胎中阻断ZGA可以抑制TAD结构的建立。进一步分析发现，CTCF蛋白在合子基因组激活之前表达量非常有限，在TAD结构出现的合子基因组激活时期表达量会迅速上升。在胚胎中敲低CTCF蛋白可以导致TAD结构显著变弱，这表明在合子基因组激活时CTCF蛋白的表达对于人类早期胚胎的TAD结构建立至关重要。该研究首次揭示了人类早期胚胎中的染色体三维结构的动态变化，并发现CTCF蛋白对于早期胚胎发育中TAD结构的重要调控功能，为进一步揭示人类胚胎发育机制提供了理论基础。相关成果发表在*Nature*上，是与北京大学第三医院牵头的“植入前胚胎发育的调控网络研究”项目合作完成的。

（4）揭示脊椎动物进化新机制

在研究斑马鱼和小鼠的同时，选取了进化跨度非常大的另外一些物种，比较了蜜蜂、海葵、海胆、海鞘及人类的配子和早期胚胎的甲基化图谱，探讨了早期胚胎发育的重编程在各物种中的差异和保守性。

研究发现，无脊椎动物不发生DNA甲基化图谱重编程或者发生小范围的重编程，而在脊椎动物的进化中，重编程的程度急剧增大。在脊椎动物中，重编程指导发育、生殖和适应性免疫，而无脊椎动物的重编程却没有这些功能，这说明DNA甲基化重编程在脊椎动物的发育过程中发挥了更加重要的调控作用。

*HOX*基因是调控胚胎发育的非常重要的一类基因，*HOX*基因的进化在推动脊椎动物的进化中发挥了决定性的作用。无脊椎动物有一个*HOX*基因簇，脊椎动物拥有多个*HOX*基因簇，多个*HOX*基因簇创造了脊椎动物更为复杂和精细的发育模式，也给基因调控带来了新的难度。结果显示，DNA甲基化对无脊椎动物*HOX*基因簇没有调控作用，却能够调控脊椎动物*HOX*基因的时序特异性表达。这说明脊椎动物的甲基化重编程是其进化上新获得的基因调控方式，帮助基因组适应基因组倍增后带来的基因调控上的挑战。相关成果以“Evolutionary Transition between Invertebrates and Vertebrates via Methylation Reprogramming in Embryogenesis”为题发表于*National Science Review*上。

（5）揭示生精蛋白酶体及其亚基在生殖细胞分化中的作用

泛素连接酶Nrdp1介导的细胞凋亡抑制蛋白BRUCE的降解是引发细胞凋亡的

新途径。项目组发现关键自噬蛋白 ATG8/LC3-Ⅱ的前体 LC3-I 通过蛋白酶体降解，而 BRUCE 可通过促进 LC3-I 经蛋白酶体降解而抑制自噬，提示 BRUCE 同时抑制凋亡和自噬。项目组进一步发现由泛素连接酶 Nrdp1 介导的泛素相关蛋白 SIP 单泛素化可以在应激状态下打破 BRUCE 和 LC3-I 稳态，导致细胞从自噬到凋亡的转变，相关成果以“SIP/CacyBP Promotes Autophagy by Regulating Levels of Bruce/Apollon, Which Stimulates LC3-I Degradation”为题发表于 *Proceedings of the National Academy of Sciences of the United States of America*（*PNAS*）上。

（七）“生殖细胞染色体行为的分子调控”项目

1. 项目简介

项目由山东大学张亮然教授牵头，团队成员来自中国科学院上海生命科学研究院、武汉大学、中国科学技术大学、四川大学、南京医科大学和青岛农业大学等单位。项目拟通过研究生殖细胞染色体行为的分子调控，解析减数分裂启动及同源染色体配对、联会和重组的分子机制；建立高效的哺乳类动物体外减数分裂体系；揭示减数分裂异常导致人类不孕不育的分子基础。通过项目实施将挖掘一批调控减数分裂染色体行为的关键因子并阐明其作用机制，为人类配子发生研究提供新技术、新方法；发现多个导致人类配子发生障碍的致病基因突变并揭示其致病机制，为生殖障碍疾病的精准诊治提供候选分子和靶点。

2. 研究进展

（1）多组学分析系统解析减数分裂启动的分子机制

绘制了减数分裂启动前后生殖细胞转录组、翻译组和蛋白组变化图谱，发现了 60 余个差异表达的转录因子，筛选了约 10 个潜在的与减数分裂调控相关的转录因子。应用 Cool-seq，检测分析了减数分裂前后生精细胞的 DNA 甲基化及染色质开放状态的变化及其规律；应用 ChIP-seq，对 H3K4me1/3、H3K36me3、H3K9me2/3、H3K27me3、H3K27ac 和 H3K79me3 在各级生精细胞中的分布及其变化进行了系统分析。结果发现，在有丝分裂向减数分裂转换的过程中，DNA 甲基化、染色质开放状态及组蛋白修饰发生了剧烈变化，具体表现为在进入减数分裂时，DNA 甲基化和染色质开放状态有显著的全局性下调，大部分组蛋白修饰也显著下调，表明减数分裂启动时可能发生了表观遗传重编程；同时，一些关键性调控减数分裂的基因表观修饰发生了关联性变化，为减数分裂启动关键调控因子筛选提供了重要线索。应用 Hi-C 技术，完成包括减数分裂启动前后在内的各级生殖细胞 Hi-C 实验，绘制生殖细胞染色质三维结构动态变化图谱。

（2）完善性原细胞有丝分裂向减数分裂体外转变技术

在分离分化型精原细胞基础上，建立了包括B型精原细胞在内的分化型精原细胞体外培养方法，实现了性原细胞体外减数分裂获得单倍体精子；深入探究了卵母细胞体外发生的调节机制。借助小鼠性原细胞体外发育模型，分析了ActA对卵母细胞体外发育，尤其是有丝分裂向减数分裂的体外转变关键过程的影响及其调节机制。转录组、表观组及细胞学研究证实，ActA可显著提高卵母细胞体外形成与发育，该研究为进一步完善性原细胞有丝分裂向减数分裂的体外转变模型奠定了技术基础。

（3）鉴定多个调控减数分裂染色体行为的关键分子，发现减数分裂重组和联会调控新机制

初步鉴定到新的减数分裂关键调控因子FULSD、PAK4、SALL4/FKBP6、SCRE、SCML2、MEIOX及SKP1等，基因敲除小鼠验证这些基因的敲除或突变均会引发减数分裂异常，从而导致雌性或雄性不育。发现同一细胞内各条染色体之间在减数分裂重组频率上存在协同变化，并且阐明了其调控机制及其在生物进化与适应中的重要作用，为深入研究染色体结构调控减数分裂重组的机制提供了新的方向；解析了减数分裂关键调控蛋白ATM激酶多种不同功能状态的高分辨率结构，鉴定了ATM激酶底物募集和结合通道，揭示了ATM招募和筛选底物的机制；证明大鼠棕色脂肪（BAT）移植可改善老龄小鼠卵泡数量和质量，提高其生殖力；揭示SCRE是参与减数分裂重组和联会时空调控的重要分子；发现减数分裂调控因子SCML2能够发生糖基化修饰和磷酸化修饰；发现F-Box家族成员FULSD调控减数分裂染色体轴蛋白SYCP3的稳定性，调控雌鼠减数分裂进程；发现MEIOX调控减数分裂同源重组和联会；阐明SKP1调控减数分裂染色体联会及减数分裂进程的机制；发现PAK4功能抑制导致卵母细胞微丝与微管组装障碍，异常纺锤体形成与染色体错排，产生非整倍性卵细胞。

（4）完善生殖障碍病例样本库，鉴定2个引发减数分裂异常导致人类不育的致病基因突变

对项目组已有的男性非梗阻性无精子症病例库进行了进一步的扩充，新收集人类无精子症散发病例156例；新收集近亲婚配不育家系12例。对病例样本进行精细系统分类：SCO病例、精原细胞异常病例、初级精母细胞停滞病例、精子变形异常病例、精子形成后异常病例（管腔内有较多精子的NOA患者）。通过外显子测序，项目组从散发病例中检测到多个*SCHS*突变导致*SCHS*翻译提前终止。通过对携带相应突变的*Schs*突变小鼠进行研究，发现这些突变小鼠减数分裂前期性染色体无

法正常重组，并在双线期提前分开。对不育家系进行分析，鉴定 *H2BP* 突变，并利用对应的突变小鼠，证明该突变导致小鼠卵泡数量减少及精子无法形成，从而证明 *SCHS* 和 *H2BP* 突变引起男性减数分裂异常进而导致不育。

3. 项目主要成果

（1）发现并阐明减数分裂重组调控新机制

入选专项标志性成果，详见本书第三章第六节。

（2）解析减数分裂关键调控蛋白 ATM 的高分辨率结构及其作用机制

通过超高分辨率冷冻电镜解析了 ATM 激酶多种不同功能状态的高分辨率结构，清晰描绘了 ATM 激活过程的多个阶段，鉴定了 ATM 激酶底物募集和结合通道，并发现多种关键翻译后修饰和活化突变位点集中分布在这个通道上，揭示了 ATM 激酶变构调节的网络，对于底物识别、招募和催化磷酸化具有重要意义（图 2-38）。相关成果以“Structural Basis of Allosteric Regulation of Tel1/ATM kinase”为题发表于 *Cell Research* 上。

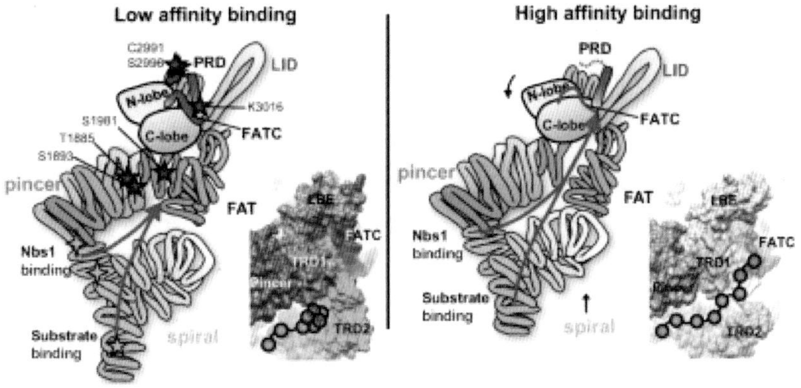

图 2-38 ATM 激活过程的不同阶段及底物募集和结合通道

（3）揭示棕色脂肪移植挽救老龄雌鼠生殖力的机制

项目组发现同种及异种大鼠棕色脂肪（BAT）移植均可显著增加老龄雌鼠（9 月龄，相当于人女性 36.5 岁）的生殖力。BAT 移植可显著降低老龄雌鼠卵子的 ROS 水平及提高卵子线粒体膜电位，显著增加有腔卵泡数量。老龄孕鼠胚胎雌性生殖嵴生殖细胞早期减数分裂异常比例升高，早期减数分裂相关的 *Sall4* 和 *FKBP6* 基因表达显著下调，BAT 移植可将 *Sall4* 和 *FKBP6* 基因表达显著提高至与年轻小鼠近似的水平，降低减数分裂异常比例。因此，BAT 移植既可增加老龄雌鼠卵泡数量，也可提高卵子质量，从而改善其生殖力（图 2-39）。相关成果以“Single Xenotransplant of Rat

Brown Adipose Tissue Prolonged the Ovarian Lifespan of Aging Mice by Improving Follicle Survival”为题发表于 *Aging Cell* 上。

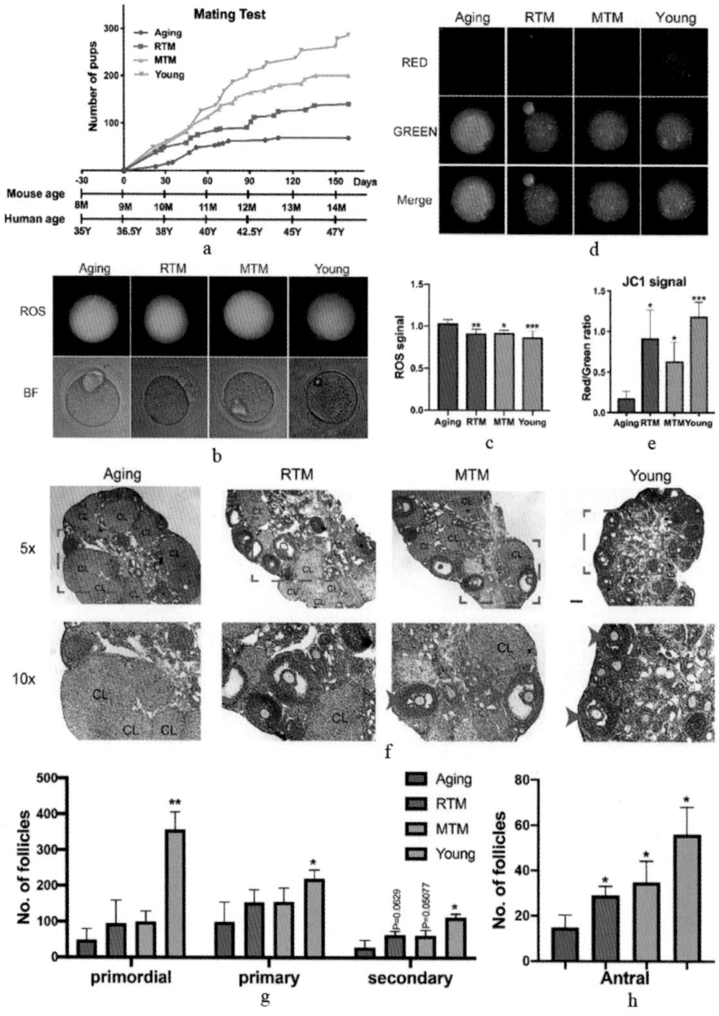

图 2-39　大鼠棕色脂肪移植挽救老龄雌鼠生殖力

（八）“精子发生的调节机制”项目

1. 项目简介

项目由南通大学孙斐教授团队牵头，团队成员来自上海交通大学、复旦大学、南京医科大学、中国科学院生物物理研究所、中国医学科学院基础医学研究所、扬州大学和南通大学等单位。项目拟通过研究精子发生关键节点（精原干细胞的增殖分化、精母细胞的减数分裂、精子变态、睾丸微环境及性腺内分泌轴）上起重要作用的分子发现调控精子发生的新机制。通过项目实施将为精子发生障碍所导致的男性不育症的预防、诊断和治疗提供新的理论依据和新方法，加快基础研究向临床转化，提高广大人民群众的生殖健康水平，促进我国经济与社会的可持续发展。

2. 研究进展

（1）精原干细胞发育的调控机制

①完成了精原干细胞停滞型无精症致病因子的鉴定，筛选了 *Adgb* 基因，并利用 CRISPR/Cas9 技术构建了 *Adgb* 基因点突变小鼠模型。

②建立精原干细胞停滞型无精症非编码 RNA 差异表达谱，研究了非编码 RNA miR-322 对小鼠精原干细胞自我更新及分化的影响，筛选了生殖干细胞中的特异性非编码 RNA（包括 lncRNAs 和 circRNAs），并利用转录组测序技术检测了关键发育期的雄性和雌性性腺的转录组特征，发现 *Erbb3*、*Erbb4* 和 *Prkg2* 基因可能在性别分化过程中发挥重要作用。

③建立并优化了低至 100 个细胞的组蛋白甲基化和 DNA 甲基化分析方法（相关方法已申请专利）；同时将这些方法应用于包括生殖干细胞在内的不同发育阶段的生殖细胞表观遗传调控研究，发现了影响生殖干细胞发育可塑性的表观遗传调控机制。

④建立了基于组织原位的定量单细胞转录组技术、基于组织切片和激光纤维切割分选的 Hi-C 技术、STORM 成像的关键技术，建立了细胞中染色质无损标记的独特方法，实现新型的 Expansion Microscopy 技术。以上技术的建立，为下一步的精原干细胞分化的转录组分析、精原细胞异常分化的理解及解析精原干细胞的染色质结构奠定了基础。

⑤建立了稳定的小鼠体外扩增体系及第一次减数分裂诱导体系，体外的第二次减数分裂体系有待进一步优化。

（2）精母细胞减数分裂调控机制研究

①完成了 314 例精母细胞停滞型无精症全外显子测序，发现 12 个潜在致病突变，其中 11 个为该项目首次发现；通过单细胞测序技术，鉴定 *BRDT*、*CHD5*、*MCM9*、*MLH3* 和 *ZFX* 基因突变为精母细胞停滞型男性不育的高危致病因子。

②筛选精母细胞停滞型无精症致病因子 *1700102P08Rik* 基因，并利用 CRISPR/Cas9 技术构建了敲除小鼠，发现 *1700102P08Rik* 基因缺失导致雄性不育。

③获得了用于电镜研究的线粒体翻译起始复合物样品，电镜数据收集工作正在进行之中。

④建立了染色质三维结构图谱，发现在精子发生过程中，染色质三维结构发生重构；减数分裂 DSB 位点在 A 型精原干细胞中已开放，而 piRNA 位点位于染色质活跃区域（A Compartment），主要在粗线期精母细胞开放。

⑤完成染色质高级结构调控蛋白 hnRNPU、SAF-A、Znhit1 和 Ubr5 调控减数分裂的功能分析。

（3）精子变态过程中的 RNA 调控机制

①完成 113 例严重少精子症男性（精子数＜ 5×10^6/mL）和 175 例正常男性的外显子测序，发现 *TAF7L* 基因具有 SNP 变异，但是该突变不影响小鼠的生育力。

②明确睾丸组织特异性核糖体蛋白 Rpl39l 在精子变态中的功能，发现 Rpl39l 主要在长形精子形成过程中发挥作用。

③鉴定与精子变态相关的 RNA 结合蛋白及潜在的下游分子事件：构建了 RNA 解旋酶 DDX43 的基因修饰小鼠，发现精子变态过程异常；利用 HITS-CLIP 技术鉴定了其 RNA 结合能力，并进行 eCLIP 建库测序，目前已成功建库，后续的测序和分析正在进行中。

④完成 SPATA20、Pex3 及 Mdm2 的 3’ UTR 调控对精子发生的影响：SPATA20 敲除小鼠呈现雄性不育，发现 SPATA20 存在于核糖体共翻译复合物中；Pex3 敲除会导致精子发生障碍，雄性小鼠不育；睾丸衰老使得 *Mdm2* 基因 3’ UTR 变长，蛋白质产生变少，p53 降解变慢，激活 p21，促发细胞衰老表型，可抑制受损 DNA 在后代中的传递。

（4）睾丸微环境和内分泌调控精子发生的机制

①完成下丘脑介导的内分泌影响精子发生的初步机制研究：利用高脂饲喂肥胖小鼠模型，发现肥胖小鼠生殖力水平、精子质量及糖耐量降低，血液中 GnRH 显著降低，E_2 水平上升，性欲减退，可能与生殖激素的异常分泌相关。将着手于下丘脑中调控的生殖激素分泌的神经元功能，进而探究下丘脑介导的内分泌异常对精子发生的影响。

②完成睾丸微环境影响精原干细胞的小鼠模型的造模，kit 突变型 W/wv 鼠（曲细精管中仅有支持细胞及少量未分化精原细胞）中 GDNF 表达显著，提示睾丸微环境体细胞对于精原干细胞丢失的快速响应；利用该模型，完成了单细胞转录组测序，建立了睾丸微环境体细胞与精原干细胞之间的调控网络。

③完成骨代谢对雄性生殖调控机制的初步研究，发现成骨细胞内生物钟基因 *Bmal1* 特异性敲除雄性小鼠骨钙素血清水平明显升高，后期将进一步研究骨代谢介导骨钙素及其他成骨来源内分泌因子调控雄性生殖的分子机制。

④完成纳米靶向递送技术的改善：利用具有氧化还原调节能力的氧化铁纳米颗

粒、荧光碳点及铁蛋白 3 种纳米载体，偶联 GFR α 1a 抗体来靶向精原干细胞，并且在体内体外检测纳米材料对雄性动物的生殖毒性和细胞毒性。

3. 项目主要成果

（1）核基质蛋白 SAFB 对异染色质高级结构的调控功能及机制

真核生物细胞核中，染色体折叠成不同层级的高级结构，对于 RNA 转录、DNA 复制等生物学过程至关重要。然而，染色质高级结构形成及维持的分子机制依然不清。项目组前期研究发现，核基质蛋白 SAF-A 对活性染色质的高级结构具有全局性维持作用，进一步发现核基质蛋白 SAFB 与卫星重复序列转录的 RNA 相互作用，通过促进相分离来维持近着丝粒异染色质的高级结构（图 2-40）。这些研究表明核基质蛋白对染色质高级结构具有重要调控功能，且具有各自分工：SAF-A 及 SAFB 分别主要调控活性及非活性染色质。相关成果以“The Nuclear Matrix Protein SAFB Cooperates with Major Satellite RNAs to Stabilize Heterochromatin Architecture Partially through Phase Separation”为题发表于 *Molecular Cell* 上。

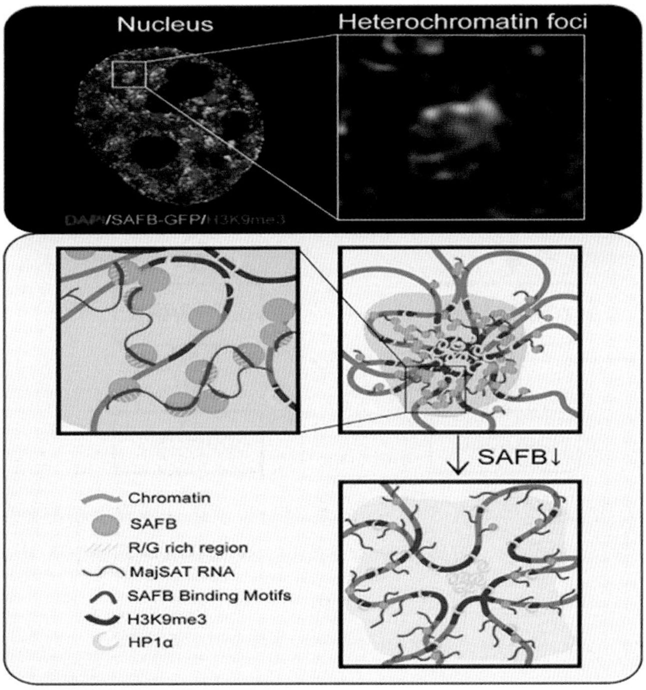

注：SAFB 与 MajSAT RNA 相互作用，通过相分离的机制促进近着丝粒异染色质高维结构的维持，SAFB 敲低后引发 3D 基因组的变化。

图 2-40　核基质蛋白 SAFB 对异染色高维结构、3D 基因组的调控作用

SAF-A 及 SAFB 在睾丸组织中高表达，且在精子发生过程中的表达具有阶段特异性。此外，SAF-A 在非梗阻性男性不育患者中具有高频突变。目前项目组已经获得 *Saf-a* 及 *Safb* 的生精细胞特异性敲除小鼠，正在进行表型及作用机制分析。

（2）长非编码 RNALnc10 结合 QKI-5 调控生精细胞凋亡

项目组利用 RNA-IP 方法鉴定了 QKI-5 结合的长非编码 RNA，发现 Lnc10 在精原细胞和精母细胞中高表达，通过敲低实验发现，Lnc10 表达水平降低可激活 p38 MAPK 通路，导致生精细胞的凋亡。但是同时敲低 QKI-5，可抑制 p38 MAPK 通路的活性和生精细胞的凋亡。表明 Lnc10-QKI-5 复合体在精子发生过程中具有发挥重要的调控作用（图 2-41）。相关成果以“A Long Noncoding RNA Binding to QKI-5 Regulates Germ Cell Apoptosis via p38 MAPK Signaling Pathway”为题发表于 *Cell Death and Disease* 上。

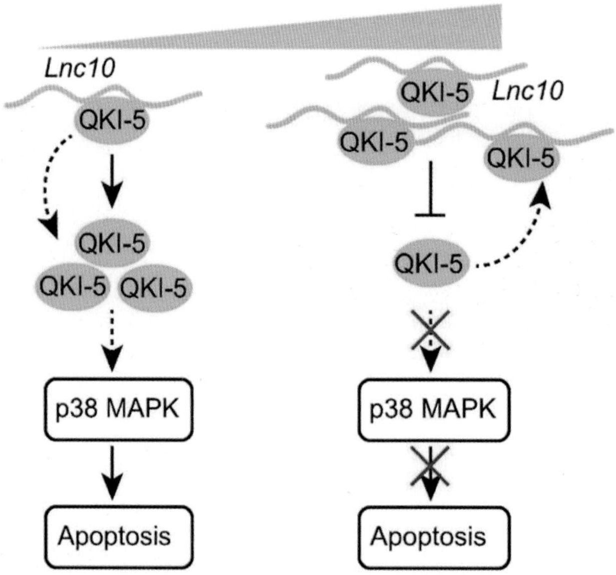

注：Lnc10 的低表达水平使得 QKI-5 可激活 p38 MAPK 通路，导致生精细胞的凋亡；而 Lnc10 高表达时，QKI-5 主要与 Lnc10 结合，游离的 QKI-5 变少，使得其无法激活 p38 MAPK 通路进而引起生精细胞的凋亡。

图 2-41　Lnc10-QKI-5 调控精子发生模式

（3）Rad7/Elc1 复合物与染色质重构因子 Rad16 的结构与功能

酵母 Rad7/Elc1 复合物与染色质重构因子 Rad16 结合形成核苷酸切除修复因子 4（NEF4），参与 DNA 损伤修复，然而其作用机制不清楚。有研究认为，NEF4 通过染色质重构因子 Rad16 调节损伤位点染色质结构，从而有利于招募损伤修复蛋白；也有研究认为 NEF4 利用 Rad16 的 ATPase 活性，在染色质上移动，从而识别损伤位点；还有研究认为 NER4 可以与 Cullin3 结合形成 E3 泛素连接酶，调节损伤识别蛋白 Rad4 的泛素化水平，从而调节 GGR。为了研究 NEF4 在 NER 中的作用机制，项目组解析了 Rad7/Elc1 的晶体结构并研究了其与 Rad16 的相互作用。 在解析的结构中，Rad7 的 SOCS-box 形成一个长的 helix, 与已经解析的 SOCS-box 存在明显的不同，暗示其结构与功能上的特殊性。随后通过大量生化实验，对 Rad7/Elc1 和 Rad16 的详细相互作用进行了解析，从而首次提出了 Rad7-Rad16-Elc1-Cul3 作用模式（图 2-42）。相关成果以“Crystal Structure of the Yeast Rad7-Elc1 Complex and Assembly of the Rad7-Rad16-Elc1-Cul3 Complex”为题发表于 *DNA Repair* 上。

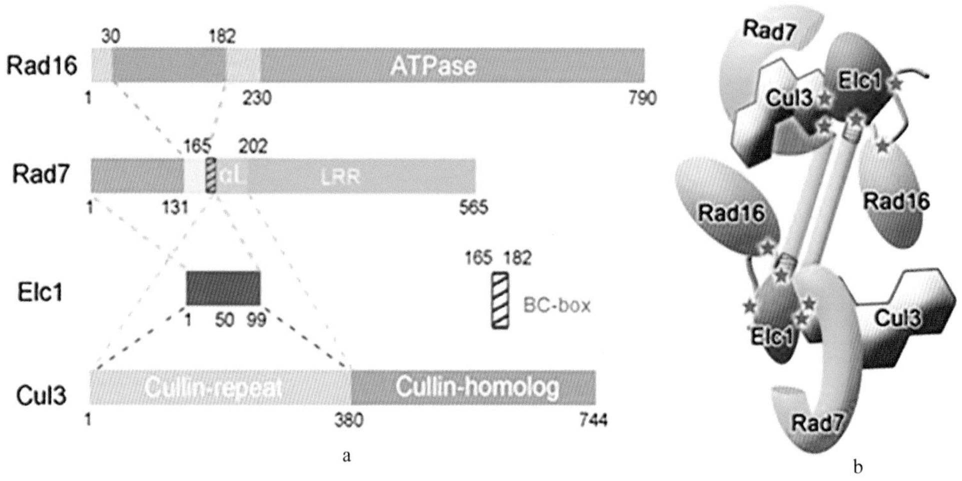

图 2-42　Rad7-Rad16-Elc1-Cul3 相互作用模式

（4）*1700102P08Rik* 基因在精子发生中具有重要作用

发现精母停滞型男性不育患者中，*1700102P08Rik* 基因的表达水平下调。通过对其 mRNA 和蛋白水平的检测，发现其在睾丸中特异表达。利用免疫荧光，发现其在精母细胞中特异表达。利用 CRISPR/Cas9 技术构建了敲除小鼠，发现 *1700102P08Rik* 基因缺失导致雄性不育，表现为精母细胞停滞，生精细胞凋亡增加，但是其减数分裂进程中的同源染色体联会和重组不受影响（图 2-43）。相关成果以“The Testis-Specific Gene *1700102P08Rik* Is Essential for Male Fertility”为题发表于 *Molecular Reproduction and Development* 上。

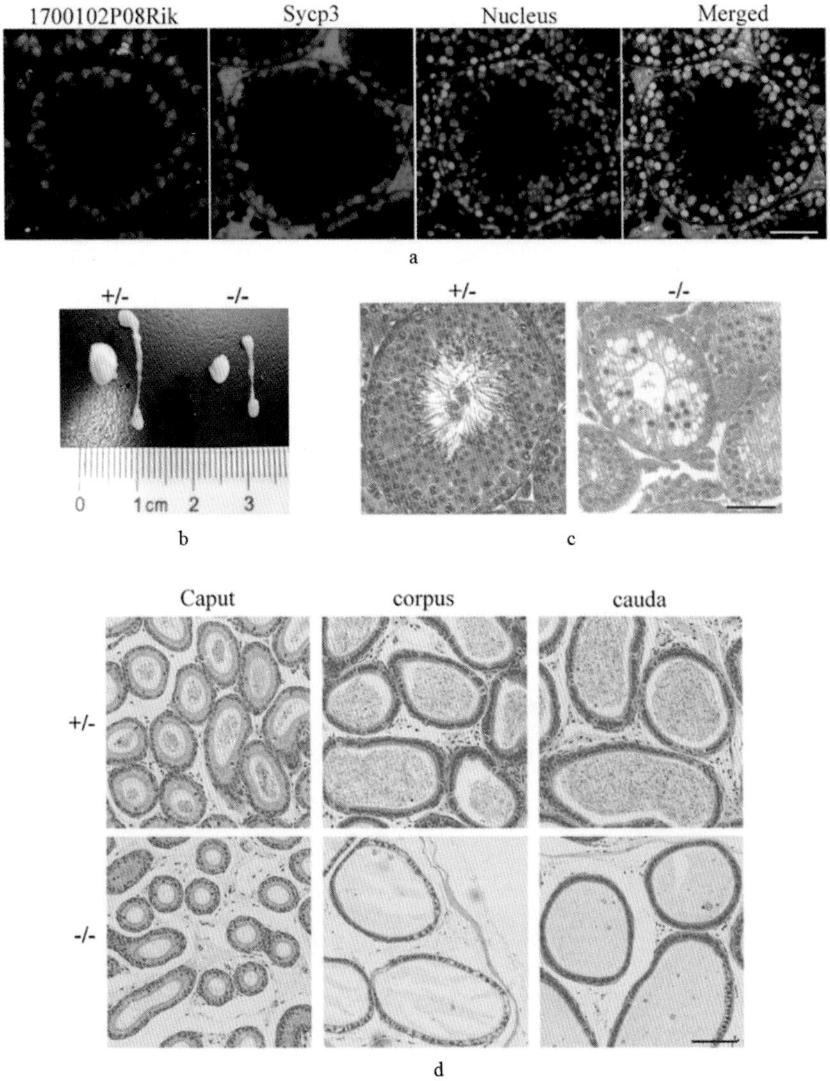

a：免疫荧光定位 1700102P08Rik 在生精细胞中的表达，发现其为精母细胞特异表达基因，标尺 =50 μm；b：*1700102P08Rik* 基因敲除小鼠睾丸变小；c：*1700102P08Rik* 基因敲除小鼠睾丸中生精停滞在精母细胞，标尺 =50 μm；d：*1700102P08Rik* 基因敲除小鼠附睾中无精子，标尺 =50 μm

图 2-43　*1700102P08Rik* 基因在精子发生过程中具有重要作用

（九）“人类精子成熟关键分子的作用机制和临床转化研究”项目

1. 项目简介

由山东大学生命科学学院高建刚教授团队牵头，团队成员来自国家卫生健康委科学技术研究所、四川大学、山东大学基础医学院和北京大学第三医院等单位。该项目拟通过基础与临床的紧密合作，联合攻关，揭示附睾微环境对精子成熟及精子功能建立的影响及其分子机制；阐明介导重要生理病理过程的精子膜蛋白与表观调控因子在精子成熟、运动、获能和顶体反应与胚胎发育中的功能，以及分子信号通路；阐明精子成熟异常和受精障碍的发病原因。通过项目实施将建立精子质量分子评价新技术方法，以及配套的计算机分析软件和临床检测试剂盒，发展男性生殖调控新策略。

2. 研究进展

（1）人类精子成熟相关分子数据库的建立与关键分子的筛选

①人类精子成熟相关的候选基因筛选：共筛选出人附睾分泌精子结合基因表达功能蛋白 60 个（HEL-S-1-60）并提供 2 组进行基因敲除模式动物研究。

②绘制小鼠不同发育时期的附睾微环境多组学图谱：完成 C57BL/6 小鼠（20 天、8 周、12 周、16 周、24 周、12 个月）附睾组织、附睾管腔液、附睾精子样本收集及多组学预实验。

③建立精子成熟综合知识数据库框架设计：完成了精子数据库主网页、组学模块页面、搜索页面、查询结果页面的界面设计。数据库底层架构选用开源关系型数据库 MySQL。

④人附睾和精子样本的多组学研究：完成部分不同年龄（新生儿、青年、老年）附睾及附睾管腔液差异蛋白质组学鉴定；完成不同生理、病理状态的人精子样本的收集，并送诺禾致源生物信息公司进行精子膜蛋白质组学测定。

⑤筛选人附睾分泌精子结合功能蛋白：已完成 15 种人附睾分泌精子结合功能基因蛋白的筛选，并开展临床研究。

（2）精子成熟关键基因突变动物模型的构建与功能研究

①利用 CRISPR/Cas9 等小鼠基因编辑技术平台，制作人附睾分泌精子结合功能关键基因的完全敲除小鼠 18 个，部分敲除致死的，正在进行条件性敲除小鼠构建。构建附睾 4-5 段特异性基因敲除小鼠 2 个。

②建立附睾区域特异性 *Cre* 小鼠及快速检测精子信号分子检测工具鼠：*Lcn8* 区域特异性 *Cre* 小鼠的制作；*Lcn9* 区域特异性 *Cre* 小鼠的制作；Ca^{2+} 监测的 R26-hM4Di/mCitrine 小鼠与 *Lcn5-Cre* 的小鼠正在繁育中。

③对构建的部分敲除小鼠进行了精子成熟的初步表型分析：*Cdc14a* 基因敲除动物模型的分析；HEL-S-47e 基因敲除动物模型的分析；$CD147^{flox/flox}$；*Lcn5-Cre* 特异

性基因敲除小鼠的分析；$Cas^{flox/flox}$；*Lcn5-Cre* 特异性基因敲除小鼠的分析。

④研究了部分基因对精子功能的调节及其机制。

（3）附睾微环境对精子成熟的调控机制研究

①通过药理学和电生理学方法对可导致先天性双侧输精管缺失的黏附类 G 蛋白偶联受体 ADGRG2 内源性致病突变 K990E（rs753694184）进行了详细的功能研究。研究结果表明，ADGRG2-K990E 突变体下游 Gs、Gq 及 β-arrestin-1 信号通路显著受损，导致 CFTR 依赖的向外整流全细胞 Cl- 电流降低，这些功能缺陷是导致 CBVAD 发病的关键分子机制。

②制备了 ADGRG2-G 蛋白受体复合物，冷冻电镜分析初步获得了 3.2A 的分辨率结构。

③通过脂多糖刺激诱导的生殖系统炎症模型，对 PTH1R 在男性生殖系统中的功能进行了研究，结果表明，脂多糖刺激造成 PTH1R 及其内源性配体在附睾中的表达水平下降，而外源施予 PTH1R 特异性激动剂可以显著改善炎症损伤，提升精子活力和生殖力。

④通过复合物体外重组和单颗粒冷冻电镜技术得到了高分辨率的长效配体 LA-PTH 与 PTH1R 及 Gs 蛋白结合的复合物结构，解析了 PTH1R 及其配体之间的作用网络，发现了 PTH1R 与配体结合与分离的动态反应过程，揭示了 B 类 G 蛋白偶联受体家族激活的共同分子机制。

⑤初步建立了 3 种基于精子功能的靶向 GPCR 药物筛选系统，利用睾丸和附睾细胞系，通过 Glosensor 方法、BRET 方法和 Calfulx 方法，分别对 GPCR 下游 Gs/Gi、β-arrestin 和 Gq 信号通路进行检测，可以高通量筛选对精子功能具有调控作用的 GPCR 靶向小分子化合物。

（4）精子成熟的关键蛋白 QRICH2 参与的尾部鞭毛形成的机制研究

①通过全外显子测序和生物信息学分析鉴定出了 2 名来自 2 个家系的携带 QRICH2 基因纯合点突变的不育男性（c.192G > A［p.L64*］，c.3037C > T［p.R1013*］），并对其精子运动和鞭毛的形态结构进行了详细研究。结果显示，2 名不育患者精子运动能力显著降低，鞭毛 QRICH2 蛋白表达缺失并且出现断尾、短尾、折尾、卷尾等多种形态异常和“9+2”超微结构的紊乱。

②利用 CRISPR/Cas9 技术构建了 QRICH2 基因敲除小鼠，并对小鼠的精子表型进行了深入研究。QRICH2 基因敲除小鼠精子表现出与 2 名不育患者类似的表型，这提示 QRICH2 在鞭毛发育和精子运动中发挥关键作用。

③通过对野生型小鼠和 QRICH2 ko 小鼠进行蛋白组学和差异表达基因富集分析，项目组发现与精子鞭毛发育和能量代谢相关的基因存在显著下调，进一步揭示了 QRICH2 在精子鞭毛运动和发育中的核心作用。

④项目组选取了 ODF2、AKAP3、CABYR、TSSK4 等表达下调的基因，并通过 Luciferase 和 CO-IP 实验在分子水平证明了 QRICH2 调节和稳定这些蛋白表达的作用，揭示了 QRICH2 参与精子鞭毛发育和精子运动的分子机制。

⑤项目组进一步在弱精症患者中鉴定出了 6 名 QRICH2 杂合突变的男性，提示有害的 QRICH2 杂合突变可能增加弱精症的风险。

（5）精子质量分子评价新技术方法的建立及男性生殖调控新策略的发展

①筛选精子靶蛋白，制备试剂盒：研制 15 种人类精子成熟关键靶分子相应的单克隆抗体。通过正常人、临床弱精及少弱精症患者样本的研究，筛选出与男性不育有关的 5 种蛋白。通过实验证明，这 5 种蛋白在正常可育人和少弱精子症患者样本中有明显的差异。设计出定量和定位检测新技术方法及配套的计算机分析软件。试生产 3 批试剂盒产品和 1 批软件产品。

②开展临床转化工作，验证试剂盒：由北京大学第三医院牵头开展临床转化研究工作，人类精子蛋白检测试剂盒临床验证工作正在进行中。

3. 项目主要成果

（1）精子成熟综合知识数据库完成框架设计和原型构建

完成了精子数据库主网页界面设计：主页面包含转录组模块、蛋白质组模块、代谢组模块、表观组模块 4 个子块，具有搜索功能（图 2-44）。

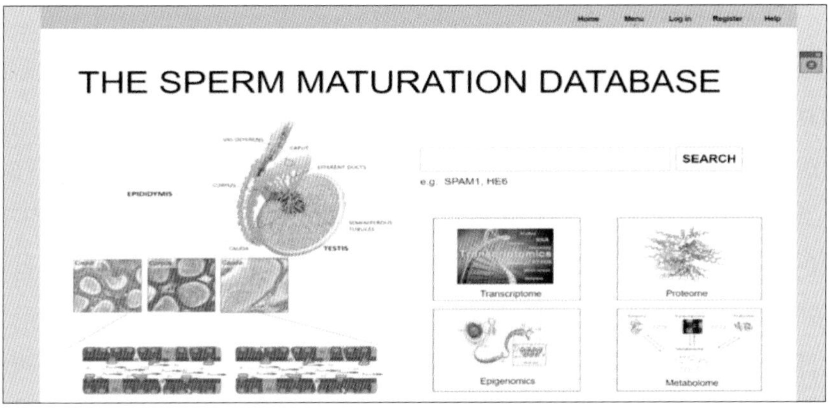

图 2-44　精子数据库主网页界面

（2）PTH1R 与 Gs 蛋白复合物的三维结构解析

PTH1R 属于 B 类 G 蛋白偶联受体，是骨质代谢和钙稳态平衡的关键调控因子。功能研究结果表明，男性生殖系统中高度表达的 PTH1R 被激活后，可以显著改善由脂多糖刺激引起的附睾炎症和精子活力下降等表型。明确 PTH1R 和下游信号分子的结合模式，对于理解其信号转导规律及靶向药物设计均具有重要的指导作用。项目组利用昆虫细胞纯化 PTH1R 和 Gs 三聚体蛋白，进行复合物体外重组，利用单颗粒冷冻电镜技术对复合物结构进行解析，得到了高分辨率的长效配体 LA-PTH 与 PTH1R 及 Gs 蛋白结合的复合物结构。该结构第一次全面解析了 PTH1R 及其配体之间的复杂的作用网络，表明配体的 C 端主要负责配体—受体识别，而 N 端则主要贡献于信号通路的选择性。通过对复合物的颗粒形态分类，可得到 3 种不同的复合物形态，反映了配体和受体的结合和脱离的动态过程，证实了 PTH1R 受体激活的“两步模式”。和其他已经解析的 B 类 GPCR-G 蛋白复合物的结构类似，PTH1R 激活后形成由 TM5、TM6 和 TM7 的关键氨基酸组成的 NPGHQ 结构域，稳定其激活构型，揭示了 class B 类 GPCR 激活的共同机制。相关成果以“Structure and Dynamics of the Active Human Parathyroid Hormone Receptor-1”为题发表于 *Science* 上。

（3）QRICH2 在精子鞭毛发育中的关键作用及机制研究

精子鞭毛的多种形态异常（Multiple Morphological Abnormalities of the Sperm Flagella, MMAF）是导致弱精症和男性不育的重要原因，已经有研究报道一些基因的突变会导致 MMAF 的发生。项目组的研究发现了一个新的鞭毛发育的关键基因 QRICH2，它的突变会导致 MMAF 的发生。项目组通过全外显子测序鉴定出了 2 名来自 2 个家系的携带 QRICH2 基因纯合点突变的不育男性（c.192G > A [p. L64*], c.3037C > T [p.R1013*]），同时利用 CRISPR/Cas9 技术构建了 QRICH2 基因敲除小鼠对 QRICH2 的功能进行探究。结果显示，QRICH2 的缺失会导致鞭毛形态异常和超微结构紊乱，导致精子运动能力降低和雄性不育的发生。

随后的蛋白组学结果和分子实验进一步证明了 QRICH2 能调节 CABYR 和 ODF2 的表达，并且能稳定 TSSK4、AKAP3、ROPN1 等蛋白的表达。这提示 QRICH2 不仅参与鞭毛的结构发育，而且与精子的能量代谢密切相关。项目组的研究首次报道了 QRICH2 在鞭毛发育和精子运动中的关键作用，并且阐明了其与部分鞭毛发育和精子能量代谢相关蛋白的相互作用（图 2-45）。该研究揭示了 QRICH2 在鞭毛发育和精子运动中的核心角色，QRICH2 有害突变的筛选对男性不育的临床分子诊断具有重要意义。相关成果以“Loss-of-Function Mutations in QRICH2 Cause Male Infertility with Multiple Morphological Abnormalities of the Sperm Flagella" 为题发表于 *Nature Communication* 上。

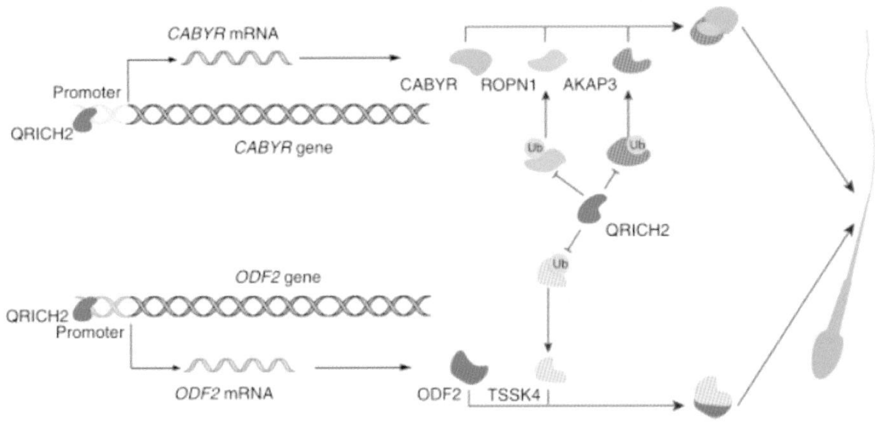

注：QRICH2 作为转录因子通过上调 ODF2 和 CABYR 的表达促进精子鞭毛的形成，抑制泛素介导的 AKAP3、TSSK4 和 ROPN1 的降解，最终增强精子鞭毛生物形成过程中 AKAP3/CABYR/ROPN1 和 TSSK4/ODF2 的相互作用。

图 2-45　QRICH2 调节精子鞭毛发育的机制

（4）产业化成果通过国家食品药品监督管理局济南检验中心的质量检验

经过临床研究筛选出 5 种与男性不育病因密切相关的靶蛋白分子，分别影响精子运动、获能、穿卵、精卵融合等功能。根据其 5 种靶分子在人类精子上表达的特性，设计出定量和定位检测新技术试剂盒及配套使用的计算机分析软件，形成了相对完整的“人类精子质量分子评价”新技术系统。该试剂盒产品满足药监局的要求，于 2019 年 9 月 23 日通过国家食品药品监督管理局济南医疗器械质量监督检验中心的质量检验（图 2-46）。

国家食品药品监督管理局济南医疗器械质量监督检验中心

检 验 报 告 首 页

报告编号：Y2019080734　　　　共 5 页 第 1 页

样品名称	人类精子蛋白（五种）联检试剂盒（间接免疫荧光法）	样品编号	Y2019080734
来样方式	抽样		
商标	/	规格型号	10 人份/盒
委托方	山东艾胚康生物科技有限公司	检验类别	注册检验
委托方地址	山东省烟台市高新技术产业开发区科技大道 39 号内 3 号	产品编号/批号	20190701 20190702 20190801 20180801
生产单位	山东艾胚康生物科技有限公司	抽样单编号	--
受检单位	山东艾胚康生物科技有限公司	生产日期	2019.07.25 2019.07.30 2019.08.05 2018.08.10
抽样单位	烟台市市场监督管理局	样品数量	各 10 盒
抽样地点	山东艾胚康生物科技有限公司	抽样基数	--
抽样日期	2019-08-06	检验地点	本检验中心实验室
收样日期	2019-08-07	检验日期	2019-09-09~2019-09-20
检验项目	全项目。		
检验依据	《人类精子蛋白（五种）联检试剂盒（间接免疫荧光法）》产品技术要求		
检验结论	被检样品符合《人类精子蛋白（五种）联检试剂盒（间接免疫荧光法）》产品技术要求。 （检验报告专用章） 签发日期：2019 年 9 月 23 日		
备注	1）报告中的“--”表示此项不适用，报告中“/”表示此项空白。 2）检测所用仪器为蔡司（ZEISS）LSM800 型激光共聚焦扫描显微镜。		

批准：　　　　职务：技术负责人

图 2-46　产业化成果的质量检测合格报告首页

（5）“人类精子质量分子评价系统”临床试验伦理获批

由北京大学第三医院牵头开展临床转化研究工作，通过多次论证，获得了“人类精子质量分子评价系统”临床试验批件（图 2-47）。

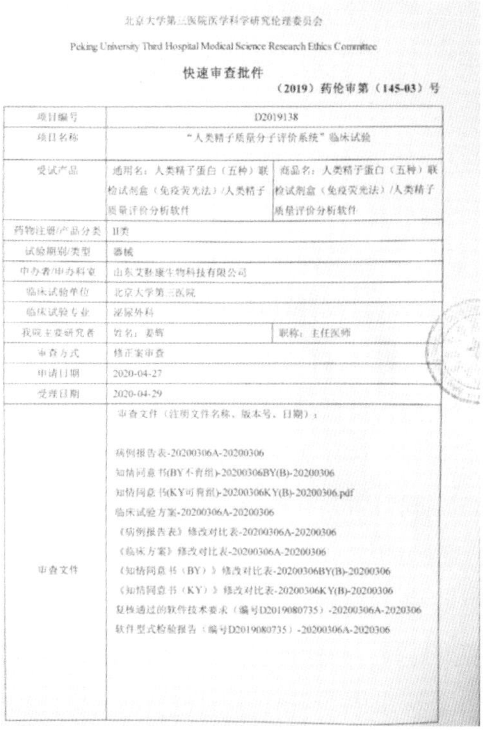
北京大学第三医院医学科学研究伦理委员会

Peking University Third Hospital Medical Science Research Ethics Committee

快速审查批件

（2019）药伦审第（145-03）号

项目编号	D2019138	
项目名称	“人类精子质量分子评价系统”临床试验	
受试产品	通用名：人类精子蛋白（五种）联检试剂盒（免疫荧光法）/人类精子质量评价分析软件	商品名：人类精子蛋白（五种）联检试剂盒（免疫荧光法）/人类精子质量评价分析软件
药物注册/产品分类	II类	
试验期别/类型	器械	
申办者/申办科室	山东艾默康生物科技有限公司	
临床试验单位	北京大学第三医院	
临床试验专业	泌尿外科	
我院主要研究者	姓名：姜辉	职称：主任医师
审查方式	修正案审查	
申请日期	2020-04-27	
受理日期	2020-04-29	
审查文件	审查文件（注明文件名称、版本号、日期）： 病例报告表-20200306A-20200306 知情同意书(BY不育组)-20200306BY(B)-20200306 知情同意书(KY可育组)-20200306KY(B)-20200306.pdf 临床试验方案-20200306A-20200306 《病例报告表》修改对比表-20200306A-20200306 《临床方案》修改对比表-20200306A-20200306 《知情同意书（BY）》修改对比表-20200306BY(B)-20200306 《知情同意书（KY）》修改对比表-20200306KY(B)-20200306 复核通过的软件技术要求（编号D2019080735）-20200306A-2020306 软件型式检验报告（编号D2019080735）-20200306A-2020306	

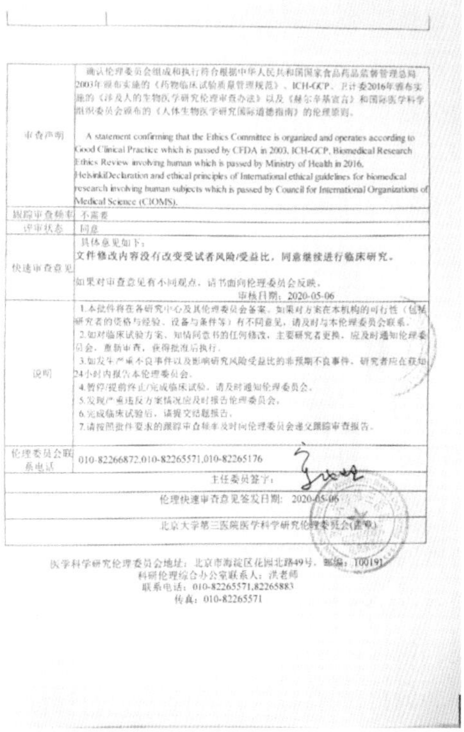
审查声明	确认伦理委员会组成和执行符合根据中华人民共和国国家食品药品监督管理总局2003年颁布实施的《药物临床试验质量管理规范》、ICH-GCP、卫计委2016年颁布实施的《涉及人的生物医学研究伦理审查办法》以及《赫尔辛基宣言》和国际医学科学组织委员会颁布的《人体生物医学研究国际道德指南》的伦理原则。 A statement confirming that the Ethics Committee is organized and operates according to Good Clinical Practice which is passed by CFDA in 2003, ICH-GCP, Biomedical Research Ethics Review involving human which is passed by Ministry of Health in 2016, HelsinkiDeclaration and ethical principles of International ethical guidelines for biomedical research involving human subjects which is passed by Council for International Organizations of Medical Science (CIOMS).
跟踪审查频率	不需要
评审状态	同意
快速审查意见	具体意见如下： **文件修改内容没有改变受试者风险/受益比，同意继续进行临床研究。** 如果对审查意见有不同观点，请书面向伦理委员会反映。 审核日期：2020-05-06
说明	1.本批件将在各研究中心及其伦理委员会备案。如果对方案在本机构的可行性（包括研究者的资格与经验、设备与条件等）有不同意见，请及时与本伦理委员会联系。 2.如对临床试验方案、知情同意书的任何修改，主要研究者更换，应及时通知伦理委员会，重新审查，获得批准后执行。 3.如发生严重不良事件以及影响研究风险受益比的非预期不良事件，研究者应在获知24小时内报告本伦理委员会。 4.暂停/提前终止/完成临床试验，请及时通知伦理委员会。 5.发现严重违反方案情况应及时报告伦理委员会。 6.完成临床试验后，请提交结题报告。 7.请按照批件要求的跟踪审查频率及时向伦理委员会递交跟踪审查报告。
伦理委员会联系电话	010-82266872,010-82265571,010-82265176
主任委员签字：	
伦理快速审查意见签发日期：2020-05-06	
北京大学第三医院医学科学研究伦理委员会(盖章)	

医学科学研究伦理委员会地址：北京市海淀区花园北路49号，邮编：100191
科研伦理综合办公室联系人：洪老师
联系电话：010-82265571,82265883
传真：010-82265571

图 2-47 “人类精子质量分子评价系统”临床试验批件

（十）“原始卵泡库的形成、维持与激活”项目

1. 项目简介

项目由中国农业大学夏国良教授团队牵头，团队成员来自厦门大学、宁夏大学、山东大学、中国科学技术大学、北京大学第三医院、南京医科大学、中国科学院深圳先进技术研究院和中国农业大学。项目拟通过基础研究与临床数据结合，利用动物模型和体外培养体系，借助组学分析、超高分辨显微技术等手段揭示哺乳动物原始卵泡库的形成、维持与激活调控的新机制，从而阐明女性生殖储备建立及维持的内在机制。通过项目实施将为挖掘原始卵泡潜在资源用于不育诊疗，实现新一代ART的研发奠定基础。

2. 研究进展

（1）原始卵泡形成及数量决定的分子机制

原始卵泡的形成及卵泡库的建立均有赖于胚胎卵巢发育过程中能够有足够数量的被阻滞于第一次减数分裂前期的卵母细胞和转录因子 FOXL2 阳性（$FOXL2^+$）的

前颗粒细胞。该项目从细胞增殖、凋亡和自噬等多个角度对两种类型细胞在形成原始卵泡前后的发育调控机制进行了系统研究，为回答决定原始卵泡数量和形成的分子机制奠定了基础。

1）颗粒细胞中的转录因子 SP1 参与调控原始卵泡库的建立与维持

原始卵泡的形成牵涉到卵母细胞与体细胞间复杂的互作，也因此需要对多种参与基因的时空差异表达实行调控。有研究显示，转录因子 FOXL2 阳性（$FOXL2^+$）前颗粒细胞的募集与维持对合胞体破裂和原始卵泡的形成是必需的。该研究发现尽管转录因子 SP1 在胚胎卵巢的体细胞和生殖细胞中均有表达，但利用胚胎卵巢体外重构结合 FOXL2 免疫荧光染色实验表明，SP1 主要在体细胞中发挥功能，影响了 FOXL2 阳性前颗粒细胞的发育。进一步研究显示，SP1 通过直接与 *Notch2* 的启动子结合促进其转录，调控卵巢表面上皮 $LGR5^+$ 细胞的增殖和由此分化形成的 $FOXL2^+$ 细胞的维持。在 SP1 缺失的卵巢中，$LGR5^+$ 细胞的增殖和 $FOXL2^+$ 细胞的维持受阻，导致 $FOXL2^+$ 阳性细胞严重减少，无法包裹卵母细胞形成原始卵泡，大量卵母细胞以合胞体的形式存在，最终由于缺乏功能性的颗粒细胞继续支持卵泡发育，合胞体中的卵母细胞最终会走向死亡。该研究证明了转录因子 SP1 可通过 Notch2 介导的信号通路调控小鼠原始卵泡库的建立与维持，为揭示体内卵泡发育的机制奠定了理论基础，对促进辅助生殖医学的进步，以及对于因卵泡发育问题而导致的 POI 等生殖疾病的预防和治疗具有重要的理论指导意义。相关成果以“SP1 Governs Primordial Folliculogenesis by Regulating Pregranulosa Cell Development in Mice”为题在线发表于 *Journal of Molecular Cell Biology* 上。

2）分别从诱发卵母细胞自噬和凋亡两个途径影响卵母细胞数量的角度，对其生理调控机制进行了系统研究

研究证明 GSK-3β 对于保障尚未进入第一次减数分裂前期的卵母细胞的存活和保证原始卵泡库形成时原始卵泡的数量具有重要作用。GSK3β 是通过调控核质穿梭蛋白 β-catenin 的转录激活作用来影响促凋亡因子 TAp63 的表达，从而避免了卵母细胞进入核网期前因 DNA 损伤修复机制过早启动而导致的细胞死亡。

项目组研究发现组蛋白去甲基化酶 LSD1 通过影响围产期卵巢中卵母细胞自噬参与调节原始卵泡库的建立。

组蛋白去甲基化酶 LSD1 定位于小鼠生殖细胞和体细胞的细胞核，且 LSD1 蛋白从胚胎期 18.5 天开始在卵巢中的表达量出现急剧下调，直到新生 3 天均保持较低水平，而这段时间恰好是生殖细胞大量丢失的时间，因此，怀疑其参与了对生殖细胞

的程序性死亡的调节过程。通过研究发现，体外抑制 LSD1 时小鼠胚胎卵巢中的生殖细胞大量丢失而过表达 LSD1 时生殖细胞数目明显增多，说明 LSD1 是生殖细胞生存所必需的。体外实验进一步发现，LSD1 通过调控 H3K4me2 的蛋白水平来调控生殖细胞数目变化，但其作用并不是通过影响卵母细胞凋亡而实现的。

（2）原始卵泡维持和激活的遗传性调控机制

初步揭示了钙黏蛋白（E-cadherin，E-cad）参与调控小鼠卵巢原始卵泡形成和维持的机制。

原始卵泡库中的卵泡长期维持休眠状态，离不开卵母细胞与外周的颗粒细胞之间建立的稳定的物理联系。而且通过这些联系也维系了卵母细胞内环境的相对稳定，为维持卵母细胞的休眠提供了条件。然而，目前已知的参与原始卵泡维持的分子调节机制的研究尚不完善。为此，该项目着眼于针对 E-cad 在维持细胞结构稳定性方面的特殊作用展开了研究。项目组发现 E-cad 在新生小鼠卵巢中显著表达于原始卵泡和初级卵泡卵母细胞膜，其蛋白表达随卵泡的形成和激活显著上调。体外敲降 E-cad 导致卵母细胞凋亡和原始卵泡丢失，而过表达无此现象但会引起激活卵泡卵母细胞体积增大。究其原因发现，转录因子 NOBOX 在卵母细胞中的表达模式与 E-cad 高度吻合且 β-catenin 介导了 E-cad 对 NOBOX 的表达调控；同时 E-cad 还通过维持 PI3K 低活性，从而参与维持原始卵泡。该研究还发现，卵细胞膜表达的 E-cad 通过促进与其周围的前颗粒细胞之间的 N-Cad 的相互作用调控原始卵泡结构的建立和维持。该研究为阐明原始卵泡维持机制和卵巢早衰等疾病发生的原因提供了理论基础，同时也对通过胚胎干细胞或诱导多能性干细胞在体外产生成熟的卵母细胞具有参考意义。相关成果以“Oocyte-Derived E-cadherin Acts as a Multiple Functional Factor Maintaining the Primordial Follicle Pool in Mice”为题发表于 *Cell Death and Disease* 上。

（3）表观遗传及环境因素调控原始卵泡维持和激活的分子机制

1）非编码 RNA 在调节原始卵泡组装与激活，以及对卵泡发育潜能中的作用

项目组探讨了非编码 RNA，如 miR-92b、RNA miR-125b-5p、miR-29a 及 miR-23b 在调节原始卵泡组装与激活，以及对卵泡发育潜能中的作用，揭示 miR-92b 可以促进卵巢生殖细胞合胞体的破裂及原始卵泡的组装。

2）环境因素对于原始卵泡形成与激活的影响探究

环境因素对于小鼠原始卵泡形成与激活是否具有影响，是项目组研究的一个重要的关注点。近年来，随着社会生活习惯的变化，以及工业污染的不断加剧，以内分泌干扰物双酚 A（BPA）为代表的一系列环境因素对于雌性生殖的不良影响时有

报道，而此类环境因素对原始卵泡发育的影响尚不明确。项目组发现给予孕期母鼠BPA暴露可导致新生小鼠卵巢中原始卵泡过度激活。免疫染色显示BPA激活原始卵泡卵母细胞的PCNA阳性比例增加。内质网应激标记物GRP78高表达于BPA处理组，以及内质网应激阻断剂BGP15可以部分逆转BPA处理对新生鼠原始卵泡的过度激活，证明BPA可以通过激活内质网应激反应诱导新生小鼠原始卵泡过度激活。项目组采用免疫荧光技术结合WB，检测内质网应激相关通路关键信号分子ATF6、PERK、CHOP的表达，结果显示BPA处理可以活化ATF6/PERK/CHOP信号通路，而阻断内质网应激可以部分逆转BPA对新生小鼠原始卵泡内质网应激的过度激活效应。进一步研究发现，该信号通路是通过活化p-Rps6发挥其诱导新生鼠原始卵泡过度激活效应。项目组正在对其具体分子机制及其可能的干预手段开展进一步研究。

3）原始卵泡激活的候选因子的初步筛查

项目组前期研究发现，Chemerin/GPR1能够通过PI3K信号通路抑制小鼠卵泡和黄体形成过程中的黄体酮分泌，而其通过mTOR信号通路能够调控DHEA处理的颗粒细胞雌激素分泌。为了研究Chemerin/GPR1信号是否对原始卵泡激活也有一定的调控作用，项目组建立了体外验证模型，验证了GPR1在原始卵泡体外激活过程中起到的作用。体内外实验表明，GPR1对原始卵泡激活有一定的调控作用。项目组将进一步深入探索针对GPR1靶点的各种因子对原始卵泡激活的调控机制，验证GPR1抗体和相关拮抗肽对人卵巢皮质中原始卵泡的激活作用，为临床相关卵巢疾病提供新的治疗靶点。

4）利用3D打印含激活剂的支架激活原始卵泡

项目组利用侧链氨基被修饰后带有不饱和双键的明胶（其不饱和双键的改性明胶能够被紫外光引发交联反应），同时，二价钙离子能够与海藻酸钠紧密结合，形成离子交联网络，从而构建了具有双交联网络的GelMa/Alg 3D打印支架。3D打印含激活剂的支架具有良好的生物相容性和药物缓释性，将富含原始卵泡的卵巢组织接种于支架材料后，移植到成年小鼠的皮下，随后每天注射FSH刺激卵泡生长，一周后取材检测，比较激活组和非激活组的卵巢发育情况，同时检测了卵泡发育标志性分子ZP3的表达情况，表明在支架材料中原始卵泡可被激活并进一步发育生长，可见初级卵泡形成，有明显的透明带结构。项目组将对小鼠的激素恢复及卵泡发育情况进行进一步验证，评估其在临床IVF上应用的可能性。

5）建立卵巢早衰啮齿动物模型

利用基因修饰动物模型，构建了*Zp3-Cre*；iDTR小鼠模型，该模型可通过注射白喉毒素 DT 的方式，选择性地对卵巢中的生长卵泡进行杀伤，而对卵巢中的原始卵泡及非卵泡组织无影响。目前模型已经构建完成，模型鼠处理后卵巢中缺乏生长卵泡，并且呈现高血清 FSH 的早衰病征。项目组建立了通用的 POF 小鼠模型，通过模拟临床放疗、化疗过程，利用化疗药物环磷酰胺（CTX）建立小鼠 POF 模型。

6）E2a、Heb 转录因子对小鼠卵母细胞发育的研究

项目组初步发现转录因子 E2a 和 Heb 在调节卵母细胞发育中的剂量补偿效应，卵母细胞特异性敲除 E2a 和 Heb 小鼠卵泡无法发育到次级卵泡阶段。进一步研究表明，DKO 小鼠卵母细胞中 Gdf9 和 Bmp15 的表达迅速下降，颗粒细胞增殖和分化能力受阻。单细胞测序结果表明，DKO 小鼠卵母细胞无论直径大小都处于相同的细胞状态，该细胞状态与 WT 的原始卵泡卵母细胞相近，但存在明显差异。

3. 项目主要成果

（1）组蛋白修饰“阅读器”ZCWPW1 在减数分裂中的关键作用

不孕不育在我国育龄夫妇中的发生率已达 15%，减数分裂异常导致的精子或卵细胞不能产生或质量低下是引起不孕不育的重要原因。长期以来，减数分裂的分子机制及存在的雌雄差异一直是研究的热点。项目组研究发现，组蛋白 H3K4me3 修饰“阅读器”ZCWPW1 对雌雄两性减数分裂具有不同效应，*Zcwpw1* 敲除雄鼠不育，精母细胞发育阻滞在减数第一次分裂偶线期，伴有 DNA 双链断裂修复异常，“交叉重组”形成缺陷；而 *Zcwpw1* 敲除雌鼠早期可维持正常的生育力，但呈现卵巢早衰的表型，卵母细胞减数分裂进程减慢。减数分裂程序性 DSB 的产生和修复是减数分裂染色体行为的分子基础，PRDM9 介导的 H3K4me3 修饰在程序性 DSB 位点形成中起重要作用，ZCWPW1 可能通过识别这些特异性的修饰位点以保证 DSB 的正常形成和修复，*Zcwpw1* 敲除导致卵母细胞减数第一次分裂延迟，染色质重塑基因表达改变，最终引发卵巢早衰（图 2-48）。该研究为阐释表观遗传调控在减数分裂中的作用及雌雄两性在减数分裂进程中的差异提供了证据，并有望为男性不育症和女性卵巢早衰 POI 的诊断、治疗及新型药物开发提供候选标靶分子。相关成果以“The Histone Modification Reader ZCWPW1 Is Required for Meiosis Prophase I in Male But Not in Female Mice”为题发表于 *Science Advances* 上。

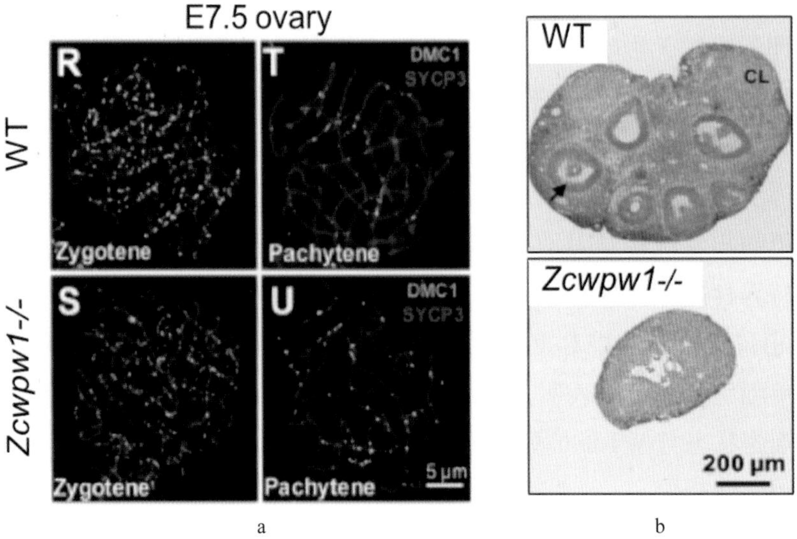

图 2-48 *Zcwpw1* 敲除导致卵巢早衰

（2）卵母细胞中的糖原合成激酶 GSK3β 通过影响细胞凋亡参与调控原始卵泡库的大小

原始卵泡作为雌性生殖的基本功能单位，其储备库建立时卵泡的多少直接决定其一生的生育能力，过小的原始卵泡库存会导致原发性卵巢早衰。已知在哺乳动物胚胎期卵巢中，卵母细胞经历第一次减数分裂前期后阻滞于核网期，随后极少部分未成熟的卵母细胞被周围的扁平颗粒细胞包裹形成原始卵泡，而大多数卵母细胞死亡丢失，具体原因不明。项目组发现 GSK-3β 在小鼠胚胎期与围产期卵巢中广泛分布于体细胞与卵母细胞的胞质，且其在卵母细胞内的活性随胚胎卵巢发育进程呈现下调趋势。体内和体外实验发现缺失 GSK-3β 会导致新生 1 天小鼠卵巢中卵母细胞数量明显少于野生型小鼠，卵母细胞发生显著的凋亡且 DNA 断裂修复机制受损。进一步研究发现 GSK-3β 通过调控转录辅助因子 β-catenin 的转录活性，影响促凋亡因子 p63 的时空特异性表达时程，进而维持减数分裂前期进程的正常进行。证明在小鼠胚胎期卵巢内，GSK-3β 对于第一次减数分裂前期的卵母细胞的存活具有重要作用（图 2-49）。该研究结果对于阐明减数分裂的内在调控机制及卵巢生殖储备的建立机制具有重要科学意义。相关成果以“GSK-3β Protects Fetal Oocytes from Premature Death via Modulating TAp63 Expression in Mice”为题发表于 *BMC Biology* 上。

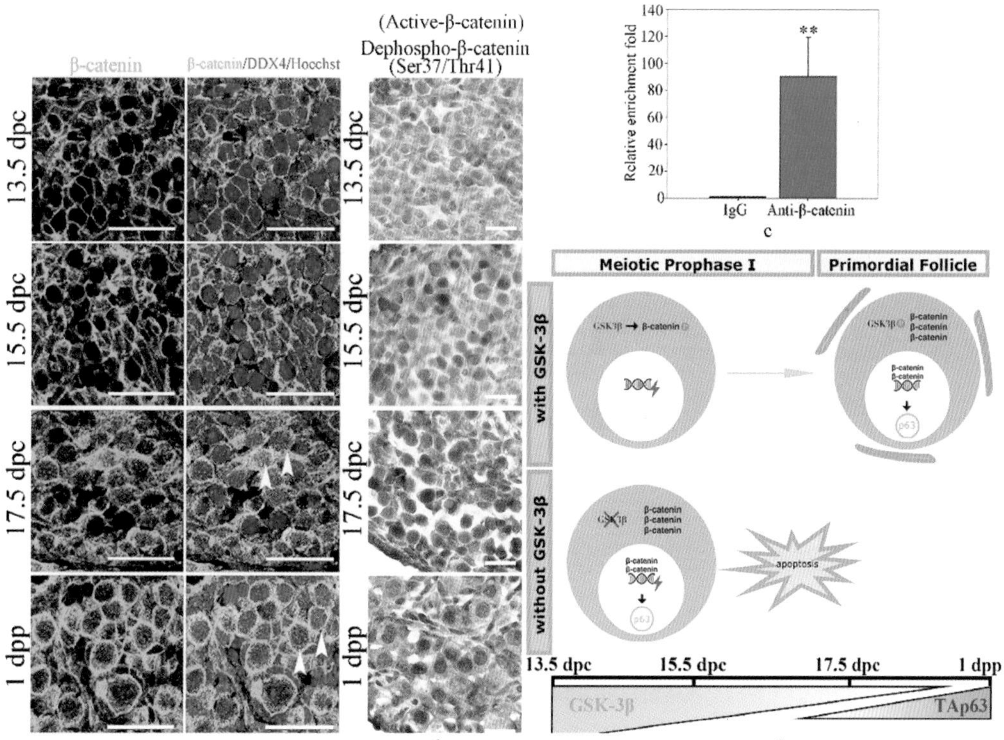

图 2-49　糖原合成激酶 GSK-3β 对胚胎期小鼠卵巢中卵母细胞存活必不可少

（3）非编码 RNA 在调节原始卵泡组装与激活中发挥了重要作用

非编码 RNA 作为非遗传调控的重要作用被逐渐揭示，项目组选取从临床 POF 患者样本中筛选到的可能参与 POF 发生的一系列 miRNA，探讨了非编码 RNA miR-92b、RNA miR-125b-5p、miR-29a 与 miR-23b 在调节原始卵泡组装与激活，以及对卵泡发育潜能中的作用。其中非编码 RNA miR-92b 在小鼠 16.5 dpc（出生前）、0.5 dpp（出生后）、2.5 dpp 及 6.5 dpp 卵巢组织中均有表达，且主要表达于颗粒细胞。体外培养新生小鼠卵巢中过表达或干扰 miR-92b 可以显著改变卵巢中合胞体数目而增加原始卵泡数目，提示 miR-92b 可以促进卵巢合胞体破裂及原始卵泡的组装（图 2-50）。进而项目组在新生小鼠卵巢中敲减 miR-92b，发现抑制了原始卵泡的组装，而且 mTOR 信号通路也被特异抑制，提示 miR-92b 可能通过影响 mTOR 信号通路调控原始卵泡的组装进程。相关成果以“microRNA 92b-3p Regulates Primordial Follicle Assembly by Targeting TSC1 in Neonatal Mouse Ovaries”为题发表于 *Cell Cycle* 上。

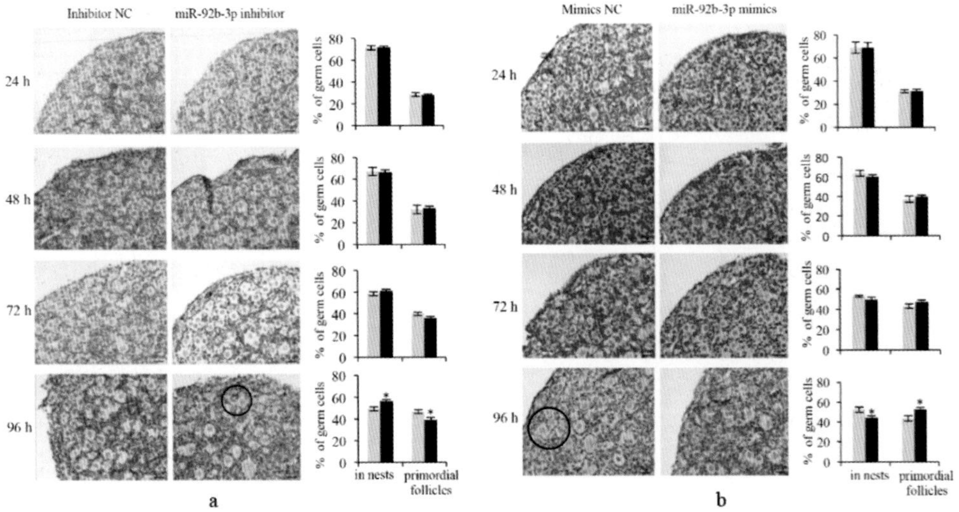

图 2-50 非编码 RNA miR-92b 可以促进卵巢生殖包囊的破裂及原始卵泡的组装

（4）新鉴定活性多肽类激素 MTL 通过其受体抑制脂质吸收

肥胖及其相关疾病，尤其是非酒精性脂肪肝（NAFLD），是当今社会的世界性医学挑战。该类疾病影响着数百万人的代谢健康，但目前还没有批准的药物。循环肽和 G 蛋白偶联受体（GPCRs）因其在这些代谢疾病中的生物功能而备受关注。项目组基于生物信息学，鉴定了新的活性多肽 MTL。通过体外生物学研究证实了 MTL 与 GPRC6A 的结合，以及 GPRC6A 与 OCN 的相互作用。利用高脂饮食（HFD）饲养的野生型小鼠制备非酒精性脂肪肝模型和胰岛素抵抗表型，发现经腹腔注射 MTL 或灌胃 MTL，MTL 可以通过减少神经紧张素（Neurotensin，NT）和刺激胰高血糖素样肽 -1（GLP-1）的分泌来抑制脂质吸收及缓解胰岛素抵抗，从而显著改善 NAFLD 症状（图 2-51）。

总体而言，灌胃或静脉注射 MTL 可以通过抑制脂质吸收、减少 NT 和刺激 GLP-1 分泌来改善 NAFLD 症状。因此，这种口服肽可能成为治疗 NAFLD 的潜在候选药物，并对血糖水平和胰岛素分泌的温和控制带来了更多的可能性。该成果提示此类代谢因子为项目组正在进行的原始卵泡激活干预实验提供了直接可用的工具多肽。项目成果以“Newly Identified Peptide Hormone Inhibits Intestinal Fat Absorption and Improves NAFLD through Its Receptor GPRC6A”为题发表于 *Journal of Hepatology* 上。

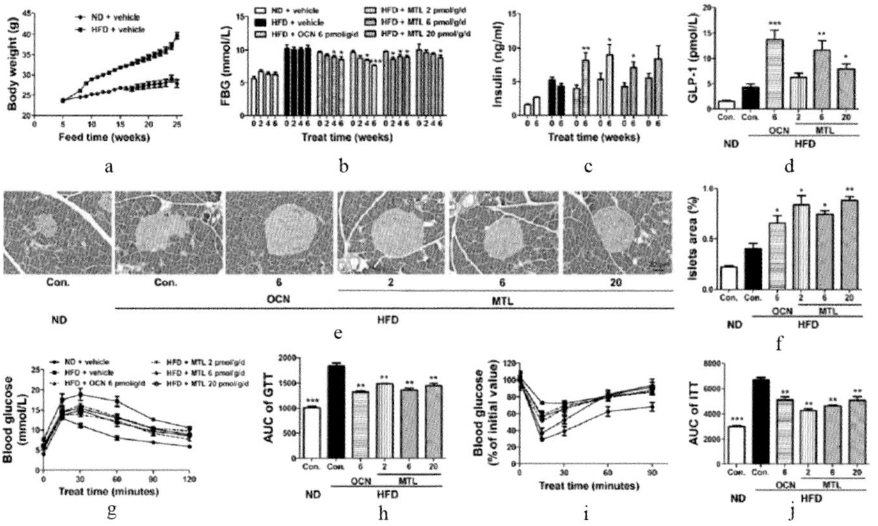

图 2-51　MTL 改善葡萄糖代谢和胰岛素敏感性

（十一）“卵泡微环境以及卵巢病变影响卵母细胞发育成熟的作用和机制研究”项目

1. 项目简介

项目由南京医科大学生殖医学国家重点实验室的苏友强教授团队牵头，团队成员包括来自 4 个国家级重点实验室 / 中心、3 个部级重点实验室及 4 家综合性医院的 14 名优秀中青年研究骨干。项目拟通过研究卵母细胞—颗粒细胞相互作用及代谢微环境因素调控卵母细胞发育与成熟的分子机制，以及卵巢病变对卵母细胞发育及成熟的影响，以期深入揭示卵泡微环境及卵巢病变影响卵母细胞发育和成熟的分子新机制。通过项目实施将为卵母细胞发育和成熟缺陷所致不孕症的预防诊疗及新型卵子质量改善体系的建立提供理论指导。

2. 研究进展

（1）揭示了卵母细胞—颗粒细胞互作调控卵母细胞发育与成熟的系列新机制

项目组利用遗传学模型和活细胞成像技术建立起了研究“卵母细胞—颗粒细胞互作的结构基础”的活体观察体系，并利用蛋白质组学筛选了介导卵—颗粒细胞互作的微绒毛结构的分子组成和调控因子，通过遗传学研究其在卵和卵泡发育中的功能机制，为进一步深入揭示卵母细胞—颗粒细胞交互作用的结构与分子基础奠定了坚实基础。该项目揭示了颗粒细胞内的表观调控通路对于卵母细胞发育与成熟具有重要的调控作用。研究发现：①颗粒细胞内 CXXC1-H3K4 甲基化可以调控卵母细胞与卵泡发育；②颗粒细胞表达的 HDAC3 通过抑制 AREG 表达而参与维持卵母细胞成熟阻滞，并且 HDAC3 抑制剂处理颗粒细胞可以提高小鼠及人的卵母细胞发育潜能；③颗粒细胞中甲基转移酶 SETD1 的重要组分 CFP1 通过介导组蛋白 H3K4 甲基化维持小鼠卵泡的发育；④颗粒细胞中的组蛋白去甲基化酶 LSD1 可通过调控 FSHR 的表达来调控卵泡的发育。这为研究颗粒细胞对卵母细胞发育成熟的调控开辟了新的视角。

（2）发现代谢微环境调控卵母细胞发育与成熟的系列机制

项目组发现卵泡微环境的改变，即卵泡液中褪黑素水平的降低和重金属等毒害物暴露，会影响卵母细胞的发育成熟质量。在此基础上，该项目探索出了数种改善卵母细胞质量的途径：①辅酶 Q10 和褪黑素改善排卵后老化卵子的质量；②维生素 C 和茶多酚预防化疗药物导致的卵子成熟失败；③谷胱甘肽减缓重金属镉暴露导致的卵子成熟缺陷。2019 年度，该项目建立了 APEX 系统介导的卵母细胞线粒体蛋白质组的标记、富集与鉴定方法，并开始了卵母细胞特异 APEX 反应小鼠模型的制备，为进一步研究线粒体所介导的能量代谢过程对于卵母细胞发育成熟调控作用机制奠定了坚实基础。同时，项目组也发现了囊泡运输蛋白 RAB7 通过与线粒体分裂蛋白 DRP1 相互作用而调控卵母细胞发育成熟。

（3）发现数个导致人卵发育成熟缺陷的新致病基因或基因位点并揭示卵巢病变导致卵母细胞发育成熟缺陷的机制

在卵巢病变及遗传缺陷影响卵母细胞发育成熟调控方向，该项目发现 POI 患者颗粒细胞存在自噬缺陷，并初步阐明了其致病机制；揭示了肥胖可能通过改变颗粒细胞活性与功能而影响女性生育能力。利用小鼠模型，研究发现了老龄卵母细胞内 microRNA 表达发生变化，并探讨了该变化在诱导卵母细胞质量下降过程中的作用，发现电针干预可改善高龄女性的卵巢储备功能。该项目鉴定出卵母细胞成熟缺陷基因 *PATL2* 与 *TUBB8*、受精障碍基因 *WEE2*、胚胎停育基因 *REC114*，以及卵巢早衰基因 *FOXL2* 的新致病性突变位点，揭示了 *NLRP2* 或 *NLRP5* 突变导致人卵受精后胚胎停育。

3. 项目主要成果

（1）发现卵泡颗粒细胞内组蛋白去乙酰化酶 HDAC3 介导的表观遗传修饰控制卵母细胞成熟启动

成年女性的卵母细胞只有在月经周期的中期的 LH 峰出现之后才能够成熟；而在

此之前，发育充分的卵母细胞虽然具有成熟的能力但其成熟却被卵泡内的抑制因子所阻滞。卵泡颗粒细胞已知同时介导了卵母细胞成熟的阻滞和 LH 作用之后的卵母细胞成熟的诱导。LH 峰出现之后，哺乳动物卵泡中的颗粒细胞可通过分泌 EGF 样生长因子（AREG、EREG、BTC）来介导卵母细胞的成熟，但其具体机制依然不清楚。该项目研究发现 LH 峰诱导的颗粒细胞中组蛋白去乙酰化酶 3（HDAC3）的下调对于卵母细胞的成熟至关重要（图 2-52）。在 LH 峰到来前，颗粒细胞中的 HDAC3 呈高水平表达，且通过多种转录因子，如 FOXO1 的介导，募集到 AREG 的启动子区域，抑制 AREG 的表达。伴随着 LH 峰的到来，颗粒细胞中 HDAC3 的表达下调，促进了 AREG 启动子区域 H3K14 的乙酰化修饰和转录因子 SP1 的结合，进而起始 AREG 的转录表达及卵母细胞成熟。此外，体内在颗粒细胞中条件性敲除 *Hdac3* 及体外 HDAC3 抑制剂均可以在不依赖 LH 的条件下促进卵母细胞成熟。这些结果表明，LH 诱导排卵前，颗粒细胞表达的 HDAC3 是抑制 EGF 样生长因子提前表达的关键性分子开关。该项发现为进一步深入探讨卵母细胞成熟调控的分子机制开辟了新的研究领域。相关成果以“HDAC3 Maintains Oocyte Meiosis Arrest by Repressing Amphiregulin Expression before the LH Surge”为题发表于 *Nature Communications* 上。

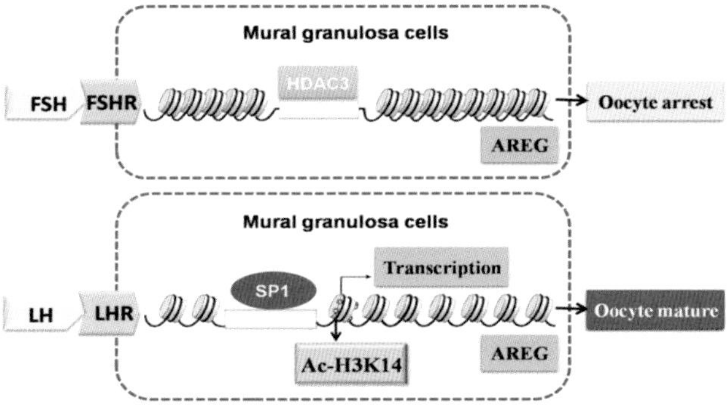

图 2-52　颗粒细胞表达的 HDAC3 对颗粒细胞 AREG 表达的负性调控作用模式

（2）揭示了囊泡运输蛋白 RAB23 协同 KIF17 调控卵母细胞成熟过程中的微丝骨架组装和微管乙酰化

细胞骨架动力学参与了卵母细胞成熟过程中纺锤体的组装、微丝 - 介导的纺锤体迁移，以及第一极体排出等过程的调控。囊泡运输是卵母细胞减数分裂过程中的重要生物进程，其中的 Rab 家族作为 GTP 酶，广泛参与了细胞骨架动力学变化、物质运输等。该项目揭示了囊泡运输蛋白 RAB23 通过其 GTP 酶功能驱动马达蛋白 KIF17，进而调控卵母细胞成熟过程中的纺锤体组装和微丝的动力学。研究发现在小鼠卵母细胞内，RAB23 能够调控马达蛋白 KIF17 在纺锤体两极的定位，从而控制微管的稳定性，这主要是通过其对微管乙酰化酶的调控实现的；此外，RAB23 能够参与微丝骨架的分布，从而调控纺锤体的迁移过程，而这一过程主要是通过影响 RhoA-ROCK 信号通路来发生的（图 2-53）。该研究表明，Rab23-Kif17 囊泡运输载体复合物通过促进微管的蛋白的乙酰化和微管的组装，以及微丝 - 介导的纺锤体迁移而调控卵母细胞成熟过程。鉴于微丝骨架对于线粒体分布和功能的影响，该研究提示膜泡运输可能对于卵母细胞内线粒体的代谢功能也具有影响作用。这为进一步研究线粒体与能量代谢控制卵母细胞成熟的分子机制提供了新思路。相关成果以 “Rab23/Kif17 Regulate Meiotic Progression in Oocytes by Modulating Tubulin Acetylation and Actin Dynamics” 为题发表于 *Development* 上。

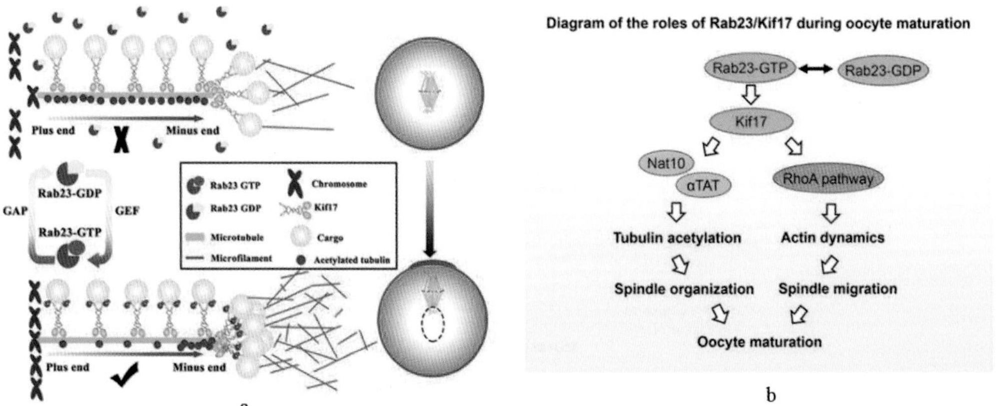

a　　　　　　b

图 2-53　Rab23-Kif17 囊泡运输载体复合物通过促进微管的蛋白乙酰化和微管的组装及微丝 - 介导的纺锤体迁移而调控卵母细胞成熟过程

（3）发现卵泡液中褪黑素含量减少是导致老龄卵非整倍体率升高的重要可逆原因

年龄因素所致的生育能力下降对于 40 岁以上的女性来说是一种普遍现象，主要归因于此时女性的卵子无论是质量还是数量均有所下降。然而，其中的机制及预防和改善老龄女性劣质卵子的策略仍不明了。褪黑素是一种主要产生于松果体参与调节昼夜节律的激素，目前越来越多的研究表明褪黑素还是一种很强的抗氧化剂，存在于雌性动物卵泡液中，其含量与人类卵巢储备和 IVF 结局都高度相关。该项目研究发现老龄鼠卵泡液中褪黑素含量大幅下降，并与其卵内非整倍体密切相关。体内外实验发现补充外源性的褪黑素不仅可以有效消除卵内由于活性氧堆积所致的DNA损伤和凋亡，而且可以阻止老龄鼠卵中由于纺锤体与染色体缺陷而致的非整倍体；然而抑制组蛋白去乙酰化酶Sirt1的活性却可以阻断褪黑素对于老龄鼠卵质量的改进作用。进一步探讨发现，外源的褪黑素是通过Sirt1/Sod2-依赖性的机制来扭转老龄卵质量下降，即激活卵子内Sirt1/Sod2通路，清除卵子老化过程中产生的多余活性氧，从而提高卵子质量，减少非整倍体的发生（图2-54）。该研究成果表明，补充外源性的褪黑素对于保护老龄卵母细胞免予发生减数分裂缺陷和非整倍体是一种可行的方法，可以用于辅助生殖临床来改善大龄女性的卵子质量，进而提高其受孕能力。相关成果以“Insufficiency of Melatonin in Follicular Fluid Is a Reversible Cause for Advanced Maternal Age-Related Aneuploidy in Oocytes”为题发表于*Redox Biology*上。

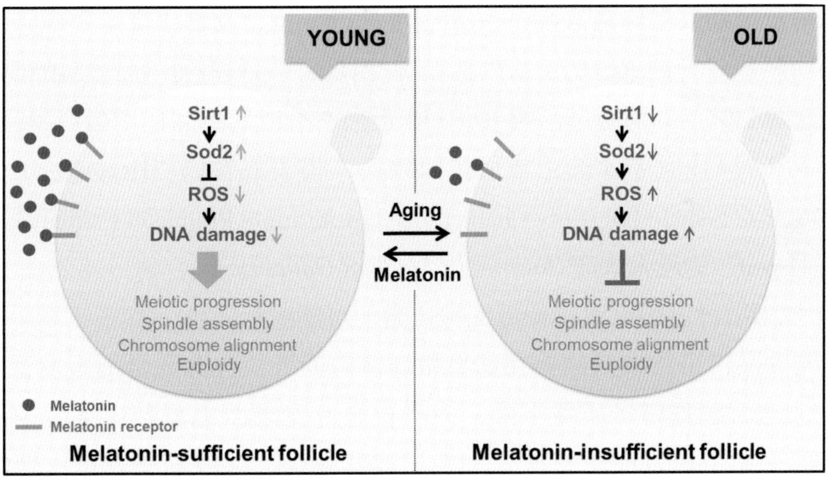

图2-54　卵泡液中的褪黑素通过Sirt1/Sod2通路清除卵内多余活性氧进而提高卵子质量并降低非整倍体发生

（4）发现数个导致人卵发育成熟缺陷的新致病基因/基因位点

卵母细胞发育成熟的正常与否不仅体现在其是否恢复和完成了第一次减数分裂，更为重要的是其能否受精并支持早期胚胎发育，该过程受到卵母细胞所固有的遗传学程序调控。因此，遗传学因素是导致人卵发育成熟缺陷的重要原因之一。该项目鉴定出数个导致人卵发育成熟缺陷的新致病基因或基因位点。其中：①对来自7个家系的8名原发不孕女性患者（均有多年不孕史，且多次辅助生殖周期都极难获得有效胚胎）的研究发现了导致人类早期胚胎停育的新突变基因 *NLRP2*（c.292C > T、c.2081C > T、c.866G > A 和 c.3320C > T）与 *NLRP5*（c.1961C > A、c.773T > C、c.2254C > T、c.525G > C、c.2544A > T、c.662C > T、c.1847A > T 和 c.1469C > T），并揭示了这些突变位点大都导致其编码蛋白不稳定和降解（图 2–55），为阐明人类早期胚胎停育的机制提供了新思路，相关成果以“Mutations in NLRP2 and NLRP5 Cause Female Infertility Characterised by Early Embryonic Arrest”为题发表于 *Journal of Medical Genetics* 上；②对 6 名卵子形态正常但不能够受精的女性患者进行分析，发现了 WEE2 基因的 6 个新的致病突变位点及缺失（c.1228C > T、c.1184G > A、c.725G > C、c.997T > C、c.220_223delAAAG、c.1221G > A、c.1006_1007insTA、c.1286_1288delGAG 和 c.598C > T），为此类患者的遗传诊断及干预提供了理论依据，相关成果以“Novel Mutations in WEE2: Expanding the Spectrum of Mutations Responsible for Human Fertilization Failure”为题发表于 *Clinical Genetics* 上；③对两例具有典型的多精受精及早期胚胎停滞表型的女性患者进行分析，发现了 2 个引起人类多原核形成和早期胚胎停育的 *REC114* 基因的新突变位点（c.397T > G、c.546+5G > A），并揭示了这两个位点分别通过影响 REC114 蛋白本身或其相互作用蛋白 MEI4 的稳定性，以及 *REC114* 内含子 4 的正常剪接而致病，相关成果以“Homozygous Mutations in REC114 Cause Female Infertility Characterized by Multiple Pronuclei Formation and Early Embryonic Arrest”为题发表于 *Journal of Medical Genetics* 上。

（5）探索数种可用以改善卵母细胞质量的可能途径

环境与食品污染物及药物等在卵巢微环境内的堆积会对卵母细胞发育成熟产生不良反应，进而导致卵子质量下降。该项目研究发现，中草药中常见的成分——马兜铃酸的暴露会诱发卵子核成熟和胞质成熟缺陷，导致卵子发生中期阻滞和受精失败，相关成果以“Exposure to Aristolochic Acid I Compromises the Maturational Competency of Porcine Oocytes Via Oxidative Stress-Induced DNA Damage”为题发表于 *Aging* 上；而谷胱甘肽可以有效减缓环境中的重金属污染物镉暴露所导致的卵子成熟缺陷，为改善由环境污染造成的卵子质量低下提供有效手段，相关成果以“Glutathione Alleviates the Cadmium Exposure-Caused Porcine Oocyte Meiotic Defects via Eliminating the Excessive ROS”为题发表在 *Environmental Pollution* 上；此外，褪黑素可以缓解由受污染食品中的霉菌毒素－赭曲霉毒素 A 暴露引起的不利影响，保护卵母细胞成熟缺陷，相关成果以“Melatonin Ameliorates Ochratoxin A-Induced Oxidative Stress and Apoptosis in Porcine Oocytes”为题发表于 *Environmental Pollution* 上；而培养液中添

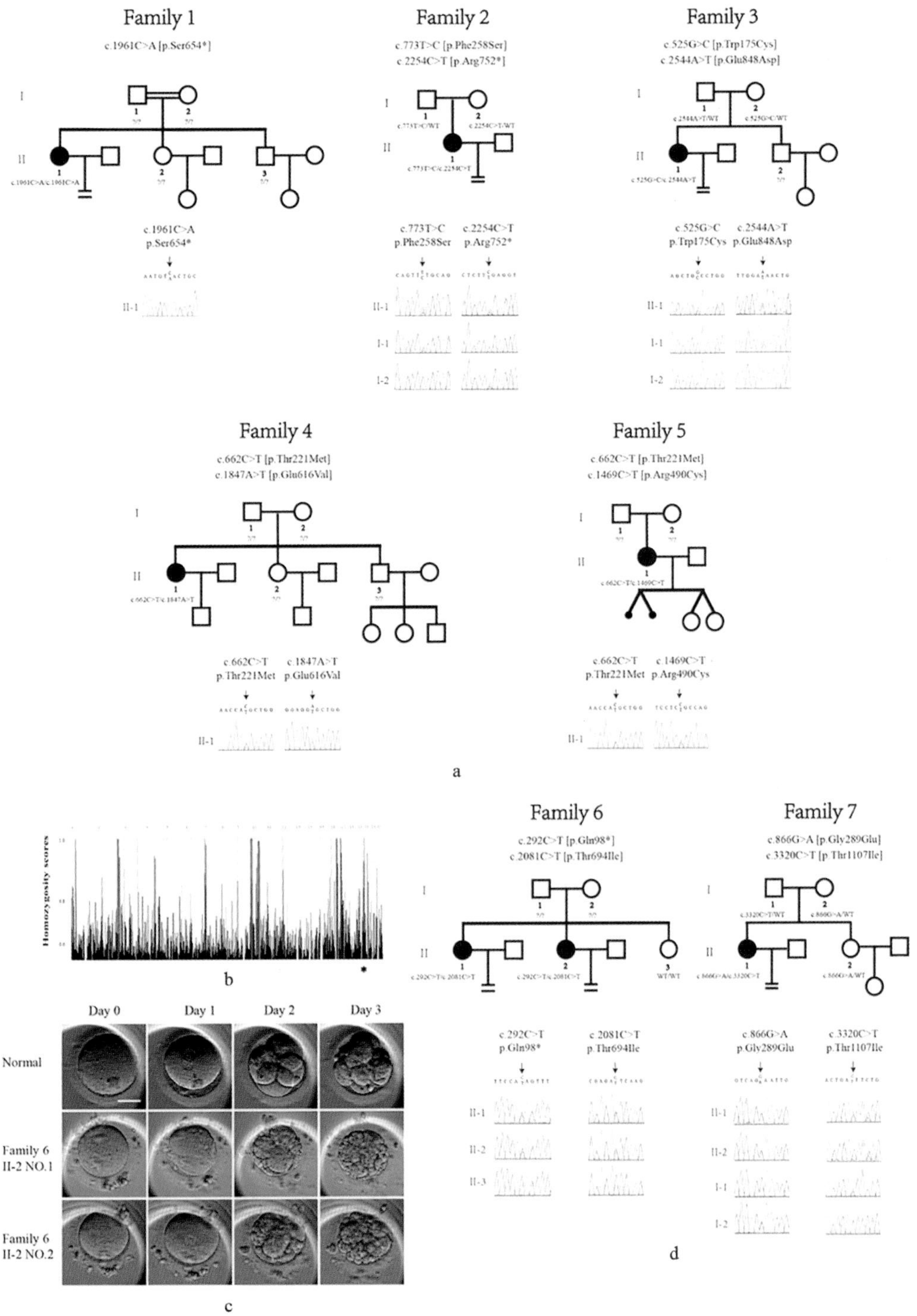

图 2-55　7 个早期胚胎停育原发不孕女性患者家系中 *NLRP2* 与 *NLRP5* 突变的鉴定

加维生素 C 和茶多酚可以分别有效抑制由癌症化疗药物卡铂和顺铂所导致的卵子成熟障碍，相关成果以“Vitamin C Protects Carboplatin-Exposed Oocytes from Meiotic Failure”和“Tea Polyphenol Protects Against Cisplatin-Induced Meiotic Defects in Porcine Oocytes”为题发表于 *Molecular Human Reproduction* 和 *Aging* 上。另外，成熟的卵子在排卵并离开卵泡微环境后若不能及时受精会导致老化、质量下降，造成受精失败和早期胚胎发育的停滞。该研究发现 CoQ10 可以有效降低小鼠排卵后老化卵子的 ROS 水平，修补 DNA 损伤，从而抑制老化造成的卵子凋亡，同时减少老化卵子的碎裂率，维持细胞骨架和各种细胞器的动态分布，提高受精率和早期胚胎发育的潜能（图 2-56），相关成果以“Coenzyme Q10 Ameliorates the Quality of Postovulatory Aged Oocytes by Suppressing DNA Damage and Apoptosis”为题发表于 *Free Radical Biology and Medicine* 上。

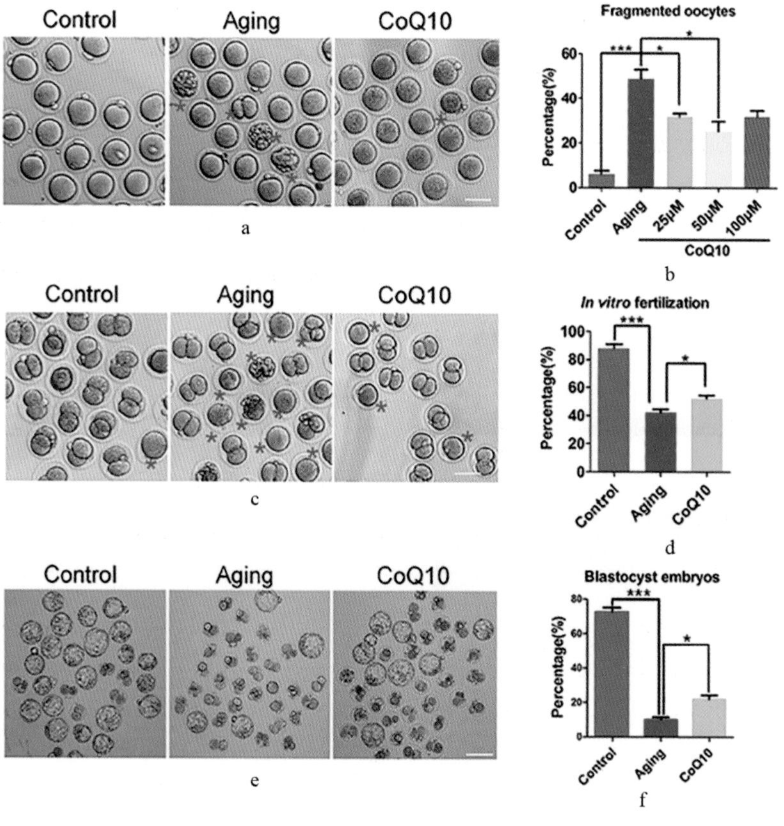

图 2-56　CoQ10 挽救老化卵子质量和胚胎

（十二）“免疫对配子发生和胚胎发育的影响”项目

1. 项目简介

项目由中国科学技术大学魏海明教授团队牵头，团队成员包括中国科学技术大学、南京医科大学、中国医学科学院、北京大学、华中科技大学等国内生殖免疫研究重点单位的一批中青年科学家，在血生精小管屏障（Blood-Testis Barrier，BTB）、母胎界面等生殖免疫微环境研究中处于国际先进水平。项目拟通过研究BTB、母胎界面和卵巢微环境为聚焦点，重点研究睾丸和子宫微环境的基本免疫学特征；在此基础上，探讨BTB损伤后免疫特征的改变和触发抗精子免疫应答的机制，以及母胎免疫界面调节胚胎生长发育的功能。通过项目实施将寻找免疫系统失衡导致生殖障碍的关键分子，并基于关键分子提出免疫干预的理论基础和治疗新策略。

2. 研究进展

（1）睾丸和母胎界面等生殖免疫微环境的基本特征研究

建立了睾丸和母胎界面微环境免疫细胞分离方法和切片染色技术。利用单细胞测序技术深入分析了睾丸免疫微环境的免疫细胞构成，并结合多色流式细胞术和组织切片染色进行了验证，发现其中的T淋巴细胞组成和表型的动态变化。利用高通量测序技术，分析了母胎界面蜕膜Treg细胞和外周免疫器官Treg细胞的转录组学差异，并在此基础上初步探索了Treg细胞招募的分子机制；利用遗传小鼠模型分析了NKG2A和Ly49家族分子在NK细胞驯化和教育中的重要作用。

（2）筛选不育相关的免疫致病候选因子

通过对收集的不育病例家系进行全外显子测序，锁定了2个潜在致病突变（TBP, c.227_229A; CLDN11, c.C355T），Sanger测序确认这两个突变在可育的兄弟中都是杂合，在两位患者中都是纯合。其中，TBP的这个突变在人群中的最高携带率有0.44，不符合不育这个疾病的特征，故排除。因此，就只有CLDN11这个无义突变为潜在致病突变。该突变在不同物种中高度保守，且软件预测有害（90.0%）。项目组将制备携带患者突变的小鼠模型及对患者进行更多的检测。

RAC1是Rho家族的小G蛋白，在支持细胞（Sertoli Cell，SC）的细胞质中呈点状定位。项目组发现支持细胞中Rac1敲除之后，从出生后12天（12 dpp）开始，睾丸切片中精子发生开始表现出明显异常，如生精细胞脱落和支持细胞空泡化。对12 dpp的敲除和对照小鼠的支持细胞进行全转录组测序，发现了很多免疫通路相关的基因被富集，提示 Rac1 很可能参与 BTB 形成前睾丸免疫稳态的维持。接下来，项目组将进一步研究哪些关键蛋白和信号通路在敲除鼠中受到了影响，进而干扰了精子发生。

（3）腮腺炎病毒感染诱导睾丸炎的机制

腮腺炎病毒（Mumps Virus，MuV）感染常常导致睾丸炎，进而造成男性不育。项目组应用 MuV 感染小鼠体外培养的支持细胞，发现会诱导紧密连接相关蛋白 occludin 和 ZO-1 的表达下调，从而损伤 BTB；而 MuV 感染 TLR2 和 TNF-α 敲除小鼠 SC 则不会引起 BTB 的破坏。TNF-α 抑制剂泊马度胺也可避免 MuV 感染导致的 BTB 损伤。在体实验通过 FITC 标记的生物素示踪分析，也证实 MuV 感染可以损伤 BTB 并导致一过性精子发生障碍。这些发现提示 MuV 感染支持细胞，通过激活 TLR2 信号通路，诱导前炎症细胞因子 TNF-α 的表达，TNF-α 下调紧密连接相关蛋白 occludin 和 ZO-1 的表达，破坏了 BTB 的完整性，从而影响精子发生。TNF-α 可能成为 MuV 感染导致的睾丸功能障碍和男性不育的预防和治疗靶点。

（4）感染性精囊炎的发病机制

精囊腺是男性重要的附属性腺，其分泌物占精液的 60% 以上。微生物可以感染精囊腺，导致精囊腺炎，可能影响男性生育。项目组研究发现，小鼠精囊腺上皮细胞表达多种模式识别受体（Pattern Recognition Receptor，PRR），包括 TLR3、TLR4、细胞 RNA、DNA 感受器（Melanoma Differentiation-Associated Protein 5，MDA5）及 p204, 并可被其对应的配体 LPS、poly（I ： C）和 HSV60 激活，进而激活 nuclear factor kappa B（NF-κB）和 interferon regulatory factor 3 信号通路，诱导前炎症细胞因子 TNF-α、白介素 6（Interleukin 6，IL6）、趋化因子 Monocyte Chemotactic Protein-1（MCP1）、C-X-C motif chemokine 10（CXCL10）和干扰素 type 1 interferons（IFN-α/β）的表达。而且，PRR 介导的天然免疫反应可以上调前列腺素合成关键限速酶微粒体前列腺素 E 合成酶（microsomal Prostaglandin E Synthase，mPGES）和环氧酶 2（Cyclooxygenase 2，COX2）的表达，但下调精囊凝固蛋白 1（Semenogelin-1，Sg-1）的表达，从而影响精囊腺上皮细胞的功能，产生精囊炎，破坏精液成分，进而影响生育。

（5）转录因子 PBX1 调控子宫 NK 细胞促进胚胎发育功能

通过对人子宫 trNK 细胞全基因表达谱芯片数据分析，揭示 PBX1 是人子宫 trNK 细胞中高表达的特异性转录因子。项目组在转录因子 PBX1 检测过程中，制备了抗 PBX1 的单克隆抗体，目前已申请国家专利。鉴定转录因子 PBX1 在产生生长因子的蜕膜 NK 细胞亚群中高表达。进一步通过染色质免疫共沉淀测序分析，发现转录因子 PBX1 可以直接结合生长因子 PTN 和 OGN 的启动子，增强其转录表达。项目组在 NK 细胞中鉴定了新的转录因子 PBX1，丰富 NK 细胞转录调控研究领域。另外，在人子宫蜕膜组织 NK 细胞中，揭示了新转录因子 PBX1 调控生长因子转录表达的分子机制，为阐述蜕膜 NK 细胞促进胚胎早期发育提供新的分子理论基础，为女性妊娠相关疾病的免疫诊断和治疗提供新的靶点。

（6）鉴定 PBX1 在 NK 细胞发育早期通过增强转录因子 Nfil3 转录

NFIL3 是 NK 细胞目前公认的特异性关键转录因子，然而 *Nfil3* 基因上游转录调控机制的研究仍然研究较少。项目组鉴定了调控 *Nfil3* 基因转录表达的关键转录因子 PBX1，并阐述其分子机制，丰富了 NK 细胞发育基础理论，为 NK 细胞体外扩增用于免疫治疗奠定基础。

（7）卵巢颗粒细胞通过 TLR3 发挥天然免疫功能，并影响卵泡发育及卵巢相关激素合成

卵泡液中细胞因子水平与卵泡发育、卵母细胞成熟密切相关，局部 NK 细胞参与排卵及黄体吸收，在卵巢早衰、多囊卵巢综合征中也存在免疫细胞浸润、卵泡液中炎症因子水平增高。项目组的研究发现，卵巢中各级卵泡的颗粒细胞组成性表达 Toll 样受体 3（Toll-like Receptor 3, TLR3），激活后发挥天然免疫效应，分泌炎症因子 TNF-α、IL-6、IL-1β、IFN-α 和 β，同时上调抗病毒相关蛋白 OAS1、Mx GTPase、ISG15 和 PKR 的表达，但是卵泡发育及卵巢相关激素如 E2、T、Inhibin 合成受阻，进而影响卵巢功能。卵巢局部免疫处于动态平衡，不同时期呈现不同的优势免疫细胞群，颗粒细胞是最重要的参与天然免疫的细胞群，局部平衡被打破则会引发卵巢功能损伤。

（8）子宫内膜 Treg 细胞在 RIF/URSA 中的致病机制及干预方案

研究 RIF/URSA 合并 CE 人群相对于非 CE 人群，子宫内膜局部 $Foxp3^+$ Treg 细胞显著上调，同时 $CD68^+$ 巨噬细胞、$CD83^+$ 树突状细胞及 $CD8^+T$ 细胞亦显著上调；采用抗生素治疗后，干预有效患者子宫内膜免疫细胞数量恢复至正常水平，干预无效患者内膜免疫细胞数量仍呈上调趋势，提示子宫内膜局部免疫微环境改变为 RIF/URSA 妊娠失败的潜在诱因。开发了一种基于微流控的胚胎分泌蛋白定量检测方法，检测下限低至 fg/mL。发现优质囊胚分泌的 β-hCG 浓度远高于非优质囊胚及未形成囊胚的胚胎，表明培养液中 β-hCG 含量与胚胎发育潜能密切相关。该研究已申请发明专利：一种胚胎分泌蛋白的检测方法（申请号：201911105383.8）。

（9）子宫内膜巨噬细胞在 RPL 中的致病机制及干预方案

项目组发现了人滋养细胞能选择性地表达叉头样转录因子 -3（Forkhead Box P3，Foxp3），其低表达与 RPL 有关；揭示了人滋养细胞在乏氧下能产生乳酸，且能调节巨噬细胞（Macrophage，Mφ）极化和功能，其机制涉及影响 Mφ 代谢和相关信号分子；揭示了人和小鼠在正常妊娠和 RPL 或流产倾向下蜕膜 Mφ 的表型，并采用代谢组学和转录组学联合分析筛选了 RPL 患者子宫微环境中的差异代谢物；为制定 RPL 代谢免疫干预策略提供新线索。

（10）肠道菌群调控下的肠道免疫在 PCOS 中的致病机制及干预方案

项目组揭示了肠道天然免疫细胞亚群 ILC3 功能异常导致 PCOS 发病的新机制，为 PCOS 临床干预提供新方案。

3. 项目主要成果

（1）蜕膜 NK 细胞高表达转录因子 PBX1 通过增强生长因子转录促进胚胎发育

在妊娠早期，母胎界面蜕膜组织中 NK 细胞迅速增加，约占淋巴细胞总量的 70%。先前研究已报道蜕膜 NK 细胞具有产生生长因子、促进胚胎发育的重要功能。然而，调控蜕膜 NK 细胞产生生长因子、促进胚胎发育的关键转录因子及分子机制尚不清楚，与不明原因复发性流产病因相关性也有待进一步探讨。该研究通过全基因筛选并结合蜕膜 NK 细胞亚群分析，鉴定出转录因子 PBX1 在产生生长因子的蜕膜 NK 细胞亚群中高表达。发现胚胎来源的 HLA-G 信号可以通过蜕膜 NK 细胞表面 ILT2 分子激活蜕膜 NK 细胞 PI3K-AKT 信号通路驱动 PBX1 的表达。证明转录因子 PBX1 可以直接结合生长因子 PTN 和 OGN 的启动子，增强其转录表达。提示不明原因复发性流产患者蜕膜 NK 细胞中存在 PBX1G21S 功能性突变，利用小鼠模型进一步确认蜕膜 NK 细胞 PBX1 功能异常与不明原因复发性流产病因存在相关性。该研究鉴定了生理状态下调控人蜕膜 NK 细胞产生生长因子的关键转录因子 PBX1，阐释了 PBX1 的上、下游分子调控机制，揭示了 $CD49a^{+}PBX1^{+}$ 蜕膜 NK 细胞为孕早期产生生长因子、促进胚胎发育的蜕膜 NK 细胞功能亚群，也为临床不明原因复发性流产疾病的诊断和治疗提供了新靶点、新策略（图 2-57）。相关成果以“PBX1 Expression in Uterine Natural Killer Cells Drives Fetal Growth”为题发表于 *Science Translational Medicine* 上。该研究揭示了一种蜕膜 NK 细胞促进胚胎发育的转录调控新机制，为基于蜕膜 NK 细胞的生殖相关疾病免疫治疗提供了新思路与新靶标。相关工作已申请国家发明专利：一种抗人 PBX1 单克隆抗体，其制备方法及其在复发性流产临床诊断中的用途（申请号：201910037029.X）。

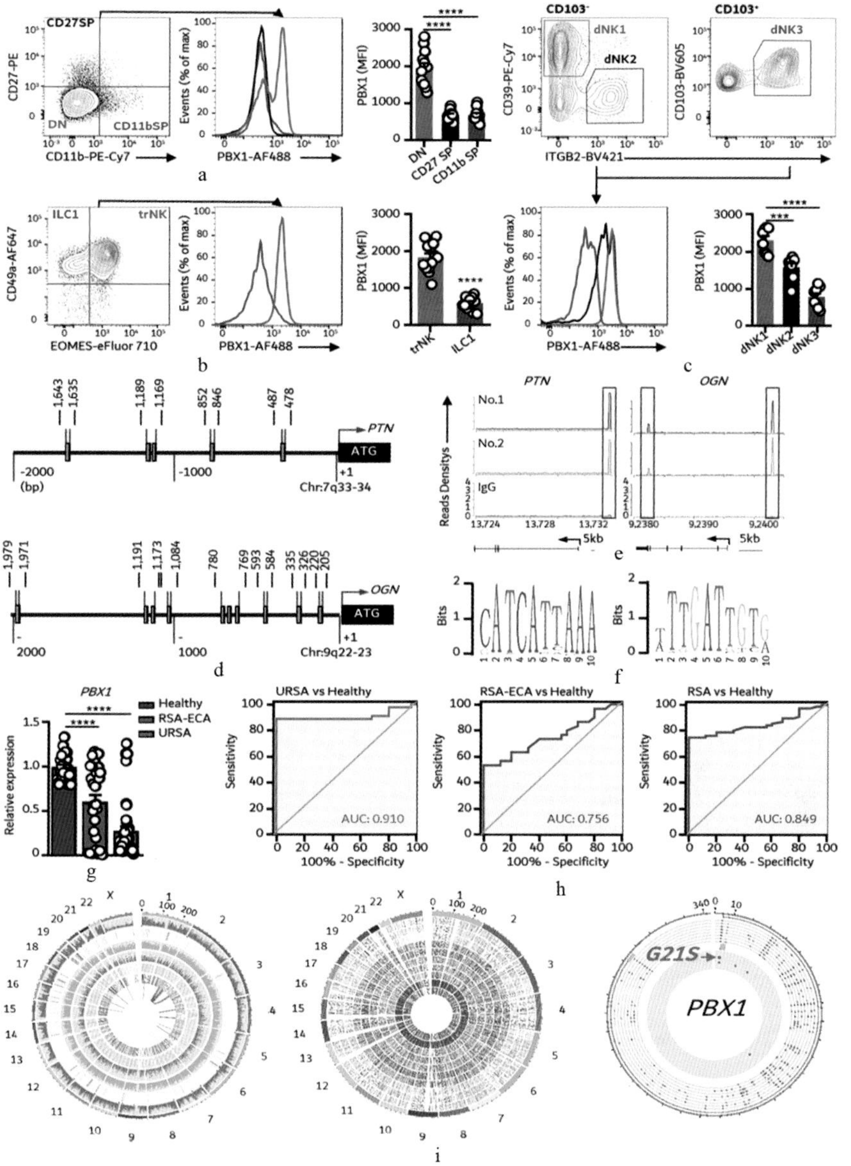

a–c：产生生长因子的蜕膜 NK 细胞亚群高表达转录因子 PBX1；d–f：转录因子直接结合生长因子基因启动子，促进其转录表达；g–i：蜕膜 NK 细胞 PBX1 功能异常（低表达或 PBX1G21S 突变）与不明原因复发性流产病因存在相关性

图 2–57　蜕膜 NK 细胞高表达转录因子 PBX1 通过增强生长因子转录促进胚胎发育

（2）发现 NKG2A 和 Ly49 家族蛋白在 NK 细胞“教育”中的重要作用

NK 细胞是母胎界面数量最多的免疫细胞，负责清除“非我”细胞的同时，也需要建立对自身细胞及胚胎组织的耐受。通过抑制性受体识别 MHC–I 分子是 NK 细胞

建立免疫耐受的主要机制，然而MHC-I分子缺失却表现为小鼠NK细胞功能严重低下，表明MHC-I不仅可以诱导NK细胞耐受，还可以通过这些抑制性受体赋予NK细胞功能，即NK细胞“教育”过程。为了研究这些抑制性受体在NK细胞“教育”中的作用，项目组先利用序贯CRISPR基因编辑方法构建了Ly49家族全敲除的小鼠模型。Ly49家族全敲除不影响NK细胞发育，但是显著影响了NK细胞的体外活化（图2-58a、图2-58b）。体内实验也进一步印证了Ly49家族受体缺失影响了NK细胞的功能（图2-58c至图2-58e）。在Ly49家族缺失小鼠的基础上，项目组又进一步敲除NKG2A，发现NKG2A联合Ly49家族缺失小鼠的NK细胞功能存在严重的缺陷。这些研究表明NKG2A协同Ly49家族受体共同参与NK细胞的“教育”，对于理解母胎免疫耐受的建立机制具有重要的意义。相关成果以“Synergized Regulation of NK Cell Education by NKG2A and Specific Ly49 Family Members”为题发表于*Nature Communications*上。

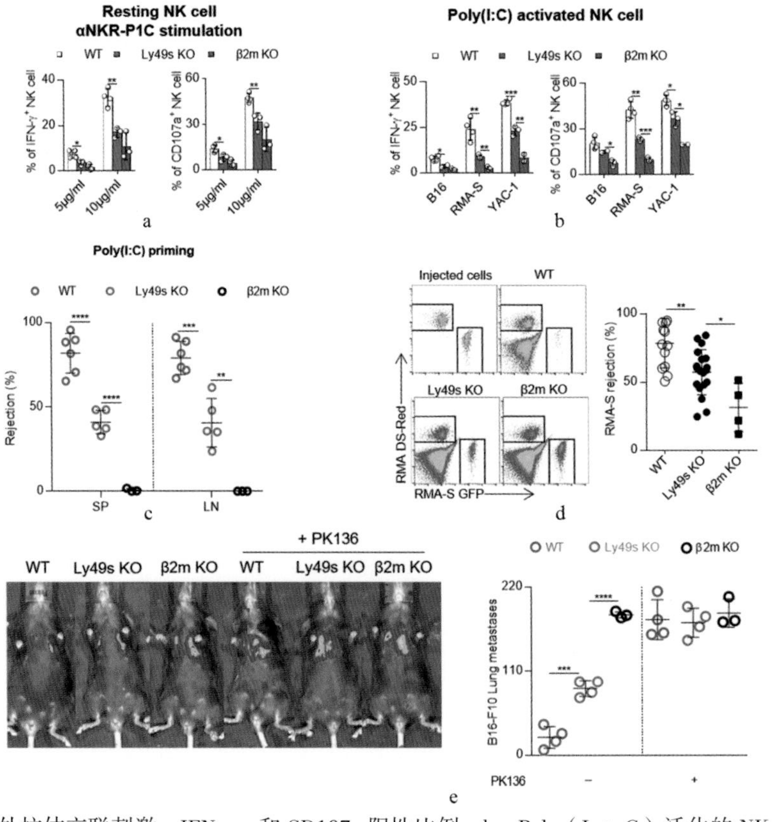

a：NK细胞体外抗体交联刺激，IFN-γ和CD107a阳性比例；b：Poly（I：C）活化的NK细胞体外肿瘤细胞共孵育刺激；c：流式细胞仪检测受体鼠β2m缺失靶细胞的清除率；d：流式细胞仪检测受体鼠腹腔肿瘤细胞的清除率；e：小鼠黑色素瘤肺转移模型，活体成像及肺结节数统计

图2-58 Ly49家族缺失小鼠影响NK细胞的功能

（3）Foxp3 在人滋养层细胞选择性表达

Foxp3 对于 Treg 细胞免疫抑制功能必不可少。近期研究表明，非淋巴细胞如肿瘤细胞亦可表达 Foxp3，进而参与肿瘤形成、侵袭和增殖。该研究首次发现早期绒毛和蜕膜组织中滋养层细胞亦表达 Foxp3，主要定位于滋养层细胞柱、细胞滋养层细胞和绒毛外滋养层细胞（图 2-59），且足月胎盘滋养层细胞表达 Foxp3 下降。与正常早孕相比，RPL 患者滋养层细胞 Foxp3 表达明显下降，结果提示 Foxp3 在滋养层细胞选择性表达可能与滋养层细胞增殖和侵袭行为相关，滋养层细胞低表达 Foxp3 可能参与 RPL 的发生，为 RPL 发生提供新病理学机制。相关成果以“Forkhead Box P3 Is Selectively Expressed in Human Trophoblasts and Decreased in Recurrent Pregnancy Loss”为题发表于 *Placenta* 上。

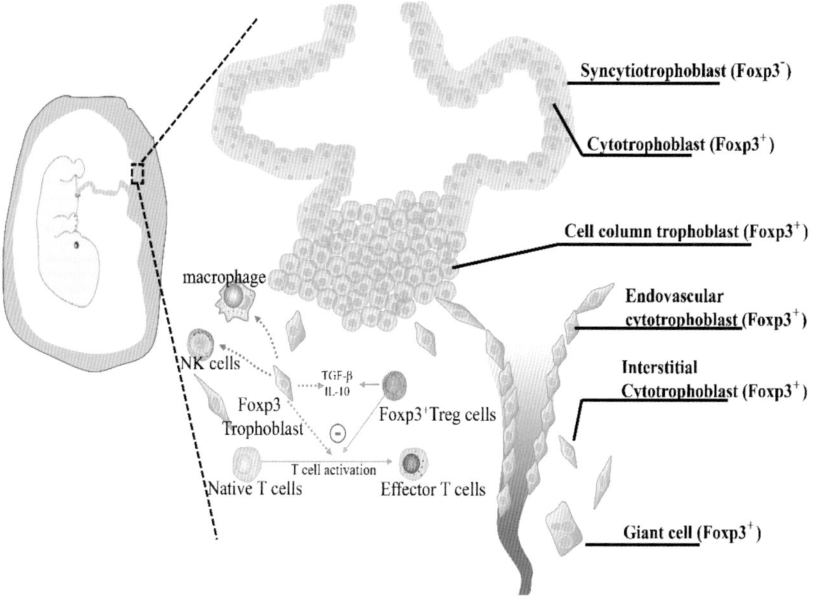

注：增殖细胞滋养层细胞形成细胞滋养层细胞柱，其远端细胞滋养层细胞分化为多种绒毛外滋养层细胞。间质绒毛外滋养层细胞侵入蜕膜并最终分化为胎盘床巨细胞，而血管内滋养层细穿过子宫动脉和静脉替代血管上皮。此外，母胎界面多种免疫细胞参与维持母胎免疫耐受。Foxp3 主要定位于细胞滋养细胞、细胞滋养细胞柱、绒毛外滋养层细胞和巨细胞。$Foxp3^{+}$ 滋养层细胞可能通过分泌免疫抑制细胞因子“训导”蜕膜免疫细胞参与母胎耐受。

图 2-59　Foxp3 在绒毛和蜕膜滋养层细胞表达情况

（4）初步制定 CE 诊断标准及揭示 CE 对 RPL/RIF 免疫微环境的影响

CE 是一种持续存在的内膜炎症，因其无明显症状，临床上极易漏诊，从而导致胚胎种植及妊娠维持失败。项目组采用 CD138 免疫组化染色技术，检测和识别内膜间质中的浆细胞，用于辅助临床诊断 CE，制定标准如下：在 400 倍高倍镜视野下，随机观察 30 个视野至少有一个视野的内膜间质细胞检测到≥ 5 个 CD138 阳性细胞，即诊断为 CE（图 2-60）。为提高该诊断方法的准确性和特异性，项目组已和国内数家生殖中心合作开展多中心研究，共同制定 CE 的诊断标准，揭示 CE 对反复妊娠失败患者免疫微环境的作用，该研究纳入 200 例 RIF 患者和 324 例 RM 患者，结合外周血流式细胞术检测及其内膜免疫组化数据，探讨 CE 对 RIF/RM 患者系统免疫和局部免疫微环境的影响。结果显示 CE 不影响 RIF/RM 患者的系统免疫平衡，但明显诱导内膜局部炎性细胞（$CD8^+$ T 细胞、$CD83^+$ DC 细胞）和 $Foxp3^+$ Treg 细胞数量的增加。左氧氟沙星与甲硝唑联合治疗可有效恢复内膜免疫平衡，降低炎性细胞比例。相关成果以“Evaluation of Peripheral and Uterine Immune Status of Chronic Endometritis in Patients with Recurrent Reproductive Failure”为题发表于 *Fertility and Sterility* 上。

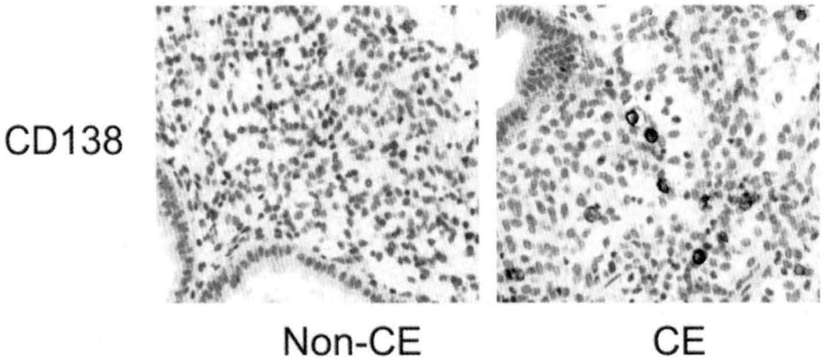

a 非慢性子宫内膜炎　　b 慢性子宫内膜炎

图 2-60　CD138 免疫组化染色检测子宫内膜间质 $CD138^+$ 细胞数量

（5）表观遗传在蜕膜化和子宫内膜容受性中的作用

蜕膜化对于胚胎着床、胎盘发育及胎儿生长尤为重要。小鼠胚胎着床后即可引发内膜基质细胞分化为蜕膜基质细胞，而人蜕膜化过程在月经周期分泌期已启动，受孕后持续至早孕期。研究表明蜕膜化不良与多种妊娠相关疾病及生殖紊乱相关。近期研究表明表观修饰（DNA 甲基化、组蛋白修饰及非编码 RNA）通过改变基因表达参与蜕膜化过程。通过对蜕膜化过程中表观遗传改变进行回顾（图 2-61），表明低水平甲基化状态对于分泌期蜕膜化过程及早期妊娠胚胎黏附尤为重要；组蛋白甲基化和乙酰化对内膜基质细胞向蜕膜细胞转化发挥重要作用，且组蛋白修饰酶是胚胎着床及健康妊娠的一个关键表观修饰位点；长链非编码 RNA 可能会作为蜕膜化及内膜容受性的预测指标。相关成果以“Epigenetic Modifications Working in the Decidualization and Endometrial Receptivity”为题发表于 *Cellular and Molecular Life Sciences* 上。

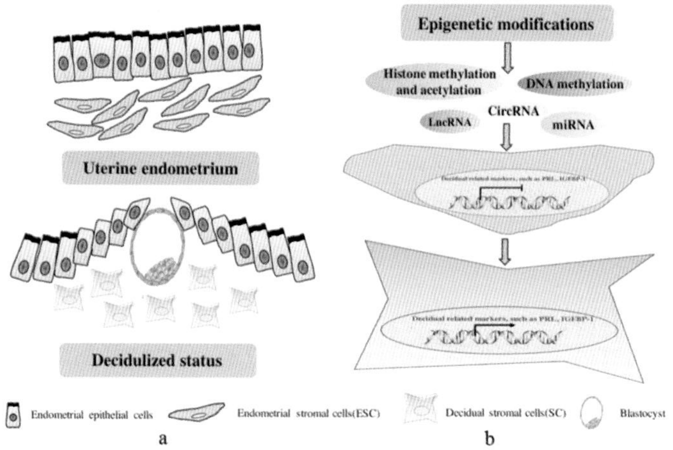

a　　　　　　　　　　b

a：蜕膜化过程中内膜基质细胞经历形态及生化改变分化为具有分泌和免疫功能的蜕膜基质细胞；
b：DNA 甲基化、组蛋白甲基化和乙酰化，以及非编码 RNA 调控内膜基质细胞向蜕膜基质细胞转化，表达蜕膜相关标记基因

图 2-61　蜕膜化过程中细胞形态及表观遗传改变

（十三）“植入前胚胎发育的调控网络研究”项目

1. 项目简介

项目由北京大学第三医院闫丽盈研究员团队牵头，团队成员来自同济大学、北京大学第三医院、山东大学、中国科学院遗传与发育生物学研究所、山东农业大学、南京医科大学、华中科技大学和中国科学院动物研究所。项目拟围绕植入前胚胎发育调控网络这一关键科学问题，深入挖掘调控早期胚胎发育的关键基因，解析表观基因组重编程、全能性维持、母源基因与合子基因调控、染色体倍性维持等关键过程的分子基础，进而揭示疾病状态下早期胚胎发育障碍的致病机制，为预防和治疗不孕症、提高辅助生殖妊娠率提供新思路和新方法。

2. 研究进展

（1）H3.3 在全能—多能转换中的作用

通过小鼠 ESC 中敲降 H3.3，显示全能性标志物 2 细胞（2C）样基因表达上调，进一步分析 ChIP-seq 结果显示 H3.3 直接结合 Dux 位点而非 2C 样基因位点，说明 H3.3 直接抑制 Dux 表达，从而调控 2C 样基因的转录活性。早期胚胎中缺失 H3.3 后，2C 样基因可持续表达到 8-16 细胞期并产生发育阻滞，说明 H3.3 的转录抑制作用介导了全能性基因的阶段特异性表达。

（2）母源效应基因在人类卵泡发育过程中的表达特征

为了确定可能的母体效应基因，项目组将来自该研究的卵母细胞转录组数据与前期工作中确定的人类植入前胚胎转录组进行了整合，寻找在 MII 卵母细胞和合子中表达但在 8 细胞胚胎中不表达的基因，这些基因从卵母细胞转移到早期胚胎，然后在合子基因组激活后降解。还存在一些特殊的母源效应基因，在合子基因组激活之前表达但是在 8 细胞期胚胎细胞中一直保持沉默，随后在合子基因组激活后开始重新被激活表达。项目组鉴定了 1785 个潜在的母源效应基因，并观察了卵泡发育过程中基因表达的不同模式。

（3）鉴定早期胚胎染色体倍性调控的关键代谢分子

项目组首先发现老化卵母细胞中 NAD+ 水平和 NMNAT2 蛋白的含量较年轻组降低。进一步探究 NAD+/NMNAT2 降低与卵母细胞表型的关系，发现 NMNAT2-KD 卵母细胞纺锤体和染色体的缺陷率也明显增高，非整倍体率增高。体外补充 NAD+ 前体烟酸能增加 NAD+ 合成，烟酸补充显著提高了老化卵母细胞 NAD+ 含量，ROS 水平和纺锤体 / 染色体缺陷率降低。机制研究发现，NMNAT2 可能通过调节 NAD+ 含量进而影响 SIRT1 表达量或者其活性来控制老化卵母细胞的质量，最终调控小鼠早期胚胎的染色体倍性。

（4）早期胚胎发育的母源调控和合子调控机制研究

结合前期已构建的小鼠 MII 期卵母细胞蛋白质表达谱及小鼠卵及早期胚胎转录组数据库 DBTMEE，筛选并构建了 8 个潜在的母源调控因子敲除小鼠模型，结合卵母细胞 / 早期胚胎体外培养体系，评估关键因子在调控早期胚胎发育中的作用。初步研究证实，一方面，母源 UHRF1 蛋白的缺失严重影响卵母细胞的后续发育潜能，导致植入前胚胎发育障碍；另一方面，非整倍体卵子和排卵后卵子老化也是影响胚胎质量的重要因素，该研究发现，Esco2 通过乙酰化 H4K16 调控纺锤体检验点和动粒的功能。此外，该研究还证实，补充抗氧化剂辅酶 Q10 能改善排卵后老化引起的卵母细胞碎裂、受精能力下降和早期胚胎发育异常，是一种保存卵母细胞和提高胚胎质量的有效方法。

（5）绘制人类孤雄、孤雌单倍体胚胎的转录组及 DNA 甲基化图谱，寻找人类基因组里新的印记基因及其印记调控区域

已发现部分人类和灵长类基因组里新的印记基因及其印记调控区域，描绘了人类胚胎早期发育过程中染色质高级结构动态变化图谱。

（6）找到调控胚胎基因激活的关键组蛋白修饰及其调控因子，解析组蛋白变体在发育过程中的变化情况

已筛选到多个调控胚胎基因表达的关键因子，相关机制研究正在进行中；发现组蛋白修饰 H3K9me3 对胚胎发育中染色质结构及基因表达的重要调控作用；解析了组蛋白变体 H3.3 在发育过程中的变化规律。

3. 项目主要成果

（1）人类早期胚胎发育中染色质高级结构发生重建

入选专项标志性成果，详见本书第三章第七节。

（2）人和猴中发现父母源差异表达基因和新的印记基因

在成熟的孤雌和孤雄胚胎的获得技术下，项目组分别利用人、食蟹猴或恒河猴的孤雄、孤雌或杂合囊胚期胚胎在相关的技术手段下来分析它们的特异（DNA 酶高敏感位点）DHS 位点、特异表达基因、差异甲基化位点及 H3K27me3 修饰富集情况，从而鉴定人和猴子中新的印记基因。在人类和非人类灵长类动物早期胚胎发育过程中均新发现了一些父源和母源差异性表达的基因和新的印记基因及其调控区域，为下一步研究其在早期胚胎发育调控机制方面的作用提供了明确方向。项目组发现猴胚胎中 H3K27me3 的变化规律，能协同 DNA 甲基化调控印记基因的表达。对比分析了猴、人和小鼠在早期胚胎中催化 H3K27me3 加甲基化的酶及去甲基化的酶的表达情况，发现在猴中 H3K27me3 修饰动态变化与人类更接近，而不同于小鼠。

（3）发现调控胚胎发育的关键基因及调控 minor 和 major ZGA 的关键转录因子

项目组对小鼠体细胞核移植胚胎的组蛋白 H3K9me3 修饰进行了检测，发现 H3K9me3 修饰的去除失败导致本应在 1 细胞晚期到 2 细胞早期激活的基因激活失败，找到了 35 个相关基因，其中包括已经熟知的与 2- 细胞基因激活有关的 Dux 和 Zscan4 家族的基因，项目组将对这些基因进行进一步的验证，并探讨其功能。关于转录因子对 ZGA 激活调控方面的研究，项目组通过核小体排布数据，根据转录因子结合位点上核小体缺失区域（核小体 NDR）的建立情况，筛选出可能对胚胎基因激

活起作用的转录因子，通过验证，证实了 Mlx 在 minor ZGA 阶段起作用，而 Rfx1 在 major ZGA 阶段起作用。

（4）染色质高级结构影响克隆胚胎基因表达，发现组蛋白变体 H3.3 在发育过程中的变化规律

利用少量细胞 HiC 技术（高通量染色体构象捕获），对体细胞核移植胚胎的染色质高级结构变化进行了检测，发现重编程过程中染色质高级结构经历大规模的去除和重新建立，而高级结构重编程的失败导致了基因表达的异常，证实了 H3K9me3 修饰的存在阻碍了 TAD 结构的去除，从而影响了启动子和增强子之间的相互作用，导致胚胎发育的关键基因激活失败。

（5）Esco2 乙酰化 H4K16 调控卵母细胞纺锤体组装检验点维持染色体倍性

非整倍体是卵子和胚胎质量低下的主要表现形式之一，严重影响人类生育力。非整倍体的卵子大部分可以受精，但后续会出现胚胎致死、流产和畸形胎等缺陷。然而，目前相关发生机制还未完全阐明，已知参与调控的分子也不多。这些分子可以作为卵子质量的评价指标，有助于改善妊娠结局。该研究发现，染色体黏合蛋白 Esco2 在卵母细胞减数分裂成熟过程中定位于染色体上。显微注射 Esco2 特异 siRNA 介导的基因沉默，导致卵母细胞减数分裂进程加速和极体提前排出，同时造成动粒上纺锤体组装检验点蛋白 BubR1 的消失，提示纺锤体组装检验点失活。此外，Esco2 敲低导致纺锤体组装和染色体排列严重受损，提示非整倍体卵子的产生。更重要的是，研究结果进一步证实，Esco2 调控纺锤体检验点和动粒的功能是通过其与组蛋白 H4 结合并乙酰化 H4K16 来介导的。该研究揭示了 Esco2 在卵母细胞减数分裂中的一种新功能，阐明了卵子维持染色体倍性的新机制。相关成果以“Distinct Roles of Cohesin Acetyltransferases Esco1 and Esco2 in Porcine Oocyte Meiosis I”为题发表于 *Cell Cycle* 上。

（6）发现 SIRT6 在介导衰老对早期胚胎发育影响中的作用

沉默信息调节因子 2（Sir2）是一种 NAD+ 依赖的去乙酰化酶，能够延长酵母和果蝇的寿命；人类与 Sir2 同源的蛋白有 7 个：SIRT1—SIRT7。Sirtuins 能够通过调控能量代谢、基因组稳定性等参与调控包括衰老在内的众多生命过程。SIRT6 可通过其去乙酰化酶活性和核糖基转移酶活性参与多种 DNA 损伤修复及端粒稳定等调控，进而维持基因组稳定性。项目组发现，衰老小鼠的卵母细胞和早期胚胎中 SIRT6 蛋白的表达水平显著下调。免疫荧光染色显示，卵母细胞和 2- 细胞胚胎中 TIFs 和 γH2AX 信号明显上升，表明早期胚胎的端粒缩短和 DNA 损伤累积。特异性敲减卵

母细胞中的SIRT6可以导致端粒功能紊乱，诱发早期胚胎的凋亡，最终导致早期胚胎发育延迟和胞质的碎片化。在老化卵母细胞中过表达SIRT6，不仅可以增加2-细胞胚胎中端粒的长度，而且会显著降低卵裂球凋亡的比例。结果表明SIRT6是调控早期胚胎基因组稳定性的关键因子，与衰老诱发的胚胎质量下降密切相关。相关结果以“SIRT6 Participates in the Quality Control of Aged Oocytes via Modulating Telomere Function”为题发表于*Aging*上。

（十四）“胎盘形成的分子机制”项目

1. 项目简介

项目由中国科学院动物研究所王雁玲研究员团队牵头，团队成员来自南开大学、重庆医科大学、南方医科大学、北京大学第三医院、中国科学院动物研究所、广州医科大学和厦门大学等单位。项目拟通过研究人类胎盘滋养层细胞谱系分化的编程机制、人类胎盘功能单元构建的调控机制、胎盘发育障碍致子痫前期的机制及相关干预策略、靶向胎盘的妊娠进程动态监测和妊娠结局预测，揭示胎盘形成和功能调节机制及其与妊娠结局的关联新机制。通过项目实施将深入揭示人类胎盘发育和功能维持的动态调控机制，阐明胎盘功能障碍与子痫前期的分子关联，提出靶向胎盘的妊娠进程监测和疾病干预策略。

2. 研究进展

（1）人类胎盘滋养层细胞谱系分化的编程机制

①根据单细胞转录组图谱和细胞位置，分离到植入前及植入后胚胎的极滋养细胞亚群和壁滋养层细胞亚群，并鉴定了胚胎孵化前和孵化后新的滋养层细胞标记基因；分析比较了人胚胎植入极和非植入极滋养外胚层细胞的转录组差异，确定对植入和维持妊娠起重要作用的基因表达动态。

②成功建立了小鼠单倍体滋养层干细胞系，为获得人（单倍体）滋养层干细胞打下了基础；通过随机突变的方式从人ESCs获得了人iTSCs；初步探明p53敲除抑制单倍体二倍化的机制。

③确定了孕18周、22周正常胎盘中的细胞类群，发现融合型CTB细胞（ERVFRD_1阳性细胞）在22周正常胎盘中数量非常多，另外两个时期的细胞滋养层细胞和绒毛外滋养层细胞都能够分为不同细胞类群；发现enEVTs是特殊的滋养层细胞类群，取代螺旋动脉血管内皮细胞可促进妊娠过程中的免疫保护。

（2）人类胎盘关键功能单元的构建

①胎盘血流灌注功能单元的构建调控：发现尿囊绒毛膜分支发生过程中绒毛膜基部滋养层细胞发生 EMT 样的变化，而 Fzd5 的缺失导致其不能发生 EMT，机制在于 Fzd5 的缺失使 Rho GTPase 不能被激活，胎盘迷路层中 SynT-Ⅱ的分化和功能异常。胎盘滋养层特异性缺失模型的研究显示 Shp2 通过与 YAP 互作，影响 YAP 的酪氨酸磷酸化和细胞定位，从而调控迷路层前体细胞的增殖。

②胎盘营养摄取和代谢功能调节：发现 CTB 和 STB 的代谢模式显著不同，利用人滋养层干细胞体外诱导分化体系，初步发现代谢调节参与合体化进程。

③胎盘介导的免疫豁免机制：利用单细胞转录组技术对妊娠早期人类子宫蜕膜中免疫细胞的亚群特性进行挖掘，发现新的 dNK 细胞亚群；通过比较正常和复发流产组织，揭示了母胎界面免疫适应失调参与妊娠失败的细胞和分子基础。

（3）胎盘发育障碍致子痫前期的机制及相关干预策略

①子痫前期胎盘功能障碍的多重分子标记：利用优化的全转录组 m6A 测序方法，首次绘制了人类胚胎主要组织中动态的全转录组 m6A 图谱，发现人类 m6A 受到遗传变异和启动子的调控，并与人类发育和疾病存在广泛联系。在胎盘来源胞外囊泡中鉴定出多种 PE 胎盘特异的囊泡蛋白，可能是潜在的预测和靶向干预子痫前期的工具。

②胎盘功能障碍与子痫前期的分子关联：发现 ACTN4 主在子痫前期胎盘表达异常，ACTN4 通过改变 AKT 的细胞定位来调节滋养层细胞增殖，ACTN4－β-catenin 复合物对于调节 AKT 分子至关重要，小鼠模型研究证实 ACTN4 缺乏损害胎盘发育并导致子痫前期样症状。此外，揭示了 ROS 在胎盘形成中的重要作用与分子机制，回答了抗氧化剂预防子痫前期失败的原因，对临床实践做出了重要指导，即在孕早期应谨慎使用抗氧化剂。

③靶向胎盘的子痫前期干预策略：发现表面功能化的纳米粒子可防止药物通过胎盘影响胎儿并促进药物的胎盘靶向输送，增强疗效并提高安全性；使用 plCSA 结合肽（plCSA-BP）装饰的蛋白纳米粒子，实现靶向胎盘投递。

（4）靶向胎盘的妊娠进程动态监测和妊娠结局预测

①基于影像学的胎盘发育动态监测：对相关磁共振扫描序列参数进行调节，建立了在体胎盘的血氧、血流灌注定量分析模型，分别对妊高征 / 胎儿生长受限 / 前置胎盘 / 正常妊娠的孕妇进行扫描，建立了包含 96 名孕妇的在体功能磁共振数据库；图像后处理数据的初步分析显示，序列测量指标在鉴别不同胎盘功能方面有

显著意义。

②基于血管造影及铸型的胎盘血管发育研究：收集不同妊娠时期正常妊娠及子痫前期、妊娠期糖尿病胎盘组织，分别行脐动脉、静脉灌注后进行 CT 扫描，正在进行图像处理及数据分析工作；同时建立小鼠子痫前期模型，对小鼠胎盘组织和胚胎进行有或无造影剂的 micro CT 扫描，尝试对图像进行去噪处理后的数据分析。

③妊娠结局的综合预测：在广州医科大学附属第三医院开展妊娠队列建设，于妊娠 12 周至分娩多个时间点进行相关数据的采集及血样和胎盘留取；建立了游离核酸分离、提取和质控 SOP 文件，完成高危妊娠无创细胞因子检测的临床实验；发明了一种利用血清多种细胞因子组合计算法进行胎盘植入的筛查方法。

3. 项目主要成果

（1）单倍体滋养层干细胞（haiTSCs）的建立和分化特性分析

哺乳动物单倍体细胞只有一套染色体，不存在等位基因，是一种优良的遗传学筛选工具。目前仍未成功获得过胚外来源的单倍体细胞系，这极大地限制了胎盘相关的遗传学筛选。项目组通过 *p53* 的敲除，获得了能稳定维持单倍性的小鼠单倍体干细胞（haESCs），进而通过过表达 *Cdx2* 成功获得单倍体滋养层干细胞（haiTSCs）。利用一系列的分子鉴定，发现所得到的 haiTSCs 在属性上与野生型 TSCs 一致，并且具有与 TSCs 相同的分化能力。接下来通过 *piggyBac* 转座子对 haiTSCs 进行突变，筛选 TSC 向海绵滋养层细胞分化的关键基因；经多次筛选和高通量测序，并结合 CRISPR/Cas9 技术在野生型 TSC 上进行验证，发现 *Htra1* 在调控海绵滋养层特化过程中具有关键作用。由此体现了单倍体滋养层干细胞作为一类新颖遗传学筛选工具的巨大价值（图 2-62），为深入开展胎盘细胞谱系分化调节奠定了重要基础。相关成果以“Derivation of Haploid Trophoblast Stem Cells *Via* Conversion *in Vitro*”为题发表于 *Cell* 出版社旗下子刊 *iScience* 上。

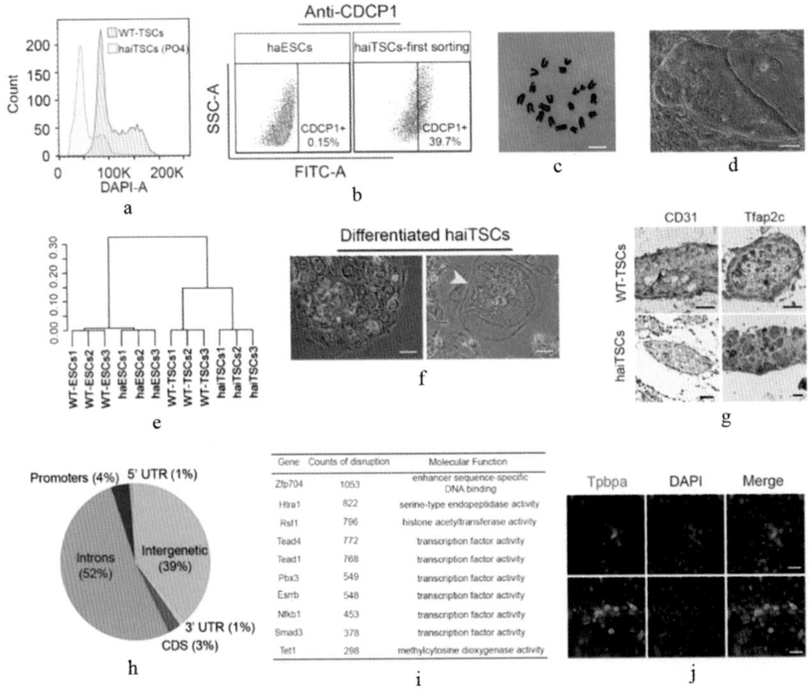

a：haiTSC 具有很高的单倍体比例；b：获得的 haiTSCs 进行第一次 CDCP1 阳性细胞的分选；c：haiTSCs 的核型分析，标尺为 7.5 μm；d：haiTSCs 的细胞形态，标尺为 100 μm；e：WT-ESCs、haESCs、WT-TSCs 和 haiTSCs 的全基因组表达情况的分析；f：haiTSCs 具备分化能力，红色箭头指示合胞体滋养层细胞，黄色箭头指示滋养层巨细胞，标尺为 100 μm；g：haiTSCs 所形成出血灶的免疫组化分析，标尺为 25 μm；h：haiTSCs 经过 *PiggyBac* 转座子系统转染后形成的突变库中插入区域的分析；i：经过海绵滋养层谱系特化筛选后 *PiggyBac* 插入频率最高的 10 个基因；j：*Htra1* 缺失的 TSCs 的分化细胞中，Tpbpa 阳性细胞数量显著提高，证明 *Htra1* 是海绵滋养层细胞分化的一个阻碍基因，标尺为 50 μm

图 2-62　小鼠单倍体滋养层干细胞（haiTSCs）的获得和应用

（2）绘制子痫前期胎盘和人类胚胎组织的 m6A 全转录组图谱

使用优化的甲基化 RNA 免疫沉淀（MeRIP）程序，对人类胎儿 8 个主要组织类型（脑、肝、肺、肾、心脏、胃、胎盘和骨骼肌）的样本进行 m6A 测序（21 个 MeRIP 样品，8 ～ 39 百万读数）。将 m6A 峰（简称“m6As”）聚集在人体组织样本中，并将这些结果显示为矩阵，显示相同组织类型的样品根据其对应的 m6As 或输入 RNA 聚集良好；与先前的研究一致，在人组织样品中发现 m6As 的共有基序 GG（m6A）CH。首次发现转录增强子 RNA（eRNA）上存在大量 m6A 修饰，解析了组织 lincRNA m6A 修饰和组织差异的 m6A 修饰，并揭示了 m6A 在人类组织发育和稳态调控中的潜在功能。通过 GWAS 鉴定揭示了人类表达数量性状基因座（eQTL）

和单核苷酸多态性（SNP）的组织 m6As 的富集，并鉴定了调节的启动子特征（图 2-63）。相关成果以“The RNA N6-Methyladenosine Modification Landscape of Human Fetal Tissues”为题发表于 *Nature Cell Biology* 上。

（3）*Rbpj* 介导的信号通路调控胎盘发育的分子机制

在胎盘发育过程中，胎儿血管通过尿囊绒毛膜的分支发生过程进入迷路层中，

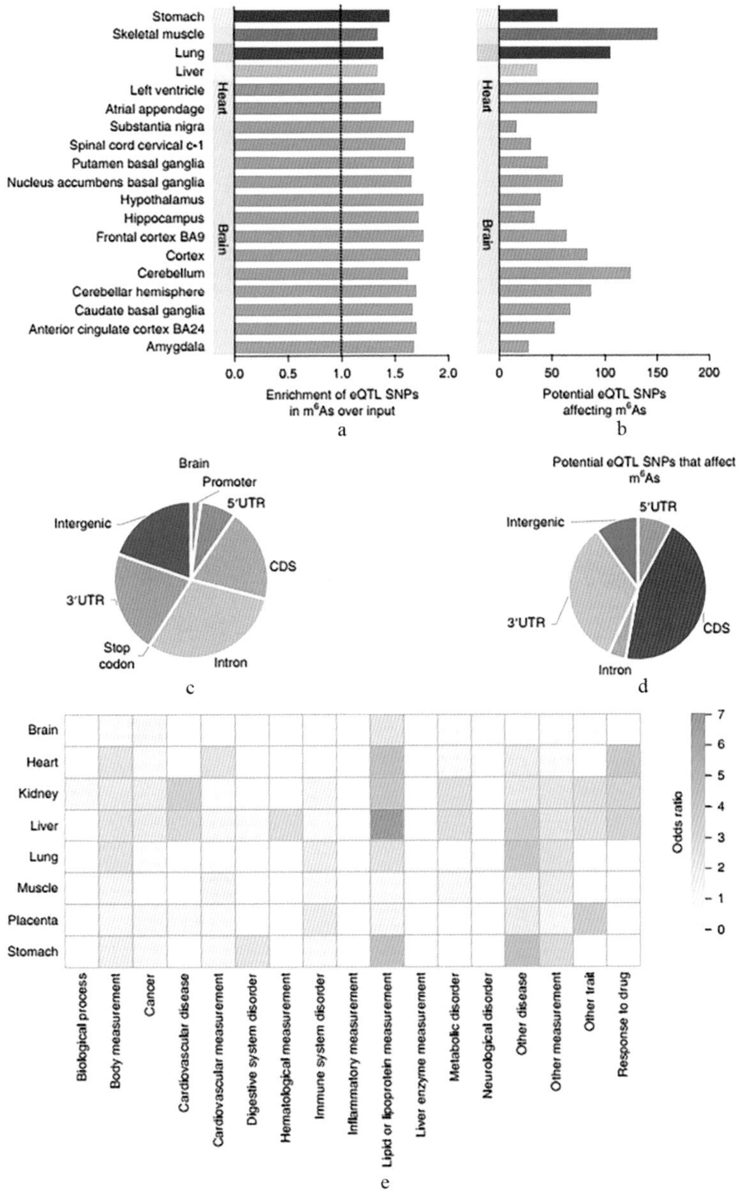

图 2-63　表达数量性状基因座（eQTL）和单核苷酸多态性（SNP）的组织 m6As 的富集

同时，母体血通过被滋养层巨细胞改造过的螺旋动脉进入胎盘中，而侵入母体蜕膜中的糖原滋养层细胞在这一过程中起协助作用。项目组通过分子和遗传学的证据表明尿囊中的 *Rbpj* 介导的 Notch 信号通路通过控制 *Vcam1* 的表达来调控尿囊绒毛膜的融合和分支的形态发生过程以形成迷路层。同时，滋养层细胞中表达的 *Rbpj* 协同 *Mash2* 来促进 Tpbp α 阳性细胞的特化，从而促进侵入母体血管中的滋养层细胞和侵入母体蜕膜中的糖原滋养层细胞的分化和功能。这些结果表明，*Rbpj* 表达和功能的空间协调性是胎盘正常发育所必需的。相关成果对深入解析胎盘物质交换功能单元构建的机制提供了重要的遗传学证据。该成果发表于 *Cell Death and Disease* 上，是与厦门大学牵头的“人类胚胎着床调控及相关重大妊娠疾病发生机制”项目合作完成的。

（4）滋养层细胞能量代谢异常与子痫前期的关联

研究发现 E-cadherin 对 ACTN4 – β -catenin 复合物具有负调控作用，ACTN4 通过与肌动蛋白丝交联，促进伪足形成并增强滋养细胞侵袭性；这一过程中，细胞的能量代谢如细胞对葡萄糖和脂肪酸的摄取利用异常，可能参与其发病机制。此外，妊娠早期 EVT 细胞面临缺氧应激，诱导的 p53-Wip1 调节反馈环受损，增加细胞凋亡；同时细胞内 HIF-1 α 的积聚可抑制 SRC-3 的表达，并通过与 AKT 直接相互作用下调 AKT/mTOR 信号通路，细胞能量代谢受损，进而损害 EVT 的侵袭和迁移，参与子痫前期发生。近期项目组利用代谢组学方法，发现子痫前期胎盘的 ATP 水平显著高于正常妊娠胎盘，提示子痫前期胎盘中存在代谢重编程现象。进一步发现子痫前期胎盘滋养细胞 AMPK 存在过度磷酸化；药物诱导 AMPK 激活，可抑制滋养细胞侵袭，而抑制 AMPK 活性则促进滋养细胞侵袭，提示 AMPK 活性参与了滋养细胞侵袭的调控，并且 AMPK 的异常激活可能参与了子痫前期的发生。利用本团队开发的胎盘特异性纳米颗粒（plCSA-NPs）包裹 AMPK 特异性激动剂 A769662 干预妊娠小鼠，发现在胎盘形成期特异性激活胎盘 AMPK 可显著增加孕鼠对子宫低灌注压（Reduced Uterine Perfusion Pressure，RUPP）手术的易感性，导致更为明显和严重的子痫前期表型。相关成果以“Trophoblastic Proliferation and Invasion Regulated by ACTN4 Is Impaired in Early Onset Preeclampsia”“Hypoxia-induced Downregulation of SRC-3 Suppresses Trophoblastic Invasion and Migration Through Inhibition of the AKT/mTOR Pathway: Implications for the Pathogenesis of Preeclampsia”“The Regulation of Trophoblastic p53 Homeostasis by the p38-Wip1 Feedback Loop is Disturbed in Placentas from Pregnancies Complicated by Preeclampsia”为题发表于 *FASEB J*、*Scientific Reports* 和 *Cellular and Physiological Biochemistry* 上。

（5）胎盘植入类疾病的综合筛查新技术

胎盘植入是产科危重并发症，可以导致患者大出血、休克、子宫穿孔和感染，甚至死亡。根据重症孕产妇救治指南，妊娠并发胎盘植入的孕产妇应立即转院到区域医疗中心，以得到充分的监控和及时的抢救。但是由于胎盘植入在产前缺乏典型的临床表现、体征及实验室指标，产前诊断困难。在临床上可以采用孕晚期孕妇胎盘植入高危因素，结合产前的 B 超、磁共振成像诊断，但是此类技术诊断成本昂贵，操作技术要求较高，而且具有较大局限性。项目组发明了一种利用血清的多种细胞因子组合计算法进行胎盘植入的筛查方法，实验结果表明，其阳性检出率最高可达 92.70%。该技术已经申请系列国家发明专利：①一种利用血清 MMP-1 辅助检测的用途及其检测方法（申请号：201910017684.9）；② 辅助检测胎盘植入的试剂盒及其应用（申请号：201911094445.X）；③ 胎盘植入性疾病标志物（申请号：201911366259.7）；④ 胎盘植入性疾病标志物（申请号：201911368879.4）；⑤ 胎盘植入性疾病标志物（申请号：201911368917.6），为应用于临床市场，已经与多家公司进行转让和技术转化意向商谈，并进行体外诊断第二类产品的资质认证。

（十五）“不孕不育人群环境与遗传致病因子鉴定及交互作用研究”项目

1. 项目简介

项目由南京医科大学胡志斌教授团队牵头，包括安徽医科大学、北京大学第三医院、华中科技大学、宁夏医科大学、中国医科大学附属盛京医院、中国科学院动物研究所和中国人民解放军陆军军医大学 7 家参与单位。项目拟通过建立不孕不育早期筛查和临床诊疗全过程的生物样本库，以及与之相匹配的临床诊疗和随访数据库及共享平台，同时开展基因组、代谢组和暴露组等多组学检测，揭示不孕不育相关环境与遗传因素，并阐述其具体生物学机制。该项目的实施将为开展全链条、大样本、长周期的不孕不育预防和临床诊疗研究提供重要支撑，为制定不孕不育精准防治策略提供依据，进而提高人口素质和健康水平。

2. 研究进展

（1）建立统一规范的队列实施标准

通过对各队列现场实施全流程的不断优化和探索，已初步建立涵盖队列研究对象纳入和随访、临床检查、问卷调查、生物样本采集、处理和转运、生物样本入库与出库、数据信息管理、网络平台管理、质量控制和团队管理等内容的操作规范，编制了相应的队列实施标准操作规范手册，为队列的规范开展及有效执行提供了有力保障。此外，为保障队列实施高标准、高效率、高质量的运行，项目组还制定了一系列规章管理制度，具体包括月度例会总结制度、现场实施技术人员培训制度、样本库管理制度、数据库管理制度、分中心现场定期督导制度、专职人员管理制度及经费预算定期核查制度等。

（2）开展严格有序的队列成员招募

截至 2019 年 12 月 31 日，不孕不育队列已纳入夫妇 6580 对、新婚夫妇队列已纳入夫妇 8117 对、大学生队列已纳入 2272 人、特殊暴露人群队列已纳入 1925 人，完成了所有纳入人群的基线数据库整理（包含问卷、病案及临床信息）及生物样本分装入库工作。

（3）建设高质量、高标准的生物样本库和数据库

项目组已经制定了一套完善的数据和样本质量控制策略与措施，初步完成队列纳入人群的数据库及生物样本库建设。其中，生物样本库再次通过 ISO9001:2015 质量体系认证审核，专门成立了数据管理委员会并建立了数据质控和管理规范，并对所有纳入人群的基线数据库和生物样本库进行整理和数据质量分析，保证多个中心纳入及随访标准规范统一。

（4）组学研究取得进展

针对已有样本开展了基于全外显子测序和全基因组测序的遗传学研究；开展了非靶向尿液代谢组学检测，鉴定了 1 万多种生物标志物；开展了消毒副产物、重金属元素、邻苯二甲酸酯及其代谢物等环境内分泌干扰物（EDCs）的检测；完善了 ICP-MS、GC-MS/MS、LC-MS/MS 平台的检测技术。

（5）开展不孕不育相关的基础研究

①构建了 $Prmt5^{flox/flox}$；*Sf1-Cre* 小鼠模型，开展卵泡和颗粒细胞培养，研究 *Prmt5* 的作用及机制；②开展窖水有机提取物的生殖毒性研究；③构建 *Xrcc1*、*Nlrp14* 及 *Vps34* 基因敲除小鼠模型，基于动物模型探讨基因特异性敲除对于小鼠生殖能力的影响；④建立了西罗莫司延缓卵巢衰老模型，完成了西罗莫司延缓卵巢衰老的机制研究；⑤完成了对雄性小鼠的两个月和四个月 PM2.5 染毒暴露实验，并且已经采集了暴露小鼠精子及睾丸材料，为后期跨代遗传效应的多组学评价研究奠定了基础。

3. 项目主要成果

（1）进一步完善不孕不育相关队列实施标准

研究团队前期已在不孕不育队列、新婚夫妇队列和大学生队列建设方面做了

大量卓有成效的工作，建立了相应的队列实施流程、标准和规范，形成了问卷、临床信息收集、生物样本采集与管理体系，建成了国际化标准的生物样本库，启动了特殊暴露人群队列建设。这些工作基础为该项目的开展提供了重要支撑。2019 年项目组进一步优化了队列人群诊疗、随访信息和样本采集等规范和标准，制定了统一的标准化操作流程，保证多中心数据收集、样本采集的标准统一、实施统一和质控统一。

（2）完成不孕不育队列 2019 年的招募和随访计划任务

已完成纳入人群纳入阶段的问卷调查、病案录入、样本采集等工作，并陆续开展随访工作；已初步完成所有纳入人群基线数据库的整理和生物样本齐全度的统计。

（3）开展基因组学、代谢组学和暴露组学研究

①完成了无精症患者 300 例全外显子测序及 1000 例全基因组测序，数据正在分析之中；②采用 GC-MS/MS 对大学生队列的血液样本中 4 种三卤甲烷类（THMs）浓度进行了测定，建立了饮用水消毒副产物内暴露数据库；③建立了 LC-MS/MS 快速定量检测人体尿液中 20 种邻苯二甲酸酯代谢物的方法，完成了第一批 389 份育龄夫妇尿液样品邻苯二甲酸酯代谢物检测；④采用 ICP-MS 测定不孕不育队列取卵当天采集的女方血清、卵泡液及男方精浆中的铬、镍、砷、硒和镉；⑤检测孕晚期女性尿液中三氯乙酸（TCAA）和血液中 THMs 的浓度，以及参与该类消毒附产物（DBPs）代谢的两种主要基因（*CYP2E1* 和 *GSTZ1*）的多态性，探讨产前饮用水消毒副产物暴露与子代出生结局之间的关系，并评估代谢酶基因在其中的作用，相关成果以“Maternal Genetic Polymorphisms in *CYP2E1* and *GSTZ1*, and Birth Outcomes”为题发表于 *Environmental Science and Technology* 上；⑥取得中国环境监测总站每日空气污染物数据及温度、湿度等信息，探讨高水平空气污染物暴露对 IVF 周期临床妊娠及活产的影响，相关成果以“Associations between Ambient Air Pollution and Pregnancy Rate in Women Who Underwent in Vitro Fertilization in Shenyang, China”为题发表于 *Reproductive Toxicology* 上；⑦总结了组蛋白的表观遗传修饰、组蛋白变体及染色质重塑蛋白等在生殖细胞组蛋白—鱼精蛋白替换过程中的分子机制，并探讨其在男性不育中的诊疗策略，相关成果以“Essential Role of Histone Replacement and Modifications in Male Fertility”为题发表于 *Frontiers in Genetics* 上；⑧应用化学药物环磷酰胺（CTX）在不同暴露浓度及不同暴露时间窗条件下，评估 CTX 引发卵巢衰老疾病体内外模型中对 RNA-m6A 甲基化水平及其相关甲基转移酶和去甲基化酶的影响，相关成果以“Cyclophosphamide Regulates N6-methyladenosine and m6A RNA Enzyme

Levels in Human Granulosa Cells and in Ovaries of a Premature Ovarian Aging Mouse Model”为题发表于 *Frontiers in Endocrinology* 上；⑨检测我国育龄男性血清—精浆配对样品中全氟及多氟烷基化合物（PFASs）的暴露水平，探讨 PFASs 暴露与多种男性生殖健康指标的流行病学关联。研究首次发现精液介质中 PFASs 暴露对育龄男性生殖健康造成的潜在不利影响，相关成果以“Profiles of Emerging and Legacy Per-/Polyfluoroalkyl Substances in Matched Serum and Semen Samples: New Implications for Human Semen Quality”为题发表于 *Environmental Health Perspectives* 上；⑩采用 UPLC/Q Exactive MS，公开了精浆中特发性男性不育诊断标志物丝氨酸与山梨醇及其检测方法和应用。证实丝氨酸和/或山梨醇可用于特发性男性不育的辅助诊断与监测，具有较高的灵敏度和特异度，具有临床推广价值。

（4）启动多个专项子队列

在不孕不育队列、新婚夫妇队列、大学生队列和特殊暴露人群队列建设的基础上，多中心协作，扩展建设了与不孕不育相关的反复种植失败子队列、胎盘子队列和显微取精子队列，并制定了详细的工作流程和标准实施操作规范。目前，反复种植失败子队列及胎盘子队列已开始纳入收样，显微取精子队列正在进行伦理审批。

（5）机制研究取得进展

① *Prmt5* 在卵巢颗粒细胞中的功能和机制研究。发现 *Prmt5* 缺失后颗粒细胞上皮样性质发生变化，通过转录组测序和免疫共沉淀结合质谱的方法寻找 *Prmt5* 的作用分子。②进行了窖水有机提取物的生殖毒性研究。用窖水提取物连续 4 周暴露雄性生殖毒性雄性大鼠，明显导致大鼠睾丸细胞和曲细精管造精细胞层次减少，呈显著的退行性变；用窖水中主要的污染物塑化剂（DEHP）连续 4 周暴露雌鼠会导致动情周期紊乱、闭锁卵泡增多和卵巢颗粒细胞排列紊乱且数目明显减少。③构建关键基因敲除小鼠模型。研究发现，特异性剔除精原干细胞中 *Xrcc1* 基因导致小鼠不育，经过组学分析和体内外实验的验证，其分子机制主要涉及氧化应激、线粒体损伤及由此导致的凋亡。该研究揭示 DNA 损伤修复基因缺失致配子生成障碍的新机制，相关成果以“Deficiency of X-Ray Repair Cross-Complementing Group 1 in Primordial Germ Cells Contributes to Male Infertility”为题发表于 *The FASEB Journal* 上。此外，研究发现敲除 *Nlrp14* 基因可以导致雌性小鼠不育，特异性敲除卵母细胞中 *Vps34* 基因导致小鼠不孕。④建立西罗莫司延缓卵巢衰老模型，完成了西罗莫司延缓卵巢衰老的机制研究。⑤检测新生小鼠原始卵泡组装过程中非编码小 RNA miR-92b-3p 的表达，并探讨其参与调控原始卵泡组装的信号通路，评估 miR-92b-3p 在原始卵

泡库形成与维持中的潜在作用，相关成果以“microRNA 92b-3p Regulates Primordial Follicle Assembly by Targeting TSC1 in Neonatal Mouse Ovaries”为题发表于 *Cell Cycle* 上。⑥检测多囊卵巢综合征（PCOS）患者外周血中甾类激素浓度及 miR-125b-5p 的表达，并通过干扰小鼠腔前卵泡 miR-125b-5p 及构建小鼠 PCOS 模型，探讨非编码小 RNA miR-125b-5p 在调控卵巢激素生成中的作用机制，并评估其与 PCOS 发病过程中雄激素异常增高的潜在关系，相关成果以“Decreased MicroRNA-125b-5p Disrupts Follicle Steroidogenesis Through Targeting Pak3/ERK Signaling in Polycystic Ovary Syndrome”为题发表于 *Metabolism* 上。

（十六）“基于内外暴露监测的环境和行为因素对胚胎发育与妊娠影响研究”项目

1. 项目简介

项目由东部战区总医院商学军教授牵头，团队成员来自北京大学、遵义医科大学、华中科技大学、中山大学、浙江大学、山东大学和华中农业大学等单位。项目拟通过开展基于我国育龄人群的大规模前瞻性队列研究，系统评估育龄女性孕期对环境因素的内外暴露状况，结合基因组学研究，探索环境与遗传因素对母胎健康的影响。通过项目实施将对改善我国育龄女性及子代健康具有重要理论意义和重大社会意义。

2. 研究进展

（1）完成妊娠女性环境和行为因素暴露队列随访标准化程序制定及信息平台建设工作

通过在北京现场开展预调查工作，建立了适合该项目参与单位实际情况的实施流程，并撰写了详细的《现场实施手册》（包括现场人群募集、问卷调查、样本采集、编码、转运、定位保存等），完成了调查问卷的设计、修订及队列信息平台的建设、运转和调试。已于 2019 年 10 月完成了对项目组其他参与队列研究的项目组人员的培训，同时在研究实施过程中为各后期纳入医院提供常规培训，为队列随访的标准化实施奠定了良好基础。依托北京大学公共卫生学院建立了妊娠女性环境和行为因素外暴露数据库平台，使用电子化填写方式采集调查问卷信息，实时上传平台，并采取严格质控措施（如基线问卷填写时间不得少于 5 分钟，完成率不得低于 80%），保证录入问卷真实有效。同时平台也可管理生物样本及临床检查化验数据，与调查问卷实行一体化管理，目前运行情况良好，正在稳步推进各地前瞻性妊娠女性队列的建设工作。

（2）建立我国育龄人群孕期环境污染物内暴露数据库

依据“该物质的确对胚胎和母体健康可能存在影响；该物质能用现有技术手段在我国妊娠女性血液和尿液中可检出”两条原则，最终确定了符合我国妊娠人群暴露特点的主要环节污染物及其体内代谢产物组合。按照检测技术的不同，分为三大类：血液中重金属铅、锰、砷、汞、镉、硒、钴、镍、钒、钛共10种，使用电感耦合等离子体质谱仪（ICP-MS）进行检测；尿液中多氯联苯、邻苯二甲酸酯及代谢产物共20种，使用气相色谱质谱仪（GC-MS-MS）进行检测；血液中三氯卡班、全氟化合物、人工合成雌激素及其代谢产物共6种，使用液相色谱质谱仪（LC-MS-MS）进行检测；摸索完成了多氯联苯、邻苯二甲酸酯及其代谢产物共20种物质的前处理方案和GC-MS-MS参数调试设置工作，并进行了预检测工作；对ICP-MS的运行原理及操作流程、关键参数调整等进行了明确，以确保检测数据的有效性和准确性。

（3）影响胚胎发育及妊娠相关疾病的易感基因全基因组关联研究

①完成病例收集技术人员培训，做好数据收集整理和人群在线问卷调查的准备工作。将江苏南京现场募集单位调整为南通、常州和宿迁3个城市。②明确了重点研究的妊娠相关疾病——妊娠期糖尿病。③初步确定了全基因组关联分析的方法：全外显子组测序和低深度全基因组重测序，目前正在积极推进相关检测工作开展。

（4）进行动物模型的建立和体内胚胎毒性评价试验

完成了在斑马鱼模型中对三氯卡班（TCC）、全氟化合物等多种环境因素干预的评价，在小鼠模型中完成对高龄、磷酸三（1,3－二氯丙基）酯（TDCPP）和马拉硫磷的评价。进一步发现环境暴露物TCC与*Tmbim4*基因有交互作用，并发现其通过自噬通路作用的机制；发现母亲高龄通过影响*Top2b*基因表达影响胚胎发育；TDCPP通过影响DNA甲基化，马拉硫磷通过诱导氧化应激影响卵子的成熟和胚胎的发育。这些结果初步揭示了高危因素对胚胎早期发育的影响，为后续标记物的选择提供了重要依据。

3. 项目主要成果

（1）孕妇暴露于全氟化合物增加新生儿低出生体重及早产的风险

该研究基于广州市募集的母婴队列，收集新生儿出生体重、头围、体长等指标，以及母亲孕晚期静脉血，并检测血中全氟化合物（PFAS、6:2 Cl-PFESA、8:2 Cl-PFESA、PFOS、PFOA）的暴露水平。研究发现，随着孕妇全氟化合物暴露水平的增加，尤其是6:2 Cl-PFESA和8:2 Cl-PFESA两种化合物，新生儿低出生体重及早产的风险相应增加。该研究首次评估了6:2 Cl-PFESA和8:2 Cl-PFESA与出生结局的关系，表明含氟化合物的使用对新生儿健康可能造成威胁。该研究结果可为未来进一步促进优生优育提供科学依据。相关成果以“Are Perfluorooctane Sulfonate Alternatives Safer? New Insights from a Birth Cohort Study”为题发表于环境健康领域的权威期刊 *Environment International* 上。

（2）TDCPP通过诱导细胞凋亡和DNA异常甲基化来影响早期胚胎发育

研究了TDCPP对早期胚胎发育的影响调控机制。项目组通过在小鼠胚胎的培养液中添加不同浓度的TDCPP来研究TDCPP对小鼠早期胚胎发育的影响。结果表明，当TDCPP浓度达到10 μM时会降低囊胚的形成率，而当浓度达到25 μM时会降低桑葚胚率，浓度若达到100 μM时胚胎会致死。因此，项目组选择25 μM来进行进一步的研究。通过对处理后的桑葚胚进行活性氧（ROS）水平和细胞凋亡的检查发现TDCPP可以提高胚胎内的ROS水平，从而引起氧化应激并导致细胞凋亡的发生。TDCPP还会引起囊胚内的滋养层细胞数减少，进而引起囊胚的细胞总数减少。荧光定量PCR检测显示TDCPP处理的囊胚中滋养层细胞的特异表达基因如 *Cdx2*，*Eomes* 和 *Fgfr2* 表达下降。此外，TDCPP的处理还会引起囊胚甲基化发生异常，如父源印迹基因 *H19* 和 *Snrpn* 甲基化水平升高其表达量降低，而母源印迹基因 *Peg3* 甲基化水平降低其表达量升高。综上所述，TDCPP通过氧化应激、细胞凋亡和异常的印迹基因DNA甲基化而影响小鼠的早期胚胎发育（图2-64）。相关成果以“Tris（1,3-dichloro-2-propyl）Phosphate Disturbs Mouse Embryonic Development by Inducing Apoptosis and Abnormal DNA Methylation”为题发表于 *Environmental and Molecular Mutagenesis* 上。

（3）马拉硫磷通过诱导氧化应激影响卵子的成熟和胚胎的发育

研究了马拉硫磷和褪黑素对于卵子成熟和早期胚胎发育的影响调控机制。马拉硫磷剂量依赖性地降低卵子体外成熟率，用1 mM马拉硫磷处理导致卵子内ROS水平、纺锤体组装异常率和皮质颗粒重排异常率显著升高。马拉硫磷处理导致卵子内基因表达发生变化，包括凋亡、抗氧化、细胞周期和能量代谢基因，而添加褪黑素能有效地缓解马拉硫磷对卵子造成的损害。相较于马拉硫磷组，又添加褪黑素组中ROS水平，纺锤体组装异常比例和皮质颗粒分布异常比例均显著降低，与对照组持平。对卵子内脂滴代谢相关基因 *PLIN2* 和 *PPARγ* 的研究发现，相较于对照组，马拉硫磷组中 *PLIN2* 和 *PPARγ* 的转录和蛋白水平均降低，而马拉硫磷与褪黑素处理组中 *PLIN2* 和 *PPARγ* 的表达水平没有显著差异。此外，马拉硫磷处理的卵子中，

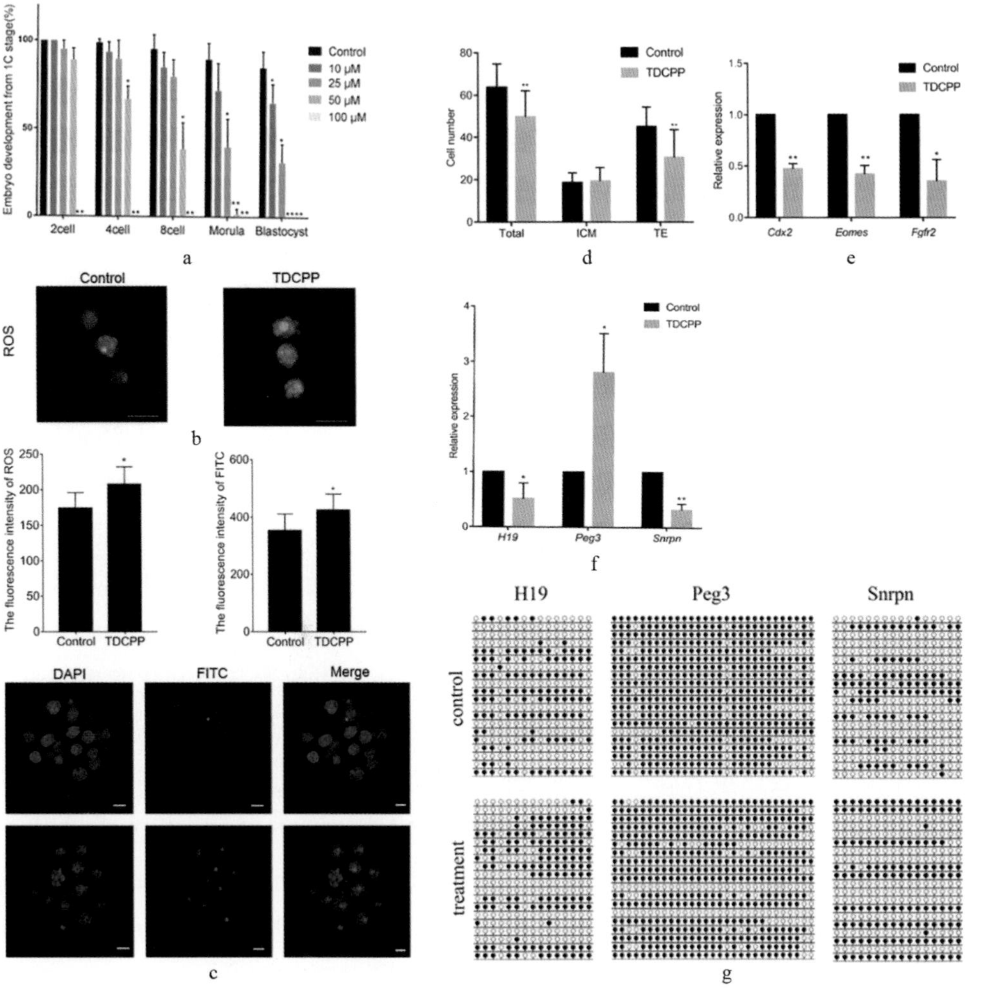

a：不同浓度 TDCPP 影响小鼠早期胚胎发育；b：TDCPP 提高桑葚胚 ROS 水平；c：TDCPP 提高桑葚胚 FITC 水平；d：TDCPP 减少囊胚细胞数及 TE 细胞数；e：TDCPP 降低 TE 特异基因的表达；f：TDCPP 影响印记基因表达；g：TDCPP 影响印记基因甲基化水平

图 2-64 TDCPP 对早期胚胎发育影响的研究

PLIN2 无法完全定位于脂滴上，而添加褪黑素后，*PLIN2* 定位异常的状况得到改善。最后，褪黑素能提高卵子孤雌激活囊胚率，向马拉硫磷处理的卵子培养基中添加褪黑素，其孤雌激活囊胚率与对照组持平（图 2-65）。相关成果以“Melatonin Protects Against Defects Induced by Malathion during Porcine Oocyte Maturation”为题发表于 *Journal of Cellular Physiology* 上。

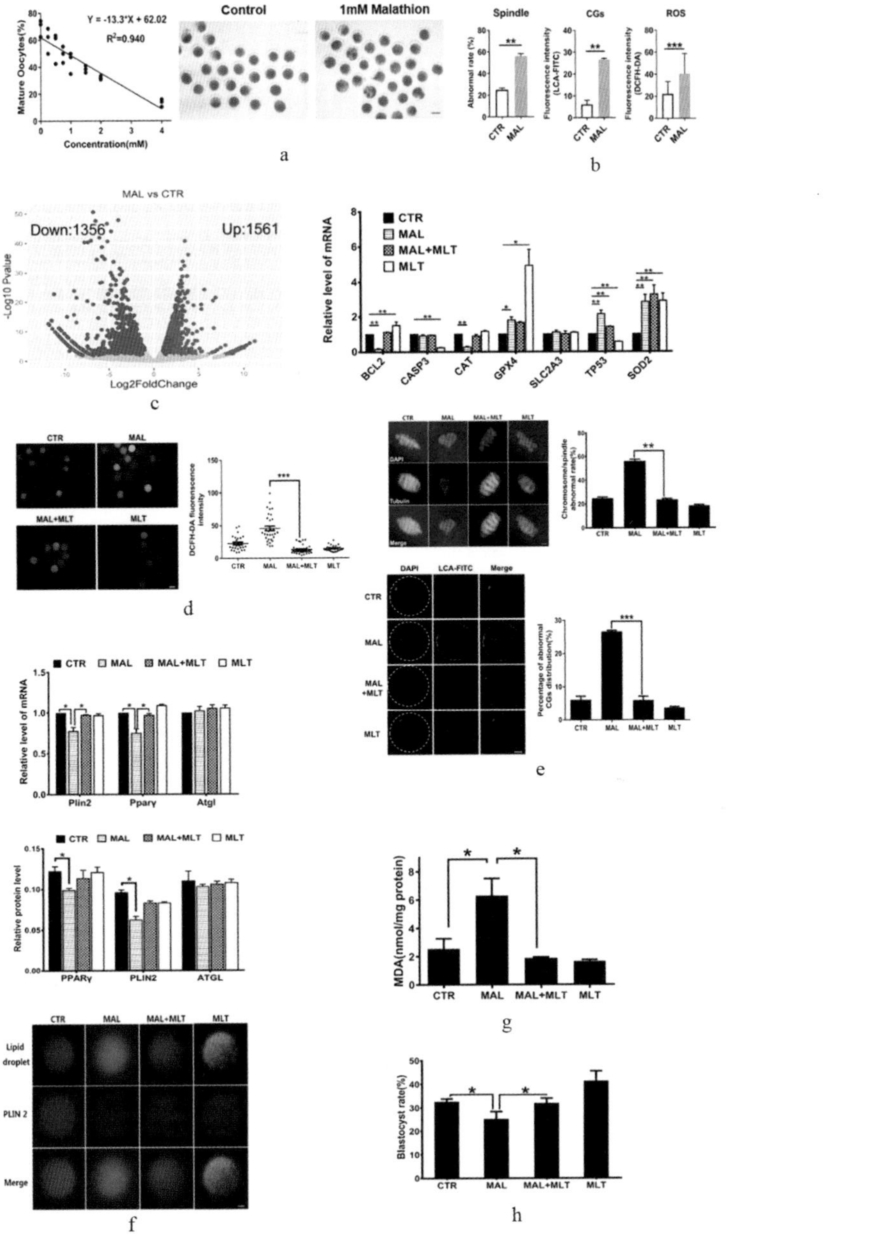

a：马拉硫磷降低卵子体外成熟率；b：马拉硫磷处理的卵子内 ROS 水平显示提高，核质成熟率显著降低；c：马拉硫磷处理的卵子内基因表达变化；d：褪黑素能显著降低马拉硫磷处理的卵子内 ROS 水平；e：褪黑素能显著降低马拉硫磷处理的卵子中纺锤体组装异常比例和皮质颗粒重分布异常比例；f：马拉硫磷导致 *PLIN2* 和 *PPARγ* 基因转录水平和蛋白水平降低，同时使 *PLIN2* 在脂滴上的定位出现异常，而添加褪黑素能减轻上述损伤；g：褪黑素能减轻马拉硫磷引起的卵子内脂质过氧化；h：褪黑素能提高马拉硫磷处理的卵子的孤雌激活囊胚率

图 2-65　马拉硫磷对卵子成熟和早期胚胎发育影响的研究

（十七）“母胎界面分子事件与病理妊娠”项目

1. 项目简介

项目由华南农业大学杨增明教授团队牵头，团队成员来自南京大学、浙江大学、厦门大学、北京大学、重庆医科大学、香港大学和华南农业大学等单位。项目拟通过围绕“子宫内环境如何决定妊娠结局”这一关键科学问题，具体研究子宫容受性是如何决定的、子宫微环境如何影响胚胎着床、子宫内膜蜕膜化和胚外组织发育如何协同作用促进妊娠进程，以及母胎界面的发育障碍如何导致异常的妊娠结局。通过项目的实施将为精准有效的容受性评估体系建立、改善子宫内膜容受性的干预靶点选择、阐释子宫内膜和胚外组织发育异常导致复发流产和子痫前期疾病的分子机制提供新理论和基础数据支撑，所得结果将有效提升临床助孕技术的成功率，最大限度地降低妊娠期疾病对于母胎所造成的危害。

2. 研究进展

（1）标本收集方面

已对收集的正常月经周期中处于容受性不同时期的子宫内膜组织，初步完成了转录组的测序；已完成临床队列研究开始前的准备工作；妊娠纵向队列已入组 3614 人，并已完成大部分的随访；基于前期筛选到的子痫前期风险因子 CD81 的 ELISA 检测试剂盒已经完成抗体生产和抗体配对，筛选的配对抗体组合检测灵敏度达到了 pg/mL 级别，下一步将进入试剂盒开发阶段。

（2）动物模型构建方面

构建了 3 个子宫内膜敲除目的基因（*WT1*、*MEKK4* 和 *PRMT5*）的小鼠模型；已基本完成 3 个基因工程鼠（敲除 2 个，过激活 1 个）的构建，初步得到基因型正确的基因工程鼠，即将开展表型方面的研究。已在小鼠及人滋养层干细胞中建立了多种体外用于筛选胚外组织发育、滋养层细胞分化及命运决定调控关键分子的模型及方法。

（3）容受性标志分子鉴定方面

在子宫内膜容受性建立过程中关键调控分子蛋白翻译后的修饰研究中，已鉴定子宫细胞中与孕激素受体 PR 相互作用的蛋白因子；同时已鉴定容受性标志分子 HOXA10 蛋白磷酸化和精氨酸甲基化修饰的调控分子（MEKK4 和 PRMT5），目前正在鉴定 HOXA10 蛋白中相关特异性修饰位点。

（4）蜕膜化方面

分析了核仁应激介导小鼠的胚胎着床及蜕膜化过程的机制；证实释放到细胞外

的 ATP 可介导小鼠的胚胎着床及蜕膜化过程。

3. 项目主要成果

（1）临床种植失败患者子宫容受性缺陷的分子病理特征

临床着床失败患者子宫内膜容受性建立缺陷发生的分子机制研究中，目前已获得临床反复种植失败患者子宫内膜细胞差异分子表达谱，通过 KEGG 富集通路分析发现，有一群与细胞膜内吞及膜受体转运相关的基因 *EHD1*（*EH domain-containing protein 1*）及蛋白修饰相关的基因（*HDACs*、*MST1*、*SETD7*、*PRMT5*）表达差异明显；发现 Wnt4 激动剂 AG-L-67051 可以改善 *EHD1* 导致的基质细胞蜕膜化发生障碍。阐明临床反复种植失败患者子宫内膜基质细胞中异常高表达的 *EHD1* 通过调控 LRP5/LRP6 内吞作用增加 *EHD1* 与 Wnt4 的相互结合进而抑制 Wnt4/β-catenin 信号通路，这是导致这部分患者子宫内膜容受性建立缺陷和胚胎不能成功种植的分子基础（图 2-66）。该研究成果为从相关膜受体的内吞循环转运调控层面建立改善子宫内膜容受性和 IVF-ET 临床结局策略提供了理论支持。相关成果以“*EHD1* Impairs Decidualization by Regulating the Wnt4/β-catenin Signaling Pathway in Recurrent Implantation Failure”为题发表于 *EBioMedicine* 上。

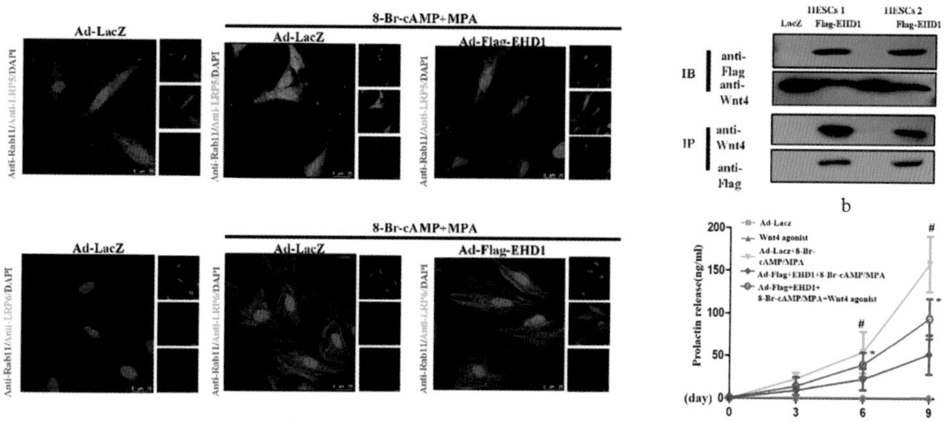

a：免疫荧光证实腺病毒介导 *EHD1* 的过表达调控 LRP5/LRP6 内吞活性；b：免疫共沉淀证实人子宫内膜组织中内源性 *EHD1* 和 WNT4 生理性结合；c：Wnt4 激动剂可以部分挽救过表达引起的体外间质细胞蜕膜化异常

图 2-66 *EHD1* 通过调控 LRP5/LRP6 内吞作用损害蜕膜化进程

（2）维生素 C 调控胎盘发育和妊娠维持中的重要作用及分子机制

利用体外培养的滋养干细胞模型及遗传工程小鼠，研究了维生素 C（Vitamin

C,VC）调控滋养层干细胞分化、胎盘发育及妊娠维持中的重要作用及分子机制。研究表明，VC 抑制丝裂原活化蛋白激酶家族 c-Jun 氨基末端激酶（c-Jun N-terminal Kinase, JNK）活性，减少 JNK 于 Ser48 位点直接磷酸化滋养巨细胞关键转录因子 Hand1，导致 Hand1 在细胞质内稳定，从而诱导滋养层干细胞向滋养巨细胞分化。结果显示，在遗传性 VC 缺乏的妊娠小鼠模型中，由于 Hand1 的下调，导致胎盘滋养巨细胞缺乏、胎盘发育停滞及胚胎死亡（图 2-67）。该项目首次揭示了 VC 在滋养层细胞分化、胎盘发育及妊娠维持中的重要角色及其调控机制，为妊娠生理及可能的临床妊娠病理提供了新的理论和实践依据。

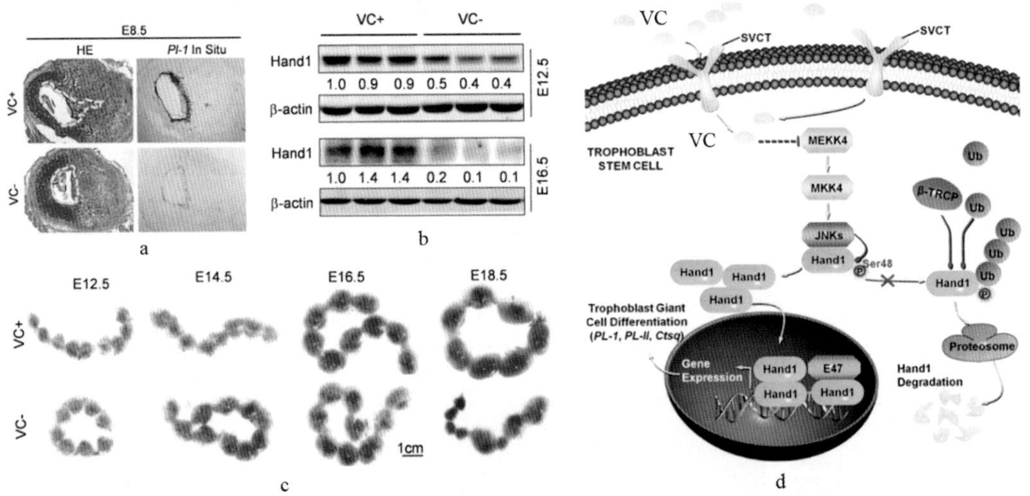

a：VC 缺乏和补充的 E8.5 小鼠孕囊的滋养巨细胞标记基因 *Pl-1* 的原位杂交分析；b：VC 缺乏和补充的 E12.5 和 E16.5 小鼠胎盘 Hand1 的 Western Blot 分析；c：VC 缺乏和补充的 E8.5 妊娠小鼠孕囊存活率；d：VC 调控滋养干细胞向滋养巨细胞分化的作用模式，VC 通过钠依赖的 VC 转运体转运进入细胞内，抑制 MAPK 家族 JNK 激酶活性，而减少 JNK 于 Ser48 位点直接磷酸化 Hand1，导致 Hand1 在细胞质内稳定，从而诱导滋养层干细胞向滋养巨细胞分化

图 2-67　维生素 C（VC）调控滋养层细胞分化、胎盘发育和妊娠维持

（3）核仁应激介导小鼠的胚胎着床及蜕膜化过程

项目组证实利用低剂量的放线菌素 D（ActD）可激活小鼠的延迟着床。在胚胎着床过程中，在子宫腔上皮细胞中伴随核仁应激。胚胎分泌的乳酸可能会启动子宫腔上皮的核仁应激过程（图 2-68）。核仁应激主要通过激活 LIF-Stat3 途径促进胚胎着床过程。如果抑制核仁应激关键分子 Npm1，可显著抑制小鼠的胚胎着床及蜕膜化过程。相关成果以“Nucleolar Stress Regulation of Endometrial Receptivity in Mouse

Models and Human Cell Lines”为题发表于 *Cell Death and Disease* 上。

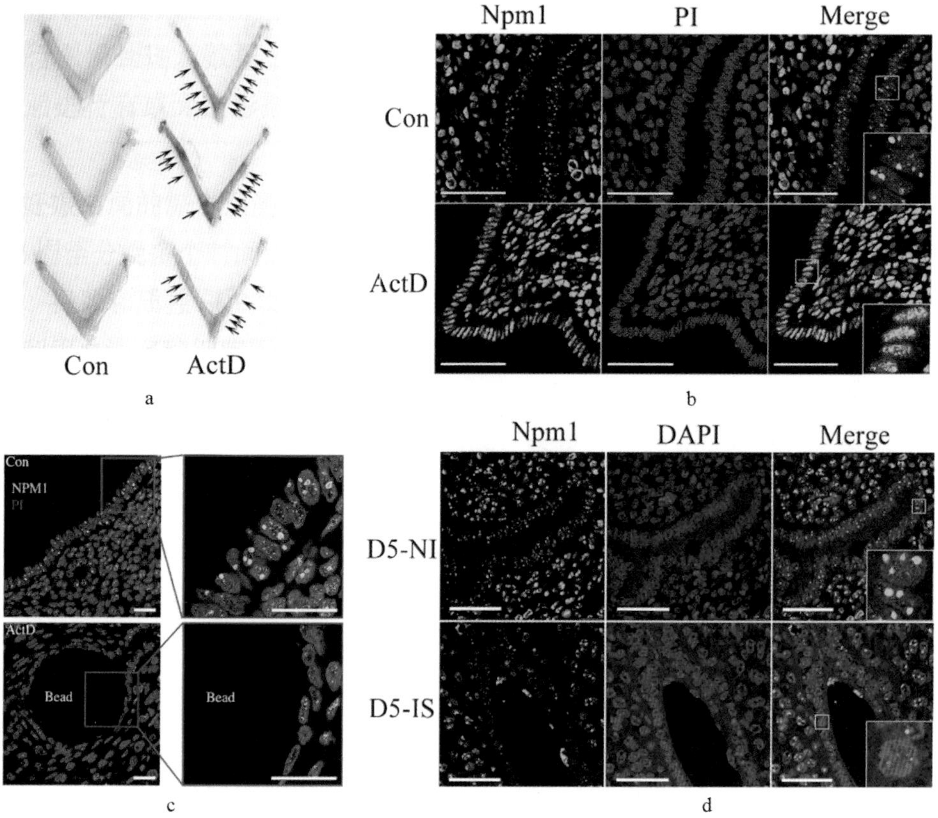

a：利用低剂量的放线菌素 D 可激活延迟着床；b：放线菌素 D 处理后，子宫腔上皮中的 Npm1 荧光信号由核仁向核质中迁移；c：将放线菌素 D 浸泡的琼脂糖小珠注射入假孕的小鼠子宫腔内，可诱导腔上皮中的 Npm1 荧光信号由核仁向核质迁移；d：在妊娠第 5 天子宫的胚胎着床位点（D5-IS）处子宫腔上皮中，Npm1 荧光信号均匀分布在核质中，在非着床位点（D5-NI），Npm1 荧光信号位于核仁中

图 2-68　核仁应激与胚胎着床

（4）ATP 介导小鼠的胚胎着床及蜕膜化过程

项目组证实小鼠胚胎分泌的乳酸或机械损伤，均可显著促进子宫腔上皮的 ATP 释放。腔上皮释放的 ATP 可通过其受体 P2Y2，激活 p-Stat3 及 Cox-2 途径启动蜕膜化过程。如果抑制间隙连接，可显著抑制 ATP 的释放。在人中也证实，胚胎分泌的乳酸可诱导子宫上皮细胞释放 ATP，ATP 又可作用于上皮细胞使其释放 IL-8。IL-8 进入基质后可诱导基质细胞发生蜕膜化（图 2-69）。相关成果以“ATP Mediates the Interaction between Human Blastocyst and Endometrium”为题发表于 *Cell Proliferation* 上。

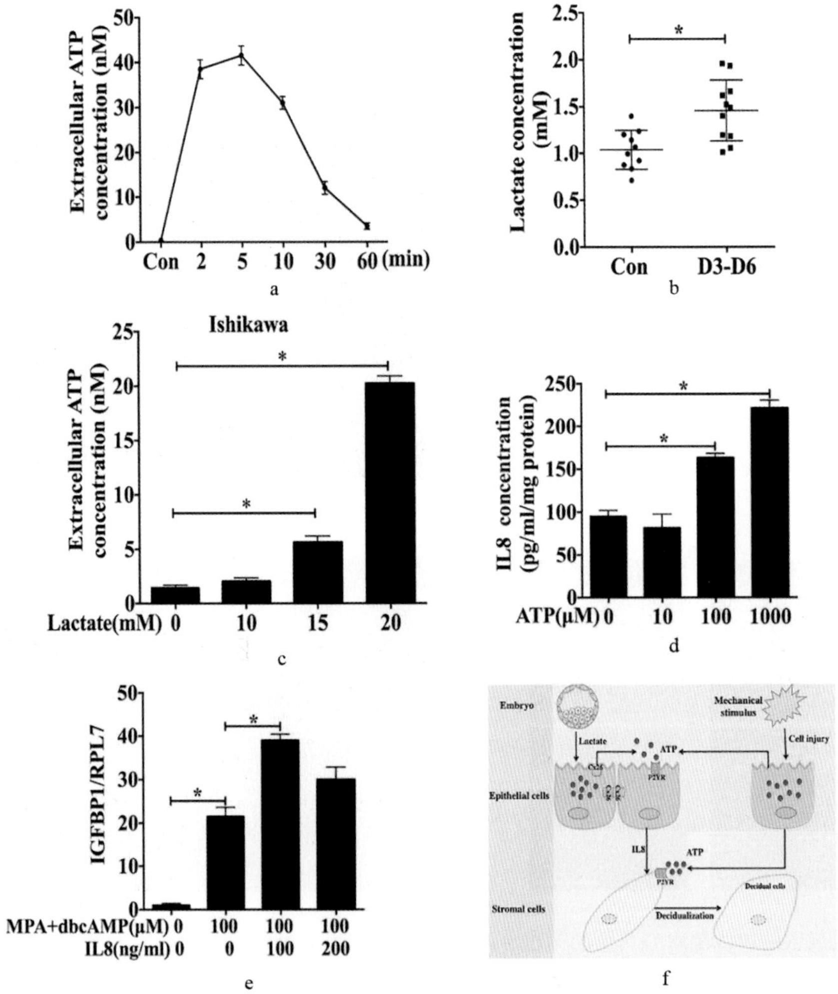

a：人 Ishikawa 细胞在损伤后不同时间释放 ATP；b：人胚胎培养基中乳酸的分泌量；c：乳酸处理 Ishikawa 细胞后释放的 ATP 量；d：ATP 处理 Ishikawa 细胞后释放 IL-8；e：IL-8 可诱导人基质细胞发生蜕膜化；f：上皮来源的 ATP 调节蜕膜化的机制

图 2-69　子宫腔上皮释放的 ATP 诱导基质细胞发生蜕膜化

（十八）“获得性性状的生殖传递机制”项目

1. 项目简介

项目由中国科学院动物研究所李磊研究员团队牵头，由国内从事哺乳动物获得性性状遗传及紧密相关领域的 16 位优秀中青年专家担任项目骨干，团队成员包括来自高等院校和科研院所的国家实验室、国家重点实验室、国内知名生殖医学中心等的 80 多位研究人员。项目拟通过筛查新型获得性性状和新型表观传递载体，研究哺乳动物新型获得性性状的表观遗传载体的功能，解析表观遗传载体传递过程中重要分子的调节机制，探讨获得性性状的生殖传递机制。通过该项目的实施将有助于丰富获得性性状、生殖发育和表观遗传等领域的知识，为相关领域提供新型研究工具和方法，并为探索人类健康的奥秘提供新的理论依据。

2. 研究进展

（1）表观修饰检测技术的优化和应用

2019 年项目组建立了单卵子甲基化分析方法，用于研究母源表观遗传信息的传递。一方面，利用多种卵子介导的表观遗传的动物模型，发现单个卵子的特定甲基化可以通过其同胞第一极体评估；另一方面，还改进了染色质三维结构检测技术发展出 SAFE Hi-C，该方法可以有效避免因扩增引入文库组成的改变，提升了获得数据的可靠性。同时进一步完善了研究染色体三维结构的关键技术——基因编辑，发现了 Cas9 一个新的切割活性。

（2）表观遗传修饰改变及表观调控因子对配子、胚胎发育及后代的作用

构建了表观调控因子的条件性敲除小鼠模型及组蛋白甲基化转移酶的小鼠模型，并进行了功能验证。同时，解析了与表观遗传修饰变化相关新母源因子的功能，发现它的缺失导致生殖力下降、早期胚胎发育延迟、细胞器排布异常等，为母源因子在获得性性状传递过程中功能机制研究打下了基础。还建立了小鼠及灵长类胚胎的体外培养体系及多种小鼠胚胎干细胞系，为研究早期胚胎细胞分化过程中表观修饰变化的图谱建立和获得性性状遗传机制研究打下了基础。

（3）新型获得性性状表观遗传信息载体功能机制和重要表观遗传调控因子机制

通过建立小鼠 ESC 培养系统来筛查和研究影响细胞命运的表观调控因子的作用机制，发现 H3.3 通过调控 Dux 的表达对全能性相关基因的激活具有抑制作用。在之前研究工作的基础上，利用成瘾易感性的跨代遗传模型，进行了相关神经生物学机制的研究，为神经性疾病的获得性性状遗传提供了理论基础。进一步研究了长链非编码 RNA 的作用机制、piRNA 成熟的通路、DNA 修复机制等，为跨代遗传分子载体鉴定打下了基础。基于之前的研究对小 RNA 和表观遗传修饰（DNA 甲基化和组蛋白修饰）记录并传递获得性遗传性状的机制，提出了小 RNA 和表观遗传修饰可能与 DNA 序列一起构成了三维遗传信息的理论。

3. 项目主要成果

（1）体外将食蟹猴囊胚培养至原肠运动阶段的培养体系

哺乳动物原肠运动是发育生物学家长期关注的关键科学问题之一，发生在胚胎着床以后的母体子宫内，研究技术上存在很大的挑战。目前有关早期胚胎发育和原肠运动的知识主要来自模式生物小鼠。项目组以食蟹猴为模式动物，建立起来的非人灵长类动物胚胎体外培养系统，将食蟹猴囊胚体外培养至原肠运动出现，并进一步体外发育至受精后 20 天。从形态学、标记分子染色和单细胞转录组等多个角度提供了充分的证据，证明体外发育的食蟹猴胚胎高度重现包括原肠运动在内的多个重要事件的体内胚胎发育。首次证明了灵长类胚胎在没有母体支撑的作用下可以发育至原肠运动，第一次提供了灵长类动物早期胚胎发育过程中羊膜细胞的基因表达特征，重新定义了多种灵长类动物早期胚胎细胞类型（图 2-70）。该研究对探索非人灵长类动物早期胚胎发育机制及发育过程中各种表观修饰变化的研究开辟了崭新平台，为哺乳动物获得性性状机制研究提供了新的潜在工具。相关成果以“In Vitro Culture of Cynomolgus Monkey Embryos Beyond Early Gastrulation”为题发表于 *Science* 上。

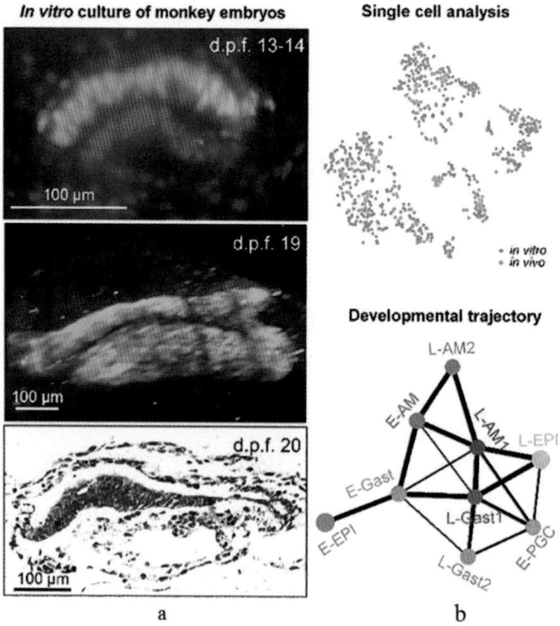

a：体外培养第 13 ～ 14 天和第 19 天的食蟹猴胚胎分别用细胞谱系标记抗体 OCT4（绿色）和 GATA6（红色）进行染色，培养 20 天的胚胎用苏木精和伊红（HE）染色；b：收集不同时期的胚胎进行单细胞测序，并解析不同细胞谱系的发育轨迹

图 2-70　食蟹猴胚胎在体外培养至 20 天

（2）秀丽线虫长链非编码 RNA 系统功能研究

长链非编码 RNA 在表观修饰中具有重要调控功能，可能介导获得性性状的生殖传递。目前，有关长链非编码 RNA 功能机制的研究有限。该研究通过优化的 CRISPR/cas9 系统，对秀丽线虫中 155 个基因间的长链非编码 RNA（lincRNA）进行逐一敲除（秀丽线虫已知的全部 lincRNA 共 170 个），系统研究了秀丽线虫中 lincRNA 的功能。通过对 155 个 lincRNA 敲除突变体进行 6 个方面表型的筛选（图 2-71），发现 23 个 lincRNA 突变体分别在其中一个或者两个生理表型上具有不同程度的缺陷。通过对秀丽线虫不同发育时期的转录组测序，分析了 lincRNA 和 mRNA 共表达情况，同时建立了 lincRNA 和 microRNA 共表达及调控网络。通过对秀丽线虫不同发育时期近 300 个转录因子的 ChIP-seq 分析，探究了转录因子在线虫不同发育阶段对 lincRNA 的表达调控，进而研究了相关的 23 个功能 lincRNA 的调控机制。该研究第一次报道在多细胞动物中利用 CRISPR/cas9 技术，在全基因组水平上对一种特定类型长非编码 RNA 进行敲除，并系统分析其生理功能及其作用机制；系统探索了 lincRNA 在多细胞动物中的生理功能，一定程度上拓宽了 lincRNA 的研究领域，同时该研究获得的系列 lincRNA 敲除线虫株，可以为后续研究长链非编码 RNA 在生殖健康和获得性性状代际传递等方面提供基础。相关成果以“Systematic evaluation of *C. elegans* lincRNAs with CRISPR knockout mutants”为题发表于 *Genome Biology* 上。

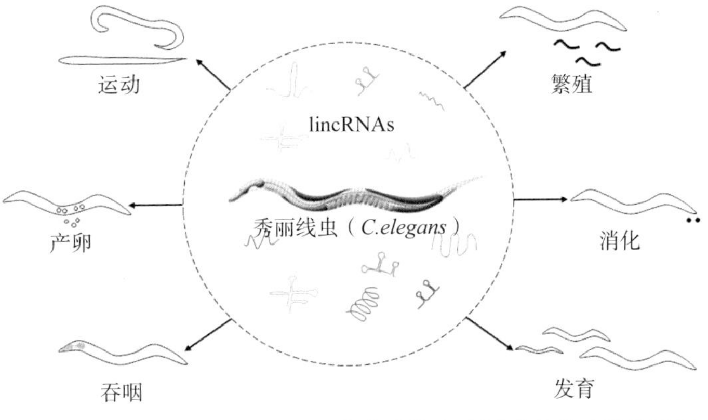

图 2-71　秀丽线虫 lincRNAs 在生殖等生理活动中的功能及机制

（3）发现 PICS 复合物介导 piRNA 成熟与染色体分离

很多动物的生殖传递依赖于一种 RNA 介导的通路——piRNA 通路。当 piRNA 通路缺陷时，动物的生殖细胞会不正常地形成，且逐渐导致不育表型。piRNA 长度约为 30 nt，与 PIWI 蛋白家族成员相结合发挥调控作用。piRNA 帮助生物体识别自我与非我的核酸序列，在小 RNA 介导的多代遗传过程中起关键作用。目前对 piRNA 的研究尚处于初级阶段，它的一些具体功能和生源论还在争论中。piRNA 前体在细胞核内转录后，被转运到细胞质中，经过一系列的加工，包括 5’端和 3’端去除多余的核苷酸及 3’端甲基化修饰才能成熟。该研究建立了 piRNA 介导的获得性性状多代遗传机制的线虫模型，通过功能基因组学分析在线虫里发现了一个参与 piRNA 成熟加工过程的 piRNA 产生与染色体分离（piRNA Biogenesis and Chromosome Segregation，PICS）复合物，该复合物包括 TOFU-6,PID-1, PICS-1,TOST-1,and ERH-2 五个蛋白，这些蛋白在生殖腺细胞中位于细胞核周边的 p-granule 中；在胚胎细胞中，PICS 复合物主要表达在细胞质中，而在细胞进入分裂期时，PICS 复合物会从细胞质转移并聚集到细胞核区域。PICS 复合物中的因子缺失之后，piRNA 的前体加工会出现缺陷；进一步研究发现，在 PICS 突变体里线虫胚胎细胞在分裂中后期染色体分离过程出现异常，说明该复合物在线虫胚胎细胞分裂过程也起到了重要作用（图 2-72）。该研究为探索 piRNA 在多代遗传性状传递过程中的分子机制提供了新方向。相关成果以“Functional Proteomics Identifies a PICS Complex Required for piRNA Maturation and Chromosome Segregation”为题发表于 *Cell Reports* 上。

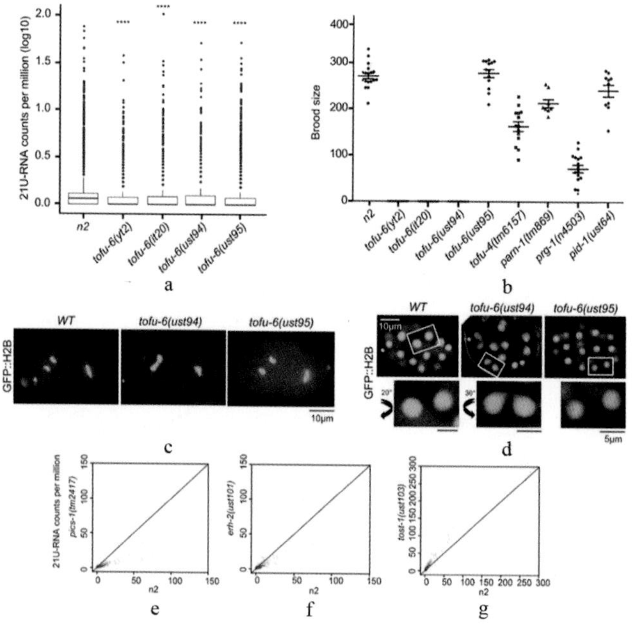

a：TOFU-6 对 piRNA 是必需的；b：TOFU-6 影响子代数目；c：TOFU-6 影响染色体配对分离；
d：TOFU-6 影响分裂末期的细胞核形态；e-g：用深度测序检测 piRNA 的表达

图 2-72　PICS 复合物对 piRNA 产生和染色体分离非常关键

（4）不依赖扩增的 Hi-C 建库新方法——SAFE Hi-C 的建立

染色质三维结构的组织对于染色体的功能具有重要作用，目前研究染色质三维结构的方法主要是 Hi-C 技术；该技术一般需要大量细胞，同时依赖 PCR 扩增来获得足够量的 DNA 进行测序；被扩增的 DNA 在序列上的差异会因为 PCR 扩增导致比例上的偏差，并在测序时无法区分相同序列片段是因为扩增产生还是来源于原始实验；这两个问题分别降低了 Hi-C 结果分析的可靠性和可用的数据量，严重影响了染色质三维结构研究的质量。项目组为了解决这些问题，改变传统 Hi-C 方法，建立了非扩增直接测序的 SAFE Hi-C 技术（图 2-73a 和图 2-73b）；该方法大幅降低了 PCR 扩增引入及无法区分来源的相同序列片段在文库测序结果中的比例，大幅保留了文库中不同序列片段的复杂度，和真实染色质结构理论上有更高的吻合度；在果蝇细胞中使用该方法，揭示了近距离相互作用更为普遍；同时对人红白血病 K562 细胞进行 SAFE Hi-C 分析，表明该方法比 in situ Hi-C 能揭示更细微的结构差异（图 2-73c 和图 2-73d）；这些结果表明项目组发展的 SAFE Hi-C 方法和 in situ Hi-C 相比，

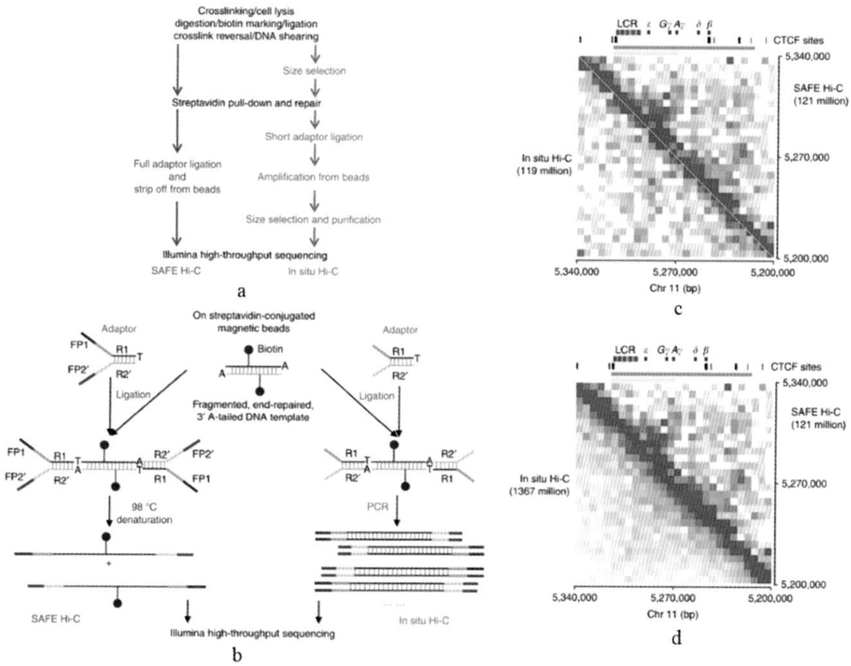

a：SAFE Hi-C 和 in situ Hi-C 的实验流程对比；b：SAFE Hi-C 和 in situ Hi-C 用于高通量测序的文库制备方法比较；c：相同有效测序量下 SAFE Hi-C 和 in situ Hi-C 的人 beta 珠蛋白基因簇染色质结构的结果对比；d：in situ Hi-C 测序量超过 SAFE Hi-C10 倍时，人 beta 珠蛋白基因簇染色质结构的结果对比

图 2-73　SAFE Hi-C 和 in situ Hi-C

具有多方面的优越性。该技术为研究生殖传递过程中与染色质三维结构变化有关的获得性性状传递的功能机制打下了坚实的技术基础。相关成果以“Amplification-free Library Preparation with SAFE Hi-C Uses Ligation Products for Deep Sequencing to Improve Traditional Hi-C Analysis”为题发表于 *Communications Biology* 上。

（十九）“分娩启动和早产机理与干预”项目

1. 项目简介

项目由上海交通大学 Louis Joseph Muglia/ 范建霞教授团队牵头，团队核心成员来自四川大学、上海科技大学、复旦大学附属儿科医院等单位。该项目重点聚焦分娩启动的调控机制、自发性早产的动因、自发性早产的预测、预防和治疗的优化，以及早产儿治疗体系的完善等内容。通过项目实施将为建立早产和早产儿的综合防控体系提供科学依据和技术支撑。

2. 研究进展

（1）解析分娩启动的调控机制

分娩启动是在催产素的作用下，启动的一系列分子事件，项目组开展了分娩启动与早产相关的关键基因 *OXTR* 和 *AGTRⅡ* 在早产样本的表达研究，完成了 OXTR 的重组表达；开展了巨噬细胞来源的 G-CSF 激活 PI3K/Akt/Erk1/2/NF-κB 通路影响滋养细胞侵袭迁移能力的研究；筛选并验证了多个在早产孕妇外周血中差异表达的 microRNA 和蛋白分子，并对其功能和早产风险预测的效能进行了探索。

（2）鉴别自发性早产的动因

优化和建立了新的针对单细胞 RNA-seq 和单细胞 ATAC-seq 的计算方法，为解析早产和正常分娩的母胎界面细胞之间的差异奠定了基础；应用单细胞 RNA-seq 技术，开展了分娩前母体免疫细胞的转录组特征研究；揭示了碱基编辑器的效能差异并构建了包含早产相关突变的可编辑致病突变数据库；已收集早产和正常对照临床组织样本各 500 多例。

（3）优化自发性早产的预测、预防及治疗

通过 Meta 分析发现饮食中的叶酸可以显著降低早产风险。四川大学华西第二医院已收集家庭数 5584 例（2018 年 10 月至 2019 年 11 月 15 日），标本数 162 804 例（含血液、尿液、胎盘等），用于早产预测模型的外部验证，早产高危因素的孕妇数仅 417 例（2019 年 8 月 9 日至 2019 年 10 月 9 日）。

（4）完善早产儿的治疗体系

通过早期振幅整合脑电图（aEEG）预测重度高胆红素血症的足月和近足月新生儿神经发育的长期结局（12 个月），发现虽然敏感性低于听觉脑干反应（ABR），但早期 aEEG 可预测重症高胆红素血症新生儿的不良神经发育结局；应用新生小鼠缺氧缺血后脑损伤模型，发现 Adaptaquin 治疗具有神经保护作用；完成了小剂量促红细胞生成素早期干预对≤ 28 周早产儿及颅内出血早产儿远期神经系统并发症防治效果的评估，发现小剂量促红细胞细胞生成素可以改善颅内出血预后。

3. 项目主要成果

（1）饮食中的叶酸可以显著降低早产风险

目前，血液中叶酸的浓度、叶酸补充或饮食中的叶酸与早产风险的流行病学研究结果是不一致的。系统搜索了 PubMed/MEDLINE、Google Scholar、Web of Science 和 Cochrane Library 数据库截至 2018 年 10 月 20 日发表的文章，并对检索到的文章参考列表进行筛选。叶酸浓度、叶酸补充和膳食叶酸的最高和最低值的合并优势比（ORs）和 95% 置信区间（CIs）采用随机效应模型计算。异质性的来源采用亚组分析和单变量 Meta 回归来分析。有 10 项纳入研究（6 项前瞻性队列研究和 4 项病例对照研究）是与叶酸浓度有关的，13 项队列研究是关于叶酸补充的，4 项队列研究是关于膳食叶酸摄入量的。较高的母体叶酸水平可降低 28% 的早产风险（OR 值为 0.72, 95% CI 为 0.56 ～ 0.93）。较高的叶酸补充可降低 10% 的早产风险（OR 值为 0.90, 95% CI 为 0.85 ～ 0.95）。此外，饮食中叶酸摄入量与早产风险之间具有显著负相关（OR 值为 0.68，95% CI 为 0.55 ～ 0.84），但饮食中叶酸与自发性早产的风险无显著相关性（OR 值为 0.89, 95% CI 为 0.57 ～ 1.41）（图 2-74）。在亚组分析中，母亲在妊娠晚期较高的叶酸水平与较低的早产风险有关（OR 值为 0.58, 95% CI 为 0.36 ～ 0.94）。孕前开始服用叶酸补充剂与早产风险呈负相关（OR 值为 0.89, 95% CI 为 0.83 ～ 0.95）。综上所述，较高的母体叶酸水平和叶酸的补充与较低的早产风险显著相关。现有的有限数据表明，饮食中的叶酸可以显著降低早产风险。相关成果以“Folic Acid and Risk of Preterm Birth: A Meta-Analysis”为题发表于 *Frontiers in Neuroscience* 上。

（2）早期振幅整合脑电图预测重症高胆红素血症新生儿的不良神经发育结局

为了研究早期振幅整合脑电图（aEEG）相比颅脑磁共振成像（MRI）、听觉脑干反应（ABR）对患有重度高胆红素血症的足月和近足月新生儿神经系统发育结局的预测价值，≥ 35 孕周伴有重度高胆红素血症（血清总胆红素 [TSB] ≥ 340 μmol/L）或高胆红素血症（TSB ≥ 257 μmol/L）同时伴有胆红素诱导的神经系统功能障碍的

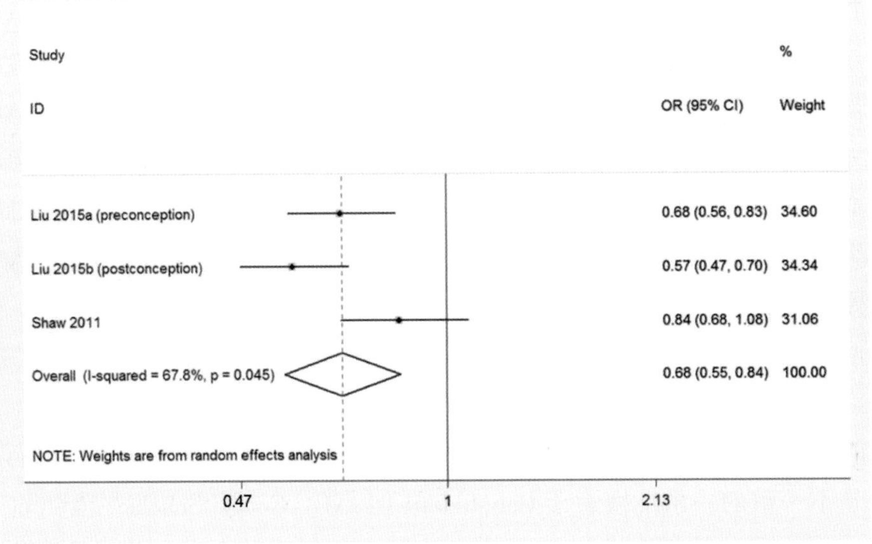

a

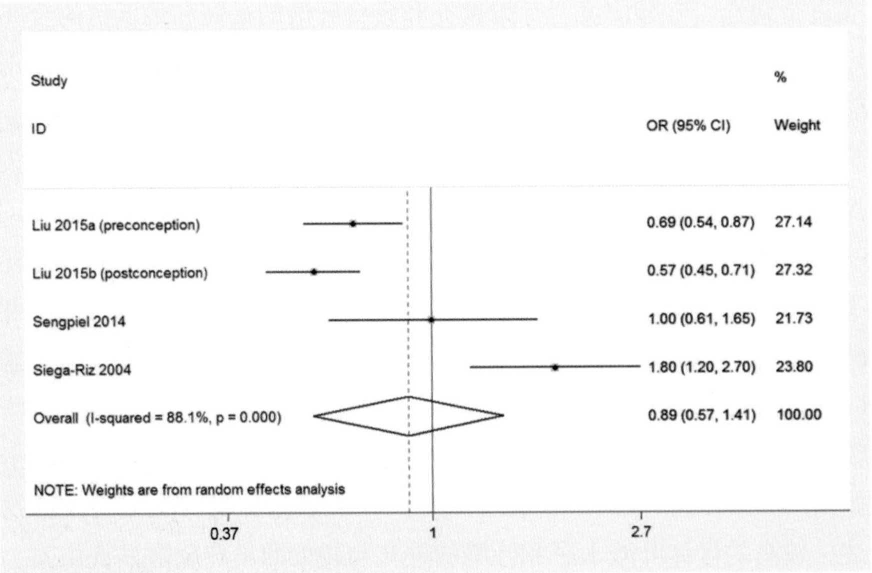

b

图 2-74 早产风险（a）和自发性早产风险（b）与膳食叶酸的 Meta 分析森林图

婴儿被招募入组。所有受试者在入住新生儿重症监护病房后都做了 aEEG 检查，而颅脑 MRI 和 ABR 是在 TSB 下降到正常范围内才做的。所有的婴儿随访至 12 个月。研究期间，83 例婴儿中有 77 例符合条件，其中 71 例患有重度高胆红素血症，6 例患有高胆红素血症并诱发了神经系统功能障碍。33 例婴儿被诊断为急性胆红素脑病（ABE），其中 2 例死于 ABE，62 例完成了随访，其中 12 例患儿出现不良结局。64 例婴儿进行了 aEEG 检查，40 例进行了头颅 MRI 检查，39 例进行了 ABR 检查。逻辑回归和受试者特征曲线分析表明，aEEG 预测重度高胆红素血症的不良神经系统疾病预后的能力在某些指标上不优于异常 ABR 的预测能力，敏感性为 35.7% ： 83.3%，阳性预测值为 55.6% ： 58.8%，阴性预测值为 83.6% ： 90.9%，但是特异性为 92.0% ： 74.1%。因此，项目组的研究表明虽然敏感性低于 ABR，但早期 aEEG 可预测重症高胆红素血症新生儿的不良神经发育结局。相关成果以“Early Amplitude-integrated Electroencephalogram Predicts long-term Outcomes in Term and Near-term Newborns with Severe Hyperbilirubinemia”为题发表于 *Pediatric Neurology* 上。

（3）新生小鼠缺氧缺血后脑损伤的性别差异及 Adaptaquin 治疗

缺氧诱导因子脯氨酰 4- 羟基化酶（HIF-PHDs）是重要的抗氧化应激靶点。通过 Adaptaquin 抑制 HIF-PHD 来降低新生小鼠的缺氧缺血性脑损伤，幼崽发生缺氧缺血（HI）后立即用 Adaptaquin 进行腹腔内注射治疗，然后每 24 小时注射一次，连续 3 天。缺氧缺血 72 小时后，与不用药相比，Adaptaquin 治疗使脑梗死体积平均降低 26.3%，这一降幅在雄性小鼠中比雌性小鼠更明显（34.8% vs. 11.7%），对大脑皮层的保护作用也更明显。用组织丢失量来测定皮层下白质损伤，显示 Adaptaquin 治疗组降低了 24.4%，这一降低也是在雄性（28.4%）小鼠中比雌性（18.9%）更明显。荧光标记显示皮质细胞死亡减少，但在 Adaptaquin 治疗后的其他脑区未见。此外，在脑损伤区域，Adaptaquin 治疗没有改变半胱天冬酶 -3 活化的阳性细胞数量和凋亡诱导因子到细胞核的转位。Adaptaquin 治疗增加了皮质区谷胱甘肽过氧化物酶 4 的 mRNA 表达，但对 3- 硝基酪氨酸、8- 羟基 -2 脱氧鸟苷或丙二醛的产生无影响。缺氧缺血后 Hif1a mRNA 表达升高，且 Adaptaquin 治疗也刺激 Hif1a mRNA 的表达，这在雄性小鼠中也比雌性小鼠更明显。然而，HIF1a 蛋白的核转位在缺氧缺血后降低了，Adaptaquin 治疗对 HIF1a 在细胞核中的表达无影响（图 2-75）。这些结果表明 Adaptaquin 治疗具有神经保护作用，但其潜在的机制有待进一步研究。项目成果以“Sex differences in Neonatal Mouse Brain Injury after Hypoxia Ischemia and Adaptaquin Treatment”为题发表于 *Journal of Neurochemistry* 上。

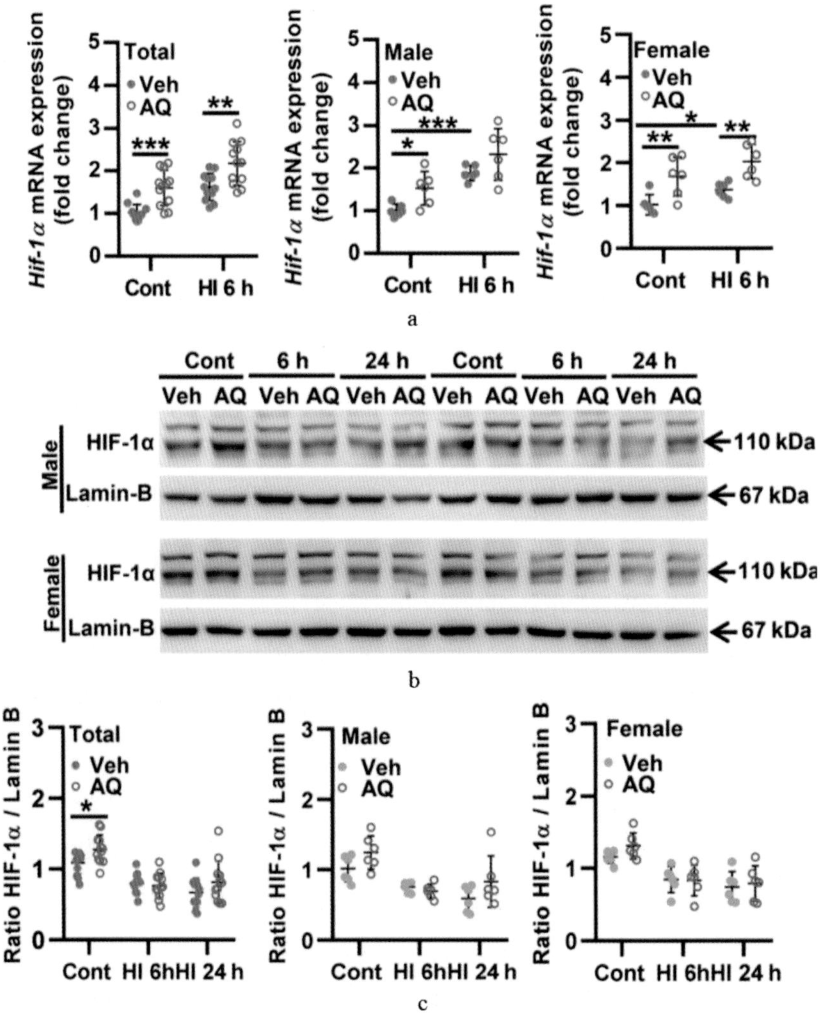

图 2-75　Adaptaquin 治疗对 HIF1a 表达的影响

第三节　前沿技术和产品创新

一、总体进展

前沿技术和产品创新方面的主要任务是“实现出生缺陷出生前阻断的前沿技术突破，研发辅助生殖新技术，建立避孕药具研发和不孕不育防治技术平台”。专项于 2016—2018 年共立项 14 个用以资助生殖健康领域前沿技术与产品研发项目。各项目在 2019 年均按照研究计划顺利实施，研发多项新产品、新技术，取得多项国内外专利授权，完成部分成果转化并在全国范围内进行了推广应用。

中国人民解放军总医院牵头的“常见单基因病及基因组病无创产前筛查及诊断技术平台研发及规范化应用体系建立”项目完成了全自动胎儿有核红细胞富集检测仪及全自动有核红细胞富集微流控仪样机研发，开展激光捕获显微切割（LCM）胎儿细胞捕获检测。完成 300 多例孕妇外周血胎儿有核红细胞分选鉴定及全基因组扩增检测。完成胎儿游离 DNA 富集优化并降低无创产前 DNA 检测（Non-Invasive Prenatal Testing，NIPT）原料成本，核酸自动提取仪获得 CFDA 医疗器械注册备案。完成常见单基因病及基因组病一体化检测试剂盒质量控制检测。搭建了儿童常见基因组病数据库并形成专家共识，搭建了耳聋基因筛查多中心研究数据库并获得软件著作权，1 项发明专利获授权：一种染色体异常检测装置（专利号：ZL201810047686.8）。

中国科学院遗传与发育生物学研究所牵头的“出生缺陷组织器官再生修复产品的研发”项目围绕多种重要出生缺陷组织器官缺损疾病，开展了出生缺陷动物模型构建及再生机制研究、产品研发和转化研究、3D 打印材料研制和产品研发 3 个方面的工作。利用已经建立的多种动物模型对生物材料的再生修复效果进行研究，并初步分析了其可能的修复机制；研制了用于阴道重建的胶原再生支架材料；完成尿道下裂再生修复产品的注册检验实验；开展了唇腭裂再生修复临床试验适应证问题探讨及进行同品种相关文献检索；开展了神经管畸形再生修复大动物实验验证，临床研究已通过医院伦理委员会的伦理审批；起草制定了《硬脑（脊）膜补片注册技术审查指导原则》（非临床部分）；获得了壳聚糖基和胶原基 3D 打印生物材料。

中国医学科学院药物研究所牵头的“避孕节育及兼有治疗作用的新药具研发”项目获得了 3 种避孕节育类药物国家一级纯度标准物质证书，开展了 7 种国家级标准物质研制与申报资料撰写。完成了规格为 0.2 g 米非司酮片一致性评价发补资料的提交。完成了生物降解型左炔诺孕酮长效注射微球临床前研究。建立了可生物降解的长效缓控释给药系统的研发平台、缓释微针贴剂的研发平台和中试放大生产线。完成了 4 种新型 IUD 材料及部件的临床前研究，发现具有较好的抗生育效果和安全性。完成了 7 种避孕兼有治疗作用阴道环的部分临床前研究。完成了 4 种新型高通量筛选模型建立，筛选化合物 15 万余个，获得活性化合物 7 个。完成 13 种先导物晶型与共晶成药性评价。确认 2% 壬苯醇醚的丝素蛋白 / 壳聚糖阴道凝胶具有较好的避孕效果。完成了扁桃酸避孕凝胶的成药性研究、酸性避孕凝胶的中试研究。完善了米非司酮增加避孕新适应证的临床前研究。

中国人民解放军总医院牵头的“新生儿遗传代谢病筛查诊断集成化产品自主研发”项目 2019 年重点为推进质谱设备、试剂、微流控芯片试剂、二代测序试剂的产品开发和临床试验。浙江博圣生物技术股份有限公司旗下的三重四极杆质谱仪已进入临床试验，协作单位宁波盘福完成离子肼质谱工程样机试制，协作单位迪谱诊断开发的飞行时间质谱已完成注册检。甲基丙二酸血症（Methylmalonic Acidemia，MMA）相关检测试剂盒获一类医疗器械备案，新生儿血斑质控品提交注册检，遗传代谢病微流控芯片检测试剂盒完成小量样本验证和性能评估。协作单位深圳联合基因的遗传代谢病 NGS 建库试剂盒将进入注册检，新生儿血液收集卡已完成注册检，核酸提取仪已获一类备案。完成了 30 万人次遗传代谢病新生儿筛查。

上海交通大学牵头的“出生缺陷一级预防孕前检测技术设备及应用平台的研发”项目 2019 年完成了无砷即时检验（POCT）尿碘检测仪、免疫荧光法检测促甲状腺激素（TSH）的 POCT 小型生化免疫检测试剂和设备的研发；完成了小型化荧光定量 PCR 仪中自动核酸处理、加样装置及核酸检测装置各组成部分的研发，性能均达到预期指标；建立了移动医疗云平台和云数据中心，引入长短时记忆网络基因标注、自动编码机数据编码等技术，实现了出生缺陷孕前优生检测数据的自动收集、分析和反馈，建立了大数据云平台管理系统。

天津医科大学牵头的“儿童重症遗传病的基因编辑、干细胞及药物治疗”项目建立了 β-地中海贫血症食蟹猴模型，筛选了可用于 β-地中海贫血症治疗的新型药物分子沙利度胺，研制了更优化的基因编辑工具，有望用于 β-地中海贫血症的基因治疗；在杜氏肌营养不良症（Duchenne Muscular Dystrophy，DMD）治疗方面，通过外泌体锚定肽靶向运输药物恢复了 DMD 小鼠模型肌肉中 Dystrophin 蛋白的表达，扩充了 DMD/BMD 患者临床数据库；通过手术和药物处理构建食蟹猴成骨不全（Osteogenesis Imperfect，OI）模型，明确 YAP 表达下调可造成 Ⅰ 型 OI 脂肪来源间充质干细胞（Adipose Derived Stem Cells，ADSCs）成骨分化能力降低，发现了基质胶复合的羟基磷灰石和 *COL1A1* 基因修饰的自体间充质干细胞可有效促进骨形成，有望应用于临床 OI 的治疗。

北京大学牵头的“人类生育力下降机制和防护保存新策略研究”项目在探索生育力下降的影响因素方面，继续扩大病例对照研究，重点针对热激、低氧等生殖损伤因素进行了识别鉴定，并探讨了这些因素对影响男性生精过程和女性生殖内分泌及卵泡发育的分子机制；探讨了生育力维持的关键分子机制，筛选控制人和小鼠原始卵泡激活的视黄酸、CREB 和 SGPL1 等 3 个关键因子，在单细胞尺度解析生精微环境的变化规律及机制；探讨了生育力保存技术的安全性，研发了新一代冷冻保护液。进行了肿瘤患者生育力保存与存储样本的硬件设施、质量管理体系和肿瘤患者生育力保存协作网络搭建工作,进一步完善了样本库质量管理体系的文件编制工作，完成了肿瘤患者生殖储备协作网云平台的搭建。

同济大学牵头的“重大胎儿疾病宫内诊断和治疗新技术研发”项目通过建立多中心、统一的基于云端临床研究数据库，收集生物样本，初步建立重大胎儿疾病的临床研究队列，开展了胎儿疾病的诊断和干预研究。纳入复杂性双胎约 500 例，完成了双胎贫血—红细胞增多序列征（Twin Anemia Polycythemia Sequence, TAPS）、双胎无心畸胎或称双胎反向动脉灌注综合征（Twin Reverse Arterial Perfusion Syndrome, TRAPS）和选择性生长受限（Selective Intrauterine Growth Restriction, sIUGR）指南的撰写和专家讨论；完成了双胎输血综合征（Twin-Twin Transfusion Syndrome, TTTS）胎儿脑组织的 DNA 甲基化芯片筛查和 mRNA 筛查；完成了炫彩超声和胎盘 3D 打印的初步病例收集；制定了 TTTS 的诊治评分表。收集胎儿水肿病例临床信息和基因检测结果，诊断免疫性水肿胎儿，积极进行宫内输血；分析孕妇外周血游离 DNA 血型基因结果，建立无创胎儿血型的检测流程；采用多种遗传学分析技术，鉴别非免疫性水肿胎儿病因，以进行疾病分级并预测围产结局。收集胎儿骨骼系统发育异常病例病史和超声数据，对相关生物样本进行核型分析、基因芯片或二代测序的检测，进行了遗传学评估与诊断，并随访结局；开展“胎儿生长发育参数及个性化生长曲线制定”的研究。发起成立“中国胎儿宫内治疗协作网络”，建立胎儿疾病宫内干预平台；举办胎儿医学基本理论及技能培训课程、宫内治疗模拟实训，规范胎儿疾病诊疗。

上海交通大学医学院附属第九人民医院牵头的“线粒体遗传疾病治疗的辅助生殖新技术研究”项目成功获得纺锤体染色体复合体和第一极体互换的后代个体，并对其中 4 个生理参数（体重、头围、腹围、头部长度）进行了统计比较。由于降残留与减干扰始终是核质置换技术改进的两大重要目标,为此该项目建立了“一盘六臂”式显微操作系统；研究了激活强度对原核 DNA 的损伤，并优化了核质置换操作液。逐步建立了供—受体信息库，收集了 19 例线粒体遗传病患者及 35 例非线粒体遗传病患者的核基因组和线粒体基因组测序信息，为后续实施核质置换供受体匹配性研究提供符合标准的受试者及充足的健康卵子。成功将小鼠成体卵巢颗粒细胞（GCs）

重编程为 CiPSCs 并产生功能性卵子，为项目后期异质性线粒体 DNA 小鼠自体颗粒细胞来源的 gPSC 细胞系建立提供了可靠的技术支持。

中国人民解放军总医院牵头的“胚胎植入前遗传学诊断新技术研发及规范化研究”项目在人类配子及植入前胚胎发育过程的 DNA 甲基化与染色质可接近性图谱绘制、发育异常胚胎与正常胚胎相比的差异性 DNA 甲基化研究、胚胎发育和着床相关 DNA 甲基化和转录标志性分子筛选、正常和异常核型囊胚的 RNA 组学图谱和差异表达基因研究、基于第三代高通量测序技术的植入前胚胎遗传学检测（Preimplantation Genetic Testing，PGT）新型技术平台构建、囊胚培养液 DNA 样本的高灵敏度快速扩增试剂盒研发、遗传性单基因病的胚胎基因突变数据库构建、PGT 临床指南和技术规范制定等方面取得了研究进展。

南京大学牵头的“基于代谢偶联的生殖细胞发生障碍研究与生育力重塑”项目发现了生殖细胞代谢微环境变化及对生殖细胞发育的影响：生殖细胞发生过程中，卵母细胞和颗粒细胞呈现发育阶段特异的代谢方式。发现了 Omega-3 干预影响多不饱和脂肪酸成分及肠道菌群改善精子质量，提示代谢中间产物的干预可以影响精子的质量进而恢复生育力。鉴定了新的代谢感知蛋白：发现糖异生限速酶 Fbp1 可能作为一个新的代谢感知蛋白，感知胆固醇合成的中间产物 GGPP 的水平，增强糖异生，实现对于代谢活动的调控。发现了蛋白质氨基酰化、棕榈酰化修饰参与生殖障碍疾病的发生：饱和脂肪酸能够通过改变棕榈酰化损伤支持细胞屏障功能。揭示了线粒体亮氨酸氨酰 tRNA 合成酶（LARS2）、组氨酸氨酰 tRNA 合成酶（HARS2）、丙氨酸氨酰 tRNA 合成酶（AARS2）的突变分别与卵巢发育缺陷相关。完成了代谢偶联蛋白甘油通道蛋白 AQP7 的结构解析，构建了 AQP7 功能突变体，为进一步探讨甘油分子在精子发生成熟中的生物学功能奠定了基础。

浙江大学牵头的“生殖器官功能障碍与生育力重塑”项目开展了生殖器官功能障碍影响生育力的机制、卵巢生育力保护与再生修复的新技术及关键机制、子宫生育力保护与重塑的新技术及关键机制、生殖系统器官再生修复及重塑关键技术的临床转化等多项研究，发现了人羊膜上皮细胞外泌体通过 microRNAs 修复化疗损伤后卵巢功能、通过调节自噬水平修复损伤的子宫内膜功能，发现了脐带间充质干细胞复合胶原支架可有效治疗宫腔粘连。

浙江大学牵头的“辅助生殖的遗传安全性研究”项目建立并优化 PICOPLEX 全基因组扩增结合二代测序的微小染色体变异检测平台；实现了基于 MALBAC 扩增法的 ChromInst 一体化系统应用和基于 NICS 的 PGT-SR 临床有效性研究；完成了部分

配子、早期胚胎及子代样品收集及遗传学检测；发现了胚胎新发拷贝数变异（Copy Number Variation，CNV）变异与患者染色体异常有关、随着女方患者年龄的增加卵裂球及囊胚异常率有增加趋势、异常胚胎新发 CNV 在各条染色体上的分布特征；建立了多种 ART 小鼠模型及 ART 的 RCT 队列数据库。

复旦大学牵头的“辅助生殖的表观遗传安全性研究”项目构建了精子冷冻复苏和附睾 DICER 基因敲除动物模型并检测表型，表明 ART 操作在精子冷冻复苏和附睾取精等操作方面对子代健康存在影响；构建了母体激素水平下卵子发育体外模型，开展胎盘 DNA 甲基化检测；收集精子、卵子、胎盘等临床样品 200 余例；通过微流控芯片技术设计制作了输卵管微环境芯片，初步开展精子在输卵管微环境通道中运动的行为研究；制定了标准化操作流程手册，搭建了信息化管理平台优化队列管理；建立了自然妊娠猕猴对照组数据，获取 ART 动物模型不同发育阶段配子、胚胎；利用自主研发 DNA 甲基化导向定位测序技术，发现了异常 DNA 甲基化模式可改变细胞身份和监测免疫状态；优化了 CUT&Tag 技术，可检测低至 50 个细胞的组蛋白修饰，初步建立了 allele-specific ChIP-seq 检测方法；发现 ZFP57 在小鼠胚胎里是印记基因表达和调控的主要因子。

二、各项目研究进度

（一）“常见单基因病及基因组病无创产前筛查及诊断技术平台研发及规范化应用体系建立”项目

1. 项目简介

项目由中国人民解放军总医院戴朴教授牵头，团队成员涵盖国内生殖健康领域领先的临床团队和产品研发团队。项目拟通过 NIPT 4 个底层核心技术的研发（胎儿有核红细胞高效识别、捕获及鉴定技术，游离核酸富集优化及微量核酸分析技术，针对胎儿有核红细胞的单细胞全基因组扩增技术，基于基因捕获、高通量测序的常见单基因病及基因组病一体化检测技术），形成具有自主知识产权的 NIPT 相关核心技术、国产化仪器设备、配套软件及试剂，覆盖更多的疾病种类，实现精准快速检测，引领产业化发展。通过项目实施将优化现有 NIPT 试剂盒，降低检测成本，开发新的单基因病、基因组病检测试剂盒；建立孕早期常见单基因病及基因组病的一体化多层次 NIPT 平台、建设临床数据库，形成临床应用规范体系，面向广大基层推广精准、快速、覆盖广的 NIPT 技术方法。

2. 研究进展

（1）胎儿有核红细胞捕获鉴定

全自动有核红细胞富集微流控仪：通过对捕获的孕妇血样中胎儿有核红细胞 FISH 验证，评估胎儿有核红细胞错检率，优化实验条件，实现胎儿有核红细胞俘获率＞80%；全自动胎儿有核红细胞富集检测仪：通过稀有微球和稀有细胞掺杂实验（100 万个非目标中掺杂 10 ～ 50 个目标小球或细胞）测试不同实验条件下目标小球或细胞捕获率，实现目标小球或细胞俘获率＞80%；胎儿有核红细胞采集器研发进入安全性及有效性验证阶段：在动物实验和体外捕获两个方面进行研究。动物实验方面，利用设计开发的胎儿有核红细胞采集器，在孕猴中进行了多次胎猴有核红细胞的在体捕获，对捕获的细胞进行了全基因组扩增和 STR 分型检测，发现捕获的细胞中有胎猴细胞，但比例不高。体外捕获方面，完成了 350 份血样的胎儿有核红细胞捕获。发现捕获细胞仅有 1 ～ 3 个位点与母体样本有差异，不排除母本细胞污染造成的可能。成功建立了单细胞全基因扩增及扩增产物的高通量测序体系。激光捕获显微切割（LCM）获取单细胞及扩增条件优化：通过 LCM 技术获取外周血淋巴细胞，单细胞 MALBAC 全基因组扩增，其产物进行琼脂糖凝胶电泳和 ACTB 基因扩增。通过筛选细胞数目、LCM 切割面积及扩增循环数，获得 LCM 最佳切割面积与单细胞扩增循环数最佳条件，为有核红细胞捕获检测奠定基础。

（2）游离核酸富集优化

胎儿游离核酸富集优化技术研发已通过新型的富集方法将胎儿游离 DNA 浓度提高至 35% 以上，将 NIPT 的原料成本降至 150 元 / 人份以下。血浆游离 DNA 提取技术及配套试剂研发实现 cfDNA 提取量 15.91±9.6%，提取效率均值在 75% 以上，样本重复的变异系数均小于 10%；对收集到羊水金标准的 669 例样本结果进行了无创基因组病筛查技术性能分析，检测的灵敏度为 90.2%，特异性为 96.93%，阳性预测值为 70.77%，阴性预测值为 99.17%，整体的准确度为 96.41%；相关专利已取得授权书 1 项，申报专利 5 项。核酸自动提取仪获得医疗器械注册备案。

（3）新型的全基因组扩增技术

实现了单细胞水平有效扩增 2 ～ 4 μg 的全基因组产物、扩增产物的得率超过 2 μg、均匀覆盖全基因组、覆盖度＞90%、重复单一位点扩增成功率＞95%。为实现单细胞水平有效扩增，主要在排除捕获过程对单细胞扩增的干扰方面开展研究，主要从以下 4 个方面进行优化：①降低细胞捕获致细胞损伤对扩增的影响，用了更温和的裂解缓冲液，具体配方为：0.5% NP-40、0.25% 脱氧胆酸盐，并搭配经过优选的辅助扩增引物；②解决细胞捕获过程中由于固定剂的使用造成的蛋白质 -DNA 交联，使用 15 ～ 25 μg/mL 蛋白酶 K，4 ℃孵育 2.5 ～ 3.5 小时，延长裂解时间，最大限度地减少 DNA 的损伤；③对于扩增底物为片段化的核酸，优化了扩增缓冲液的添加剂，使之更适合核酸短片段的扩增；④优化了扩增引物的配比，提高了片段化核酸的扩增效率。上述试剂体系经过测试，可将 25 pg DNA 扩增至 2 ～ 4 μg，扩增产物片段大小为 200 ～ 500 bp。

（4）常见的单基因病基因组病的一体化捕获相关技术

2019 年实现了涵盖染色体（5 条染色体）、微缺失微重复（12 种）和单基因病（50 个单基因）这 3 类疾病 NIPT 一体化捕获试剂盒优化，主要从探针设计和捕获流程两个方面优化，使捕获效率达到 40%，覆盖度可达 98%，同时完成了 1140 例 NIPT 一体化单基因病临床样本检测及验证。

（5）高标准质控的一体化检测平台

高通量测序高灵敏度污染质控系统实现 0.1% 的污染检出灵敏度及 99% 的污染溯源准确度，研发已申请专利。实现基于 DNA 双链液相基因捕获、高通量测序的常见单基因病 NIPT 新技术，以及 NIPT 一体化仪器设备、配套软件。

（6）基因组病的 NIPT 设备及配套试剂研发

研制低成本、全自动的胎儿 T21/T18/T13 的 NIPT 一体化检测设备及配套试剂：通过项目研制的新型半导体测序芯片，可提高单次实验中的测序通量，经过 957 个回顾性样本的性能测试，其测序通量在 183~297 M Reads，可以满足约 40 个样本同时处理，测序时长不到 2 小时，大大提高了检测通量，且与市面上 NIPT 试剂盒的一致性为 100%，可以满足 NIPT 普筛的需求。研制的低成本胎儿 T21/T18/T13 的 NIPT 检测试剂：已完成性能验证，并申报 CFDA 医疗器械注册证，于 2019 年 9 月 10 日完成体外诊断试剂临床试验。研制全面、高精度的胎儿基因组病 NIPT 检测试剂盒。

（7）单基因病的 NIPT 设备及配套试剂研发

2019 年完成 1385 例常见单基因专病多层次临床样本 NIPT 检测及验证，涉及的单基因病有地中海贫血（862 例，阳性率 8.3%）、苯丙酮尿症（78 例，阳性率 88.5%）、杜氏肌营养不良（207 例，阳性率 69.1%）、肝豆状核变性（57 例，阳性率 77.2%）、耳聋（181 例，阳性 36%）。完成研发适用于无创产前基因检测的自动化一体式工作站，该工作站主要由抓板机械手、移液模块、吸头装载模块、温控模块、磁力架、振荡模块、试剂槽等功能模块组成。首先利用磁珠结合 DNA，通过自动化漂洗及洗脱反应，实现胎儿游离核酸富集；然后对胎儿游离核酸或胎儿有核红细胞扩增样本进行自动化末端修复、接头连接、片段筛选等操作，实现文库构建；可以对不同的检测需求进行通用引物扩增（基因组病）或者目标区域捕获（单基因病），最终获得用于半导体高通量测序的 DNA 文库样本。控制软件操作仪器每次通过 8 个吸头进行移液，在缩短检测时间的同时，保证运行的稳定性，实现了快速、准确的 NIPT 检测。申报一项计算机软件著作权名称：自动化一体式 NIPT 工作站应用软件（软著登字第 4312793 号）。

3. 项目主要成果

（1）孕母外周血的胎儿有核红细胞的捕获与鉴定

全自动胎儿有核红细胞富集检测仪样机：研发团队 2019 年实现声体波聚焦技术及无鞘液聚焦，简化样机设计，提高上样通量和上样稳定性；开展小批量的玻璃微流控芯片加工及优化，为后期量产做好了准备；完成了原理样机进一步整合，提高了实验稳定性和一致性；通过稀有微球和稀有细胞掺杂实验证明系统俘获率可达 80%。在微流控芯片聚焦和分选方面申请了两项专利（申请号：201910493156.0，201911074245.8）。

全自动有核红细胞富集微流控仪：研发团队 2019 年优化了系统富集有核红细胞的俘获率。针对有核红细胞在微流控芯片内部和特异性抗体碰撞概率不够高的问题，设计了一种鱼骨形微流控芯片，配合精密的流速控制，实现血液中有核红细胞和特异性俘获管壁的可控碰撞，增加有核红细胞的俘获率。同时开发了一种细胞膜吸附技术，可以优化有核红细胞的俘获纯度。

激光捕获显微切割（LCM）：通过显微镜下识别孕妇外周血涂片中胎儿有核红细胞，通过激光切割精确分离目的细胞。分离的细胞经单细胞全基因组扩增后用于测序，进行单基因病及基因组病的产前诊断。中国医科大学附属盛京医院通过 LCM 技术进行了单基因病种涵盖假肥大性肌营养不良（DMD）、脊肌萎缩症（SMA）及遗传性耳聋等遗传病无创产前检测研究。

（2）胎儿基因组病的 NIPT 检测试剂盒研发

胎儿基因组病的 NIPT 检测试剂盒可覆盖胎儿染色体非整倍体及微缺失微重复，对 4290 例临床样本检测中，检出率可达 98.9%，其中对于 1 ～ 5 M 的微缺失微重复，检出率达 92.86%。为了方便后续临床应用，研发试剂盒配套软件，整合 OMIM、Clinvar 等公共数据库及项目组已建立的中国人群多态性数据库，可以从数据下机直接自动分析数据，提示致病可能性，并生成胎儿微缺失微重复的检测报告，辅助临床医师进行遗传咨询。在参与医院广东省妇幼保健院、浙江大学附属妇幼保健院、空军军医大学附属西京医院、郑州大学附属省妇幼保健院及宁夏医科大学附属总医院的共同努力下，2019 年完成 8470 例临床标本收集工作，并且已经进入下一步检测程序。

（3）无创产前筛查一体机（型号：WS1008）搭建

仪器由装载平台、运动系统、控制系统和应用软件四大系统组成，将抓板机械手、移液模块、吸头装载模块、温控模块、磁力架、振荡模块、试剂槽等功能模块整合，用一套可靠的主控制系统完成智能控制，并且仪器搭载一套应用灵活的软件系统，实现自动移液功能，具有灵活通量建库能力。2019 年对系统进行优化，改进了吸头的定位机构，定位更精准。改进抓板机械手定位和抓紧能力，可实现更精准的转板定位。采用插补算法，消除设备 X/Y 轴运动过程中的急转弯，实现任意角度的直线运行，系统运行更稳定。改进了设备标定系统，由原来的 13 × 2 标定法改为智能标定，一次标定，其余位置即可进行智能实现自动标定，提高了效率。实现排液液位跟随，提高排液精度。改进了安全控制系统，设备的安全实现多种急停模式和多重急停保护；安全光幕新算法实现实时反馈控制，测试可实现全范围实时感应保护；Z 轴实现分段适应性运动速度，避免速度太快吸头盒被带起的风险，有效保障仪器安全运行。基于上述改进无创产前筛查一体机，实现了安全稳定运行，吸排液精度达到了较高精度，部分精度达到甚至超过国际水平（图 2-76）。

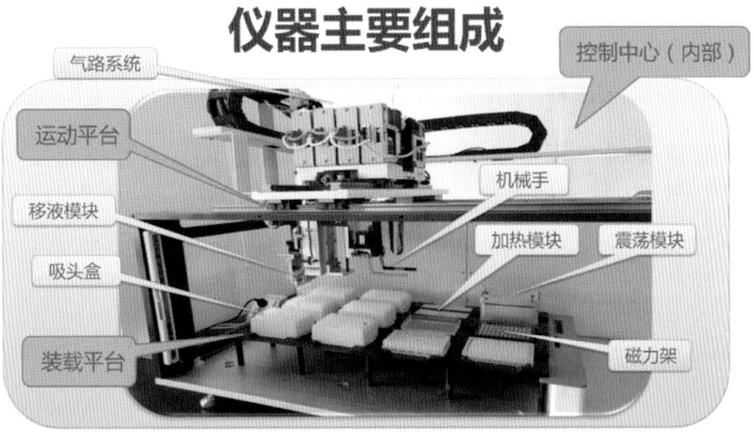

图 2-76　无创产前筛查一体机

（4）耳聋基因筛查多中心研究项目信息系统 V1.0

解放军总医院聋病分子诊断中心联合北京百奥利盟软件技术有限公司设计构建了“耳聋基因筛查多中心研究项目信息系统”，用于标准化临床信息采集、实验室报告发布、检测结果分析及转诊流程指导等。该系统架构包括云数据库及基于互联网平台的客户端两大部分，后者主要包括医疗单位、医生、第三方检测机构及受检者的电脑端、手机 APP 端及社交平台小程序端（如微信小程序、公众号）等应用平台。该信息系统方便患者表型资料上传、诊断报告发放、遗传咨询指导、转诊会诊等，已成为耳聋出生缺陷三级预防干预及临床示范的有力工具。该系统获得国家版权局颁发的软件著作权（登记号：2019SR0513008）。

（5）儿童基因组病数据库 V1.0

解放军总医院儿童医学中心利用 Epidata 软件完成了儿童常见基因组病临床信息离线数据库的建设。数据库包含基本人口学信息、遗传学信息、临床检测结果、治疗方案和效果随访 5 个方面。人口学信息中所纳入综合征的命名参考 Decipher V9.30 数据库。其余信息均建立数据字典以保证临床数据标准化和未来的跨平台数据抓取，配对和整合分析。该数据库目前正在进行基于 mySQL 的在线多平台共享数据库的建设，在进一步提高信息录入效率的同时增加跨平台信息访问的便捷性。考虑到目前大多数基因组病缺少标准化治疗方案的现状，该数据库在探索性治疗方案和效果随访信息的录入方面将有助于未来跨平台大数据分析及发现有效治疗方案。

（二）“出生缺陷组织器官再生修复产品的研发”项目

1. 项目简介

项目由中国科学院遗传与发育生物学研究所戴建武研究员团队牵头，团队成员来自国家卫生健康委科学技术研究所、北大口腔医院、陆军军医大学、北京儿童医院、南京鼓楼医院、中国科学院苏州纳米所、清华大学和烟台正海生物科技股份有限公司。项目拟通过出生缺陷再生修复产品研发阐释出生缺陷组织再生修复机制，研发针对出生缺陷组织修复的再生修复产品，并通过 3D 打印技术研发个性化再生医学产品，实现缺损组织重建。通过项目实施将使一批针对重大出生缺陷疾病的再生修复产品进入临床研究或获得注册证，开发我国具有原创性的治疗出生缺陷的再生医学修复产品，取得重大社会效益。

2. 研究进展

（1）出生缺陷动物模型建立及组织再生机制研究

项目利用已经建立的牙槽突裂、齿槽裂和脊柱裂动物模型对普通骨材料、活性骨材料和人脐带间充质干细胞（hUCMSCs）+ 普通骨材料的再生修复效果进行研究，筛选到针对每种动物模型合适的再生修复材料，并初步分析了其可能的修复机制。同时，还进行了一些探索性工作，包括利用视黄酸进行出生缺陷造模、利用大鼠建立的脊柱裂动物模型同时进行了骨损伤和脊髓损伤的治疗研究、利用热敏材料进行功能脊柱损伤的修复研究。

（2）唇腭裂组织修复产品研发

研发了新型生物膜材料及生物活性骨材料；开展了新型生物膜修复比格犬腭部软组织修复实验，术后 6 个月病理切片显示生物材料组的瘢痕形成程度小于对照组；开展新型生物活性骨修复比格犬牙槽嵴裂骨缺损实验，术后 6 个月 CBCT 结果显示，相较于应用普通人工骨材料，活性骨修复组植骨区成骨明显，边界清晰，相关病理检测正在进行中；开展了临床适应证问题探讨并签订注册服务合同。

（3）先天性腹疝 / 膈疝修复产品研发

①研发了用于先天性腹疝、膈疝组织修复的胶原膜修复产品：基于临床治疗产品和修复技术的现状，提出先天性疝气修复治疗产品研发的需求，研发了一类用于肌肉再生修复的胶原膜材料。②参照儿童生长发育规律，结合临床腹疝发病的特点和修复产品的评价需求，设计建立相关动物模型，利用幼年的新西兰兔、巴马香猪开展了腹壁缺损的动物模型构建。运用手术技术于腹股沟构建了腹壁缺损，经过试验验证发现，如果不进行干预，该腹壁缺损会形成巨大的腹壁脱出物，严重影响动物的腹壁外观及其相关的生理功能。因此，该模型具有良好的临床相关性。③运用胶原膜修复产品完成腹疝组织修复研究：使用胶原膜 / 聚丙烯补片对大动物巴马香猪腹壁缺损进行修补及长期随访，修复效果按计划开展评价。经过长期随访观察发现，聚丙烯补片、胶原补片、bFGF 胶原补片均可有效填补腹部肌肉缺损，具有防止腹疝形成的前景。④在动物体内对胶原膜修复产品的生物相容性、安全性及有效性进行了长期随访评价。胶原膜修复产品可再生形成与天然肌肉相类似的肌纤维结构，具有良好的肌肉再生能力，同时可以有效防止腹腔内容物粘连，局部炎症反应较低，具有先天性腹疝再生修复的应用潜力。

（4）神经管畸形组织修复产品研发

开展硬脊膜缺损生物膜修补的动物实验。建立了犬的先天性脊柱椎板缺损和硬脊膜缺损共存模型。利用动物模型进行了神经管畸形组织再生修复产品的有效性、生物安全性验证、产品应用方法的规范、质量控制等研究。

（5）先天性尿道缺陷组织再生修复支架研发

已完成再生修复支架材料的大动物实验验证。同时，产品注册检验的实验已全部完成，等待检测部门出具检测报告，并完成部分短期的生物学评价实验；在临床试验方面，参研单位已全部调研完成，并完成第三轮和第四轮试验方案研讨会，完成临床试验方案、知情同意书及原始病历的初稿编写；顺利召开了临床试验方案讨论会。

（6）先天性心脏病再生修复支架研发

先天性心脏病是最常见的出生缺陷之一。我国先天性心脏病的发病率为3‰～10‰，主要以房间隔缺损、室间隔缺损为主，其治疗主要以自体心包片、涤纶片等代替性外科手术治疗为主。然而，自体心包片来源有限，而涤纶片的生物相容性差。此外，二者都缺乏再生潜能，限制了患者远期心脏功能的恢复。因此，具有组织再生能力的间隔缺损修复补片的研发，对婴幼儿心内缺损患者的心脏发育及远期心功能恢复至关重要。针对这一问题，该项目设计构建了具有诱导组织再生修复能力的CBD-bFGF/胶原补片，并在临床前大动物—猪的房间隔缺损模型中验证其有效性。在前期研究的基础上，2019年项目制备了猪房间隔缺损模型，以临床常用涤纶补片及单纯胶原补片作为对照材料，共计15只动物，每组3只。房间隔修复手术6个月后，通过超声心动图评估心脏功能，取材后进行相关病理学检测。

（7）耳鼻缺损组织修复3D生物打印新型支架材料研发

获得壳聚糖基和胶原基3D打印生物材料，其中，壳聚糖基材料可制备出微孔道结构，能够促进在培养过程中营养物质与废物的物质交换，在体外诱导间充质干细胞向软骨细胞分化；胶原基材料具有3D可打印性，对间充质干细胞展现出良好的生物相容性；两种类型材料，打印成型后三维支架体积变化均较小，不造成结构塌陷；基于胶原基材料可3D打印尺寸厘米量级耳朵三维支架，相关生物学实验还在继续中。

（8）外耳/鼻复合组织工程3D打印产品研发

①开发了三步法构建“上皮－软骨”复合组织的新型方法：实现3D打印多孔镂空聚乳酸（PLA）生物材料支架外部定制化成型；体外构建3D软骨微尺度组织（微

组织）并注射填充至 PLA 支架内部，在生物反应器中培养促进 3D 微组织融合形成具有定制化塑形结构的软骨组织；将塑形软骨组织植入模式动物额部皮下，深方埋入断端结扎并转位的邻近知名动脉以实现皮瓣预构，形成塑形良好的“上皮－软骨”复合组织。该部分内容已基本完成，但当前的皮瓣预构手术暂未能实现良好的“上皮－软骨”复合组织塑形，项目组计划进一步调整手术方案。

②构建了定制化“上皮－软骨”复合外耳、复合外鼻组织：以外耳、外鼻组织图像为模版定制化 3D 打印成型多孔生物材料支架，将 3D 软骨微组织注射填充至支架内部，在生物反应器中进体外培养形成具有定制化塑形的软骨组织。通过血管植入皮瓣预构技术实现软骨与皮肤的复合及耳 / 鼻的体表塑形。目前已基本验证定制化支架内软骨组织的诱导成型。

3. 项目主要成果

（1）获得羟丁基壳聚糖（HBC）—PLGA 纳米纤维复合 3D 生物打印材料

壳聚糖作为一种天然阳离子聚糖，具有良好的生物相容性、可降解性，壳聚糖的亲水性表面，能够促进细胞的黏附与增殖。纳米纤维支架能够模拟细胞外基质的蛋白纤维环境，将这两种材料相结合构建具有纤维结构的水凝胶支架，为干细胞提供多水的纤维环境，从而更好地调控干细胞的生长及分化。前期构建的 HBC-PLGA 水凝胶，纳米纤维可在壳聚糖水凝胶支架中均匀分散，并且复合后材料固化速度快，力学性能良好。细胞实验证实纳米纤维复合的壳聚糖水凝胶支架对于干细胞的生长无毒副反应，同时复合水凝胶支架能够促进间充质干细胞的增殖，并具有在体外诱导间充质干细胞向软骨细胞分化的能力。掺杂了纤维的 HBC 虽然在弹性模量方面有所提升，但是相对于自然软骨来讲，其力学性能差距甚远。同时能够精确控制支架的结构与形状也是项目组进行组织器官修复的一个重要指标。因此，2019 年项目组利用牺牲剂，在三维支架中构建可调节的微孔道，从而提高支架中细胞间的营养物质及代谢废物的交换，同时复合支架的力学性能可达到 5 MPa 左右，与天然软骨的力学强度相似（图 2-77）。

（2）实现外鼻模型的制备与模型内组织的软骨诱导分化

项目组根据人鼻软骨轮廓简化设计了鼻软骨模型框架，并做表面打孔处理以提高框架内外物质传输交换的效率。利用聚氨酯材料打印实物如图 2-78 所示。

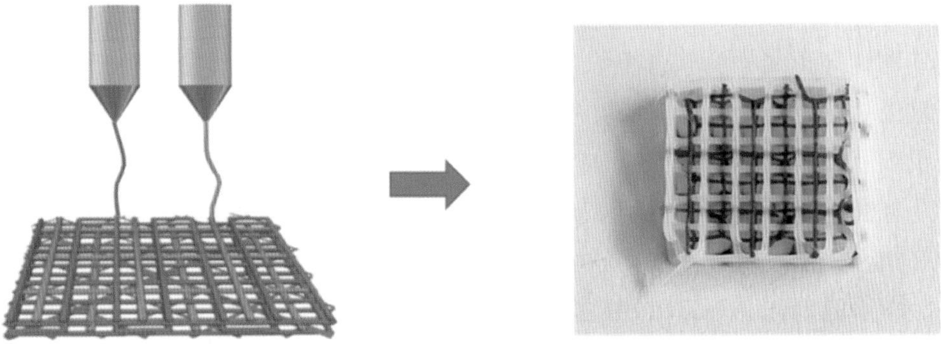

a

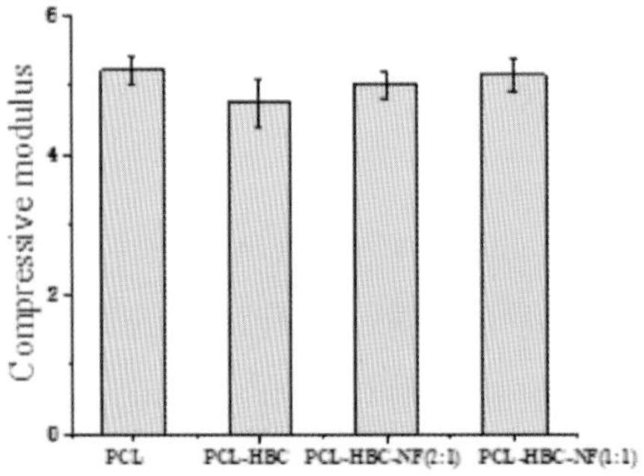

b

图 2-77　通过 3D 打印技术制备结构分明同时具有微孔道的三维支架（a）及其压缩模量（b）

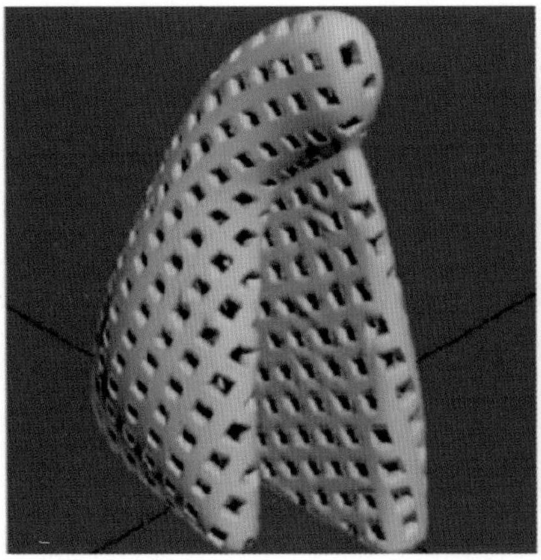

a

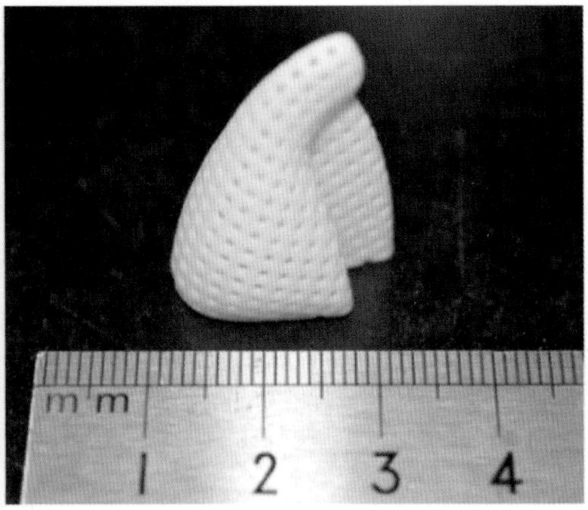

b

图 2-78　外鼻模型框架的设计与聚氨酯打印实物

将培养成型的微组织填充入鼻软骨模型框架，继续培养3天后利用micro-CT成像观察微组织，证明在该框架内，微组织填充程度较高，且组织在框架内部成型效果良好。

将培养成型的微组织植入耳、鼻软骨模型框架，利用软骨分化诱导培养基使其向软骨组织诱导分化3周，并于2周、3周时取样表征。对组织切片样本进行天狼星红、阿尔星蓝染色，随着诱导分化时间的增长，组织内胶原纤维和糖胺聚糖均逐渐增多，说明组织有软骨分化的表现。

对组织样本的软骨相关基因表达进行表征。相较于未诱导分化的对照组，软骨诱导分化第2周和第3周实验组对蛋白聚糖 *AGG*、Ⅱ型胶原 *COL-Ⅱ* 和 *SOX9* 均有明显升高的基因表达，并且第2周实验组对Ⅰ型胶原 *COL-Ⅰ* 的表达有下降的趋势，表明软骨诱导分化第2周和第3周的样品均有软骨组织形成的表现，且第2周实验组的软骨分化效果较为良好。

（3）完成大动物腹壁缺损修复实验

一方面，项目组构建了适用于疝气修复的胶原修复材料，解决了包括生物相容性、力学特征和肌肉组织同步诱导修复再生在内的关键技术难题，设计制备相关的修复产品。在此基础上，参照儿童生长发育规律，结合临床腹疝发病的特点和修复产品的评价需求，设计并构建了新西兰兔及巴马香猪的腹壁缺损模型，具有良好的临床相关性，为进一步临床研究奠定了实验基础。

另一方面，运用胶原膜修复材料对动物腹壁缺损进行了修复，完成了修复效果的评估。通过深入研究先天性腹疝、膈疝组织修复与再生的特点和机制，探索了胶原修复材料诱导肌肉组织再生、促进缺陷肌肉组织功能恢复及重建的效果，证明了胶原膜修复材料可促进肌肉组织的再生，再生形成的肌肉组织具有与天然肌肉类似的结构及纤维成分，并完成了腹疝组织修复产品的生物相容性评价与有效性和安全性评价（图2-79）。

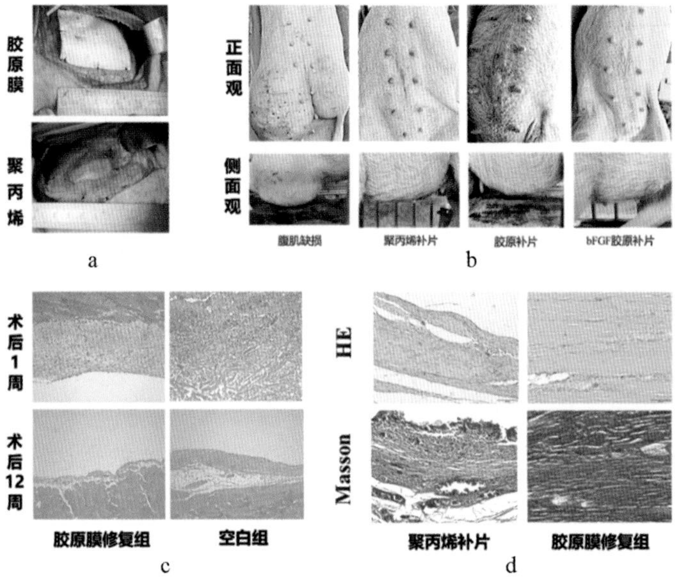

a：填充材料；b：修复 3 个月后，腹壁缺损巴马香猪外观；c：修复后新西兰兔腹壁再生肌肉形态（HE 染色）；d：修复 3 个月后，巴马香猪腹壁再生肌肉形态

图 2-79　运用疝气修复产品实现腹壁缺损修复

（三）“避孕节育及兼有治疗作用的新药具研发”项目

1. 项目简介

项目由中国医学科学院药物研究所吕扬研究员团队牵头，中国医学科学院药物研究所与国家卫生健康委科学技术研究所负责组织，联合了国家级科研机构、省市级专业科研机构、大学、企业等 18 家具有丰富研究经验和技术实力的单位，200 余人共同组成项目联合研究体。项目拟通过新型避孕节育及兼有治疗作用的新药具产品研发，进一步验证项目建立的关键技术平台的普适性和可操作性，最终实现新型避孕节育药具产品的研发。通过项目实施将提高我国在避孕节育及兼有治疗作用药具研发方面的技术水平，提升我国新药具产品的自主创新能力。研发一系列我国市场需求大、临床效果好的生殖健康新药具产品，符合我国临床需要，并在研发过程中形成自主知识产权。

2. 研究进展

（1）基于高效晶型筛选技术平台的优势晶型避孕药物研发

项目完成了避孕节育类药物——炔诺酮、醋酸乌利司他、醋酸甲羟孕酮 3 种国家一级纯度标准物质的研制工作。该项目开展的第二批避孕节育药物 8 种标准物质的研制工作和申报资料已经完成。米非司酮片（规格 0.2 g）完成了一致性评价发补资料的提交。

（2）可生物降解长效缓控释新剂型的避孕及兼治疗作用的新药具研发

生物降解型左炔诺孕酮长效注射微球完成了以下的研究工作：放大工艺的优化、微球包装材料的筛选及稳定性考察、基本完成了临床前的研究工作、正在进行临床方案的制定、准备开始进行 CMO 的相关工作、申请 PCT 专利及申报工作所需的资料总结。在中科院理化所建立了“缓释微针贴剂的研发平台”，包括中试放大生产线。在上海计生所建立了“可生物降解的长效缓控释给药系统的研发平台”（600 m^2 的实验场地和相关的中试放大设备），设备投入约 500 万元。

（3）基于新材料的安全高效新型宫内节育器研发

新型超细晶铜材料动物体内埋植结果及临床小样本观察结果提示，使用新材料 IUD 可有效减少出血副反应的发生，为后期优效性临床实验设计及界值参考提供了重要依据；实现模具研制及量产工艺，完成了企业标准的制定。纳米铜 / 低密度聚乙烯复合材料表征、生物安全性基本评价达到预期，该复合材料有良好的猕猴抗生育效果，对猕猴子宫内膜的损伤作用明显低于裸铜材料，总体说明复合材料的不良反应低于裸铜材料。完成壳聚糖 / 铜络合物改性 PE 材料的生物安全性评价，并且 CNAS 认证的第三方检测报告显示壳聚糖 / 铜络合物改性 PE 材料具有很好的抗菌能力和生物安全性。设计完成基于温敏型镍钛记忆合金立体 IUD 及输送装置，制定相关工艺文件及产品标准，实验用猕猴抗生育实验证实该 IUD 避孕效果良好，正在进行 IUD 及输送装置的理化性质及生物安全性检测。

（4）避孕兼顾治疗作用的阴道环新器具研发

完成了复方依托孕烯周期性避孕阴道环、天然雌孕激素周期性避孕阴道环、醋酸诺美孕酮皮下避孕埋植剂 3 种新型避孕产品的成药性研究，完成了天然雌孕激素周期性避孕阴道环、醋酸诺美孕酮皮下避孕埋植剂两个产品的稳定性试验研究，且药效学、药代动力学、局部刺激性初步评价部分已完成。完成了治疗妇女更年期综合征阴道环的成药性研究，已经完成加速稳定性试验和动物实验。完成了复方左炔诺孕酮阴道环、复方阿那曲唑阴道环、复方烯诺孕酮阴道环 3 个产品的处方工艺研究；完成了复方左炔诺孕酮阴道环和复方阿那曲唑阴道环两个产品的中试研究和比格犬的体内药动学研究，以及这两个产品的质量标准制定和稳定性研究。

（5）非甾体、中药与抗病原微生物类避孕节育兼有治疗作用新药的早期发现及成药性评价研究

完成了髓过氧化物酶抑制剂、弹性蛋白酶抑制剂、黄嘌呤氧化酶 / 自由基清除

双重抑制剂和神经氨酸酶抑制剂高通量筛选模型的建立工作。完成13种先导物的晶型与共晶筛查、制备、表征、评价等研究工作，累计发现13种先导物的34种不同晶型物质状态，其中17种为首次发现的新晶型，通过安全性、有效性、稳定性等成药性评价研究，确定了13种先导物的优势晶型。确认2%壬苯醇醚的丝素蛋白/壳聚糖阴道凝胶具有较好的避孕效果，生物相容性良好。完成了扁桃酸避孕凝胶的成药性研究，包括初步药学研究、初步药效学研究及初步毒理学研究，发现dl-扁桃酸具有较强的杀精和抑制精子活力的作用，且相对于N-9凝胶具有较高的安全性，是较好的外用避孕新药候选药物。开展了酸性避孕凝胶的中试研究，即将开展临床前试验3批产品的生产。完善了米非司酮增加避孕新适应证的临床前研究结果，为米非司酮作为常规避孕药物申请临床研究提供了重要的科学依据。

3. 项目主要成果

（1）激素类药物的国家级标准物质研制和新药研发

项目组建立与国际接轨的标准物质研制技术，完成了避孕节育类药物——炔诺酮、醋酸乌利司他、醋酸甲羟孕酮3种国家一级纯度标准物质的研制工作，目前炔诺酮纯度标准物质（GBW 09590）、醋酸乌利司他纯度标准物质（GBW 09591）、醋酸甲羟孕酮纯度标准物质（GBW 09592）于2019年12月获得国家市场监督管理总局颁发的标准物质证书。项目开展的8种避孕节育药物的标准物质（包括地诺孕素、炔诺孕酮、孕二烯酮、炔雌醇、屈螺酮、米非司酮、扁桃酸和雌二醇）全部研制工作和申报资料已经完成。这些标准物质均属于计量有证标准物质，具有准确的标准值和不确定度、具有量值传递和量值溯源功能，为避孕节育类相关药品的质量控制提供了标准物质、物质标准与标准方法，将填补我国避孕节育类国家计量标准物质的品种空白。华润紫竹药业研发的米非司酮片（规格0.2 g）2019年1月完成注册申报，获得一致性评价受理通知书。2019年7月收到新药审评中心技术审评发补通知，12月完成了发补资料回复提交。

（2）可生物降解长效缓控释新型避孕药具研发

生物降解型左炔诺孕酮长效注射微球获得盖茨基金会520万元的第3期经费资助（2019年1月至2021年3月）；共计已获得盖茨基金会1220万元的资助；已完成了放大工艺的优化，包括5000剂量/批，确定了关键的工艺参数、灭菌方法和辐照剂量；开展了微球包装材料的筛选及稳定性考察；制定了质量标准；确定了CMO单位（美国Excite Pharma）；临床前的研究工作已基本完成；正在进行临床方案的制定。

（3）非甾体类避孕兼治疗作用先导物的高通量高内涵筛选模型建立、筛选与临床前研究

建立髓过氧化物酶抑制剂、弹性蛋白酶抑制剂、黄嘌呤氧化酶/自由基清除双重抑制剂和神经氨酸酶抑制剂高通量筛选模型，筛选化合物共计15万余个；获得活性化合物7个。开展棉酚等13种活性先导物的晶型物质基础研究与扁桃酸等6种先导物的共晶研究，结果表明BYS共晶物质存在显著的溶解性优势，为研发创新药物提供了成药性研究数据。分离和鉴定了鹿藿中的49个化合物，发现和鉴定了新化合物5个，并发现3个化合物有杀精子效果或影响精子特异性钙离子通道作用。发现邻苯二甲酸酯抑制人精子运动，抑制人精子酪氨酸磷酸化。dl-扁桃酸体外杀精研究表明具有较强的杀精和抑制精子活力的作用，对精子质膜完整性无影响，能损伤精子顶体，降低精子线粒体膜电位。对SSC-6-T的衍生物进行了合成和体外杀精效果测试，发现精子快速制动的主要作用机制是损伤精子膜。进行了LDH-C4-CYP26A1联合避孕疫苗或避孕联合抗体的成药性研究，完成了融合疫苗pCR3.1-LDH-C4-CYP26A1的构建及表达，研究发现融合疫苗免疫小鼠的生育率下降。开展了酸性避孕凝胶的中试制备，研究并确定中试工艺的条件。

（4）宫内节育器的创新材料与部件研发

项目研究开发了一种新型聚合物合金基复合材料的宫内节育器材料，探讨了聚合物合金基复合材料宫内节育器的有效性和安全性。通过研究发现，复合材料和铜丝均有良好的猕猴抗生育效果。复合材料对猕猴子宫内膜的损伤作用明显低于裸铜材料。复合材料组子宫内膜分泌的tPA、PGE2和PAF明显低于裸铜材料。复合材料组子宫内膜TIMP-1的表达高于裸铜材料，MMP-9和SPR低于裸铜材料。总体说明复合材料的不良反应低于裸铜材料。研究了含有壳聚糖铜配位物的节育器抗菌高分子新部件对生殖系统常见细菌的抗菌性能和生物性能，发现抗菌IUD新部件对金黄色葡萄球菌、白色念珠菌等生殖系统常见菌株的抗菌率大于90%；参照国标医疗器械生物学评价要求，抗菌IUD新部件无阴道刺激、具有优异的生物安全性，并取得了第三方检测报告。设计完成了基于温敏型镍钛记忆合金立体IUD及输送装置，研究证实该IUD避孕效果良好。

（四）“新生儿遗传代谢病筛查诊断集成化产品自主研发”项目

1. 项目简介

项目由中国人民解放军总医院田亚平教授团队牵头，团队成员来自解放军总医

院第七医学中心、浙江大学、北京大学第一医院、北京医院、四川大学、浙江博圣生物技术股份有限公司、博奥晶典生物技术有限公司等国内多家儿科遗传病和遗传代谢病基础和临床研究单位，以及出生缺陷防控和遗传诊断领域优势企业。项目拟通过新筛和遗传代谢病基因检测设备、诊断试剂、分析软件的研发，形成体系化自主知识产权的产品，并在遗传代谢病筛查诊断的实施中进行推广应用。通过项目实施将改变国外产品的垄断局面，形成适合中国人的新筛技术路径、产品解决方案，为全国相关工作的开展提供科学依据，减少筛诊成本，降低出生缺陷的比例。

2. 研究进展

（1）质谱检测设备开发和注册准备

质谱设备的研发和申报是该项目的重要任务指标之一，目前作为项目参与单位的浙江博圣生物技术股份有限公司与战略合作伙伴杭州杰毅麦特医疗器械有限公司已经完成三重四级杆质谱仪的研发，仪器的性能、EMC、环境和安规完成，正在进行临床试验。配合质谱筛查研发的 49 种疾病筛查试剂盒质控品已完成 3 批试生产，进入注册检验。另一种产品甲基丙二酸试剂盒已获第一类医疗器械备案。由于仪器设备、配套试剂上的研发是项目的重点和难点，项目组织参与协作的企业建立了产业联盟，多线推进相关产品的开发。协作单位宁波盘福生物科技有限公司完成了离子肼质谱工程样机试制；协作单位浙江迪谱诊断技术有限公司开发的 DP-TOF 飞行时间质谱已完成注册检，正在开展临床试验；协作单位质谱生物科技有限公司持续在质谱检测试剂方向上开发，并已经完成了“琥珀酰丙酮和多种氨基酸、肉碱测定试剂盒（串联质谱法）”在两家机构的临床试验。

（2）基因诊断相关产品开发

北京博奥晶典生物技术有限公司依托自身微流控芯片研发技术优势，目前已经完成针对甲基丙二酸血症（MMA）两类主要基因突变类型的试剂开发。试剂开发上已完成 110 例小量临床样本验证，验证的符合率为 100%。并完成了首批次 2000 人份试剂盒试生产，优化了 MUT 基因检测，提高了阳性样本的检出率。目前已准备后期 3 批次研究试生产和分析性能评价实验。协作单位深圳联合医学科技有限公司基于扩增子建库的技术实力，开发了基于多重 PCR 方法的遗传代谢病 NGS 建库试剂盒，其技术优势在于缩短了常规捕获建库的流程和时间，有利于更快地为临床提供有效的诊断，目前已经完成了前期样本的验证测试，下一步计划准备进行注册相关工作。

（3）临床诊断计算机辅助诊断软件、仪器和检测配套软件开发

项目组根据既往的新筛数据和阳性数据完成了遗传代谢病辅助诊断软件的开

发，并面向各协作单位推广“遗传代谢病人工智能辅助诊断平台”，已验证该软件的实用性，评估其辅助诊断的效果，以切实降低假阳性率。针对新筛气相质谱分析检测，解放军总医院第七医学中心自主研发了基于气相质谱检测的遗传代谢病筛查数据处理及报告系统（Gcms Data for IEM Screening's Information Management System，GISIMS），并获得软件著作权。该软件对尿液中包括有机酸、氨基酸、单糖、多醇、嘌呤、嘧啶等 179 种成分的 GCMS 分析数据进行储存和管理，依据各化合物高限值协助诊断 78 种 IEM 并生成检测报告，为检测实验室操作提供便利。

（4）覆盖全国筛查网络的相关成果

2019 年项目团队完成了 30 万人次遗传代谢病新生儿筛查，累计完成了约 120 万人次新生儿筛查，诊断遗传代谢病 183 例。目前遗传代谢病数据库已整理筛查数据累计 7 104 126 例，确诊数据 3052 例，基因数据 295 例，完成遗传代谢病基因突变数据库原型。四川大学完成了全国 31 个省（区、市）246 家新筛中心 40 余种新生儿遗传代谢病发生现状调查。完成 1 份“全国新生儿遗传代谢病串联质谱筛查现状调查报告”，已通过专家研讨，并提交卫生健康委妇幼司形成一份政策建议报告。根据新筛状态的调研，开始制定 15 种新生儿遗传代谢病病例登记基础表卡及其数据采集标准。北京医院 2019 年开展两次串联质谱检测的室间质评，每次制备 5 个浓度水平（高、中、低）的氨基酸和酰基肉碱室间质评样本对使用串联质谱的实验室进行质量评价，为质谱筛查的实验室技术规范修订提供参考，以建立中国人群的诊断参考区间，评价新开发的试剂盒的检测平行度和准确性。

3. 项目主要成果

（1）三重四极杆质谱检测系统

杭州杰毅麦特医疗器械有限公司受浙江博圣生物技术股份有限公司委托承担研发的质谱检测系统（包含三重四极杆质谱仪、二元溶剂管理器和样本管理器等组成部分），已于 2019 年 8 月通过了中检院对仪器技术要求涉及的所有项目的性能测试验证，符合医疗器械注册法规的各性能要求，完成了注册检验（图 2-80）。根据质谱检测系统的结构组成、工作原理及适用范围，结合仪器的临床应用——新生儿筛查，拟定了临床方案，已确定临床试验机构为浙江大学医学院附属儿童医院和济南市妇幼保健院，目前该检测系统已进入临床试验阶段。

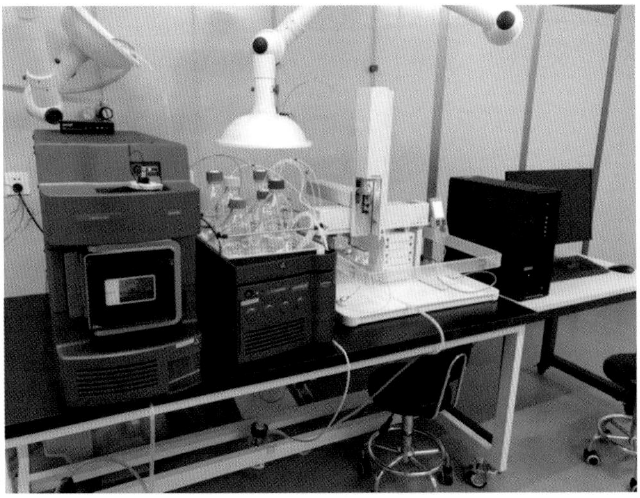

图 2-80 三重四级杆质谱检测系统

（2）《全国新生儿遗传代谢病串联质谱筛查现状调查报告》

四川大学中国出生缺陷监测中心采用问卷调查的方式，对全国 246 家新生儿疾病筛查中心（简称“新筛中心”）开展新生儿遗传代谢病串联质谱筛查的最新状况进行普查，2019 年 3 月撰写完成《全国新生儿遗传代谢病串联质谱筛查现状调查报告》。报告显示，截至 2018 年年底，126 家（51%）新筛中心已开展新生儿遗传代谢病串联质谱筛查工作，东部、中部、西部地区分别有 52 家、51 家和 23 家。2016—2017 年，全国共有 26 个省（区、市）开展了新生儿遗传代谢病串联质谱筛查，共筛查新生儿约 710 万例，筛查率约为 20.65%。东部、中部和西部地区的筛查率分别为 35.81%、16.26% 和 5.92%。报告针对不同区域诊断代谢异常疾病的类型、单病种不同地区的发病率进行了分析和总结。报告指出，我国新生儿遗传代谢病串联质谱筛查工作尚处于起步阶段，筛查率处于较低水平。新生儿遗传代谢病病种多样化，不同病种发病率差异较大，疾病谱省间差异明显。各省（区、市）应科学制定新生儿遗传代谢病串联质谱筛查病种。该报告的完成将为全国质谱新筛工作的开展、工作标准的制定提供重要参考。

（3）DP-TOF 飞行时间质谱及配套试剂研制

项目协作单位浙江迪谱诊断技术有限公司成功研制可以准确检测核酸的 DP-TOF 飞行时间质谱检测系统。DP-TOF 整合了 PCR 技术的高灵敏度、芯片技术的高通量、质谱技术的高精确度和计算机智能分析的强大功能，拟提供一个整合显著成本优势、简易工作流程和高通量的全自动基因诊断解决方案（图 2-81）。

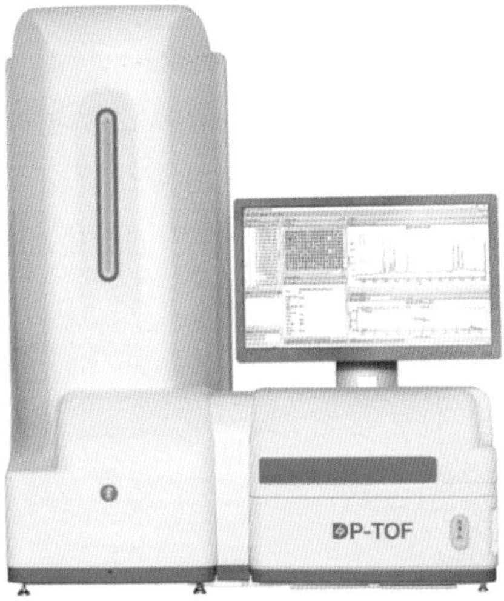

图 2-81　DP-TOF 飞行时间质谱检测系统

2019 年 DP-TOF 已完成注册检验，正在进行临床试验，配套的核酸样本预处理试剂及核酸提取或纯化试剂已获得一类备案。基于 DP-TOF 飞行时间质谱检测系统及前期的数据积累，项目牵头单位中国人民解放军总医院与浙江迪谱生物技术有限公司联合进行遗传及代谢病的多基因多位点项目研究和应用转化，已合作开发配套的耳聋基因检测试剂盒、高同型半胱氨酸血症基因检测试剂盒、甲基丙二酸血症基因检测试剂盒和丙酸血症基因检测试剂盒，计划用于遗传性疾病的三级防控和基因筛查或诊断。

（4）“甲基丙二酸血症相关基因检测试剂盒（微流控芯片法）”定型

北京博奥晶典生物技术有限公司针对我国最常见的常染色体隐性遗传的有机酸代谢病 MMA 设计开发微流控芯片试剂盒。遗传性 MMA 具有 12 个亚型、13 个相关基因，其中最常见的亚型为变位酶缺陷和 cblC 缺陷，编码基因分别为 *MUT* 和 *MMACHC*，变位酶缺陷型常在新生儿期就发病，病情危重，常可危及生命。北京博奥晶典联合北京大学第一医院、中国人民解放军总医院在之前的工作基础上，通过 110 例小量临床样本实际检测验证结果，调整、优化确定了试剂盒缩减测的各位点引物，确定各位点检测阈值，完成试剂盒定型。试剂盒采用可检测 *MMACHC* 基因上的 12 个位点和 *MUT* 基因上的 11 个位点的突变情况，具体包括：*MUT* 基因上的 c.323G > A，c.424A > G，c.494A > G，c.626dupC，c.729_730insTT，c.755dupA，c.914T > C，c.1106G > A，c.1280G > A，c.2179C > T，c.2080C > T 共 11 个位点；

MMACHC 基因上的 c.1A > G，c.80A > G，c.217C > T，c.315C > G，c.365A > T，c.394C > T，c.445_446delTG，c.481C > T，c.482G > A，c.567dupT，c.609G > A，c.658_660delAAG 共 12 个位点。试剂盒为甲基丙二酸血症的早期诊断、早期干预和遗传咨询提供基因数据支持（图 2-82）。2019 年已提交了“一种用于检测甲基丙二酸血症相关 *MUT* 基因突变位点的试剂盒”和“一种用于检测 *MMACHC* 基因突变位点的试剂盒”两项产品相关专利的申请。

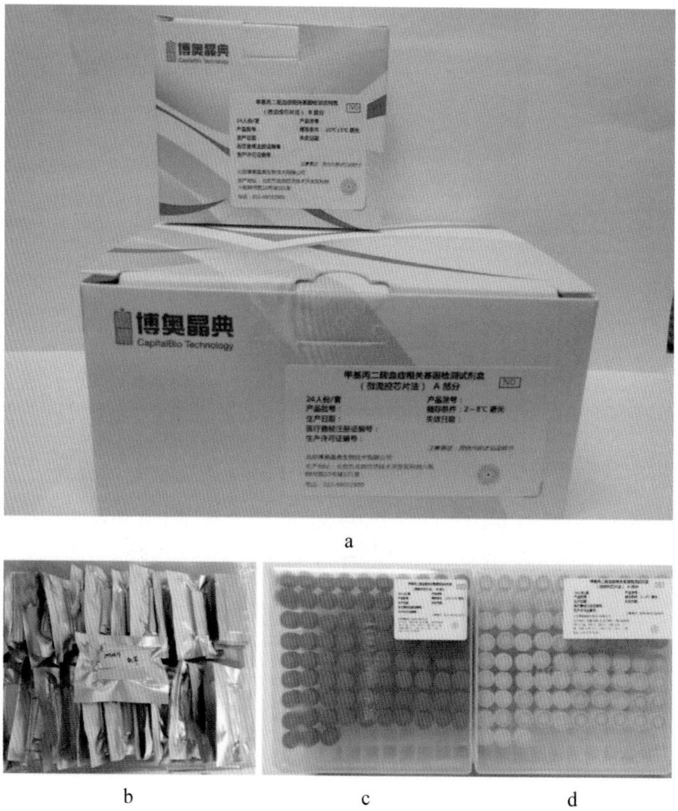

a：定型的试剂盒样式（产品型号 / 规格：24 人份 / 套）；b：微流控芯片；c：对照品；d：扩增试剂

图 2-82　甲基丙二酸血症相关基因检测试剂盒（微流控芯片法）

（5）开发便携式现场筛查质谱仪

协作单位宁波盘福生物科技有限公司开发的便携式现场筛查质谱仪 QitVenture6 已经完成原理样机，实现设备小型化，并进行了质谱通用性能测试利舍平进行灵敏度测试，结合电子软件可以观察到信号强度并进行测定（图 2-83）。

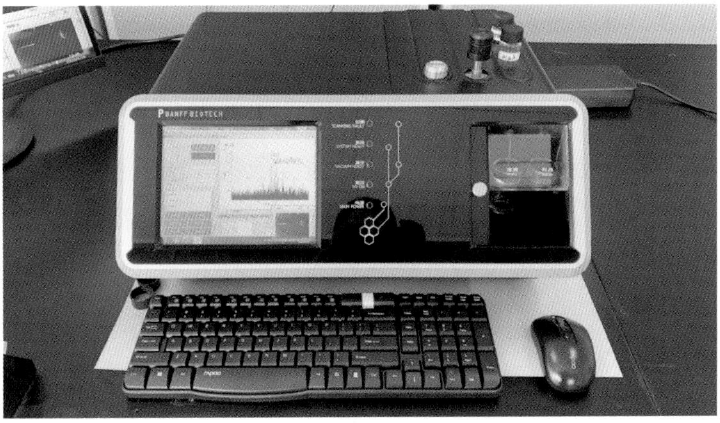

图 2-83　便携式现场筛查质谱仪

（五）“出生缺陷一级预防孕前检测技术设备及应用平台的研发”项目

1. 项目简介

项目由上海交通大学吴皓教授牵头，团队包括解放军总医院、中南大学、南方医科大学等在出生缺陷防控领域具有丰富经验的临床团队，此外还包括中国科学院苏州生物医学工程技术研究所、广州万孚生物技术股份有限公司、苏州百源基因技术有限公司和广州达安临床检验中心等研发团队，在 POCT 设备和核酸一体机研发领域具有良好的研究基础和能力。项目拟通过研发具有国际先进性和创新性的出生缺陷一级预防智能设备和信息平台，建立多层次信息互联互通平台和数据中心，形成出生缺陷一级预防规范体系。建立有效的出生缺陷孕前一级预防网络化体系；实时汇总全国范围内出生缺陷检测数据，分析各种出生缺陷的分布规律、发生趋势，为公共卫生政策的制定提供决策支持。

2. 研究进展

（1）出生缺陷孕前筛查的微型化、智能化 POCT 关键技术和设备研发

①家用无砷 POCT 尿碘检测仪研发，已完成家用 POCT 尿碘检测仪功能样机研发，实现尿样直接加样，进行无毒、全自动化检测；挂靠云平台，实现家庭与各级医疗机构间的信息互通和分级诊疗等问题。配套试剂进行批量尿样测试，与国际法比较，相关性 $R^2 > 0.95$。

②基于免疫荧光定量法检测 TSH、抗甲状腺过氧化物酶抗体（TPOAb）的 POCT 设备及相关配套试剂，已研制出免疫荧光法检测 TSH 的 POCT 设备样机和产品，产

品已完成临床验证。继续进行基于免疫荧光法检测试剂的研发。

（2）出生缺陷孕前筛查的小型化、集成化基因检测关键技术和设备研发

①小型化荧光定量 PCR 仪已完成了自动核酸处理、加样装置及核酸检测装置的样机，其性能均达到预期指标，结合自动核酸提取仪完成一体机工作站的组装；优化 qPCR 仪，研发的 qPCR 仪 ASA-9600 plus 适用于所有基于能够在 PCR 产物生成过程中对产物进行标记荧光的反应，该仪器光路设计，能够保证覆盖目前市场上各种类型荧光染料的要求，各类性能与国际上 BioRad 等公司的 qPCR 仪器相当。

②小型化液相生物芯片检测工作站完成原理机的研发和部分模块的组建，实现单孔检测指标数 100 种、可靠性 300 小时的指标，完成配套小型化液相生物芯片工作站的荧光标记编码磁性微球的研发和生产。

（3）在大数据云平台管理系统中，云平台搭建完成，可以进行示范应用验证

PC 端已具备信息录入、样本接收、样本检验、诊断建议和标本查询等功能。系统使用了医院统一样本编号规则；云平台信息录入界面可支持医生用户批量导入受检者样本与检验结果；已实现云平台中心医院与基层医院的信息共享与转诊；在诊断建议界面，系统可以通过受检者不同基因检测结果进行自动化诊断，给出相应的诊断结论及遗传咨询建议，并出具相应的报告单。目前六大出生缺陷疾病的遗传咨询要点知识库已部分完成。医患沟通 APP 中整合了问卷调查功能与出生缺陷知识库科普功能；受检者可以通过 APP 同步接收与查看自己的个人报告单。同时，App 支持医患沟通功能，受检者可以通过 APP 患者端与医生进行实时咨询检测结果。

（4）出生缺陷一级预防孕前检测技术的临床验证及示范应用

检测数据实时上传云平台数据中心，经云平台数据处理实现检测结果的智能化分析和反馈，指导具有环境或遗传高危因素的育龄女性及配偶通过分级诊疗接受孕前咨询与干预，对所检出高危人群进行后续婚育指导与临床干预的跟踪随访及问卷调查，≥ 50% 为所检出出生缺陷高危人群的有效调查问卷统计结果。对接样机实现检测数据实时上传云平台数据中心，经云平台数据处理后形成检测报告，提供指导建议。

3. 项目主要成果

（1）成功开发检测甲状腺功能指标的 POCT 小型化检测仪样机及配套的检测试剂

项目组开发的甲状腺功能指标 POCT 检测仪获得 CFDA 注册证（注册证编号：粤械注准 20172400077），如图 2-84 所示；基于荧光免疫层析法检测促甲状腺

激素（TSH）测定试剂，获得国家医疗器械二类注册证（注册证编号：粤械注准20192400265），如图2-85所示；TSH复合质控品也获得国家医疗器械二类注册证（注册证编号：粤械注准20192400937）。同时，广州万孚生物技术股份有限公司与广州达安临床检验中心有限公司的研究团队合作，将甲状腺功能指标POCT检测仪的数据接入云端数据库，共同构建了移动医疗物联网的云平台。

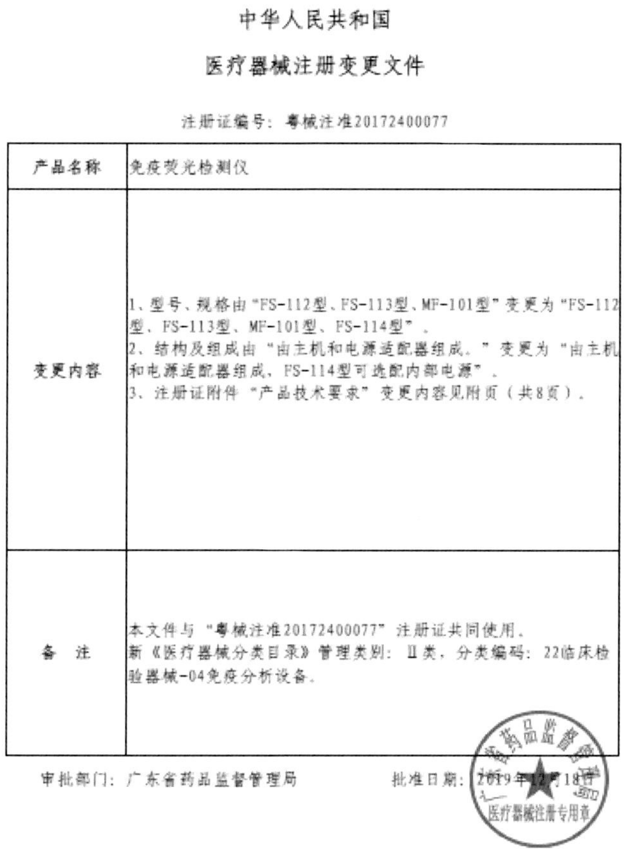

中华人民共和国

医疗器械注册变更文件

注册证编号：粤械注准20172400077

产品名称	免疫荧光检测仪
变更内容	1、型号、规格由“FS-112型、FS-113型、MF-101型”变更为“FS-112型、FS-113型、MF-101型、FS-114型”。 2、结构及组成由“由主机和电源适配器组成。”变更为“由主机和电源适配器组成，FS-114型可选配内部电源”。 3、注册证附件“产品技术要求”变更内容见附页（共8页）。
备　注	本文件与“粤械注准20172400077”注册证共同使用。 新《医疗器械分类目录》管理类别：Ⅱ类，分类编码：22临床检验器械-04免疫分析设备。

审批部门：广东省药品监督管理局　　批准日期：2019年12月18日

医疗器械注册专用章

图2-84　甲状腺功能指标POCT检测仪（荧光免疫层析法）CFDA注册证

中华人民共和国医疗器械注册证
(体外诊断试剂)

注册证编号：粤械注准20192400265

注册人名称	广州万孚生物技术股份有限公司
注册人住所	广州市萝岗区科学城荔枝山路8号
生产地址	广州市萝岗区科学城荔枝山路8号
产品名称	促甲状腺激素（TSH）测定试剂（荧光免疫层析法）
包装规格	5人份/盒、25人份/盒、50人份/盒和100人份/盒。
主要组成成分	试剂由测试卡、样本稀释液、ID芯片组成，其中：(1) 测试卡由试纸条、塑料盒组成。试纸条上的主要成分有：样品垫、标记垫、硝酸纤维素膜、吸水垫、PVC板及其他试纸条支持物。其中硝酸纤维素膜上包被有TSH单克隆抗体和羊抗兔IgG，标记垫含有荧光标记TSH单克隆抗体和兔IgG。(2) 样本稀释液主要成分为磷酸盐缓冲液（PBS）。
预期用途	适用于体外定量检测人全血、血清或血浆样本中的促甲状腺激素(TSH)的含量，临床上主要用于辅助评价垂体-甲状腺功能。
附　件	产品技术要求、说明书。
产品储存条件及有效期	4℃～30℃保存，有效期24个月。测试卡开封后，应在1小时内尽快使用。
其他内容	无
备　注	

审批部门：广东省药品监督管理局　　批准日期：2019年03月29日
有效期至：2024年03月28日

广东省药品监督管理局

图2-85　促甲状腺激素（TSH）测定试剂（荧光免疫层析法）CFDA注册证

（2）小型化液相生物芯片检测工作站及配套试剂的研发

根据荧光编码体系设计和研发的小型化液相生物芯片工作新原理机，主要是结合荧光编码和类似流式细胞检测原理的检测体系来完成探针检测的突变情况。该原理样机均已达到“单孔检测指标数 :100 种；可靠性指标 :300 小时”的指标。完成配套小型化液相生物芯片工作站的荧光标记编码磁性微球［主要采用5微米链霉亲和素标记磁珠耦联合成Cy7-oligo（dT20）、PE-TEXON-oligo（dT20）、FITC-oligo（dT20）、Cy5-oligo（dT20）标记的磁珠］的研发和生产，新增发明专利申请3项：一种荧光编码磁珠及其制备和应用（申请号：201910415103.7）；一种基于荧光编码磁珠的检测方法和检测试剂盒（申请号：201910477217.4）；一种超顺磁微球及其制备和应用（申请号：201910429936.9）。通过对耳聋和地贫的20多个突变热点的筛查验证，证实了荧光染料标记后探针的适用性。

（3）中国出生缺陷一级预防云数据中心的搭建

大数据云平台管理系统中，中国出生缺陷一级预防云数据中心搭建完成，可以进行示范应用验证。PC端已具备信息录入、样本接收、样本检验、诊断建议和标本查询等功能。检测数据实时上传云平台数据中心，经云平台数据处理实现检测结果的智能化分析和反馈，指导具有环境或遗传高危因素的育龄女性及配偶通过分级诊疗接受孕前咨询与干预，提供指导建议。

（六）“儿童重症遗传病的基因编辑、干细胞及药物治疗”项目

1. 项目简介

项目由天津医科大学李光教授团队牵头，团队成员来自多家首批备案的干细胞临床研究机构和国家重大新药创制专项新药孵化器基地的基因编辑、干细胞治疗、药物筛选和非人灵长类动物模型制作等方面的专家。项目针对DMD、β-地中海贫血症和OI等儿童重症遗传病的治疗困境，通过基因编辑、干细胞和药物治疗3个方面进行研究，探索儿童重症遗传病治疗的新途径，提出安全性、有效性评价标准，并最终提出相关临床治疗方案。

2. 研究进展

（1）建立完善的CRISPR/Cas9基因编辑技术平台

针对儿童重症遗传性疾病β-地中海贫血症研究建立了在猴子受精卵高效敲除*HBB*基因，移植后直接获得β-地中海贫血症F0的食蟹猴模型，在国际上首次证明了食蟹猴具有人类相同的地中海贫血症的发病机制，有望用于临床前药物研究。通过显微注射GV期卵子构建了非嵌合DMD基因编辑F0代猪胚胎，为快速地利用猪制备儿童重症遗传病的大动物模型提供新的策略。在国际上首次建立了单碱基编辑器（Adenine Base Editor, ABE）在全基因组靶向分析的EndoV-seq方法，研究显示ABE比CRISPR/Cas9和CBE基因编辑方法更加特异和安全，有望率先利用到遗传病的临床治疗。

（2）筛选和鉴定了儿童重症遗传病药物治疗的候选分子

通过系列的小分子药物分析，项目组发现1个有效候选分子沙利度胺（Thalidomide）可以提高患者体内胎儿血红蛋白HbF表达。与孙逸仙纪念医院合作研究发现，沙利度胺可以提高β-地中海贫血症红系细胞中的HbF表达，能缓解患者贫血症状、延长输血治疗间隔时间。现在正针对该小分子的分子调控机制进行深入的研究。

基于CRISPR/Cas9方法和gRNA库筛选了Utrophin基因调控因子：Utrophin蛋白在成人肌肉中限制性地连接神经肌和肌腱，研究表明在mdx小鼠体内提高Utrophin蛋白表达量可以减轻mdx小鼠肌肉萎缩症状。通过基因编辑技术构建Utrophin（UTRN）启动子驱动的GFP细胞系，利用CRISPR/Cas9和全基因组靶向的gRNAs分子库，系统地筛选了一系列能调控UTRN基因表达的候选靶基因，目前正进行调控机制研究。

（3）外泌体修饰肽（CP05）的稳定性测试及变体优化工作

系统检测了变体肽介导反义寡核苷酸药物PMO系统靶向运输效率，并在DMD小鼠模型上对其介导外显子跳读水平进行了测试。针对前期靶向运输中心脏等重要器官药物运输效率低的问题，通过CP05介导的药物多负载，以实现更高效的药物靶向运输和Dystrophin蛋白的恢复表达。通过共负载PMO25、稳定Dystrophin的mRNA稳定性的miR31、核定位短肽NLS及肌肉靶向肽，以实现PMO药物的高效肌肉靶向运输。

（4）非人灵长类新药评估模型的优化

在大量扩繁DMD猕猴群体的基础上，利用DMD猕猴的成纤维细胞诱导产生诱导性多能干细胞（Induced Pluripotent Stem Cells，iPSCs），然后分化为骨骼肌和心肌细胞。

（5）继续完善DMD/BMD患者数据库（已登记2344人）

北京协和医院DMD/BMD患者数据库成功加入中国国家罕见病注册登记系统，成为符合国际标准、达到国际先进水平的网络云端管理患者数据库。入库患者均有单一识别码，以保证数据的唯一性，所有入库患者均有完整临床资料和基因诊断资料。DMD患者iPSCs细胞建立完成，已用于对DMD新药进行系统测试及机制阐释。

（6）基于CRISPR/Cas9基因编辑的ASCT治疗β-地中海贫血症

基于2018年开发的新型碱基编辑器BE-PLUS，研制了更优化版本的编辑器，用于调控珠蛋白的表达；通过形成染色体环的形式调控珠蛋白的表达，探讨β-地中海贫血症的基因治疗方法。

（7）间充质干细胞治疗食蟹猴成骨不全（OI）的实验研究

通过卵巢摘除（OVX）及小分子药物Col003给药后股骨损伤构建食蟹猴OI模型，在食蟹猴间充质干细胞治疗后4周、8周，通过X-线检查、micro-CT、骨密度、血常规、血生化（肝肾功能、血钙、血磷）及PINP、CTX-1、组织学、免疫荧光等手段，评价猴间充质干细胞治疗OI的安全及有效性。

（8）明确基质胶复合羟基磷灰石注射对Ⅰ型 OI 的治疗作用

OI 患者的间充质干细胞成骨分化能力降低，改善其成骨内环境、促进内源性骨形成可能会有较好的治疗效果。项目组制备了具有良好的生物相容性和骨诱导性的纳米羟基磷灰石（Nano-Hydroxyapatite，nHA），将羟基磷灰石和基质胶（Matrigel）复合后注射到Ⅰ型 OI 小鼠股骨骨髓腔中，发现其可以促进间充质干细胞成骨分化，具有增加骨量、促进骨形成的作用。

（9）*COL1A1* 基因修饰的自体间充质干细胞治疗Ⅰ型 OI 的实验研究

分离Ⅰ型 OI 小鼠脂肪来源间充质干细胞（ADSCs），利用逆转录病毒载体将正常人 *COL1A1* 基因导入 OI 小鼠的 ADSCs，结果证实基因修饰可显著改善 OI 小鼠 ADSCs 的成骨分化能力，将修饰后的干细胞（2×10^5/ 只）注射到Ⅰ型 OI 小鼠股骨骨髓腔中，4 周后股骨破骨细胞数量显著降低，骨结构和骨形成明显改善。

（10）Ⅰ型 OI 小鼠 MSCs 异常改变的机制研究

研究Ⅰ型胶原蛋白含量降低对 ADSCs 的影响，发现多条与胞外基质有关的信号通路发生改变，首次发现Ⅰ型 OI 小鼠 YAP 蛋白水平明显降低，可能是导致 OI 小鼠 ADSCs 成骨分化能力降低的重要原因。

3. 项目主要成果

（1）建立评估 ABE 全基因组靶向分析的 EndoV-seq 方法

入选专项标志性成果，详见本书第三章第八节。

（2）国际上首次建立 β- 地中海贫血症的食蟹猴模型

β- 地中海贫血症是一种具有遗传性的单基因溶血性贫血疾病，是由于调控 β- 珠蛋白（*HBB*）基因片段的缺失或者突变造成 HBB 合成链比例失衡所造成的。在全世界范围内，每年出生的患有纯合子或双重杂合子基因型的新生儿至少有 20 万人，约影响 1.5% 的人群。在我国南方，该病携带人群高达 6.43%，造成了严重的社会经济负担。近年来，基因编辑和基因治疗手段显示出了巨大的前景。然而，合适的动物模型是评估其治疗效果和安全性的重要工具。虽然有报道 β- 地中海贫血症模型小鼠的研究，但由于人和鼠的珠蛋白基因差异较大，且纯合突变会致死，难以完全模拟人的发病过程。因此，非人灵长类模型对该病的研究和治疗是必需的。食蟹猴与人在生理和发育上极为接近，*HBB* 和类 *HBB* 基因与人也很相似，是理想的疾病模型。项目组针对食蟹猴 *HBB* 基因通过受精卵胞质显微注射的方式构建了 *HBB* 敲除的食蟹猴原代个体，从核酸和生理指标方面确认其具有与人 β- 地中海贫血症患者相类似的表型，为该病的治疗研究提供了可靠的动物模型（图 2-86）。相关成果以

“*HBB*-Deficient Macaca Fascicularis Monkey Presents with Human β-thalassemia”为题发表于 *Protein Cell* 上。

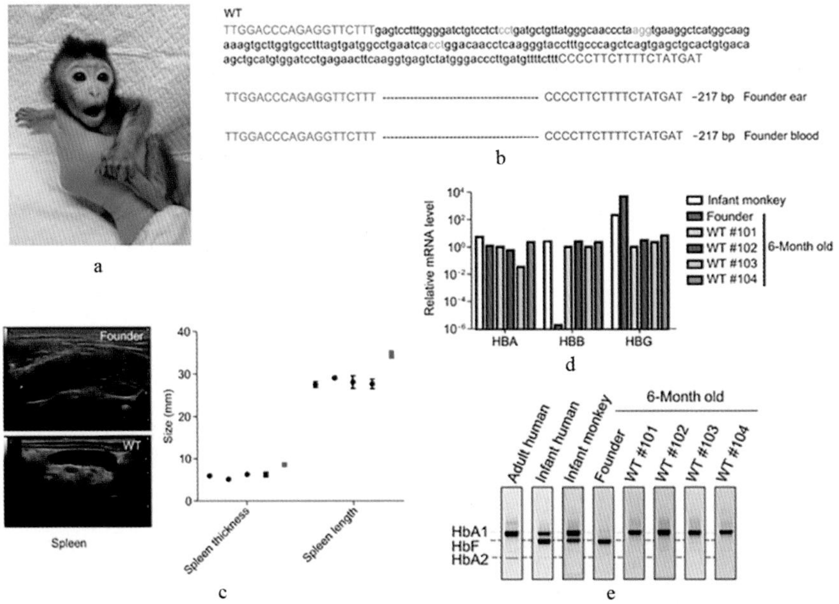

a：F0 的 *HBB* 敲除食蟹猴；b：Sanger 测序分析结果；c：*HBB* 编辑原代食蟹猴脾脏形状；d：原代食蟹猴血液地贫相关基因 mRNA 表达；e：原代食蟹猴地贫相关血红蛋白表达

图 2-86 *HBB* 基因编辑食蟹猴的制备

（3）明确己糖类运输辅助剂可在小鼠心肌中提高 PMO 的摄取

项目组在 DMD 模型鼠中联合使用了己糖类运输辅助剂和多肽偶联的 DMD 治疗药物 BMSP-PMO，结果显示 DMD 小鼠心肌中的 dystropin 蛋白有了较好恢复，且心脏功能呈现明显改善。此外，DMD 小鼠骨骼肌也呈现一定程度的改善。研究还发现，己糖类运输辅助剂不能用于老年小鼠中 BMSP-PMO 治疗效率的提升（图 2-87）。相关成果以“Hexose Potentiates Peptide-Conjugated Morpholino Oligomer Efficacy in Cardiac Muscles of Dystrophic Mice in an Age-Dependent Manner”为题发表于 *Molecular Therapy-Nucleic Acids* 上。

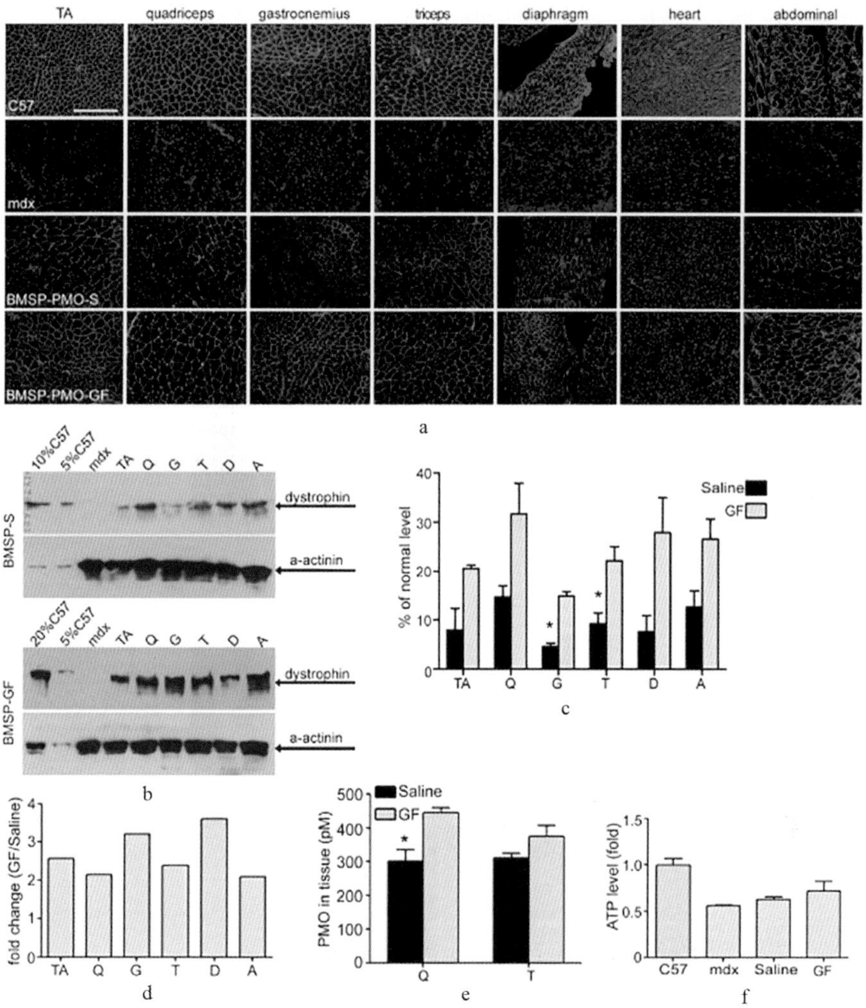

a：免疫荧光检测经 BMSP-PMO-GF 和 BMSP-PMO-S 治疗后，Dystrophin 蛋白在各类肌肉中的恢复情况；b：Western blot 检测经 BMSP-PMO-GF 和 BMSP-PMO-S 治疗后，Dystrophin 蛋白在各类肌肉中的恢复情况；c：Western blot 检测的定量分析；d：BMSP-PMO-GF 相对 BMSP-PMO-S 在各个肌肉中提升 Dystrophin 蛋白表达量的对比；e：股四头肌和肱三头肌中 PMO 水平的定量分析；f：股四头肌中 ATP 水平在各组中的差异比较

图 2-87　己糖类运输辅助剂对多肽偶联的 DMD 治疗药物 BMSP-PMO 治疗效果有显著提升作用

（4）证实 YAP 表达降低可造成Ⅰ型成骨不全间充质干细胞的异常改变

项目组首次发现并报道了 YAP 表达降低与Ⅰ型 OI 小鼠间充质干细胞成骨分化能力下降紧密相关。间充质干细胞是成骨细胞的主要来源，与骨形成紧密相关，其成骨分化能力下降可能也是 OI 的发病机制之一，但相关研究较少。该研究以更易获得且同样具有多向分化潜能的 ADSCs 为对象，系统研究Ⅰ型胶原蛋白含量降低

对 ADSCs 的影响，结果发现多条与胞外基质有关的信号通路发生改变。在体内和体外，项目组的研究发现 I 型 OI 小鼠 YAP 蛋白表达水平明显降低，可能是导致 OI 小鼠 ADSCs 成骨分化能力降低的重要原因。同时，数据提示补充外源性 I 型胶原蛋白有助于 YAP 入核，有利于 ADSCs 成骨分化（图 2-88）。相关成果以“A Novel Transgenic Murine Model with Persistently Brittle Bones Simulating Osteogenesis Imperfecta Type I”为题发表于骨科权威期刊 *Bone* 上。

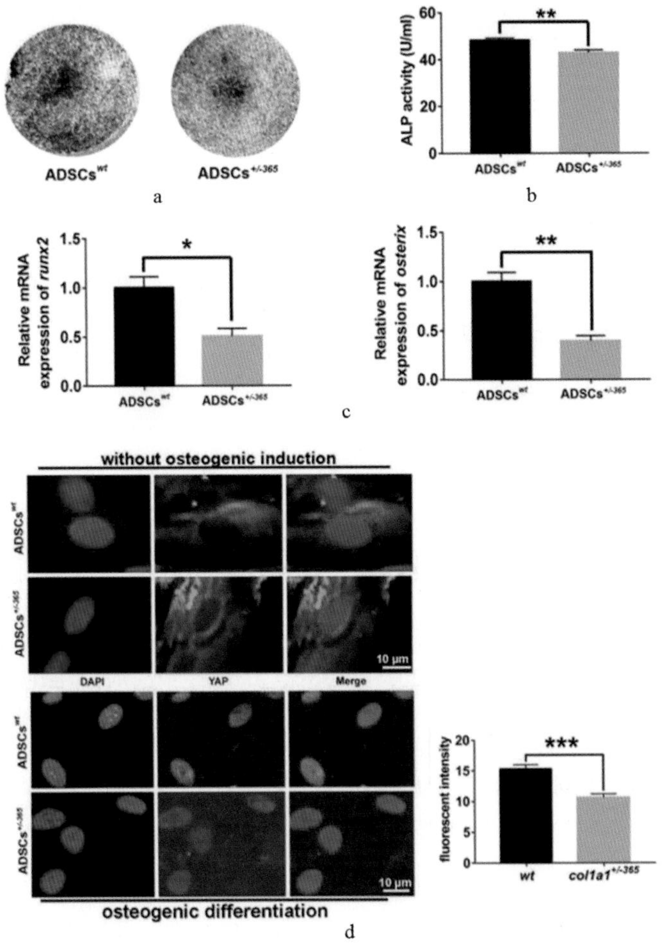

a：野生型（$ADSCs^{wt}$）与 I 型 OI 小鼠 ADSCs（$ADSCs^{+/-365}$）成骨分化诱导 14 天后 ALP 染色结果；b：细胞培养上清中 ALP 活性检测的统计结果；c：成骨诱导 14 天后成骨转录因子 *Runx2* 和 *Osterix* 定量结果；d：未经成骨诱导分化及分化诱导 3 天的 $ADSCs^{wt}$ 与 $ADSCs^{+/-365}$ YAP 免疫荧光染色及荧光强度统计结果。$*P < 0.05$，$**P < 0.01$, $***P < 0.001$

图 2-88　I 型 OI 小鼠 ADSCs 成骨分化能力下降与 YAP 表达降低有关

（七）“人类生育力下降机制和防护保存新策略研究”项目

1. 项目简介

项目由北京大学张小为教授团队牵头，团队成员来自国家级研究中心及国家重点实验室、国内著名大学的生殖医学机构。项目针对我国育龄人群生育力下降的原因与发病机制，开展生育力保护的基础与应用研究，阐明损害生育力的关键因素，建立生殖损伤监测、评估和防护方案，揭示人早期卵泡发育调控机制，研发生育力保存和恢复新技术，构建国家级肿瘤患者生殖储备医疗网络和制定肿瘤患者生育力保护、保存与恢复诊疗方案，撰写生育力保护的规范与指南。通过项目的实施将为建立人类生育力防治策略提供坚实的理论基础和技术支持及平台基础。

2. 研究进展

（1）环境和医源性生殖损伤因素发现和机制研究

项目组收集病例对照研究样本量超过 4000 人；队列研究已纳入研究对象 3000 对并定期随访；数据库总样本量已超过 3 万例；对婴幼儿期腹股沟疝手术损伤、女性附件手术史、热激、低氧等生殖损伤因素进行了识别鉴定；初步阐明卵泡液 cf-mtDNA、颗粒细胞线粒体等是潜在的重要靶点；提出相关手术规范培训和管理等生育力防护策略措施。

（2）早期卵泡发育分子机制和体外重构方法研究

项目组结合人类卵泡发育相关数据库，筛选控制人和小鼠原始卵泡激活的 3 个关键因子：视黄酸、CREB 和 SGPL1，初步证明视黄酸可能通过抑制 PI3K/PTEN 信号通路来维持小鼠原始卵泡库的稳定，MAPK3/1-mTORC1 信号传导激活 CREB，然后通过增加 KITL 表达来促进原始卵泡的激活，SGPL1 在小鼠生殖系统中通过影响胞内钙离子水平进而影响 NPPC 与 NPR2 的亲和性，并通过影响胞内 P21 的表达情况进而影响细胞的增殖凋亡来发挥着重要的功能。发现表观遗传学 6mA DNA 修饰部分抑制了 DNA 复制，增加了突变频率，揭示了细胞内表观遗传学 DNA 修饰影响复制的新机制。改善了窦前卵泡 3D 培养体系，提高了窦前卵泡成熟率，验证了 3D 培养体系的安全性，构建了石墨烯聚乳酸复合材料 /GCs 3D 培养体系，观察了石墨烯聚乳酸复合材料对 POF 小鼠卵巢组织移植存活的影响。

（3）生殖细胞冷冻保存技术研发及其安全性评估

成功建立第一代超低温显微成像系统，完成关键参数的测试，并已经初步投入使用。应用超低温成像系统，项目组完成了对生精小管冻融的观察，比较不同浓度保护剂下冰晶形成的差异。除此之外，项目组在单细胞尺度下绘制了男性生精微环境的发育图谱，揭示了支持细胞在生长发育过程中的转录组学变化，比对正常人和特发性非梗阻性无精子症（iNOA）、克氏综合征（KS）和 Y 染色体 AZFa 区微缺失 3 种非梗阻性无精子症患者的转录组时序发育特征。已成功建立小鼠次级卵泡体外三维培养体系，探究精原干细胞自我更新与分化的新机制，探索评估男性生育力的新方法，完成一项配子 / 胚胎封闭性冷冻载杆设计。

（4）肿瘤患者生育力保存保护的临床策略研究

项目组继续开展生育力保存技术研究，到目前为止已为 837 例受试者进行了生育力保存，其中 2019 年入组 598 例，主要以男性自精保存患者为主。同时进行了肿瘤患者生育力保存与存储样本的硬件设施、质量管理体系和肿瘤患者生育力保存协作网络搭建工作，2019 年进一步完善了样本库质量管理体系的质量手册、操作手册及记录体系的文件编制工作，同时依托国家人类遗传资源中心的国家人口与健康科学数据中心完成了肿瘤患者生殖储备协作网云平台的搭建。

3. 项目主要成果

（1）深入拓展生殖损害因素的识别和机制研究

1）损害因素识别

男性方面，发现婴幼儿时期的腹股沟疝手术损伤是引起梗阻性无精子症（OA）的重要医源性因素。其造成输精管损伤，损伤段较大或继发附睾梗阻者甚至无法手术复通。提示应该加大各级医院小儿腹股沟疝手术的培训和管理。相关工作获得北京医学科技奖。

女性方面，通过高原低压模拟舱研究发现：进舱 1 周后颗粒细胞线粒体 PINK1-Parkin 通路表达显著升高，提示低氧影响颗粒细胞，且早在 1 周左右就已发生。还发现附件手术史与抗菌勒氏管激素显著负相关，提示其是女性生育力减退的重要风险因素。

2）机制研究

发现反复温和阴囊热激可：①降低精子受精能力，影响≥ 8 细胞期胚胎及囊胚的形成，降低囊胚的孵出率和 2 细胞期胚胎的种植率；②通过 Y/X 染色体精子的比例影响子代性别比；③引起 F1 代社交障碍和空间记忆力受损，其机制可能涉及海马部位长时程增强电位形成通路的 NMDAR1。

发现输精管 OA 小鼠精子 288 个 miRNAs 差异表达，下调的 miRNAs 集中于 3 个 miRNA 簇；91 个 tsRNAs 差异表达，其功能涉及早期胚胎发育和子代健康。

发现人卵泡液 cf-mtDNA 相对含量与囊胚形呈负相关。cf-mtDNA 促进卵巢颗粒细胞凋亡，机制可能是 cf-mtDNA 与颗粒细胞 TLR9 受体结合，激活 NF κ B-p65 和 MAPK-p38 通路。cf-mtDNA 有望成为评估卵母细胞发育能力的新指标。

（2）发现视黄酸维持原始卵泡库的稳定

该项目研究了 RA 在原始卵泡激活中的作用及其分子机制，在新生小鼠卵巢中，视黄酸合成酶（RALDH1、RALDH2）主要表达于前颗粒细胞胞质内中，视黄酸受体（RARa、RARg）和视黄酸降解酶（CYP26A1、CYP26B1）主要表达于卵母细胞胞质中。RA 合成酶及受体在卵巢中的基因和蛋白表达，随着新生小鼠天数增加显著下降，这提示 RA 的活性与原始卵泡激活呈负相关。体外添加 RA 培养新生 3 天（3dpp）小鼠卵巢的结果显示 RA 不能显著抑制原始卵泡的激活，但 RA 代谢酶的表达显著上升。所以该实验添加了 RA 代谢酶的抑制剂 Talarozole 和 RA 共同培养新生卵巢，结果显示 RA+Talarozole 处理 4 天后，显著降低生长卵泡的数量并伴随着颗粒细胞的增殖显著下降，然而卵母细胞的凋亡没有显著影响（图 2-89）。添加 RA 合成酶抑制剂 DEAB 或者 RA 受体抑制剂 AGN194301 后，小鼠卵巢生长卵泡的数量显著升高。体内注射的结果也显示 RA 可以显著抑制原始卵泡的激活。这些结果表明 RA 可以维持原始卵泡库的稳定，防止卵泡的过度激活。随后体外添加 RA+Talarozole 处理 6 小时后可以显著抑制卵巢中 AKT 的磷酸化，降低 Foxo3 核输出率中的出核。进一步研究发现，RA 对 PI3K 通路活性的调节是通过竞争结合到 PI3K 激酶的调节亚基 p85，从而阻止其与催化亚基结合进而影响 PI3K 激酶活性来实现的。表明 RA 可以通过抑制卵母细胞内的 PI3K-Akt 信号通路维持原始卵泡库的稳定。为了探究 RA 对小鼠繁殖能力的影响，接下来项目组检测了青春期小鼠口服添加 500 ng/mL 剂量 RA 分别给药 1 ～ 5 个月后，统计小鼠卵巢中各级卵泡。研究发现，RA 添加组可以显著升高原始卵泡的数量，降低生长卵泡数量。

为了验证 RA 在临床上的实践性，项目组检测了人原始卵泡颗粒细胞和卵母细胞中视黄酸相关因子的基因表达，发现视黄酸合成酶（RALDH1、RALDH2）主要表达于前颗粒细胞和卵母细胞中，视黄酸受体（RARa、RARb）和视黄酸降解酶 CYP26B1 主要表达于卵母细胞胞质中。综上所述，视黄酸可能通过抑制 PI3K/PTEN 信号通路来维持小鼠原始卵泡库的稳定。

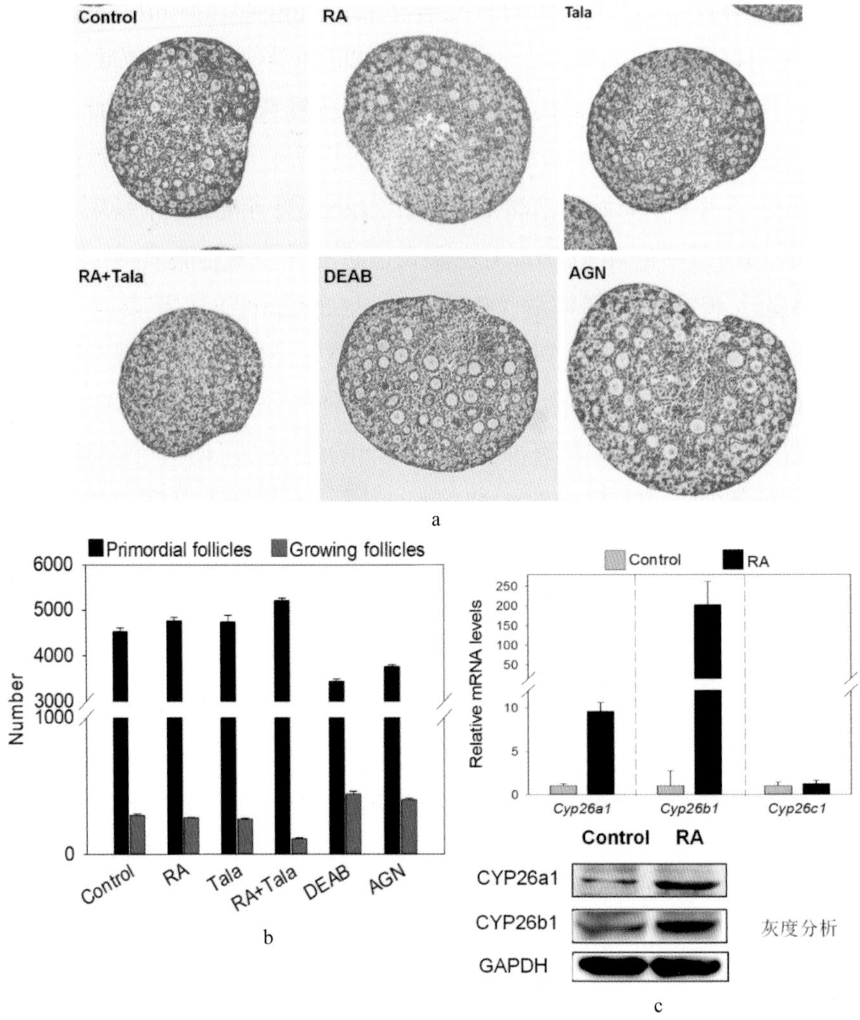

图 2-89　RA 抑制原始卵泡的激活

（3）发现 miR-202-3p 可靶向调控 Wnt/β-Catenin 通路中 LRP6 及细胞周期蛋白 D1 分子，进而调节精原干细胞微环境改变

项目组报道了 hsa-miR-202-3p 可介导人类支持细胞的增殖、凋亡和合成功能。与具有正常精子发生的 OA 患者相比，唯支持细胞综合征（SCOS）患者的支持细胞中 miR-202-3p 显著上调。过表达 miR-202-3p 可诱导支持细胞凋亡，并抑制支持细胞增殖及合成功能，而敲低 miR-202-3p 的作用则相反。进一步实验证实 Wnt/β-catenin 信号通路中脂蛋白受体相关蛋白 6（LRP6）和 cyclin D1 为支持细胞中 miR-202-3p 的直接靶点。同时，项目组验证了 OA 和 SCOS 患者支持细胞之间 LRP6

和 cyclin D1 表达迥异。且干扰 LRP6 表达可模拟 miR-202-3p 过表达作用，提示 miR-202-3p 通过靶向调控 Wnt/β-catenin 信号通路的 LRP6 和 cyclin D1，进而控制人支持细胞的增殖、凋亡和合成功能（图 2-90）。综上所述，这项研究揭示了人类支持细胞命运决定新的表观遗传调控机制，为治疗男性不育提供了新靶标。相关成果以“miR-202-3p Regulates Sertoli Cell Proliferation, Synthesis Function, and Apoptosis by Targeting LRP6 and Cyclin D1 of Wnt/β-Catenin Signaling”为题发表于 *Molecular Therapy-Nucleic acids* 上。

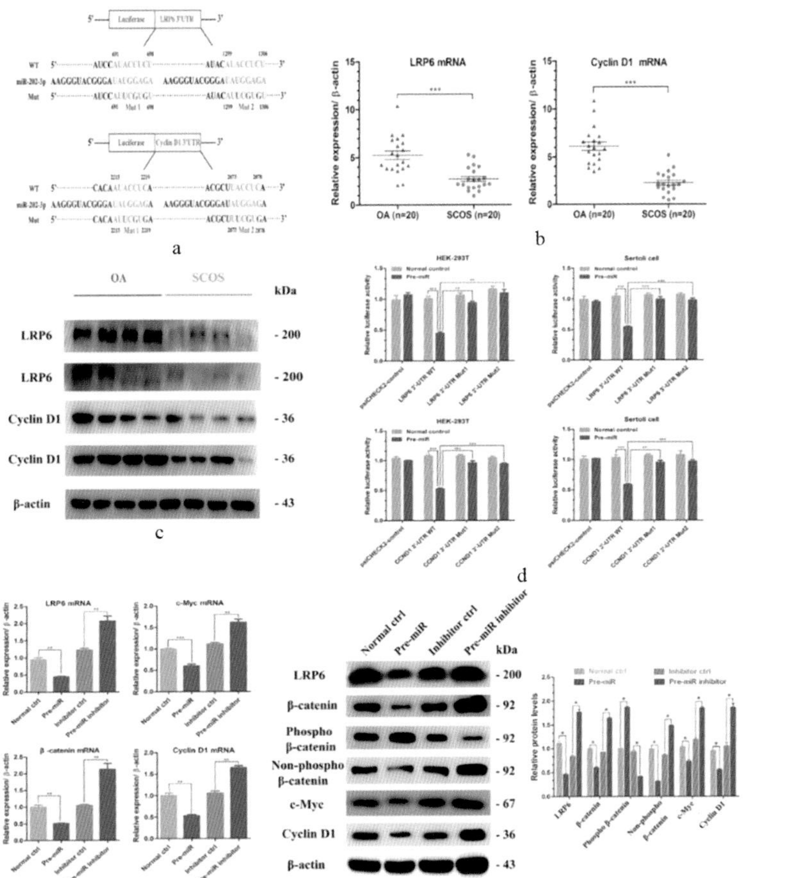

a：生信分析显示 hsa-miR-202-3p 与 LRP6 及细胞周期蛋白 D1 潜在结合位点；b-c：Q-PCR 及免疫印迹实验表明在梗阻性无精子症和唯支持细胞综合征患者中 LRP6 及细胞周期蛋白 D1 表达具有显著差异；d：荧光素酶报告实验表明 LRP6 及细胞周期蛋白 D1 可以与 hsa-miR-202-3p 靶向结合；e-f：Q-PCR 及免疫印迹实验表明过表达 hsa-miR-202-3p 可以抑制 Wnt/β-Catenin 通路激活，与此相反，敲低 hsa-miR-202-3p 可以激活 Wnt/β-Catenin 通路

图 2-90　hsa-miR-202-3p 在人支持细胞的直接靶标为 LRP6 及细胞周期蛋白 D1

（4）发现成纤维细胞生长因子 5（FGF5）通过激活 ERK 和 AKT 通路促进精原干细胞增殖

项目组通过高通量 RNA 测序技术揭示 OA 和 SCOS 患者睾丸中支持细胞差异表达谱，通过对比 OA 患者和 SCOS 患者睾丸组织内支持细胞的转录组学特征，项目组发现 308 个差异表达的基因。在这些基因中，OA 患者睾丸组织支持细胞的 FGF5 的表达含量远高于 SCOS 患者睾丸组织的支持细胞。细胞增殖实验及 DNA 渗入实验证实 FGF5 可以促进精原干细胞的增殖，蛋白磷酸化芯片及之后的免疫印迹实验证实 FGF5 是通过激活 MAPK 和 PI3K-AKT 通路对精原干细胞增殖活动产生影响的。因此，FGF5 是一种新的调控精原干细胞自我更新与增殖生长的因子，该项研究为人精原干细胞体外的长期培养提供了坚实的理论基础，为男性不育的生育力保存提供了新思路。相关成果以“Fibroblast Growth Factor-5 Promotes Spermatogonial Stem Cell Proliferation Via ERK and AKT Activation”为题发表于 *Stem Cell Research and Therapy* 上。

（5）多位点免疫荧光整体染色新技术评估生精小管精子发生

项目组首次将生精小管整体染色技术运用于男性生育力评估中，这种方法比 Johnsen 睾丸病理评分更加快速、更加准确。针对这些无精子症患者，项目组运用 4 种标记物分别标记人的精原干细胞、分化型精原细胞、精母细胞及单倍体精子细胞。整体染色结果显示，OA 患者睾丸生精小管内的 4 种标记物都为阳性，与此相反，SCOS 患者睾丸生精小管内的 4 种标记物均为阴性。在精母细胞阻滞患者的睾丸生精小管中，GFRA1、KIT 及 SYCP3 都为阳性，PNA 为阴性，而精原干细胞阻滞患者的睾丸生精小管内，只有 GFRA1 是阳性，其他标记物为阴性。整体染色无精子症患者睾丸生精小管可以显示连续的生精上皮周期，用于分析睾丸异质性（图 2-91）。该技术可以用来检测无精子症男性生育力，同时有望成为男性生育力保存中的重要一环，特别是针对青春期前的青少年及没有成熟精子的 NOA 患者。相关

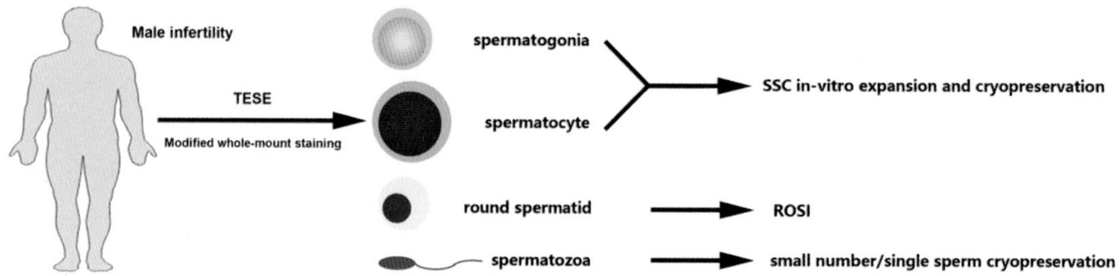

图 2-91　利用整体染色技术检测无精子症患者生精小管生育力保存标准流程示意

成果以“Seminiferous Tubule Molecular Imaging for Evaluation of Male Fertility: Seeing is Believing”为题发表于 *Tissue Cell* 上。

（6）基于探究热应激过程中 microRNAs 对生殖细胞及周围颗粒细胞耐热性调控机制优化卵泡体外体系的研究

致死性热应激导致生长卵泡内核糖核酸酶 Dicer 表达升高，促进 microRNA：ssc-ca-1 的成熟，进而抑制 ssc-ca-1 介导的 Hsp70 mRNA 的翻译，通过 JNK 途径促进 BimEL 的磷酸化，并且使芳香化酶（雄激素转化为雌激素的关键酶）的蛋白表达降低，从而影响颗粒细胞的功能和生长卵泡的发育（图 2-92）。该成果为研究颗粒细胞和卵母细胞之间的联系提供了理论基础，对卵泡体外重构研究工作的实施提供了理论指导。相关成果以“Conserved MicroRNA Mediates Heating Tolerance in Germ Cells Versus Surrounding Somatic Cells”为题发表于 *RNA Biology* 上。

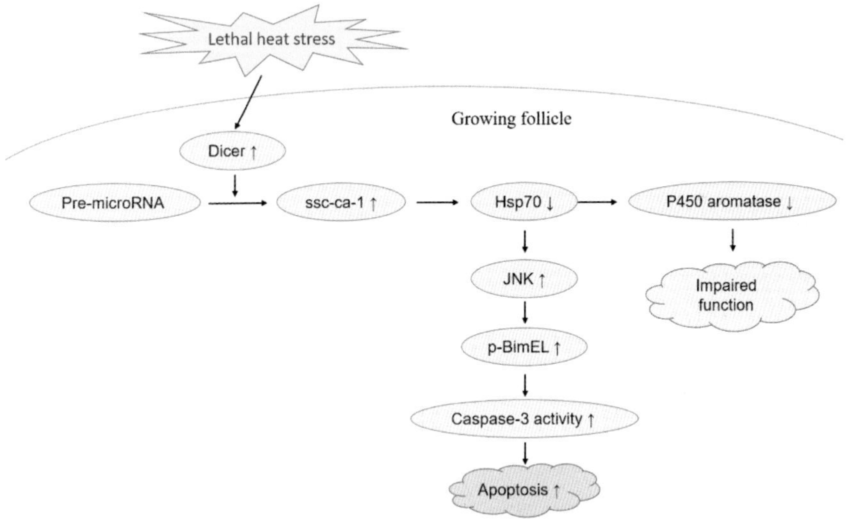

图 2-92　热应激过程中 microRNAs 对生殖细胞及周围颗粒细胞耐热性调控机制示意

（7）BPDE 可削弱新的 lncRNA-HR 对滋养层细胞同源重组修复的促进作用而引发流产

在正常的女性滋养层细胞中，lncRNA-HR 呈现高表达状态，可以和同源重组的关键蛋白 BRCA1 和 RAD51 相互作用，并能正向调控两者的表达量，促进同源重组，降低细胞内的 DNA 双链断裂，进而维持正常的妊娠。然而，如果细胞经过 BPDE 暴露，会降低 lncRNA-HR 的含量，进而降低同源重组的关键蛋白 BRCA1 和 RAD51 在细胞核中的量，抑制同源重组，增加 DNA 双链断裂，从而影响滋养层细胞功能，进而引发流产（图 2-93）。

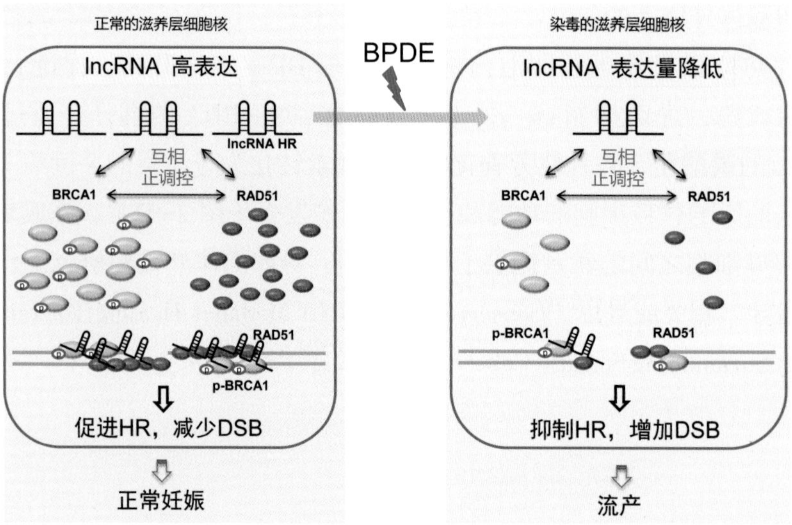

图 2-93　BPDE 可削弱新的 lncRNA-HR 对滋养层细胞同源重组修复的促进作用而引发流产

（八）“重大胎儿疾病宫内诊断和治疗新技术研发”项目

1. 项目简介

项目由同济大学段涛教授团队牵头，团队成员来自中国医科大学附属盛京医院、山东大学、北京大学第三医院、重庆医科大学、广州医科大学附属第三医院、华中科技大学同济医学院附属同济医院、中山大学等单位。项目拟通过研究复杂性双胎、胎儿水肿、胎儿骨骼系统发育不良这 3 种重大胎儿疾病，研发重大胎儿疾病的宫内精准诊断与干预平台，探讨宫内干预的适应证，评估宫内治疗围手术期胎儿状态监测及评估技术，评价宫内干预的安全性和有效性。通过项目实施将最终提出胎儿疾病的完整临床诊治路径，并实现推广应用，提高重大胎儿疾病的宫内诊断、干预水平，从而减少孕妇和围产儿不良结局的发生，减少出生缺陷儿的出生，提高人口素质。

2. 研究进展

（1）建立重大胎儿疾病多中心、标准化临床研究队列，形成统一的云端临床研究数据库，并建立标准的临床生物样本库

在项目启动之后，项目组即着手进行了拟研究疾病的临床病例调查表的设计、

讨论和修订，最终建立多中心、统一的临床研究云端数据库；3 个临床队列均向 8 个参与单位开放，收集相关资料。截至 2019 年年底，已纳入 500 例复杂性双胎、170 例胎儿水肿、70 例胎儿骨骼系统发育不良病例，初步建立了重大胎儿疾病临床研究队列；收集了包括母血、血清、胎盘、脐血、绒毛或胎儿组织等相关的生物样本，初步建立了生物样本库。此外，由北京大学第三医院发起了中国人群胎儿生长曲线的队列研究，目前数据已经收集完毕，正在进行数据清理、分析、撰写论文。

（2）建立重大胎儿疾病的宫内诊断平台

8 家参与单位协作，分别对本中心资源进行梳理，整合优化血清学、影像学（超声、核磁共振、3D 打印技术）和分子遗传学技术的结果，建立疾病预后诊断、评估模型。基因诊断平台采用核型分析、FISH、染色体微阵列（芯片）分析（Chromosomal Microarray Analysis，CMA）、二代测序、全外显子测序等技术平台，对染色体病、基因组病、单基因病（复发性非免疫性水肿、骨骼系统发育不良等）等胎儿遗传相关疾病进行产前诊断，并对发现的疾病进行遗传咨询。目前已初步建立双胎输血综合征、免疫性和非免疫性胎儿水肿、胎儿骨骼发育异常的诊断流程及方案。

（3）建立重大胎儿疾病的宫内干预平台

该项目立项时的初衷是规范胎儿疾病的宫内诊治。因此，依托该项目，2019 年 5 月第九届“中国胎儿医学大会”期间，项目组 8 家参与单位共同发起成立了“中国胎儿宫内治疗协作网络”。宗旨是规范胎儿疾病筛查、诊断和宫内治疗临床诊治，并与相关学会合作，共同发布指南及规范；同时加强对联盟单位内部成员的理论与实践培训，共同开展胎儿医学多中心的前瞻性科学研究。通过这一协作网络的建立，方便不同地区医生、患者的转诊 / 工作。

同时，依托该项目，项目组举办了第四届、第五届“胎儿医学基本理论及技能培训课程”，以及第一届、第二届“国际胎儿医学宫内治疗模拟实训”。

（4）开发双胎输血综合征围胎儿镜手术期的综合评分系统，以及胎儿脑发育的分子及基于人工智能超声影像学评估

顺利开展 TTTS 人工智能预测系统的开发，确定临床指标收集指标，开始收集数据进行神经网格系统的学习开发工作；制定 TTTS 临床评分系统，并进行临床检测，以期建立人工智能超声影像诊断体系，精准诊断双胎输血综合征胎儿脑发育，评估胎儿及新生儿预后。完成 TTTS 胎儿脑组织的 DNA 甲基化芯片筛查和 mRNA 筛查各 10 对，目前进行数据分析，并准备进行进一步的验证工作，以期寻找双胎输血综合征脑发育的分子生物标志物，为双胎输血综合征的围术期和围生期的脑发育精准产

前诊断提供新的方法。

（5）规范并推广 sIUGR 胎儿镜宫内治疗临床路径、拓展和规范胎儿镜在双胎 TRAPs 和 TAPs 的宫内干预诊治规范和临床路径

初步完成 sIUGR、TRAPs 和 TAPs 的指南的撰写和专家讨论，针对这 3 种疾病制定了详细的临床诊治和保健的指南，并且通过中国妇幼保健学会双胎妊娠专委会向全国妇幼保健单位征求意见，规范诊治和保健内容，并推广指南内容，其中 TRAPs 的指南已经进行排版。同时建立选择性胎儿宫内生长受限的远程会诊模式，建立覆盖全国的临床和科研协作网络。

（6）建立国内人群的血型分型策略和检测程序，通过全外显子测序寻找胎儿水肿发病相关基因

对免疫性水肿（IHF）患者，已经建立无创胎儿血型的检测技术流程，通过获取孕妇外周血游离 DNA 血型基因检测样本，记录并对相关数据进行统计分析。进行了溶酶体酶活性测定在非免疫性胎儿水肿病因学中的研究，对培养的羊水细胞进行了溶酶体酶活性检测，建立了不同细胞中 5 种溶酶体酶的活性参考范围，辅助非免疫性水肿（NIHF）的病因学分析。

（7）开发出非免疫性胎儿水肿的基因 Panel，进行病因学探索

收集并完成了 3 个胎儿水肿家系的遗传学检测，采用多种遗传学分析技术，包括利用多重 PCR 结合二代文库建库技术完成目标区域（已知的胎儿水肿相关基因）和全基因组范围的文库制备，然后进行高通量测序，结合特有的信息分析流程对数据进行分析，完成胎儿染色体异常和胎儿水肿基因突变的检测。对复发性胎儿水肿的病例进行基因检测。

（8）全国性胎儿骨骼发育异常疾病的数据库与筛查平台

建成了全国胎儿骨骼发育异常疾病的数据库，目前共纳入胎儿骨骼系统发育不良病例 78 例，收集了完整的病案信息和超声数据，同时采集了相应的生物样本（外周血、脐血或流产组织）进行核型分析、基因芯片或二代测序的检测，在全基因组水平内进行遗传学评估与诊断，随访工作也在逐步展开。与骨科合作，收集了 21 例成人“三明治畸形”，并进行了二代测序，以期发现新的致病基因或基因突变，补充胎儿骨骼发育不良的基因库。另外，为了更加准确地对胎儿宫内骨骼发育情况进行评估，早期识别骨发育异常，项目组联合全国 24 家医院进行了“胎儿生长发育参数及个性化生长曲线制定”的研究，现已完成全国多中心 1 万余例孕妇的病例信息及胎儿超声数据收集工作。

（9）标准化的胎儿骨骼发育异常疾病的产前诊断体系与预后评估方法

对超声检查提示疑有胎儿骨骼发育不良的孕妇进行产前诊断，通过对外周血、脐血或流产组织等进行染色体核型分析、基因检测，评估不同检测方法诊断价值；综合评估遗传学检测结果，并根据结果进行遗传咨询。另外，对有遗传倾向的骨发育不良病例，在征得孕妇夫妻双方同意后，进行夫妻双方基因检测，以指导下一步诊疗方案。项目组将超声与基因检测技术有机结合，建立合理、规范的遗传咨询模式，以建立胎儿骨骼系统发育异常标准化的诊疗体系，为罕见病的临床流程建立奠定基础。

3. 项目主要成果

（1）一种先天性挛缩性蜘蛛样指畸形相关的新致病性 FBN2 突变用于植入前遗传学诊断

先天性挛缩性蜘蛛样指（Congenital Contractual Arachnodactyly，CCA）是一种罕见的结缔组织常染色体显性遗传疾病，由 5q23-31 染色体上的 *FBN2* 突变引起，CCA 有许多明显的特征，如蜘蛛状指、弯曲指、多关节挛缩（特别是手指、肘关节和膝关节）、耳朵皱缩、脊柱侧弯、胸肌畸形和肌肉发育不全等。通过全外显子测序，项目组在一个有四代人的中国家庭中发现了 *FBN2* 一个新的致病变异（c.3719G > A），且与 CCA 存在共分离现象。这对夫妻（男方为 CCA 患者）进行了胚胎植入前遗传学诊断，阻止了 *FBN2* 致病变异向下一代的遗传，最终生下了一个健康的婴儿。

（2）实用新型专利：一种伞骨式推压胎膜胎儿镜镜鞘

2019 年申请的实用新型专利获授权：一种伞骨式推压胎膜胎儿镜镜鞘（专利号：ZL201920280954.0）能够在胎儿镜手术过程中打开伞骨推压胎膜，使胎儿镜能够看清胎膜另一侧的血管分布。

（3）1 例银罗素综合征患者的父本等位基因上罕见的 *DeNovo IGF2* 变异的病例

银罗素综合征（Silver - Russell Syndrome,SRS）是一种罕见的、公认的以生长受限为特征的疾病，包括宫内和产后生长。大多数 SRS 是由 11p15.5 号染色体的父源印记中心 1（Imprinting Center 1，IC1）低甲基化和 7 号染色体的母源单亲二体（Uniparental Disomy in Chromosome 7，UPD7）引起的。项目组报告了一个中国家庭的 4 岁男性先证者由于罕见的分子病因导致的低出生体重，生长迟缓，身材矮小，下巴狭窄，骨骼年龄延迟和语言迟缓的表型。对这一病例进行了全外显子组测序，在父本等位基因上发现 *IGF2* 的剪接变体，NM_000612.4: c.157+5G > A，这是一个新的发现。通过 RT-PCR 和 Sanger 测序进行体外功能分析显示，该变异导致缺少外显子 2 的异常 RNA 转录。研究结果进一步证实了 *IGF2* 变异介导 SRS，并扩展了

IGF2 介导的 SRS 的致病变异和表型谱。因此，*IGF2* 基因筛选也应考虑用于 SRS 的分子诊断。相关成果以“Rare *DeNovo IGF2* Variant on the Paternal Allele in a Patient with Silver - Russell Syndrome”为题发表于 *Frontiers in Genetics* 上。

（4）胎儿镜激光治疗后双胎输血综合征活产儿神经发育预后分析

探讨影响胎儿镜胎盘血管交通支激光凝固术（FLS）治疗 TTTS 后活产儿在校正 6 月龄神经发育的相关因素。项目组收集了 2016 年 6 月至 2018 年 12 月于中国医科大学附属盛京医院妇产科经 FLS 治疗的 TTTS 活产儿病例资料，在校正 6 月龄时应用 Gesell 发育量表（GDS）进行发育商评分。共有 62 例 TTTS 接受胎儿镜激光治疗，其中双胎活产率为 61.3%（19/31），至少一胎活产率为 90.32%（28/31）；至校正 6 月龄共有 44 例活产儿，GDS 评价有 12 例临界发育异常，6 例存在神经系统发育异常；存活儿粗大运动、精细运动、应物能、言语能、应人能发育商（DQ）值分别为 85.95 ± 11.72、87.23 ± 14.21、84.91 ± 11.58、86.25 ± 12.34、85.75 ± 10.14；在影响发育商的相关因素中，术后继续妊娠时间、生长受限和重度脑损伤具有统计学意义。研究结果证明重度脑损伤和生长受限是影响神经发育的高危因素，延长胎儿术后的继续妊娠时间能够改善神经发育情况。相关成果以“胎儿镜激光治疗后双胎输血综合征活产儿神经发育预后分析”为题发表于《中国实用妇科与产科杂志》上。

（5）胎儿孤立性腹腔积液的病因诊断及预后分析

项目组回顾性分析了 2016—2018 年在山东大学附属省立医院因超声首次诊断为孤立性胎儿腹腔积液的病例，取胎儿血、羊水和胎儿腹水，进行细胞遗传学、分子遗传学及生物化学分析。评估胎儿宫内腹腔穿刺等侵入性操作对于新生儿预后的影响，分析产前临床特点及产前检查结果与病因及预后之间的相关性。研究结果显示，共有 36 例孕妇纳入研究，其中单胎 34 例，双绒毛膜性双胎一胎儿孤立性胎儿腹腔积液 2 例。胎儿首次发现腹腔积液的平均孕周为 27.41 ± 2.98 周，28 周前首次出现胎儿腹腔积液者 20 例（55.56%），28 周后首次出现胎儿腹腔积液者 16 例（44.44%），28 周后首次出现的腹腔积液较 28 周前预后更好（$P < 0.05$）。按腹腔积液分度，轻度 2 例（5.55%）、中度 15 例（41.67%）、重度 19 例（52.78%），腹腔积液分度与预后无关（$P > 0.05$）。研究结果提示，孤立性胎儿腹腔积液的妊娠预后主要取决于原发病因及腹腔积液出现孕周，腹水常规结果中有核细胞计数对于预后具有一定的提示作用。产前病因诊断对于染色体异常、部分胎儿系统畸形、宫内感染等具有高敏感性及特异性。腹腔积液减少或者消失且除去宫内感染、染色体异常及显著系统超声异常者，胎儿预后良好。相关成果以“胎儿孤立性腹腔积液的病因诊断及预后分析”为题发表于《中华妇产科杂志》上。

（九）“线粒体遗传疾病治疗的辅助生殖新技术研究”项目

1. 项目简介

项目由上海交通大学医学院附属第九人民医院匡延平教授团队牵头，项目团队整合了医、研、校等 8 家单位的优秀力量。具备成熟的灵长类核质置换技术平台，获得国内唯一的两种核质置换技术来源的食蟹猴 3 只（3 ～ 4 岁），为评估人类卵子线粒体置换技术的有效性和长期安全性提供了保障。该项目主要目标是针对线粒体遗传病临床治疗这一医学问题。从动物水平及技术层面完成了子代的安全性数据测定及核质置换技术的安全性评估；在临床研究层面，完成线粒体遗传病临床筛查及供－受体线粒体遗传数据库建立。至今已有约 250 种 mtDNA 突变疾病被鉴定出来且尚无有效治疗手段。该项目针对核质置换猴的安全性研究为该技术的临床转化提供了重要指导。该项目的实施将使我国成为该病治疗的国际领跑者，极大降低我国此类疾病的经济社会负担。

2. 研究进展

（1）成功构建纺锤体置换及第一极体互换的子代猴个体并开展安全性研究

项目组利用基于偏振光的纺锤体成像系统，进行了食蟹猴个体间的纺锤体染色体复合体和第一极体互换，而后通过灭活仙台病毒介导构建重构卵母细胞。通过单精子注射对重构卵进行体外受精，将受精后的胚胎进行子宫移植，成功获得了 2 只纺锤体染色体复合体和第一极体互换的子代猴（PB1T）。

项目组对出生的这两只 PB1T 食蟹猴后代个体的健康状况进行了仔细监测，每月进行体格检查，包括体温、心率、呼吸频率、头长、体重、腹围、头围等。PB1T 猴的体温、心率、呼吸率均未见异常。项目组对其中 4 个生理参数（体重、头围、腹围、头部长度）进行了统计比较，发现两只 PB1T 猴子和 5 只野生型对照猴子的身体生长没有显著差异。

（2）创新建立了“一盘六臂”式显微操作系统

项目组在核质置换操作过程中，发现其过程复杂、精细环节多，不但花费的时间长、卵子受到长时间的操作影响也很大，而且还很容易在多环节转换时因为小小的失误而前功尽弃，导致操作成功率低。为了解决这个困难，项目组创新建立了“一盘六臂”式显微操作系统。该系统可以在一个操作盘中借助 6 个臂来实现显微授精、微滴间转移、快速调卵位、取去放核、电融合等显微操作。而这些操作在传统方法中很难在一个操作盘里实现，需要不断地更换不同的操作盘、操作液、操作臂及其针管或电极，既费时费力又容易出错，而且每次换盘后还要重新调节卵子最佳操作位，其中找透明带开口特别费时，因为用取核管不好精确地拨动卵子。而新技术不但不用换盘、实现了顺利盘内直接转滴，而且还可以实现多针同时同滴操作，使得调节卵子最佳位置在任何时候都可以用 ICSI 针进行精细拨动，既快又准。同时，该系统还在电融合上创新建立了定点式点击，可以精准融合目标胞体，而其他非目标胞体，如未去掉的极体、碎片胞体等都不会融入，对简化操作流程及达成特定操作非常有利。目前该系统已经建成并应用，对提高操作效率及降低操作干扰都有利。

（3）已逐步建立供－受体信息库开展供、受体的匹配性研究

项目组收集了 19 例线粒体病患者的核基因组和线粒体基因组测序信息，匹配 35 例无线粒体病对照的信息。在此基础上，该项目选择了一例符合 Leigh 综合征诊断标准的受试者，并为其匹配了 6 例健康捐卵者用于开展以共受体的匹配性研究。

（4）成功将卵巢颗粒细胞重编程为 CiPSCs 并证明其有生殖系转移的能力

项目组通过完全化学小分子的方法将成体卵巢颗粒细胞（GCs）重编程为具有生殖系转移的能力的 CiPSCs（Chemically Induced Pluripotent Stem Cells）；将具有生殖系转移能力的 GC-CiPSC（也可称为 gPSCs，Germline-Competent Pluripotent Stem Cells）分化形成 PGCLCs 并与体内胚胎性腺体细胞聚合，移植后形成具有正常功能的卵子。

3. 项目主要成果

（1）成功通过胚胎核移植技术完成基因编辑猴的扩群

中国科学院上海生命科学研究院作为该项目的参与单位具备成熟的灵长类配子及胚胎的核置换技术平台，并获得国内唯一的两种核质置换食蟹猴，而该研究则是在该技术平台的基础上，进一步对前期基因编辑猴通过体细胞核移植技术进行大量扩繁，从而在短时间内获得足够数量的基因编辑猴，从而为未来的医学研究及临床前药物筛选提供更多遗传背景高度一致的疾病模型。相关成果以“Cloning of a Gene-Edited Macaque Monkey by Somatic Cell Nuclear Transfer”为题发表于 *National Science Review* 上。

（2）将卵巢颗粒细胞重编程为 CiPSCs 并通过 PGCLCs 诱导获得功能性卵子

项目组将成体卵巢颗粒细胞（GCs）分离培养，并通过完全化学小分子的方法将 GCs 重编程为 CiPSCs 并证明该 CiPSCs 具有生殖系转移的能力。然后，项目组将具有生殖系转移能力的 gPSCs 分化形成 PGCLCs，并将这些 PGCLCs 与体内胚胎性腺体细胞聚合、移植后形成具有正常功能的卵子。该卵子能够经过体外成熟和体外受精形成可育的后代（图 2-94）。该模型的成功建立为利用完全化学重编程的手段获

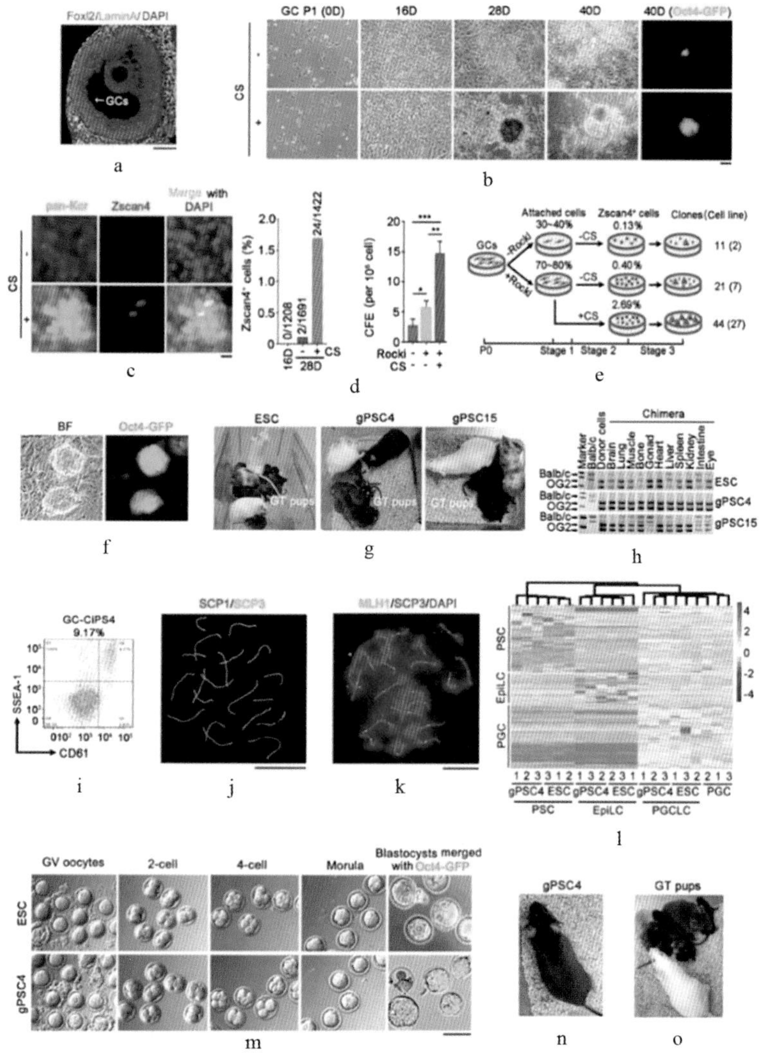

a：小鼠卵巢中 GCs 的 Foxl2 和 LaminA 染色；b：GCs 重编程过程中 +CS/-CS 组诱导过程的光镜图片，以及诱导 40D 形成 CiPSC 克隆的 Oct4-GFP 图片；c：免疫荧光检测 GCs 重编程过程中 28D 时 +CS/-CS 组细胞的巴豆酰化（Kcr）及 Zscan4 的激活情况；d：3 种条件下 gPSC 克隆形成效率；e：GCs 通过化学诱导形成 gPSCs；f：形成的 gPSC 细胞系的光镜（BF）和 Oct4-GFP 表达图；g：gPSC 经 4-8 细胞期胚胎注射获得具有生殖系转移能力的嵌合体小鼠；h：gPSC 嵌合体小鼠的微卫星检测；i：流式细胞术检测从 gPSCs 形成 PGCLCs 的效率；j：gPSC-PGCLCs 形成的 Meiocytes 具有正常的 SCP1/SCP3 配对；k：gPSC-PGCLCs 形成的 Meiocytes 具有正常的重组标志物（MLH1）的表达；l：gPSCs 诱导形成 EpiLCs 进而形成 PGCLCs 的 RNA-seq 检测；m：gPSC 形成的卵子经体外成熟、受精获得囊胚过程的形态图，绿色荧光为 Oct4-GFP；n-o：gPSC 形成的卵子经体外成熟、受精获得的小鼠后代 n 及该小鼠的生殖系转移能力检测

图 2-94　通过完全化学小分子的方法将小鼠成体颗粒细胞（GCs）转变为功能性卵子

得异质性 mtDNA 小鼠自体颗粒细胞来源的 gPSC 细胞系并完成其线粒体基因编辑提供了可靠的技术支持。相关成果以“Functional Oocytes Derived from Granulosa Cells”为题发表于 *Cell Reports* 上。

（3）在核质置换过程中发现，人工辅助激活并不适用于所有卵子

在核质置换过程中，项目组采用了电融合法，相对于仙台病毒融合法，电融合是物理性的，避免了病毒法的生物污染风险。但是，电融合法的一个不足是会在点击时导致胞外钙离子内流，产生钙振荡，即相当于辅助激活效应。为了研究这一效应的潜在风险与对策，项目组采用了离子霉素辅助激活法，用不同离子霉素浓度代表不同的辅助激活强度，结果发现：辅助激活引起的过强钙振荡导致 ROS 增加，原核 DNA 受损，囊胚形成率降低。上述结果表明，人工辅助激活并不适用于所有卵子。例如，在 3 例 *LHCGR* 基因突变的女性中，多次促排卵未获得卵子，经过双扳机处理和延迟取卵时间，能获得卵子。对于这种卵子，包括其中 1 例的都是 GV 生卵成熟的卵子，如何选择授精方式，要不要辅助激活呢？项目组基于上述研究认为这种基于卵子排卵问题而非确定是精卵激活力低下问题的受精，如果采用辅助激活可能反而不利于发育，因此，3 例都未采取辅助激活，但都得到了很好的受精与发育，并获得良好的临床结局。相关成果以“Pregnancy and Live Birth in Women with Pathogenic LHCGR Variants Using Their Own Oocytes”为题发表于 *Journal Clinical Endocrinology and Metabolism* 上。

（十）“胚胎植入前遗传学诊断新技术研发及规范化研究”项目

1. 项目简介

项目由中国人民解放军总医院姚元庆教授团队牵头，团队成员来自北京大学生物医学前沿创新中心、中山大学、北京大学第三医院等单位。项目拟通过研究基于新型测序和单细胞平行多组学等创新技术，开展多中心、大样本、随机对照临床试验，发现人类胚胎发育和着床的分子机制和标志性分子，为胚胎植入前检测提供理论基础和循证医学证据，研发和推广胚胎植入前检测新技术。通过项目实施将提高植入前胚胎检测的技术水平，对于植入前胚胎检测临床应用的有效性和安全性具有重要意义；在 ART 的发展和出生缺陷的预防上具有重要意义。

2. 研究进展

（1）获得人类配子及植入前胚胎发育过程的 DNA 甲基化与染色质可接近性图谱

项目组完成了人类配子及植入前胚胎的单细胞表观遗传学平行多组学测序、人类

配子及植入前胚胎发育过程的DNA甲基化与染色质可接近性图谱绘制。在此基础上，为了更加深入地理解人类早期胚胎发育的DNA甲基化动态变化，项目组正在采用单细胞CLEVER-seq分析人类配子与植入前胚胎的全基因组DNA醛基胞嘧啶修饰图谱。

（2）鉴定发育异常胚胎与正常胚胎相比的差异性DNA甲基化与染色质状态区域

项目组对异常发育囊胚的单细胞表观遗传平行多组学测序分析，结果表明基因组拷贝数异常胚胎与正常胚胎相比，整体DNA甲基化水平有显著差别，但染色质状态没有显著差别。

（3）获得人类着床前胚胎发育相关标志性分子

项目组从DNA甲基化和转录组两个方面研究胚胎发育和着床标志性分子。正在建立单细胞级别囊胚培养液DNA甲基化组测序新方法，一方面利用囊胚培养液游离DNA的无创性特点对大量正常与异常囊胚进行检测，寻找表观遗传标记物；另一方面利用DNA甲基化的胚胎细胞特异性，发展囊胚培养液游离DNA表观遗传检测新方法，以期为选择具有发育和着床潜能的胚胎提供新方法和新标记分子。在转录组水平上，基于发育潜能的不同，将胚胎分为致死型胚胎和非致死型胚胎，转录组图谱分析显示，相对于非致死型胚胎，致死型胚胎有更多的差异表达基因，并且多富集在早期胚胎发育关键通路中；通过表达网络分析，确定了7个转录组标签，在致死型和非致死型胚胎中具有显著差异，基于此基因集计算基因特征分值，可以有效区分两类胚胎。同时基于网络分析，确定了决定两类胚胎命运的顺式调控元件，为后续鉴定DNA分子标签提供参考；采用Trio-seq技术对16单体（致死型）和13三体（非致死型）胚胎DNA和转录组同时测序，并进行差异表达基因分析及通路富集分析，发现在16单体中上调的差异基因多富集在神经管发育、组氨酸修饰及P53信号通路上。与致死型胚胎发育相关及胚胎着床相关的标记基因，尚有待转录组数据的进一步挖掘和验证。

（4）获得正常和异常核型囊胚的RNA组学图谱，鉴定致死和非致死囊胚的差异表达基因

通过对几十个异常非整倍体囊胚不同取样位点的转录组测序分析：①系统阐释了异常非整倍体囊胚的转录图谱，发现异常非整倍体对胚胎转录组存在反式调控，在改变异常染色体自身所在基因表达量的同时，也会广泛影响其他整倍染色体上基因的表达水平。此外，细胞对于异常染色体存在缓冲机制，以减少因染色体剂量改变对细胞的影响。②异常非整倍体囊胚虽能进入后续发育进程甚至着床，但在囊胚阶段，其转录图谱因为异常染色体的存在已发生显著变化，一些与早期发育及着床

相关的重要通路，如 Wnt、Notch、mTOR 及 ErbB 通路在非整倍体胚胎中均存在显著下调。③整倍体及非整倍体胚胎内细胞团（ICM）和滋养外胚层（TE）活检样本 RNA 测序结果显示，POU5F1、NANOG、SOX2、ETV4 在 ICM 中显著高表达，而 DAB2、CDX2 等在 TE 中高表达，ICM/TE 标签清晰，转录组水平显示非整倍体并未改变胚胎早期发育谱系。④通过对比整倍体与非整倍体胚胎转录组学数据，可明确非整倍体胚胎在具体染色体上的数目改变，表明通过转录组学鉴定胚胎核型的可能性。

（5）建立基于第三代高通量测序技术的 PGT 新型技术平台

完成基于三代测序的平衡易位及单基因病检测单体型信息标记法；建立了传统的 PGT 建库与单体型分析兼容性的实验流程；并利用新型技术平台检测完成 22 个平衡易位和 2 个单基因遗传病家系，后续待胚胎移植后临床验证。该项目将高通量分子测序结合单体型分析技术应用于新型 PGT 技术平台，降低等位基因脱扣（Allele Drop-Out,ADO）导致的假阳性 / 假阴性结果，实现精准的染色体和基因突变胚胎的筛查。

（6）无创胚胎染色体筛查技术体系和平台的研发与临床转化

通过研发全面系统的无创胚胎染色体筛查技术（NICS）新技术，解决无创胚胎染色体筛查的难题。目前已攻克部分关键技术难题：①标准囊胚培养液的采集方法的规范化；②成功建立了评估培养液母源污染干扰程度的模型；③开发针对囊胚培养液样本的高灵敏度快速扩增试剂盒；④开发了与试剂盒配套的胚胎质量评估软件；⑤召开了多中心临床试验研究者会，并确定临床试验方案，计划通过临床试验评估 NICS 作为单胚移植优选方法的临床可行性。

（7）构建重大、高发遗传性单基因病的胚胎基因突变数据库

正在构建杜氏肌营养不良症（*DMD* 基因）、脊肌萎缩症（*SMA* 基因）、甲型血友病（*F8* 基因）和甲基丙二酸血症（*MMACHC* 基因）胚胎基因突变及单体型分析数据库。

（8）制定 PGT 临床指南和技术规范

目前正在开展临床 PGT 指南和技术规范的撰写工作。

3. 项目主要成果

（1）建立了 mRNA m5C 甲基化检测新技术

入选专项标志性成果，详见本书第三章第九节。

（2）基于二代测序的植入前胚胎遗传学检测的多中心、大样本、随机对照临床试验完成

通过 PGT 技术筛选整倍体胚胎进行移植是多年来受到广泛关注和争议的临床问

题。多年来缺乏高级别的循证医学证据。项目组完成了由全国14家生殖医学中心参加的基于二代测序的植入前胚胎遗传学检测的多中心、大样本、随机对照临床试验。这是目前国际上完成的第2个相关的严格按照循证医学原则和规范完成的临床试验。研究发现，PGT能够显著提高年轻（＜35岁）和高龄（＞35岁）不孕患者的体外受精－胚胎移植的临床妊娠率、胚胎种植率和持续妊娠率。项目组的研究对于阐明PGT在具有着床潜能胚胎选择上的作用提供了高水平的循证医学证据，具有重要的临床意义。

（3）基于胚胎培养液的游离二代测序的植入前胚胎染色体检测技术的验证和优化

该研究验证了NICS-inst技术的原理,并利用该技术将NICS检测的时间缩短为7.5小时。研究还证实了对于NICS技术用于检测平衡易位人群的核型一致率达到90%以上，临床一致率为100%。结果证明NICS-nist技术应用于PGT是可行的，未来可能会成为一种无创PGT的常规方法。相关成果以“Minimally Invasive Preimplantation Genetic Testing Using Blastocyst Culture Medium”为题发表于*Human Reproduction*上。

（4）植入前胚胎检测新技术的临床转化研究

PGT-A技术是否适用于年轻女性一直有争议。项目组在因单基因病进行PGT的年轻女性中对比分析是否进行非整倍体筛查的临床结果，显示PGT中的非整倍性筛查显著改善了年轻女性在第一个冻融胚胎移植周期中的持续妊娠/活产率，说明同样在有胚胎活检的情况下，非整倍体筛查有效提高了对有发育潜能胚胎的筛选能力。相关成果以“Role of Aneuploidy Screening in Preimplantation Genetic Testing for Monogenic Diseases in Young Women”为题发表于*Fertility and Sterility*上。对于外周血染色体嵌合型的夫妇是否需要进行PGT也缺乏数据支持。项目组总结了68对嵌合体夫妇进行PGT的临床结局，结果显示性染色体嵌合（尤其是低比例嵌合）夫妇的胚胎很少再发生性染色体异常，而常染色体嵌合夫妇的胚胎中该染色体异常的比例却显著升高。该研究补充了嵌合型夫妇进行PGT的结果，相关成果以“Next-generation Sequencing Analysis of Embryos from Mosaic Patients Undergoing in Vitro Fertilization and Preimplantation Genetic Testing”为题发表于*Fertility and Sterility*上。项目组对比分析了高通量的核型定位芯片技术和传统的单细胞PCR技术在β－地中海贫血＋HLA配型中的应用，证实了核型定位芯片技术的便利性和有效性，并可同时进行非整倍体的筛选，临床结果更优，但该技术无法用于杂合性缺失的患者。因此，传统的单细胞PCR技术仍有其存在的必要性。相关成果以“Karyomapping in Preimplantation Genetic Testing for Beta-thalassemia Combined with HLA Matching: a Systematic Summary”为题发表于 *Journal of Assisted Reproduction and Genetics* 上。

（5）染色体平衡易位检测新技术的研发和临床应用

①项目组通过显微切割和高通量测序的方法分析确定相互易位携带者染色体断裂点，从而在后续 PGT 过程筛选胚胎时，区分出易位携带胚胎与无易位的正常胚胎，阻断易位向子代传递。

②单分子光学映射（Single-Molecule Optical Mapping，SMOM）是采用 Bionano 平台的一项新型基因组检测技术，使用非破坏性化学物质进行序列基序标记长的 DNA 分子，进行基因组组装和高分辨率核型构建。能够解析百万碱基长度的插入和长串联重复等复杂基因组区域的结构变异和拷贝数。项目组采用 SMOM 技术分析了染色体平衡易位断裂点区域的结构变异，发现部分患者断裂区域内的精子发生相关基因结构受影响，可能是造成平衡易位患者不孕的原因。这一研究结果对于了解平衡易位的临床表型及其可能机制具有意义。同时，为染色体平衡易位患者植入前胚胎遗传学检测的遗传咨询和临床策略提供了理论依据。相关成果以“Analysis of Balanced Reciprocal Translocations in Patients with Subfertility Using Single-Molecule Optical Mapping”为题发表于 *Journal of Assisted Reproduction and Genetics* 上。

（十一）“基于代谢偶联的生殖细胞发生障碍研究与生育力重塑”项目

1. 项目简介

项目由南京大学李朝军教授团队牵头，团队成员来自中国农业大学、南京医科大学、上海交通大学、复旦大学、南京大学、中国科学技术大学、中科院广州生物与健康研究院、南京鼓楼医院和广州大学。项目拟通过研究“生殖细胞代谢微环境”关键代谢中间产物及其感知蛋白影响生殖细胞发生、成熟和衰老的作用机制和建立重塑“生殖细胞代谢微环境”恢复生殖细胞正常功能的新方法。通过项目实施预计发现调控生殖细胞发生、成熟和衰老的关键因子并阐明作用机制，建立可预测和检验代谢综合征不孕不育症的代谢异常指标；发现重塑“生殖细胞代谢微环境”恢复生殖细胞正常功能的新靶点；建立通过调节代谢修复生殖力的方法。

2. 研究进展

（1）收集临床患者样本和利用单碱基编辑技术建立系列小鼠模型

收集临床患者生殖障碍疾病相关样本和模式动物不同发育阶段生殖细胞 - 体细胞复合物，已收集 NOA 患者标本 20 例，PCOS 患者标本 150 例，POF 患者标本 100 例。

利用碱基编辑技术新建立了一系列小鼠模型，包括组蛋白 H3R17 位点突变的小鼠胚胎发育异常模型、印记基因 allele-specific 特异性敲除小鼠、G609G 点突变的早衰小鼠模型等，收集不同发育阶段的生殖细胞 - 体细胞复合物。

（2）筛选生殖细胞发生、成熟及衰老过程中关键的糖、脂、氨基酸代谢中间产物与感知蛋白

在筛选生殖细胞发生、成熟及衰老过程中关键的糖、脂、氨基酸代谢中间产物与感知蛋白的过程中，取得了以下研究发现。

①发现脂质代谢异常损伤支持细胞与生精细胞的互作。发现了代谢微环境中蛋白质的脂肪酸棕榈酰化修饰参与生殖障碍疾病的发生：饱和脂肪酸能够通过改变棕榈酰化修饰损伤支持细胞屏障功能。利用酰基 - 生物素置换法建立了代谢微环境中蛋白质棕榈酰化修饰研究模型，并通过棕榈酰化蛋白组学对参与其中的代谢中间产物及感知蛋白进行了筛选。

②通过三代长转录本测序，研究了精子、卵细胞及受精以后的着床前胚胎发育过程，成功建立了基于三代测序的转录组图谱，发现其中 263 个代谢相关基因的全新剪切体，可能为寻找生殖发育过程中的调控因子和功能基因提供备选基因。通过优化和完善生殖细胞与体细胞三维共培养体系，项目组成员发现在胶原支架上移植脐带间充质干细胞可改善小鼠卵巢早衰模型的卵巢功能。

（3）在精子发生过程中发现了 4 个关键因子在减数分裂和精子成熟的过程中发挥了重要作用

①通过 CRISPR/Cas9 制备的 *Pdha2* 基因敲除小鼠雄鼠不育，进一步的表型分析发现敲除小鼠睾丸明显变小，附睾中无精子。而且敲除小鼠生殖细胞发育存在明显异常，无任何单倍体阶段的精子或精细胞，精子发生阻滞在精母细胞阶段，无法到达双线期。

②支持细胞中缺失 PFKFB3 破坏其吞噬功能：PFKFB3 作为糖酵解过程中的重要代谢酶，表达于睾丸生精细胞和支持细胞中，项目组发现在支持细胞中缺失 PFKFB3 致使小鼠睾丸管腔内存在大量异常的生精细胞和未被吞噬的胞质残余体，提示支持细胞的吞噬功能可能受到了影响。

③ AKAP3 的缺失导致成熟精子细胞形态异常，并富集了 RNA 代谢、蛋白翻译因子及细胞骨架调节因子等。基因敲除小鼠精子的亚细胞结构虽然在发育过程中已缺失，但细胞形态的异常变化随精子细胞在附睾中的成熟过程而逐渐加剧，意味着 AKAP3 不仅参与了精子的分化发育，其参与调节的细胞亚结构和相关信号在精子整

体形态发生时亦具有调节作用。

④小鼠 *Noc4l* 生精细胞特异敲除会造成减数分裂阻滞并引起雄性小鼠不育。项目组发现 *Noc4l* 生精细胞特异敲除对精原干细胞和支持细胞没有明显影响。通过对 *Noc4l* 生精细胞特异敲除鼠的睾丸进行质谱分析，发现下调的蛋白在集中在“配子发生”“精子发生”生物过程。

（4）基于已有转录组数据库的筛选，发现在卵子发生过程中卵母细胞和颗粒细胞呈现细胞类型和发育阶段代谢模式的差异性

利用对已有测序数据的分析，发现卵子发生和精子发生过程中，生殖细胞和体细胞存在关键代谢通路的变化，提示生殖细胞和体细胞代谢模式的差异性及阶段特异性。提示潜在的代谢中间产物变化和可能的感知蛋白。结合项目组已经建立的卵泡体外培养模型，在体外成功完成初级卵泡向后续阶段的发育，有助于在体外检测重要代谢中间产物对于卵泡发育的调控。

（5）鉴定发现糖异生限速酶 Fbp1 可能作为一个新的代谢感知蛋白

发现 Fbp1 通过感知 GGPP 的水平并且与之结合并调节酶活性，从而增强糖异生，实现对于代谢活动的调控。项目组发现卵泡发育过程中，卵母细胞颗粒细胞呈现 GGPP 合成酶 Ggps1 表达的差异性，颗粒细胞 Ggps1 的低表达可能通过下调 GGPP 对 Fbp1 感知代谢物的调控，从而减弱糖异生最终实现糖酵解代谢偏好性。

（6）HFD 诱导的代谢失调及环磷酰胺诱导的卵巢早衰模型中，卵母细胞和颗粒细胞的代谢模式及氨酰化修饰发生变化

发现在 HFD 诱导的代谢失调及环磷酰胺诱导的卵巢早衰模型中，糖酵解和脂肪酸代谢关键酶的水平发生了不同的变化，提示在病理情况下，卵母细胞和颗粒细胞的代谢变化对于生殖细胞的发生极为重要。临床结果表明：线粒体亮氨酸氨酰 tRNA 合成酶（LARS2）、组氨酸氨酰 tRNA 合成酶（HARS2）、丙氨酸氨酰 tRNA 合成酶（AARS2）的突变均与卵巢发育缺陷相关，提示蛋白质的氨酰化修饰对于卵巢的功能维持至关重要，项目组已构建与卵巢发育相关的氨酰 tRNA 合成酶突变体，并检测其活性、对线粒体功能的影响。

（7）完成对甘油通道蛋白 AQP7 的结构解析，构建 AQP7 功能突变体

解析 AQP7 结构信息并建立 AQP7 功能性突变体 G264V 小鼠模型。针对在生殖细胞表面高表达的甘油通道蛋白 AQP7，展开结构解析工作，并对其甘油转运活性进行分析，发现了调控甘油进出细胞的关键残基；建立 AQP7 功能性突变体 G264V 基因敲入小鼠体系，同时开发出特异性结合人类 AQP7 的单克隆抗体，为进一步探讨

甘油分子在精子发生中的生物学功能奠定了基础。

（8）利用 Hi-C 解析了减数分裂过程中染色体三维结构变化的完整路线图

减数分裂过程中染色体的结构发生剧烈变化，从而协调生殖细胞的转录调控与减数分裂染色体所特有的配对、联会、同源重组等过程。通过建立分选减数分裂前期 I 各阶段生精细胞的方法，并利用 Hi-C 技术解析了减数分裂前期 I 染色体三维结构变化的完整路线图，项目组发现减数分裂染色体上不同区域的折叠方式与其转录水平密切相关，高转录活性区域在减数分裂中倾向于折叠为较小的染色体环，并与同源染色体上的对应区域在空间上更为靠近，从而提示了减数分裂过程中转录调控与染色体动态的紧密关联。此外，这些数据还揭示了减数分裂前期染色体末端在三维空间中靠近和聚集的动态规律，并探索了端粒与 LINC 复合物互作对染色体末端聚集的影响，这些发现为理解精子发生过程中减数分裂的分子机制提供了重要启示。

3. 项目主要成果

（1）高脂饮食引起的肠道菌群失调会影响男性精子发生和运动

该研究首次在高脂饮食诱导的肠道菌群失调和男性生育能力受损之间建立了功能性联系。阐明了 HFD 引起的肠道菌群失调是导致精子产生和运动能力下降的主要原因之一。高脂饮食诱导的肠菌失衡主要通过内毒素的入侵，进而诱发体内的炎症反应（附睾炎）最终导致了精子运动障碍。提示了通过恢复肠道微生物生态系统治疗男性不育症的可能性，特别是与代谢综合征相关的不育症。该研究对我国相关科学研究具有重要价值，将进一步推动和引领国际生殖系统代谢偶联的相关研究。相关成果以“Impairment of Spermatogenesis and Sperm Motility by the High-Fat Diet-Induced Dysbiosis of Gut Microbes”为题发表于 *Gut* 上。

（2）精子缺失 AKAP3 会破坏小鼠精子的亚细胞结构和蛋白质组的完整性，并导致雄性不育

项目组利用基因敲除小鼠模型，对精子分化成熟期细胞生长信号 PKA 的作用做了探索。在精子特异缺失 PKA 锚定蛋白 AKAP 的缺失小鼠中，成熟精子的部分亚细胞结构（纤维鞘环肋）无法形成，运动力丧失，导致雄性不育，表型类似于人类少、弱、畸形精子症。对精子蛋白组的分析表明，AKAP3 缺陷精子中 PKA 调节亚基 RIα、精子微管骨架结合蛋白、膜离子通道和肌动蛋白等的表达水平下降。但相比野生型和另一精子特异 AKAP4 缺失型小鼠，AKAP3 缺失精子中富集了大量 RNA 代谢、蛋白翻译和 Actin 调节因子，精子中的微丝骨架结构上调，与 PKA 信号参与调

节精子分化成熟期蛋白的翻译和细胞形态发生的作用一致。研究结果也表明，不同PKA 亚型在调节精子的运动力中具有不可或缺的作用。相关成果以“Lack of AKAP3 Disrupts Integrity of the Subcellular Structure and Proteome of Mouse Sperm and Causes Male Sterility”为题发表于 *Development* 上。

（3）RhoA 的香叶基化和 Ras 法尼基化的修饰改变破坏血生精小管屏障，导致精子受阻

项目组发现未分化的精原干细胞（SSC）仍存在于生精小管的基底隔室中，并且临床研究表明 NOA 患者伴有邻近的支持细胞与生精细胞相互作用异常引起的血 - 睾丸屏障不完整与生精成熟停滞。NOA 患者睾丸中 *Ggps1* 的表达水平低于 OA 患者。并且支持细胞缺失 *Ggps1* 的雄性小鼠不育，与 NOA 患者表现相似。尽管仍在曲细精管的基底隔室中发现 SSC，但在小鼠中发现的成熟精细胞和精子较少。进一步的研究表明，该缺陷是由 *Ggps1* 缺失后 RhoA 和 Ras 家族的异常蛋白质异戊二烯化介导的。令人兴奋的发现是，当给敲除小鼠注射小檗碱后，异常细胞黏附得以改善，精子生成得以部分恢复。研究数据表明，重建的 BTB 是 NOA 患者生精成熟停滞和生精不足的有效治疗策略。相关成果以“The Alteration of RhoA Geranyl Geranylation and Ras Farnesylation Breaks the Integrity of the Blood - Testis Barrier and Results in Hypospermatogenesis”为题发表于 *Cell Death and Disease* 上。

（4）在组蛋白 H3 中由碱基编辑介导的 R17H 取代揭示了 Yap 信号转导和早期小鼠胚胎发育的甲基化依赖性调节

与辅助激活剂相关的精氨酸甲基转移酶 CARM1 催化在精氨酸残基处的组蛋白 H3 精氨酸 17/26（H3R17/26me）和非组蛋白的甲基化，通过基因分析或 Carm1 过表达测定来调节基因反式激活。但是，H3R17/26me 及其在小鼠胚胎发育中的因果关系之间的直接关系仍不清楚。项目组使用 rAPOBEC1-XTEN-Cas9n-UGI（BE3）有效地将多个 Hist1/2H3 基因座上的点突变（R17H）和过早终止密码子引入到小鼠胚胎的 CARM1 催化域中，导致植入前胚胎显著减少和胚胎中的 H3R17me 水平和发育缺陷。转录组学分析显示，Yap1 和细胞周期信号通路在 Carm1 截短和 H3R17H 替代胚胎中失调，并且 Yap1 的过表达可以挽救碱基编辑引起的缺陷。项目组的数据建立了 CARM1 介导的 H3R17me 与早期小鼠胚胎发育之间的直接调节关系，并证明 Yap1 在 CARM1 介导的 H3R17me 下游发挥了调节小鼠胚胎发育的作用。该研究开发的单碱基编辑技术可以为研究不同代谢酶分子在体内水平的作用提供了有效的遗传学工具保障。相关成果以“Base-Editing-Mediated R17H Substitution in Histone

H3 Reveals Methylation-Dependent Regulation of Yap Signaling and Early Mouse Embryo Development”为题发表于 *Cell Reports* 上。

（5）细胞表面特定蛋白上的糖型成像技术的开发

设计了一种可起到“过滤器”功能的发卡结构，用于细胞表面特定蛋白上的糖型成像。该结构的序列组成、组装位点和酶切识别位点位置等均经过了巧妙的设计，形成一种“无门”的检测原理，使来自于闭环结构的真信号通过，去除来自于开环结构的假信号。通过对蛋白探针的循环使用，使该方法具有很高的灵敏度。该方法已成功实现了不同细胞上 MUC1 蛋白的唾液酸和岩藻糖的成像，可对特定蛋白上糖基化的改变进行动态监测。另外，基于提出的一种调控“酶活性中心可接近性”的策略（SEA），用于精准改造目标细胞表面的聚糖。SEA 策略由酶活性中心可接近性调控模块和细胞靶向模块（Apt）两部分组成，可以将酶递送到目标细胞表面后再进行细胞特异性的聚糖重构，从而为聚糖结构的原位编辑提供一个时间和空间可控的工具。利用该方法在靶细胞表面分别实现了末端半乳糖 /N- 乙酰半乳糖胺（Gal/GalNAc）的重构和糖链去唾液酸化（即使是在两种细胞空间距离很小的情况下）。SEA 策略具有普适性、操作时间短（大约 30 分钟或更短）和非常高的空间分辨率（能够精确区分相邻的细胞株）等优点，为特定细胞表面的聚糖重构和成像提供了重要的方法模型。相关成果以“A Gating-Free Architecture for Protein-Specific Glycoform Imaging on Cell Surface”为题发表于 *Analytical Chemistry* 上。

（十二）“生殖器官功能障碍与生育力重塑”项目

1. 项目简介

项目由浙江大学张松英教授团队牵头，团队成员来自浙江大学、上海交通大学、首都医科大学、山东大学、中国医学科学院北京协和医院、中南大学、广东省第二人民医院和浙江金时代生物技术有限公司。项目拟通过研究 DNA 损伤、自噬、固有免疫和菌群失调等，揭示卵巢和子宫生殖障碍疾病的新机制；通过研发卵巢冻存保护剂、干细胞分泌因子微载体和人工卵巢，研发卵巢生育力保护、再生修复与重塑的新技术；通过多中心临床数据库、研发点阵激光设备、干细胞募集捕获材料等，开发子宫生育力保护、再生修复与重塑的新技术，并对干细胞修复卵巢早衰和薄型子宫内膜进行临床试验研究。项目实施将推动干细胞治疗的发展，为卵巢和子宫生殖障碍人群提供新的治疗策略。

2. 研究进展

（1）生殖器官功能障碍影响生育力的机制研究

构建了颗粒细胞和卵母细胞谱系标记的示踪模型和卵巢化疗损伤动物模型；研究了自噬清除异常线粒体的机制，建立了自噬清除线粒体移植过程中的异常 mtDNA 技术；研究了 Shh 信号通路通过改变自噬影响内膜纤维化的机制；采集了宫腔粘连患者的样本 80 例，测序分析了宫腔粘连患者的宫腔菌群分布特点。

（2）卵巢生育力保护与再生修复的新技术及关键机制研究

研究了褪黑素在小鼠卵巢组织玻璃化冷冻中的作用效果，利用大孔水凝胶在体外完成小鼠卵巢重构，完成人羊膜上皮细胞修复卵巢损伤的机制研究，发现了人羊膜上皮细胞外泌体可以通过 microRNAs 修复卵巢功能的新机制；完成了水凝胶负载人羊膜上皮细胞分泌因子修复卵巢功能的研究，为开拓去细胞化干细胞治疗提供了理论依据。

（3）子宫生育力保护与重塑的新技术及关键机制研究

完成了多中心的宫腔粘连临床数据库的建立；在研制和调试中，光纤激光器及点阵激光扫描头参数初步验证了点阵激光对子宫内膜损伤瘢痕修复的作用效果；完成了脐带间充质干细胞/E7/SDF-1α 复合胶原多孔支架的制备和理化性能表征研究，E7/SDF-1α 复合胶原多孔支架体内外干细胞原位募集及捕获性能研究也基本完成；成功将小鼠 ESCs 诱导分化为子宫内膜样细胞，正在进行动物体内实验验证。

（4）生殖系统器官再生修复及重塑关键技术的临床转化

参与单位金时代生物技术有限公司已经制定了《脐带间充质干细胞制剂工艺流程》，脐带间充质干细胞复合胶原修复薄型子宫内膜的安全性及有效性临床试验正在开展，《脐带间充质干细胞卵巢原位注射治疗早发性卵巢功能不全的安全性和有效性临床研究》已提交国家备案审查，患者的募集工作正按照计划稳步进行。项目组完成了脐带间充质干细胞复合胶原支架修复损伤内膜的研究。

3. 项目主要成果

（1）发现人羊膜上皮细胞外泌体通过 microRNAs 修复化疗损伤后的卵巢功能

前期研究已报道人羊膜上皮细胞具有良好的卵巢修复潜能，而外泌体作为其旁分泌途径中的重要成分，对卵巢功能的影响需进一步深入研究。该研究发现：人羊膜上皮细胞外泌体移植显著增加化疗损伤后卵巢中的卵泡数量并改善卵巢功能；在移植早期，人羊膜上皮细胞外泌体明显抑制化疗药物诱导的颗粒细胞凋亡并减少血管的急性损伤；此外，在外泌体中存在大量具有生物学功能的 microRNAs，生物信息学分析结果显示大量 microRNAs 调控的靶基因富集在磷脂酰肌醇信号转导通路（PI3K）和凋亡调控途径。进一步研究发现，人羊膜上皮细胞分泌的外泌体能够被颗粒细胞所摄取，通过传递功能性 microRNAs（包括：miR-1246 及 miR-21-5p）抑制化疗药物诱导的颗粒细胞凋亡，是人羊膜上皮细胞外泌体修复卵巢功能的主要分子机制（图 2-95）。该研究为建立卵巢早衰去细胞化生物治疗的新方法提供了重要的科学依据。相关成果以“Human Amniotic Epithelial Cell-Derived Exosomes Restore Ovarian Function by Transferring MicroRNAs Against Apoptosis”为题发表于 *Molecular Therapy-Nucleic Acids* 上。项目组申请专利 1 项，专利名称：人羊膜上皮细胞外泌体在制备修复卵巢功能药物中的应用（专利申请号：CN 201910122728.4）。

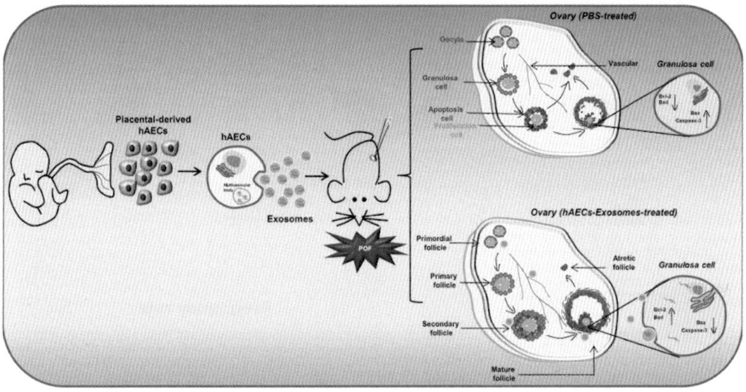

图 2-95　人羊膜上皮细胞外泌体通过 microRNAs 修复化疗损伤后的卵巢功能

（2）发现人羊膜上皮细胞通过调节自噬水平修复损伤的子宫内膜功能

反复流产所致的子宫内膜损伤是引起女性生育力障碍的主要原因之一，而人羊膜上皮细胞是否具有修复子宫内膜功能的作用仍未见报道。项目组采用机械损伤的方式建立小鼠宫腔粘连模型，并使用腹腔注射的方法移植人羊膜上皮细胞进行干预治疗，分析人羊膜上皮细胞在小鼠宫腔粘连模型中的修复作用。通过形态学观察移植后的小鼠子宫内膜的形态学改变；免疫组化实验检测子宫内膜中与细胞增殖、血管生成相关的蛋白表达；交配实验研究小鼠生育能力的变化。研究发现，人羊膜上皮细胞逆转了宫腔粘连造成的内膜变薄、腺体数量减少、纤维化面积增加，促进子宫内膜的细胞增殖和血管生成，使宫腔粘连模型小鼠的怀孕率和胚胎数量上升。进一步研究表明，人羊膜上皮细胞可以调节宫腔粘连子宫内膜的自噬水平，可能是人羊膜上皮细胞修复宫腔粘连的重要分子机制（图 2-96）。该研究对日后开展子宫内膜损伤的生物治疗提供了新的治疗策略。相关成果以“Human Amniotic Epithelial Cells Improve Fertility in an Intrauterine Adhesion Mouse Model”为题发表于 *Stem Cell Research and Therapy* 上。项目组申请专利 1 项：羊膜上皮细胞在预防或修复宫腔粘连和 / 或子宫内膜损伤中的应用（申请号：201910544486.8）。

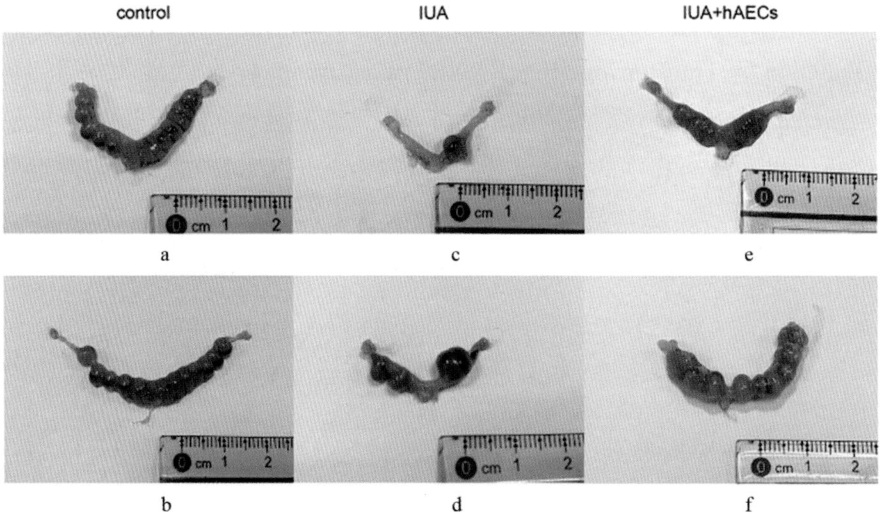

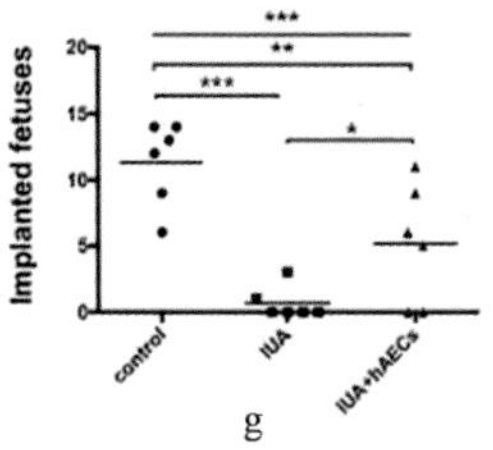

g

Pregnancy rate

	1	2	3	4	5	6	pregnancy rate
control	12	6	14	14	13	9	100%
IUA	1	0	0	0	3	0	33.33%
hAECs	6	0	5	0	9	11	66.67%

h

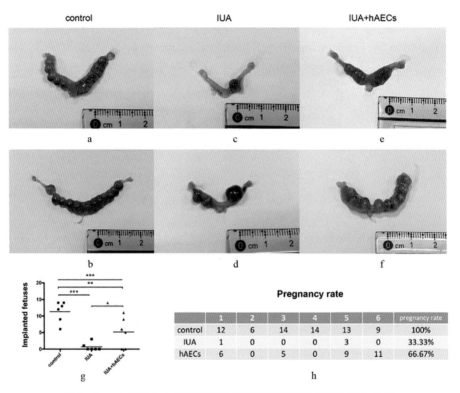

图 2-96　人羊膜上皮细胞能够挽救宫腔粘连模型的胚胎植入数目

（3）发现脐带间充质干细胞复合胶原支架可有效治疗宫腔粘连

项目组构建了脐带间充质干细胞 / 胶原多孔支架生物活性补片（Collagen Scaffold/Umbilical Cord Mesenchymal Stem Cells, CS/UC-MSCs），体外实验结果显示 CS/UC-MSCs 通过旁分泌促进子宫内膜间质细胞的增殖和抑制其凋亡。体内实验结果显示，在大鼠子宫内膜创伤模型中进行 CS/UC-MSCs 移植可以促进子宫内膜增厚、胶原重构、上皮增生修复，使再生内膜表达更多的雌激素受体和孕激素受体。生育力实验表明 CS/UC-MSCs 移植可以部分恢复内膜损伤大鼠的生育功能。这些结果表明 CS/UC-MSCs 移植有助于内膜损伤后的结构和功能恢复（图 2-97）。相关成果以“A Collagen Scaffold Loaded with Human Umbilical Cord-Derived Mesenchymal Stem Cells

Facilitates Endometrial Regeneration and Restores Fertility”为题发表于 *Acta Biomater* 上。

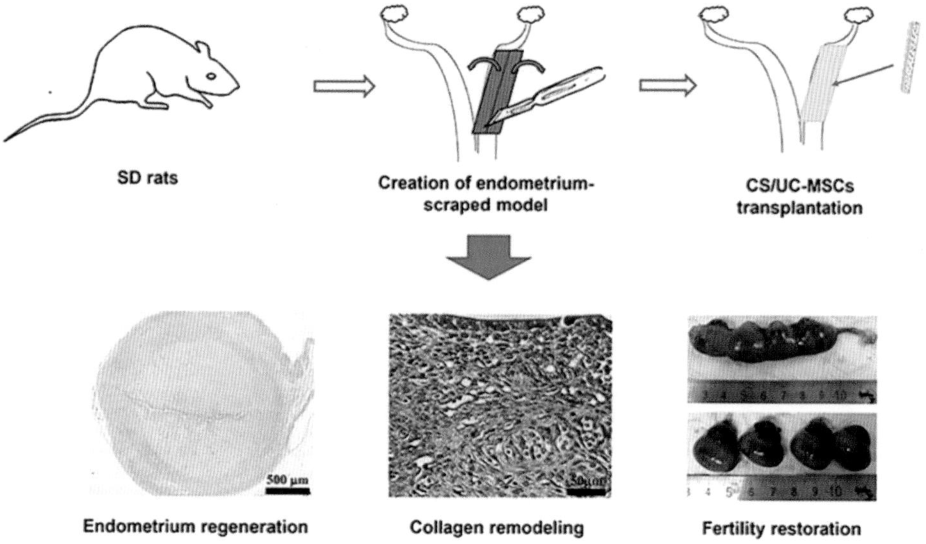

图 2-97　脐带间充质干细胞复合胶原支架能有效治疗宫腔粘连

（4）可经阴拆除式改良腹腔下宫颈环扎术的应用研究

宫颈机能不全可导致复发性中晚期妊娠流产及早产，是造成女性生育力低下的重要原因。宫颈环扎术是目前治疗宫颈机能不全的唯一术式和有效方法，但传统术式存在不容忽视的弊端：由于环扎带在盆腔内打结固定，故终止妊娠时无法经阴道分娩，需再次经腹手术拆除环扎带或行剖宫产。

项目组在保留传统腹腔镜宫颈环扎手术的微创路径和优势的基础上进行改良，于 2016 年对符合指征的患者首次实施改良腹腔下宫颈环扎术——可经阴拆除式，该术式不需要打开子宫膀胱返折腹膜，将环扎带一端的弯针板直，同时巧用气腹针及其套管“造穴”，均在体外由阴道向盆腔方向穿刺，携带环扎带走行于子宫肌层外，操作简单，出血、脏器损伤及术后宫颈粘连的风险均较小。共有 24 例患者行可经阴拆除式的改良腹腔下宫颈环扎术，分娩 27 名新生儿，足月分娩率达 73.07%，新生儿总存活率为 100%，其中 81.48% 为足月儿，无严重围手术期并发症。相关成果以“A Novel Cerclage Insertion: Modified Laparoscopic Transabdominal Cervical Cerclage with Transvaginal Removing（MLTCC-TR）”为题发表于 *Journal of Minimally Invasive Gynecology* 杂志上。

（十三）“辅助生殖的遗传安全性研究”项目

1. 项目简介

项目由浙江大学金帆教授牵头，项目成员既有长期工作在 ART 一线，参加多项 ART 安全性相关国家重大项目的课题负责人和骨干，又有在遗传学领域研究成果显著的青年人才，是生殖遗传优势力量的聚集。项目拟通过大样本、大数据、多因素研究 ART 关键环节对配子、胚胎和出生子代全基因组稳定性的影响，分析患者因素的交互作用，发现易感位点和易感人群，明确 ART 子代新发基因组病和单基因病风险，阐明分子机制，提出降低 ART 子代遗传安全性风险的措施。

2. 研究进展

（1）建立并优化基于 WGA 技术及 NGS 的 CNV 检测方法

通过对各参与单位使用的主流 WGA 扩增试剂盒进行优化，以及统一技术和质控标准，满足覆盖度＞93%、CV=0.1、扩增成功率＞96% 等指标，从而实现多中心数据信息整合。此外，对 CNV 检测的当前两个主流测序平台——Illumina 与华大 BGISEQ-500 的测序数据，目前通过使用共同的一套数据分析与信息挖掘方法，降低系统误差的影响，保证结果的可靠性。此外，还开发了新的 CNV 检测应用技术和平台，包括：①建立并优化 PICOPLEX 全基因组扩增结合二代测序的微小染色体变异检测平台：有效地在微量细胞水平检测＞1 Mb 的微小 CNV，目前采用该方法针对已知的 CNV 进行重测序分析，均提示灵敏度和特异性大于 90%。②建立基于 MALBAC 扩增法的 ChromInst 一体化系统应用平台：通过在前期 PGT 检测有效数据量的基础上进行 4 Mb 分辨率的 CNV 分析，评价 ChromInst 一体化系统临床有效性。对 MALBAC 扩增方法进行优化升级后，检测灵敏度大幅提升，甚至可以检测囊胚培养液中低至几个 pg 的游离 DNA，基于此开展了对 SR 患者的囊胚培养液进行 NICS 的临床有效性研究。基于 MALBAC 扩增方法的统计显示，囊胚和卵裂球样本 PGT-A 成功率 96.6%。

（2）ART 大样本卵母细胞（极体）和早期胚胎的样品收集及 CNV 检测

极体活检已经通过临床应用中的伦理审查，目前正逐步进行计划的 500 个样品的收集和检测。此外，已经收集 1069 个卵裂期胚胎样品，以及 5700 个周期共计 20 119 枚囊胚，包括 PGT-SR 囊胚 9836 枚，PGT-A 囊胚 10 283 枚。并对已收集到的胚胎样品进行全基因组 CNV 检测，测序平台包括 BGISEQ-500、Illumina MiSeq、IonTorrent、Life 和 Proton。目前，已确定分析流程并完成质控，分析结果显示所有样本平均测序深度为 0.04×，质控合格，目前已完成 SNP 位点的 imputation，获得了相应胚胎的基因型信息。此外，还收集了患者基本信息（包括年龄、民族、病史）、临床特征信息和胚胎结局信息，正在进行 GWAS 分析，以找出与 ART 环节（COS、体外培养、ICSI、FET），以及与人群类型、疾病特征（如多囊卵巢、少弱畸精子症、其他遗传缺陷等）、植入胚胎结局、新生儿 BMI、孕周等特征相关的易感染色体，CNV 及 SNP 关联位点。目前，已经初步对部分卵裂球及囊胚的数据进行分析，探索可能的相关易感染色体、CNV 及 SNP 关联位点。

（3）大样本 ART 胚胎检测初步揭示存在易感的染色体和 CNV 位点

通过对已完成的 10 836 个 ART 植入前囊胚的遗传学分析，揭示最常见的染色体非整倍体异常集中于 16、15、21、22、18 等染色体，这与国际上报道的文献基本相同。同时，项目组将胚胎中发现的染色体拷贝数变异（CNV）与夫妻双方的染色体 CNV 进行了对比，发现新发生的染色体 CNV 在所有的染色体均存在，但 C 组的几条染色体，如 6、7、8 号染色体最常见。研究已经显示，大样本 ART 胚胎检测初步揭示存在易感的染色体和 CNV 位点。

（4）ART 环节对出生子代基因组稳定性的影响

根据自然配对原则，已经收集 249 个家系，包括：121 例 IVF 家系（包括 76 例 IVF-FET 家系）；60 例 ICSI 家系（包括 42 例 ICSI-FET 家系）；68 例自然妊娠家系。每个家系在患者知情同意下留取夫妇血样加胎儿脐带血和胎盘组织，并记录所需临床信息。目前，送检鲜胚移植 -IVF 妊娠家系 30 例、鲜胚移植 -ICSI 妊娠家系 15 例、IVF-FET 妊娠家系 45 例、ICSI-FET 妊娠家系 45 例、自然妊娠家系 65 例。

（5）完成对 ART 捐献者配子和早期胚胎等材料的收集，获得小鼠 ART 模型及胚胎干细胞

①已收集 ART 患者样本，包括取卵日未完全成熟的 MⅠ期卵母细胞，经培养成熟获得 MⅡ卵母细胞、IVF/ICSI 受精获得卵裂胚胎和囊胚，部分选择性接受冻存复苏处理。

②建立小鼠促排卵模型：利用 C57 雌性小鼠，建立 GnRH-a 组、单纯促排卵组（PMSG 组）和自然排卵组（空白对照组）的小鼠模型。

（6）ART 环节对纺锤体结构和染色单体分离影响的检测

以不同 ART 环节处理的人和小鼠卵母细胞、卵裂胚胎、囊胚等为材料，通过免疫荧光等方法分析纺锤体结构、姐妹染色单体运动变化，已获得每组小鼠模型的 MⅡ卵进行纺锤体初步观察；此外，观察常用的小鼠超数排卵模型 MⅡ期卵母细胞

的纺锤体结构，未发现任何异常。

（7）ART 环节对 DNA 修复酶相关分子表达的影响

对不同 ART 小鼠模型获得的卵母细胞、卵裂胚胎和囊胚及小鼠胚胎干细胞等标本，利用 Q-PCR、Western Blot 检测 DNA 修复酶的表达。研究发现，相比于促排卵妊娠组（COS），IVF 组和 ICSI 组早孕期胎儿组织中存在部分 DNA 损伤修复基因表达和甲基化修饰水平的改变，其 mRNA 水平的低表达与启动子区域 CpG 岛的高甲基化水平有关。

此外，IVF 组和 ICSI 组早孕期胎儿组织中 DNA 损伤修复基因的表达和甲基化修饰改变情况类似，但与 COS 组存在明显差异，表明此类改变可能是由 IVF 和 ICSI 的共同作用环节（IVF）所涉及的体外操作和胚胎培养过程引起的。

（8）通过大数据分析发现患者因素与 ART 环节对基因组稳定性的交互作用，识别高危患者因素

①建立了涉及我国多个省（区、市）的辅助生殖人口及其子代队列，用于评估现有 ART、父源与母源因素等对孕妇妊娠期、围产期并发症发生及出生子代发育、行为等影响。收集 PGT 活检胚胎样本 1.5 万份，辅助生殖孕妇孕早期外周血样本 2 万余例。

②开展了“IVF 单胎孕妇孕早期外周血胎儿游离 DNA 与不良妊娠结局关系的研究”，通过比较辅助生殖中单胎孕妇在 NIPT 检测中的胎儿 DNA 含量与不良妊娠结局（包括流产、早产、妊高征、妊娠期糖尿病、新生儿低体重等）的关系，评价该参数在预测不良妊娠结局提示妊娠风险中的应用价值。研究发现，与正常活产孕妇相比，孕早期胎儿 cfDNA 含量在各类不良妊娠结局孕妇中较低（$P < 0.01$）。

（9）通过测序技术，识别高危患者因素

①通过全外显子组测序发现，一个患有先天性挛缩性蛛脚样指趾家系中 FBN2 基因 c.3724+3A ＞ C 变异，通过 mRNA 反转录后 Sanger 测序，验证该变异导致 FBN2 基因外显子 28 被剪切掉，蛋白模型预测该变异会使 FBN2 基因编码的纤维蛋白 2（Fibrillin-2）上一个钙结合表皮生长因子样（cbEGF Domain）不完整，ACMG 指南分析 FBN2 基因 c.3724+3A ＞ C 变异为该家系的可能致病性变异，一是丰富了该基因的变异谱，二是为该患者因素的 PGT 安全性提供参考数据。

②选取 23 个可导致 OA 的精子形态异常、生精障碍和激素异常等相关基因，使用靶向基因检测方法分析这些基因的变异状态。通过构建稳定的男性不育 Panel 基因检测体系，可以为进一步研究相关基因与男性不育的关系提供重要的检测方法，

为探索男性不育的遗传因素提供重要参考。

③利用 Oxford Nanopore Technologies（ONT）技术诊断 7 例染色体平衡易位携带者易位断裂点，准确对 16 枚整倍体胚胎进行平衡易位携带者状态的筛查，并成功生育染色体核型正常胎儿，提示 ONT 技术可以为胚胎植入前染色体平衡易位携带者筛查提供重要的检测手段，减少平衡易位携带者的出生。

（10）阐明患者因素和 ART 关键环节与子代基因组变异的交互作用和分子机制，评估 ART 导致的卵母细胞、早期胚胎基因组不稳定性中的患者因素效应，提出降低 ART 子代遗传安全性风险的改进措施

①利用关于果蝇幼虫翅成虫盘，敲低与疾病相关的基因，观察翅成虫盘中细胞 DNA 损伤的情况，没有发现相关致病基因会导致细胞基因组不稳定性的现象。

②在 PCOS 母亲新生女性子代神经行为发育及相关机制研究中，已经得出：女性子代神经行为学评分，脐血中神经生长因子 BDNF 和 NGF 水平显著降低，且在胎盘中的表达显著降低；胎盘的内分泌和营养吸收功能，以及细胞周期、增殖、凋亡均有显著改变；胎盘组织 RRBS 与 RNA-seq 联合分析表明，神经发育及内分泌相关通路改变；过表达 FOS 基因的 Swan71 细胞中，初步证明了 FOS 调控 BDNF 和 NGF。

③为进一步探究 PCOS 对女性子代的远期影响，项目组利用 PCOS 模型大鼠，促排卵获得子一代及子二代青春期（5 周龄）和成年期（13 周龄）雌性大鼠，并对其进行水迷宫测试。利用转录组测序技术对子一代青春期雌性大鼠的海马体、下丘脑组织进行测序，并对差异基因和差异可变剪切基因进行 GO、KEGG 富集分析。为进一步探究海马体组织超微结构的变化，项目组利用电镜对海马体的神经元及突触结构进行了观察。

（11）核电磁脉冲引起的雄性生殖系统损伤效应及药物防治研究

利用 HE 染色、TUNEL 染色、蛋白质免疫印迹和精子活力等经典技术，验证了分子氢的电磁辐射防护效应，为后续的研究打下坚实的基础。高能中子引起的雄性生殖系统损伤效应及药物防治研究中，首先利用 HE 染色验证了高能中子对雄性生殖系统的损伤效应及药物虎杖苷的防护效应。然后利用测序技术，筛选出了辐射损伤效应的靶分子、靶通路，以进一步进行机制探索。

（12）电子烟烟液气溶胶和传统卷烟烟气全身暴露对小鼠生殖系统和呼吸系统影响的研究

在电子烟烟液气溶胶和传统卷烟烟气全身暴露对小鼠生殖系统和呼吸系统影响的研究中，利用 HE 染色、TUNEL 染色、氧化应激反应标志物检测等技术验证了电

子烟烟液气溶胶和传统卷烟烟气全身暴露对雄性生殖系统和呼吸系统的损伤效应，为后续的研究打下了坚实的基础。在该研究中，项目组首先利用 HE 染色证实了电子烟和传统卷烟对生殖系统和呼吸系统的损伤效应，然后利用 TUNEL 染色验证睾丸组织细胞和肺组织细胞的凋亡，利用氧化应激反应标志物检测证实电子烟和传统卷烟对两个系统的损伤。

3. 项目主要成果

（1）由 RIPK1 的非分裂变异引起一种显性的自身炎性疾病

通过全外显子测序鉴定到了两个分别携带有 D324 不同位点新发突变的家系，该突变影响 RIPK1 切割。患者表现出典型的自身炎症疾病表型，主要包括周期性发热、淋巴结肿大、肝脾肿大等，患者的血清和外周血单个核细胞（PBMC）均表达较高水平的炎症因子（如 IL-6、TNF 等）。在患者 PBMC 细胞和小鼠 MEFs 细胞中，发现 RIPK1 突变细胞对 TNF 诱导的细胞凋亡和细胞程序性坏死更加敏感，并且可以诱导产生显著上调的 IL-6、TNF 等炎症因子。这些变化都依赖于 RIPK1 的激酶活性，可以通过 RIPK1 激酶抑制剂 Nec-1s 缓解。与患者 PBMC 相反，患者的皮肤成纤维细胞表现出对 TNF 诱导的细胞死亡抵抗。该研究首次发现人类 RIPK1 非切割变异导致自身炎症性疾病。解析其发病分子机制，不能切割的 RIPK1 可以促进其激酶活性，导致细胞凋亡、细胞程序性坏死增加，导致炎症因子上调，为临床提供更加精准的个体化治疗。相关成果以“A Dominant Autoinflammatory Disease Caused by Non-Cleavable Variants of RIPK1”为题发表于 *Nature* 上。

（2）TIP60 对 XPF 的乙酰化促进了 XPF-ERCC1 的组装和活化

XPF-ERCC1 异二聚体是一种结构特异性核酸内切酶，对于哺乳动物细胞中的核苷酸切除修复（NER）和链间交联（ICL）修复至关重要。但是，尚未确定 XPF 与 ERCC1 结合的方式及调控方式。研究发现，单倍型肿瘤抑制因子 TIP60（也称为 KAT5）在紫外线照射或丝裂霉素 C 处理后，使 XPF 直接在 Lys911 上乙酰化，并且这种乙酰化是 XPF-ERCC1 复合物组装和随后激活所必需的。从机制上讲，Lys911 处 XPF 的乙酰化作用会破坏 Glu907-Lys911 盐桥，从而导致 ERCC1 第二结合位点暴露。因此，XPF 乙酰化的丧失会损伤诱导的 XPF-ERCC1 相互作用，从而导致 NER 和 ICL 修复均出现缺陷。该研究结果不仅揭示了一种调节 XPF-ERCC1 复杂装配和激活的新机制，而且还提供了关于 TIP60 在维持基因组稳定性中作用的重要见解。相关成果以“Acetylation of XPF by TIP60 Facilitates XPF-ERCC1 Complex Assembly and Activation”为题发表于 *Nature Communications* 上。

（3）在传统的体外受精周期中，血清和卵泡液的胎球蛋白 B 水平与受精率相关

在胚胎培养和样品收集过程中，发现血清 / 卵泡液中胎球蛋白 B 水平与常规 IVF 周期受精结局可能存在相关性，通过对同期的两组常规 IVF 治疗［包括 78 个低受精率周期（LF）和 104 个高受精周期（HF）］的胎球蛋白 B 进行统计分析，发现血清胎球蛋白 B 和卵泡液胎球蛋白 B 呈正相关，LF 组血清和卵泡液中的胎球蛋白 B 显著低于 HF 组，此外，多核（PPN）受精卵的血清胎球蛋白 B 显著低于非 PPN 受精卵，但血清胎球蛋白 B 水平与早期胚胎发育或临床妊娠没有相关性，综合以上结果，项目组提出血清胎球蛋白 B 水平与常规 IVF 受精速率相关并且可以在 IVF 治疗中被用作受精的预测标记。相关成果以“ Serum and Follicular Fluid Fetuin-B Levels are Correlated with Fertilization Rates in Conventional IVF Cycles”为题发表于 *Journal of Assisted Reproduction and Genetics* 上。

（4）单细胞 RNA-seq 在人类早期胚胎发生过程中表现出明显的性染色体动态行为

通过 ART 出生的子代在性别比例上存在一定的偏差，这是人们关注 ART 对子代影响的关键问题之一。诸多研究表明，不同性别的胚胎在体外培养过程中的代谢及发育速率有所区别，胚胎移植的时间与子代的性别比例显著相关，而在发育早期诸如 SRY 等决定性别的基因还没有表达，其中内在的分子调控机制尚不清楚。该研究通过收集来自 99 个人类早期胚胎的 1607 个公共单细胞转录组数据，全面展示了不同性别的胚胎从四细胞到晚囊胚期的基因表达变化图谱，发现性染色体分别呈现出各自不同的动态变化过程。Y 染色体的激活由几个特异基因完成（*RPS4Y1* 和 *DDX3Y*），并且在囊胚形成过程中稳定表达，可用作潜在的早期性别鉴定的表达标记物。而 X 染色体上的基因在 8 细胞时期全面激活，到晚囊胚时期女性胚胎率先在滋养层细胞中启动 X 染色体的剂量补偿。性染色体的动态变化引起不同性别胚胎中的基因表达存在剂量差异，差异的基因主要参与了细胞周期、蛋白合成及代谢等生物过程的调控。该研究从基因表达水平全面展示了胚胎发育早期的性别差异，并探讨了 X 染色体剂量补偿的过程，有助于理解产生体外培养胚胎性别特异发育模式的分子机制，为优化条件改善 ART 及促进生殖健康提供了重要依据。相关成果以“Single-cell RNA-seq Reveals Distinct Dynamic Behavior of Sex Chromosomes During Early Human Embryogenesis”为题发表于 *Molecular Reproduction and Development* 上。

（5）CFAP65 的双等位基因突变可导致严重的肢端发育不全和鞭毛畸形

通过对 47 名患有严重弱精子症和男性不育的患者进行全外显子组测序，分别在

不相关的3名完全精子不动患者中发现了导致男性少弱精子症致病新基因CFAP65；携带该基因突变的精子进行卵胞质单精子注射具有较差的临床结局，这是在国际上首次揭示了一个新的同时参与顶体发育和鞭毛组装的基因。相关成果以“Biallelic Mutations in CFAP65 Lead to Severe Asthenoteratospermia Due to Acrosome Hypoplasia and Flagellum Malformations”为题发表于*Journal of Medical Genetics*上。

（十四）“辅助生殖的表观遗传安全性研究”项目

1. 项目简介

项目由复旦大学于文强教授团队牵头，团队成员来自复旦大学、上海交通大学、上海市计划生育科学研究所、浙江大学、中国科学院生态环境研究中心、上海科技大学、四川大学和上海长海医院。项目拟通过研究小鼠、非灵长类和超过1000份人类样本进行前瞻和回顾分析，揭示ART相关表观调控与跨代遗传对子代长期安全性的影响机制。通过项目实施，将建立可推广ART临床改良策略和操作规范。

2. 研究进展

（1）ART对配子表观基因组影响及筛选策略

项目组在项目立项时已利用微球菌酶消化的方法建立了稳定的精子组蛋白修饰ChIP-seq方法，已研发了在微米精度上二维精确控制细胞迁移的装置。2019年度，完成了少量精子组蛋白修饰的ChIP-seq技术的建立，进一步优化参数，建立基于微流控模拟的高质量精子筛选体系。

项目组在项目立项时已开发了全基因组DNA甲基化分析技术，已开始研发单细胞转录组测序和少量细胞组蛋白修饰检测方法。2019年度，在此基础上建立微量卵泡液游离核酸和单卵子转率组检测方法，少量细胞全基因组DNA甲基化检测及组蛋白修饰检测方法。

（2）ART对胚胎表观遗传的影响及方案优化

ART操作中，不同来源精子包括睾丸来源（长形精子、圆形精子）、附睾来源及精液，基于不同成熟度的精子表观遗传学差异对ART子代的影响；精子自然受精过程中需要经过宫颈口、子宫、输卵管等截然不同的生理环境，利用微流控芯片模拟精子受精前的运行轨迹微生理环境，以此建立科学的精子质量评价体系，确定不同的筛选方法对子代的影响。研究ART操作过程中不同促排卵方案（不同雌激素水平）及不同母亲因素暴露、不同成熟程度、不同操作取卵方法及冷冻复苏对卵子表观遗传修饰的影响，并对子代发育健康进行评估，建立可用于ART改良的卵子质量评价体系。项目组已拥有少量细胞或微量细胞表观遗传修饰测定方法，并已拥有微量样品代谢物分析等技术。

（3）ART 临床队列及模式动物子代安全性研究

项目组在项目立项前已经具有丰富 ART 临床操作经验和多中心的样本资源。2019 年度完成了冷冻复苏、PGT 操作对子代行为语言神经发育情况的评估，完成了 ICSI 操作后胚胎表观遗传异常与子代发育及表型、身高体重等出生指标的相互验证。完成了临床队列总体实施方案设计，针对队列研究目标制定标准化操作流程手册，并搭建信息化管理平台优化队列管理。建立了自然妊娠狨猴对照组数据，并获取 ART 动物模型不同发育阶段配子、胚胎，开展孕早期高雌激素状态及胚胎冻融技术对母体生理代谢及子代的语言发育、社交行为及学习记忆、认知能力的影响研究。项目组通过微流控技术设计制作了输卵管微环境芯片，初步开展了精子在输卵管微环境通道中的运动行为研究。

（4）ART 子代表观异常机东部战区总医院制解析及干预策略

项目组有丰富的狨猴、猕猴、小鼠等动物模型操作经验，已在人类细胞中鉴定了 miRNA- 增强子 - 基因激活调控通路，同时已经发现印记基因簇富集的大量 miRNA。项目组尝试了 Cut&Run-seq 和 Cut&Tag-seq 两种实验方法，Cut&Run-seq 和 Cut&Tag-seq 是目前有望达到仅需数十个细胞，就可以研究基因组表观遗传修饰的实验技术。早期生殖细胞的分子机制研究最大的挑战在于生殖细胞量少，难以进行 ChIP-seq 这样的实验。目前，项目组用数百个细胞进行 Cut&Tag-seq 实验，该技术一旦解决，即可解决一系列生殖细胞的表观遗传学的基础科学问题。

3. 项目主要成果

（1）发现高甲基化的 *HIST1H4F* 和印记基因对于肿瘤发生识别和细胞重编程的影响

ART 治疗新生儿得肿瘤的风险显著增加，项目组通过 GPS 测序及公共测序数据分析研究发现：高甲基化的 *HIST1H4F* 可作为一种泛癌的生物标志物。相关成果发表在 *Cancer Research* 上。公共数据库中涵盖 17 种肿瘤 7344 例临床样本。分析显示，*HIST1H4F* 基因在检测的所有肿瘤中均异常高甲基化。接着，项目组与医院展开合作，共收集 243 例 9 种临床肿瘤组织（肺癌、胃癌、肝癌、结直肠癌、头颈部肿瘤、胰腺癌、食管癌、宫颈癌、乳腺癌）样本，这些样品的 DNA 甲基化检测结果均显示 *HIST1H4F* 在所有肿瘤中显著异常高甲基化（图 2-98）。基因组印记在胚胎发育过程中起着至关重要的作用。项目组发现在 iPS 诱导干细胞形成过程中，基因组印记都发生了不同程度的缺失，并在 *Stem Cell Research* 上发表了有关细胞重编程对基因组印记影响的文章。研究发现重编程过程中，基因组印记的 DNA 甲基化印记标记在不同区域会发生随机部分缺失，从而使印记基因的表达从单等位基因表达变成部分双等位基因表达；重编程过程中伴随着母源基因组印记的 DNA 甲基化印记标记的降低，父源印记基因调控区发生新生甲基化，进一步使印记基因的表达从单等位基因表达变成部分双等位基因表达。

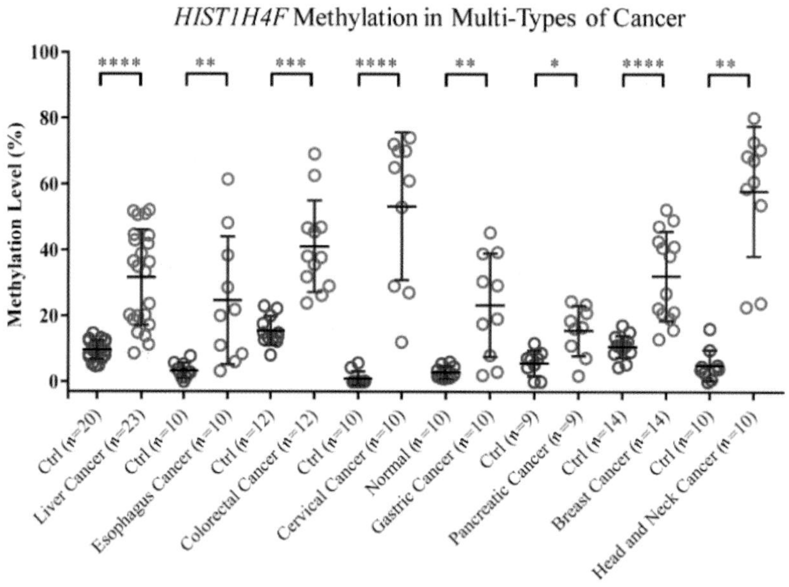

图 2-98　243 例 9 种肿瘤组织中 *HIST1H4F* 基因甲基化分析

（2）构建仿生动态培养研究系统

在构建微流控体外微生理仿生培养系统时，3D 生物打印是经常使用的技术方法。项目组开发完善了以甲基丙烯酸酐化水凝胶作为生物墨水的 3D 生物打印技术方法，实现了细胞在人工微组织构建中的均匀分布，使 3D 生物打印能够构建更大更完整的具有生物功能的管腔结构微组织。该研究针对输卵管、血管等具有管腔复制结构的微组织构建，通过对生物打印技术和生物墨水应用进行技术开发，为基于水凝胶 3D 生物打印构建具有生物功能的微生理系统提供重要的技术方案。针对输卵管、血管等复杂管腔结构构建的难题，该研究开发了新型 3D 生物打印技术方法，相关文章发表在 *ACS Applied Materials and Interfaces* 上。如图 2-99 所示，通过分层添加蚕丝蛋白颗粒改善了甲基丙烯酸酐化水凝胶生物墨水中细胞分布不匀均的缺点。该研究以甲基丙烯酸酐化水凝胶作为生物墨水的主要成分，通过在其中分层添加不同浓度的 SF 颗粒，减缓细胞沉降，最终使细胞在人造组织中的分布更加均匀，为后续构建复杂的胚胎细胞培养的微生理环境提供了技术方案。

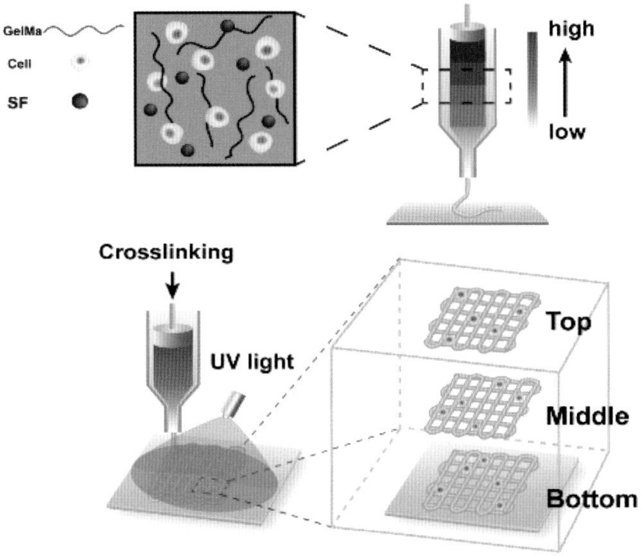

图 2-99 分层添加蚕丝蛋白颗粒的甲基丙烯酸酐化水凝胶生物墨水 3D 生物打印示意

（3）证实已生育和不育的男性精浆中不饱和脂肪酸代谢产物，精子特异的 tsRNA 和精子特异的 miRNA 在辅助生殖体外受精诊断中的应用

该研究通过检测已生育和不育的男性精浆中存在的不饱和脂肪酸代谢产物的含量，发现这些精浆不饱和脂肪酸代谢产物的含量水平与生育状态、精液质量、活性氧水平、精子前向运动能力、环境内分泌干扰物水平及精浆钙镁比例的相关性。进一步证实已生育和不育的男性精浆中存在的不饱和脂肪酸代谢产物的差异。因此，精浆不饱和脂肪酸代谢产物可以用作检测生育状态、精液质量、活性氧水平、精子前向运动能力、环境内分泌干扰物水平及精浆钙镁比例等的标记物，可以用于衡量男性不育药物的有效性。

（4）建设自然妊娠及辅助生殖技术助孕家庭生物样本库及搭建多中心临床队列信息化智慧管理平台

项目组针对队列研究目标制定了详细的样本采集、处理、保存标准化操作流程手册，与医院检验科、IVF 实验室、分娩室、人流手术室医护人员协同开展样本的高效标准采集及处理。定期开展队列样本处理专员培训，提升生物样本库建设质量，为后期进一步探索各因素影响胚胎早期发育过程的多组学作用机制提供充足且高质量的样本支持（图 2-100）。家庭队列研究计划纳入 5000 个家庭，存在随访周期长、各阶段临床信息庞杂、随访问卷信息体量大、生物样本种类多样等诸多队列管理上的难点。该项目建立了多中心多层级临床队列信息化智慧管理平台，配合队列总体实施方案进行平台设计，辅助队列管理人员把控队列随访进程及质量。通过信息化管理平台实现无纸化录入问卷信息，实时摘录临床就诊信息，精确管理生物样本库，与随访对象远程互动交流，有效提升队列质量控制，使随访进程信息化、可视化、标准化。

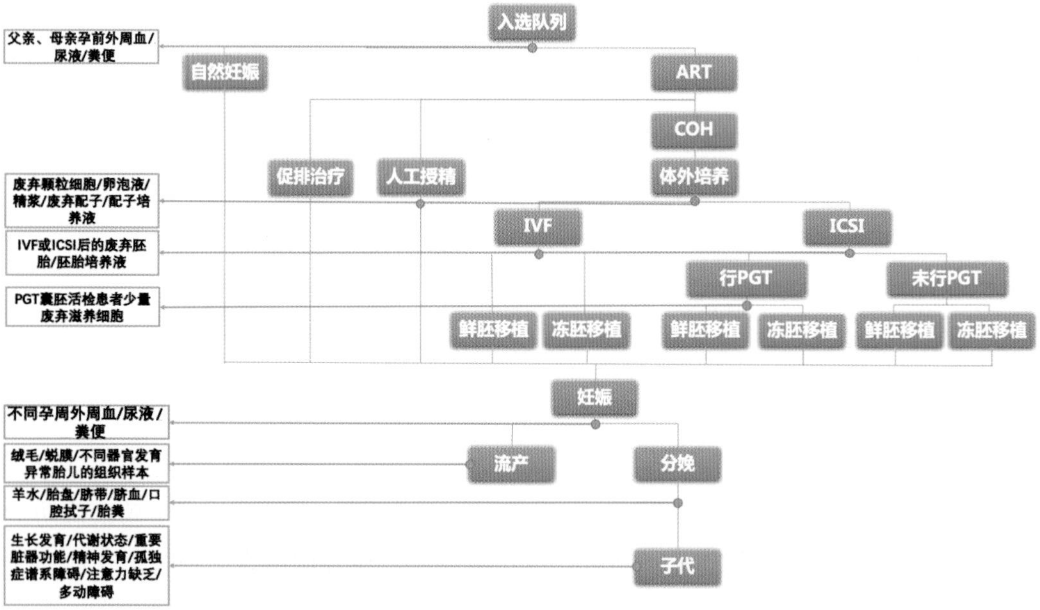

图 2-100　多中心家庭队列及生物样本库建设总体设计

（5）小鼠早期胚胎发育代谢组网络的构建及分析

早期发育的胚胎代谢调控与表观遗传学调控密切相互作用，因为胚胎从合子到二细胞、四细胞、桑葚胚、着床前囊胚着床后胚胎的过程，是一个细胞的增殖和表观遗传重塑同时发生的过程。该项目整合了基因调控与表观调控的研究，在 2019 年开展了早期胚胎发育少量细胞的代谢组学和代谢调控的研究。该研究应用了代谢组学与生物信息学的手段建立胚胎发育过程及多能干细胞多能性获得、维持与退出过程中的糖类、氨基酸、核苷酸与脂类代谢网络重塑的过程。特别研究了与多能干细胞多能性获得与退出相对应的发育阶段，如从 2C 到囊胚，以及胚胎干细胞中的 naïve 与 primed 状态的干细胞的代谢调控。鉴定了调控多能干细胞多能性的新型代谢信号通路。利用转录组学及 ChIP-seq 等手段鉴定了多能性获得、维持及退出过程中的新型代谢上游调控因子和代谢信号通路，并阐明了其对多能干细胞命运的决定作用。鉴定了多能干细胞干性获得、维持、退出各个阶段的可能对代谢基因进行调控的，且未曾在干细胞中被研究过的因子，并研究了其对代谢基因、通路、网络调控的新机制。同时利用不同数量受精卵探究少量胚胎代谢组学方法，发现随着胚胎数量的增加，代谢物表达量相应增加，由此探索胚胎发育早期 2C 到囊胚期代谢网络的时空变化与重塑。该研究发现胚胎发育不同阶段，糖代谢与脂代谢分布不同，囊胚时期的 TCA 循环中间产物较多。

第四节　研发转化体系建立

一、总体进展

研发转化体系建立方面的主要任务是“建立我国生殖疾病和出生缺陷防治的全链条研发体系。开展辅助生殖技术新方法的适应证和安全性评估的相关研究，建立出生缺陷三级防控协同网络，实现全国大规模应用；通过临床大数据分析，制定符合我国特点的出生缺陷防控策略”。专项于 2018 年部署 2 项，开展了生殖疾病防治规范化体系建立和基于孕前—产前—产后全链条的出生缺陷综合防控规范化体系研究，为建立我国生殖疾病和出生缺陷防治的全链条研发体系打下了重要的基础。

北京大学第三医院牵头的“生殖疾病防治规范化体系建立”项目以建立覆盖全国的生育力监控平台为基础，开展了从社区到医院育龄人群生殖健康及相关疾病发病情况现状分析。建立了恶性肿瘤疾病、卵巢功能异常等导致生育力降低疾病的分级诊疗体系及规范化诊疗流程。2019 年度项目组依托 3 个国家妇产疾病临床医学研究中心，初步建立了覆盖全国 15 个省及直辖市的社区育龄女性生殖健康状况监控平台；针对育龄人群生殖健康疾病开展了从社区到医院的全方位防控网络建设，建立了社区育龄人群生育力及生殖健康相关疾病数据库和相关疾病谱队列；分析了社区育龄人群生育力现状和不同生殖障碍性疾病的发病特征及临床干预措施的有效性；

以恶性肿瘤患者的生殖健康为切入点，建立了覆盖4个省市的恶性肿瘤患者生殖健康状况监控平台，探讨了肿瘤患者生育力保存的关键性技术；在此过程中研发的各项适宜技术通过国家临床中心协同网络单位进一步推广应用，最终使广大患者受益，为国家和社会节约大量的医疗资源。

四川大学牵头的“基于孕前—产前—产后全链条的出生缺陷综合防控规范化体系研究”项目，开展了覆盖孕前—产前—产后全链条的干预技术规范研究、覆盖孕前—产前—产后全链条全过程服务的质控体系构建研究、具有普适性和病种特异性覆盖生育全程的规范化干预及策略研究、新型出生缺陷防控技术群体应用研究及全国性出生缺陷三级综合防控协同网络构建研究等基于出生缺陷孕前—产前—产后全链条综合防控的研究，制定了一系列出生缺陷防控相关指南、技术规范和专家共识，开发形成了适宜中国国情的产前超声智能质量判别系统和血清学产前筛查数据质量控制系统。

二、各项目研究进度

（一）“生殖疾病防治规范化体系建立”项目

1. 项目简介

项目由北京大学第三医院刘平教授团队牵头，团队成员来自中国疾病预防控制中心妇幼保健中心、上海交通大学、华中科技大学同济医学院附属同济医院、北京大学第三医院、中国医学科学院北京协和医院等单位。项目拟通过完善育龄人群生殖健康现状评估平台，对育龄人口面临的主要生殖健康问题进行现况分析；依托覆盖全国的生殖疾病临床协同研究网络平台，针对育龄人群生殖健康疾病开展从社区到医院的全方位防控网络建设，建立适宜生育力和常见生殖障碍性疾病的综合监控体系；建立常见生殖健康相关疾病的分级诊疗体系；完善规范化诊治的国家标准，提出合理有效的治疗、预防方案，为改善我国育龄人群生殖健康整体水平及医疗保健服务现状提供可靠数据。

2. 研究进展

（1）育龄人群生育力低下发病情况及干预现状分析

已明确育龄人群生育力评估的各类指标和生育力评估方案，开发建设育龄生育力低下夫妇监控平台，开发生育力低下人群生育力监控平台，形成生育力评估指标系列，并已完成 18 683 条生育力低下病例个案信息的标准化采集。

（2）社区育龄人群生殖健康相关疾病发病情况与生殖问题现状评估

完成社区育龄妇女生殖人群生育力及生殖健康相关疾病数据库建设，上海地区通过人口和经济情况分层整群抽样，广州地区通过提取国家免费孕前优生系统中部分街道 2018 年进行孕前检查对象的档案编号，抽取随访对象。

（3）影响生育力的恶性肿瘤疾病的诊疗体系建立和示范研究

初步建立了三省肿瘤患者保留生育能力的监控平台和研究网络平台，建立了分级诊疗体系；开展妇科肿瘤保留生育能力手术研究；开展肿瘤患者生育力保存的临床研究；初步开展新型药物抗肿瘤机制和生殖系统安全性研究。

（4）无创生育力评估新方法探索及国家标准建立

卵巢储备功能评估新体系和育龄女性无创生育力评估体系正在建设中。对于卵巢储备功能评估新体系建设，已经完成回顾性数据研究及预测变量的删选工作，建立了以年龄、基础尿促卵泡素、抗苗勒氏管激素、基础窦卵泡数量为基础的 AFAA 模型，并进一步纳入验证，研发软件系统；无创生育力评估体系目前已经入组 127 例患者经阴道子宫输卵管超声造影及腹腔镜验证情况，并继续收集子宫内膜容受性无创评估指标对不孕患者临床方案进行指导。

（5）卵巢功能异常导致生育力降低相关疾病分级诊疗体系建立及示范研究

北京协和医院妇科内分泌及妇女健康中心于 2005 年启动了一项有关卵巢功能衰退过程对女性健康影响的前瞻性队列研究，另一项多中心、前瞻性、干预性研究——高雄激素对 PCOS 患者促排卵效果的影响研究方案及实施情况，持续入组中。同时，对于卵巢型内异症临床治疗路径建立已入组数十例；青少年内异症临床治疗路径、相关病历资料回顾性分析已完成，随访还在持续进行中。

（6）育龄人群生殖健康及医疗保健服务匹配情况现状分析和诊疗示范推广

目前，已完成全国 15 个省市社区人群横断面育龄女性生育力流行病学调查任务。云贵地区复发性流产队列建设数据多中心共享电子研究平台和智能化生物样本库已建成，在云贵地区已有 11 家医院推广复发性流产的规范化诊疗，目前已经入组 RSA 患者 284 例，并在持续入组中。人类 ART 服务资源配置和利用的研究，通过搜集《中国卫生健康统计年鉴》、国家统计局、卫生健康委等公开数据和健康指标，利用辅助生殖机构服务调查数据，进行了全国及分区域的辅助生殖机构、场所和人力资源的配置情况的描述性分析和公平性分析。另外，从需方角度，设计了 ART 服务利用现状和影响因素的抽样方案和调查问卷，在北京和浙江进行了问卷预调查。目前，

17 家辅助生殖机构持续入组调查中。ART 资源配置公平性研究结果显示，我国 2018 年辅助生殖相关卫生资源按人口数配置的公平性较为理想，按地理面积配置的公平性相对较差。

3. 项目主要成果

（1）中国疾病预防控制中心妇幼保健中心育龄人群生育力低下发病情况及干预现状分析平台建立

项目组完善了评估指标，明确了平台采集内容和方案，完成了生育力监测平台开发和运行，完成标准化数据 18 683 条。相关成果以“2019 年中国辅助生殖机构首诊女性生育力评价的现况分析”为题发表于《中华预防医学杂志》上。

（2）完成全国 15 个省市育龄人群生殖健康状况影响评估横断面调查和社区育龄人群生殖健康相关疾病发病情况与生殖问题现状评估

完成了北京、天津、上海、浙江、广东、海南、湖北、四川、山西、河北、辽宁、福建、河南、云南、贵州共 15 个省市社区人群横断面育龄女性生育力流行病学调查任务，共入组 11 873 例育龄女性，收集血样近万例，目前已基本完善问卷双录入和核对工作。完成社区育龄妇女生殖人群生育力及生殖健康相关疾病数据库建设（5 万余例），上海地区通过人口和经济情况分层整群抽样，选取 2010—2017 年来自上海徐汇和闵行两个行政区 18 个目标街道或乡镇的育龄夫妇作为研究人群，提取孕前体检系统中上述人群的信息。广州地区提取国家免费孕前优生系统中广州市天河区（21 个街道）及增城区（11 个街道）2018 年进行孕前检查的对象的档案编号，以 1 ∶ 1 的比例随机抽取随访对象。初步调查结果显示，对于女性而言，从 21 岁到 37 岁，不孕率从 17.1%增加到 22.4%；从 38 岁到 42 岁，不孕率从 19.7%迅速增加到 38.5%。对于男性而言，从 22 岁到 38 岁，不孕率从 12.7%增加到 23.0%；从 42 岁到 45 岁，不孕率从 19.7%迅速增加到 38.5%。建立育龄夫妇生殖健康网络教育队列，自主研发 APP 网络平台，随后进行多次内部测试和总结，于 2019 年 2 月正式开放注册，在上海地区纳入育龄、有生育意愿且进行孕前检查的人群，建立育龄夫妇生殖健康网络教育队列，进行生殖健康网络教育，评估生育力及生殖相关疾病。

（3）对女性生殖衰老预警系统和队列持续随访，了解卵巢衰老对女性身心健康各方面的影响

通过卵巢功能的准确评估，希望可以获得女性生育能力的节点，有利于女性制订更佳的生育计划。北京协和医院妇科内分泌及妇女健康中心于 2005 年启动了一项有关卵巢功能衰退过程对女性健康影响的前瞻性队列研究，该队列的主要研究内容

包括中国妇女月经变化规律、月经改变与总体健康、月经改变与妇科疾病、生殖衰老的预测模型等，这是目前我国唯一关于女性生殖衰老的前瞻性队列研究。已完成1000例受试者的入组并规律随访，了解中国人群围绝经期性激素变化特点、中国人群血管舒缩症状变化特点、中国人群围绝经期情绪症状、中国人群围绝经期睡眠情况等。

（4）初步完成肿瘤患者保留生育能力的监控平台和研究网络平台建设

初步建立了三省（湖北、山西、四川）肿瘤患者保留生育能力的监控平台和研究网络平台，建立了分级诊疗体系，完成了我国生育力保存现状调查；开展妇科肿瘤保留生育能力手术研究；进行本领域人才队伍的培养，已经开展肿瘤患者生育力保存的临床研究，完成肿瘤患者卵巢组织冷冻4例，肿瘤患者ART 7例；与此同时，初步开展新型药物抗肿瘤机制和生殖系统安全性研究。

（5）剖宫产产后切口的评估及对再次妊娠影响的研究

基于“二孩时代”瘢痕子宫（剖宫产史）再生育的国情社情，开展剖宫产切口憩室评估。514例产妇产后42天经阴道超声检查，其中切口憩室223例（43.4%）。产后体温升高发生切口憩室风险显著增加（58.3%），术后给予多剂量抗生素具有保护作用，为提升产科治疗提供依据。对于有剖宫产史的不孕人群，评估剖宫产史对ART治疗及妊娠结局的影响（n=215），按照年龄1 ∶ 1配对，随机选取既往有阴道分娩史但无剖宫产史患者（n=215）、无分娩史患者（n=215）作为对照组；151例剖宫产史患者行宫腔镜评估，包括剖宫产瘢痕憩室或缺陷（PCSD）组65例及NPCSD组86例，阴道分娩史组为对照组；结果剖宫产手术史不影响体外受精—新鲜胚胎移植助孕的胚胎着床率、临床妊娠率、活产率；但剖宫产史患者若存在PCSD，可导致降低IVF-ET助孕胚胎种植率及临床妊娠率。

（二）“基于孕前—产前—产后全链条的出生缺陷综合防控规范化体系研究”项目

1. 项目简介

项目由四川大学朱军教授团队牵头，团队成员来自国家卫生健康委科学技术研究所、南方医科大学、浙江大学、中国人民解放军总医院等单位。项目立足于国家任务和国家需求，利用国家平台和全国优势技术团队，从出生缺陷防控机构建设、人力资源、质量监管、技术规范、实施规范、管理规范等方面进行多学科、多维度的研究，初步建立基于孕前—产前—产后全链条的出生缺陷综合防控规范化体系。

项目实施将促进研究结果向政策转化，使我国出生缺陷防控服务趋向规范化、标准化和均质化，对提高我国出生缺陷防控水平，减少出生缺陷发生具有重要的意义和作用。

2. 研究进展

（1）开展覆盖孕前—产前—产后全链条的干预技术规范研究

①通过文献综述、专家咨询、实证研究等方法，开展出生缺陷干预技术规范研究。已初步完成孕前（孕前保健、健康教育、妊娠期用药、再生育咨询）、产前（产前超声、产前 MRI、产前生物学技术筛查）、生后（遗传代谢病、听力障碍、唇腭裂、先天性心脏病）等 21 个出生缺陷干预技术规范的制定，并公开发表 4 个。

②根据我国疾病发生状况与临床处置难点，确定临床路径和临床处理路径清单，参照行业共识与标准，通过文献综述、专家咨询等方法开展研究工作。现已初步完成病毒感染、超声软指标、新生儿遗传代谢病、先天性心脏病等 13 个临床路径和 11 个临床处理路径的制定。

（2）开展覆盖孕前—产前—产后全链条全过程服务的质控体系构建研究

①从结构指标（机构资源）、过程指标（服务全过程）、结局指标（效果）等 3 个维度构建质控指标体系，并制定规范化的质控监管实施方案，编制质量管理与评估手册。已完成孕前健康检查、产前筛查与诊断（产前超声和产前生物学技术筛查与诊断）、新生儿疾病筛查与诊治（遗传代谢病和听力筛查）等三大类 5 种干预服务的质控指标体系构建，并确定了 1 种干预服务质控指标体系的权重系数。

②运用大数据挖掘、人工智能、信息网络等技术，开发完成血清学产前筛查数据质量控制系统（简称“C-DQASS”）、产前超声智能质量判别系统、遗传代谢病筛查辅助判别诊断系统等 3 个质控新技术，分别用于 3 种出生缺陷防治技术的智能化质量控制。

③根据质控指标体系和相关业务需求，完成孕前健康检查、产前筛查与诊断（产前超声和产前生物学技术筛查与诊断）、新生儿疾病筛查与诊治（遗传代谢性疾病和听力筛查）等三大类 5 种干预服务质控管理信息系统的需求报告。

（3）开展具有普适性和病种特异性覆盖生育全程的规范化干预及策略研究

①基于文献报道和真实数据，结合我国国情开展针对普通人群与高危人群、重点疾病的出生缺陷群体防控策略研究。已形成基于中国育龄人群大数据的孕前健康检查、基于遗传因素的异常妊娠史人群再生育干预、常见染色体非整倍体产前筛查与诊断、新生儿听力障碍筛查等 4 个出生缺陷防控策略集，初步完成 4 个策略包的

制定。

②基于文献报道、数据分析或现况调查，开展针对重点疾病的出生缺陷防控干预服务研究。已完成常见单基因疾病（SMA、DMD、血友病）、新生儿遗传代谢病、先天性心脏病和唇腭裂等 4 个重点疾病的出生缺陷防控干预服务集梳理，并从技术规范、实施规范和管理规范等方面制定分级服务内容与服务管理流程，初步完成 4 个干预服务包的制定。

③通过对全国 246 家新生儿疾病筛查机构的人力、服务、管理等现况调查，和对 2016—2017 年 710 万新生儿串联质谱筛查数据分析，完成我国新生儿遗传代谢病筛诊治现状分析报告，确定我国遗传代谢病疾病谱及其顺位。

（4）开展新型出生缺陷防控技术群体应用研究

①利用 140 余万条孕前检查数据和随访数据，通过方差分析、卡方检验、非参数检验等单因素分析方法对孕前风险因素暴露情况进行比较，已筛选出潜在的风险因素，完成孕前出生缺陷风险预警模型的雏形构建。

②利用大数据和人工智能等技术，开发完成具有自动获取 3 个标准切面（丘脑、上腹部、股骨）与自动测量生长参数功能的智能超声扫描软件，并将其应用于深圳开立生物医疗科技股份有限公司的 S60 型超声诊断系统中，完成了新技术评估模式的制定和单中心评估。目前，软件评估识别与获取标准切面成功率达 98% 以上，生长参数测量重复性、成功率和准确性均在 99% 以上。

③已完成华西第二医院 10 年胎儿染色体核型分析产前诊断数据统计，完成实验 SOP、结果分析 SOP 及质控体系等文书制定，开展羊水染色体拷贝数变异的检测。参考国内外指南，确定进行染色体微阵列分析及染色体高通量测序产前诊断的服务人群，确定建立门诊、二维码、微信、网络等转诊服务模式，已对 7850 例患者进行了转诊，对有产前诊断指征的孕妇进行了染色体拷贝数变异产前诊断。

（5）开展全国性出生缺陷三级综合防控协同网络构建研究

①完成全国 375 家产前诊断机构“孕妇外周血胎儿游离 DNA 产前筛查与诊断（NIPT）”、246 家新生儿疾病筛查中心“新生儿遗传代谢病串联质谱筛查”，11 661 家新生儿听力筛查机构和 214 家儿童听力障碍诊治机构“新生儿听力筛查与诊治”等 3 种防控资源的现状调查和数据分析，初步形成全国出生缺陷主要防控资源数据库。

②通过数据包络、Gini 系数、Lorenz 曲线等方法完成产前筛查与诊断、新生儿听力筛查与诊治等 2 项服务资源配置的效率与公平性评价，并确定优化布局研究的

评价指标和方案。

③完成培训实施方案和基地建设方案撰写，开展13本培训教材编写，完成在线教育平台需求分析报告。2019年，经卫生健康委妇幼司审核认定，新增和补充12家培训基地和41家培训协同单位，举办6期培训班，培训1270人。

④制定防控机构资源公示方案和标准，制定防控中心建设和评审标准，完成《省级出生缺陷防治管理中心建设指导意见》草案。完成全国出生缺陷三级综合防控协同信息平台需求设计和血清学产前筛查数据质控、新生儿听力筛查系统的开发。

3. 项目主要成果

（1）产前超声智能化质控技术系统

入选专项标志性成果，详见本书第三章第十节。

（2）出生缺陷防控相关指南、技术规范和专家共识

项目组基于文献报道、数据分析和专家咨询，制定了一系列出生缺陷防控相关指南、技术规范和专家共识，进一步指导和规范临床实践。2019年，项目组公开发表的指南、技术规范和专家共识4个，主要涉及新生儿遗传代谢性疾病的筛查、诊断和治疗等方面（表2-2）。

表2-2 发表的指南、技术规范、专家共识

序号	指南、技术规范、专家共识题目	杂志名称	发表年、卷期、页
1	全基因组测序在遗传病检测中的临床应用专家共识	《中华儿科杂志》	2019，57（6）：419-423
2	新生儿疾病筛查滤纸血片采集和递送及保存专家共识	《中华检验医学杂志》	2019，42（10）：836-840
3	新生儿先天性肾上腺皮质增生症筛查与诊断实验室检测技术专家共识	《中华检验医学杂志》	2019，42（12）：1014-1019
4	欧洲甲基丙二酸血症与丙酸血症诊治指南	《中华急诊医学杂志》	2019，28（5）：560-562

（3）血清学产前筛查数据质量控制系统（C-DQASS）

借鉴英国DQASS成功经验，结合我国血清学产前筛查行业现状，开发形成了适宜中国国情的C-DQASS系统。该系统基于B/S模式设计的系统框架，运算制图采用Svg技术，具有较好的动态显示效果，支持制图结果JPG和PDF格式导出；通过Web端和外部Excel数据接入模块，定期上传产前筛查机构实验室数据，可以得到

血清学生化指标 mMOM 值与孕周 / 体重等基础参数的统计图、生化指标 mMOM 值与时间的趋势图、CUSUM 图等，以及目标疾病筛查阳性率图。GDQASS 分析制图工具对统计制图具备日志记录，可对制图的数据及结果进行查证，数据库采用存储加密、传输加密和防 SQL 注入等措施，保障信息安全。

该系统可帮助产前筛查机构查找血清学筛查过程中出现的质量问题，并进行纠正，优化产前筛查工作流程，提高产前筛查医务人员的质量控制意识，切实提升产前筛查工作效率。目前，C-DQASS 系统模块和功能已经开发完成，进入试用阶段。

第五节　应用示范和评价研究

一、总体进展

应用示范和评价研究方面的主要任务是“开展提高生殖健康水平和降低出生缺陷的应用示范和评价研究。建立生殖疾病和出生缺陷防治高新技术转移示范基地，开展示范应用研究，评估其综合效果，推广实现大规模临床应用”。专项于 2018 年立项 5 项，以期建立出生缺陷综合防治示范基地，开展应用示范和评价研究。2019 年度，各项目取得了一系列成果，为全面提升我国出生缺陷防控科技水平、保障妇女健康生育、提高出生人口素质提供了重要的科技支撑。

首都医科大学附属北京安贞医院牵头的“先天性心脏病及心脏相关微缺失微重复等高发出生缺陷的三级防治示范基地申请”项目将胎儿心脏病孕前—产前—产后一体化管理医疗临床路径通过网络铺设和转化成 APP 的可视化工作流程在不同层级的参与单位进行应用推广，实现从孕前干预到产前诊断到出生救治三级防治的联动；完成了胎儿心脏产前超声切面自动识别及胎儿心脏筛查数据模型软件研发并申请专利，同时在 20 家参与和合作单位进行临床验证；完成了部分疾病的自动测量、智能诊断及专家辅助咨询的决策系统并申请专利；建立了智能化、可视化的质控体系，将孕前，产前，产后的健康教育知晓率、产前超声诊断切面、准确率、咨询准确率及转诊率等通过网络铺设，智能识别等技术实现哨点的质控；建立了胎儿心脏病产前遗传诊断及咨询策略，同时进一步扩大了胎儿心脏病（Fetal Heart Disease，FHD）生物样本库及数据库，为开发胎儿心脏病产前筛查试剂盒做准备。

上海交通大学牵头“基于立体化网络建设出生缺陷综合防控示范应用体系”项目完成了防控网络电子信息平台的主体建设，目前已在各示范区开始部署，并在上海示范区完成了大部分 LIS 系统对接和数据上传，上海示范区数据上传基本完成。建立了血清学筛查、单基因遗传病筛查诊断防控工作的方法学和人群队列，收集了先天性心脏病的基因型－表型关联分析队列样本，已开始在平台上传新生儿筛查相关数据。

中国人民解放军总医院牵头的“重大出生缺陷三级防治军民融合示范体系的构建、应用及评价”项目建立了 40 家国家级、省级、市县级示范基地，开发了应用小程序，构建了出生缺陷三级防治的诊疗及数据信息系统，建立了包含 20 余位国家级专家的专家库，实现了 500 余位医生用户为出生缺陷疾病患者进行诊治、会诊的三级防控体系。研发并应用了出生缺陷防治指导微信公众号，进行医师间学习交流，并对患者和家属进行宣教、互动和多种服务。建立了出生缺陷患者临床数据库、生物样本库及地中海贫血基因组变异数据库。建立了完整的标本采集、运送、处理、应用的标准化工作流程，收集出生缺陷样本 1600 余份。建立了重大出生缺陷疾病的规范诊治方法，实现了 100 余位患者的及时转诊治疗。举办各类学习班 18 次，培训参与人员超过 2000 人。

广东省心血管病研究所牵头的“先天性心脏病和唇腭裂三级综合防控技术的应用示范和评价研究”项目在中山市、贵港市和泉州市洛江区建立了 400 余万人口的示范基地，以计划怀孕夫妇为重点，广泛宣教，督促减少危险因素暴露，提高防治知识的普及率、认知度和干预的依从性。对分到强化组的中山市 12 个镇区进一步开展出生缺陷防治健康教育巡讲活动及效果评估。利用互联网衍生技术搭建先天性心脏病科普教育及随访平台。示范基地的产前诊断技术人员推广了胎儿心脏超声技术规范及产前产后咨询规范。逐步优化先天性心脏病产前诊断、咨询的临床路径并建立了远程胎儿心脏超声诊断、咨询的技术平台。建立了规范化的胎儿心脏超声影像学数据库。在示范基地和参与单位推广产前产后“一体化”诊疗模式，应用复杂先天性心脏病转运的绿色通道及复杂先天性心脏病的关键诊治技术。建成了唇腭裂防控专项基础数据库，初步搭建了专项数据库存储、查询和监管硬件及软件环境。

浙江大学牵头的“开展出生缺陷综合防治技术的应用示范和评价研究”项目通过对现有异构信息系统临床数据采集、整合和挖掘，初步完成了涵盖产筛和新筛信息化解决方案、先天性心脏病救治网络信息支撑方案、出生健康管理小程序等大数据重大出生缺陷防控智能信息系统构建，并在浙江、深圳宝安区等基地部署；制定了遗传代谢病、先天性心脏病及泌尿系统先天畸形等出生缺陷防控规范化方案和临床路径，初步形成孕前、产前及出生后染色体病、先天性心脏病的出生缺陷防控规范化方案和临床路径，促进实验室检测、超声诊断、临床诊治的诊疗体系和质控体系的优化；完成了浙江、北京、沈阳、新疆阿克苏和深圳市宝安区5个示范基地三级防控的摸底调查和实验室质控抽调工作；结合各基地人才基础、技术基础及政策支持，因地制宜推进了出生缺陷基地实验室的建设和完善。

二、各项目研究进度

（一）“先天性心脏病及心脏相关微缺失微重复等高发出生缺陷的三级防治示范基地申请”项目

1. 项目简介

项目由首都医科大学附属北京安贞医院何怡华教授团队牵头，团队成员来自首都医科大学附属北京安贞医院、首都医科大学附属北京妇产医院、四川大学、北京大学第三医院、甘肃省妇幼保健院、深圳迈瑞生物医疗电子股份有限公司、深圳市第二人民医院和深圳市罗湖区人民医院。该项目以网络平台建设为支撑，以三级综合防控诊疗新技术为手段，以一体化管理模式及质控体系为保障，以评价体系为督导，建立胎儿心脏病及心脏相关的微缺失、微重复遗传综合征防治示范基地。将产前超声智能诊断、产前遗传学筛查试剂盒等研发产品及合理的临床路径和管理模式作为示范基地和协作网络的主要技术抓手和实施方案落脚点，赋予三级诊疗网络进行技术转移和下沉，使得区域内优势联动，区域间良好互动，让高新技术和医疗模式惠及更多的患者。通过项目实施将提高胎儿、新生儿、婴儿重大疾病救治成功率，改善远期预后，降低婴儿死亡率，提高出生人口素质，对于个人、家庭与社会的和谐及可持续发展有着重要而深远的意义。

2. 研究进展

（1）基于心脏病孕前—产前—产后规范化防治的研究队列正常运行

持续推进胎儿快速性心律失常的孕前—产前—产后规范化防治的队列研究，目前共纳入24例患胎，其中室上性心动过速（Supraventricular Tachycardia, SVT）9例，房颤（Atrial Fibrillation, AF）15例，初始心血管评分（Cardiovascular Profile Scores，CPVS）5～10分，并发胎儿水肿9例，治疗前心室率211～258次/分；其中13例（5例SVT，8例AF）单独使用地高辛情况下转律，转律时间2～7天；4例

（1 例 SVT，3 例 AF）地高辛联合索他洛尔转律，转律时间 7 ～ 20 天；3 例产前未转律，1 例 AF 35+5 早产，出生后予地高辛 + 普罗帕酮转律，1 例 AF 超过 37 周仍未转律，37+2 剖宫产娩出，出生后予地高辛 + 普罗帕酮转律，1 例 AF 地高辛治疗 5 天因母亲阴道流血，给予保胎治疗后仍然 34+6 早产，出生后继续给予毛花苷 C 负荷，地高辛口服维持后转律；研究证实胎儿水肿及 CVPS 评分降低是单用地高辛治疗无效的风险因素；CVPS 评分可作为监测治疗疗效的有效手段。对于胎儿期缓慢性心律失常的队列研究，目前共纳入 32 名患胎，包括 4 例（12.5%）Ⅰ度房室传导阻滞（Auriculo-Ventricular Block，AVB）胎儿，14 例（43.8%）Ⅱ度 / 高度 AVB 胎儿，14 例（43.8%）Ⅲ度 AVB 胎儿，其中 24 例（75%）孕母自身抗体阳性。通过系统研究明确了免疫性胎儿传导阻滞的疾病转归及经胎盘转运药物的有效性和安全性。

（2）建立胎儿心脏病生物资源信息平台

2019 年度继续扩大胎儿心脏病生物资源信息平台，总共收集 36 例胎儿期诊断为心律失常及心肌病患儿的血液样本，并进行全外显子测序，完善相应生物资源信息平台的建立。研究发现，成都地区致心律失常性右室心肌病（Arrhythmogenic Right Ventricular Cardiomyopathy，ARVC）病例占比超出流行病学调查数据，是该区域重要的心肌病类型。研究显示异常的 Ca^{2+} 信号活化及调控机制是这类疾病的始动因素，并最终导致不可逆的心脏病理性重构，发生脂肪、纤维浸润；最后诱发致死性心律失常发生心脏猝死。同时由于基因治疗载体的快速革新，通过 AAV 体系可以携带抑制 Ca^{2+} 信号活化的短肽 AIP 于心肌组织中持续稳定表达。因此，该研究从该区域所面临的临床困境出发，结合前期研究基础，构建 DSPG35V/+、DSG2R49H/+、PKP2R735X/+ 多种 ARVC 小鼠模型，通过 RNA-seq、ATAC-seq、BioChIP-seq 等技术，系统性地阐述 ARVC 发病的分子机制，论证干预 Ca^{2+} 信号治疗 ARVC 的可行性；通过 AAV-cTnT-AIP-GFP 系统于不同时期干预 ARVC 小鼠模型，评估基因治疗的有效性和安全性，从全新视角推进 ARVC 的治疗。

（3）致畸风险预测模型研究及孕前、产前群体预防措施

继续探究先天性心脏病的致畸风险预测模型。由于先天性心脏病（Congenital Heart Disease，CHD）成因复杂，特定遗传背景下的胚胎在心脏发育过程中受到环境因素刺激，导致其心脏发育异常，被认为是 CHD 特别是非综合征性 CHD 形成的重要原因。因此，深入探索基因与环境因素交互作用对心脏发育的影响，对于 CHD 的一级预防有着极为重要的临床意义及应用前景。作为常见的内分泌干扰剂（Endocrine Disruptors, EDs），邻苯二甲酸酯（Phthalic Acid Esters, PAEs）是目前全球生产量与

消费量最大的增塑剂。研究证实，高浓度 PAEs 具有明显的生殖发育毒性，母体围孕期 PAEs 暴露可导致胚胎多种类型畸形的发生，但目前尚缺乏 PAEs 与胚胎心脏发育异常的人群流行病学研究及动物实验证据。项目组在通过人群流行病学调查及动物实验明确母体围孕期 PAEs 暴露是否可致心脏发育异常的基础上，进一步探讨胎儿 ABCB1 基因 3435C ＞ T 多态位点是否可通过影响胎盘 P-gp 表达进而影响母体 PAEs 暴露致 CHD 的人群易感性，最后通过维拉帕米抑制胎盘 P-gp 外排功能验证胎盘 P-gp 在降低母体孕期 PAEs 暴露致心脏发育异常风险中的作用，为寻找 CHD 危险因素及 CHD 一级预防措施及政策的制定提供基础理论依据及全新思路。

（4）出生救治风险模型研究及孕妇群体产前咨询指导

通过总结第一部分的心脏病孕前—产前—产后规范化防治的研究队列，成功总结并制定了胎儿快速性心律失常（SVT 及 AF）及胎儿缓慢性心律失常围生期一体化干预流程图。此外，项目组通过多次学术会议（如西部小儿心血管协作网会议、儿童心血管疾病全国大会等）、国家级继续教育培训班、专题讲座（如重庆市妇幼保健院、成都市锦欣妇女儿童医院、自贡市第一人民医院等医院开展胎儿先天性心脏病三级防控协同网络工作的讲座）、精准扶贫（先后前往西部 5 个贫困山区，协助开展覆盖 150 万人的儿童心脏病三级预防工作）等形式，推广研究成果，推行胎儿心脏病一体化干预模式的建立。

（5）基于人工智能的影像组学研发胎儿心脏智能诊断和预后咨询专家辅助决策系统及产品化

iWorks（自动工作流）为该项目研究目标量身定制了“胎心图像采集（安贞）”超声检查的标准工作流程，使得参与医院在收集图像过程中能获得符合安贞医院要求的完整图像数据集，用于质控人工智能的标定。迈瑞远程超声服务系统（迅影）是迈瑞医疗公司为该项目开发的超声图像云存储系统，各参与医院采集后的图像可通过无线网络直接发送至迈瑞云，安贞医院可以通过客户端（PC、手机）查看并下载。iWorks 系统已经布置并后续计划继续布置在其他试点医院。另外，迈瑞公司根据项目实际需求，计划实现各参与医院采集后的图像可通过无线网络发送至百家康然服务器，实现标定数据对接。

在获得胎儿心脏影像数据集的基础上，通过学习专家标注，学习四腔心的结构特征，胎儿心脏智能诊断系统可以对四腔心的结构有很好的分割效果，量化分割结果，达到疾病明确诊断的目的。针对疾病的明确诊断，准确分割出胎儿心脏的各个组件，完成对多病种和多个部件的分割任务。

（6）无创产前 FHD 遗传疾病检测试剂盒研发及产品化

清华大学在前期工作中已经建立了一整套针对先天性心脏病的遗传分析流程，主要包括针对患病胎儿一家三口的全基因组和全外显子分析。以此为基础，2019 年中共检测临床病例 182 例。进一步针对其中个别基因的基础研究，发现了 5 个与先天性心脏病相关的新基因。该研究的案例进一步确认和证实了基因是先天性心脏病相关基因，扩展了基因突变相关的临床表型，为先天性心脏病发病机制的研究提供了有力支持。

此外，针对已知和先天性心脏病有关的基因，项目组构建了一套靶向测序分析流程，该方法较全外显子测序成本减低 50% 以上。以此为基础，2019 年共检测临床病例 80 家，超过 200 例样本。其中，结节性硬化病 56 例，遗传性大血管病 17 个家系，心肌病 7 个家系。

项目组进一步针对靶向测序流程进行了技术优化，通过设计不同的靶向富集试剂，将靶向富集特异性提高了近一倍，从而降低了检测成本。同时提高了检测准确率。

（7）遗传性 FHD 的孕前辅助生殖干预技术优化及推广

自主设计订制了与马方综合征（Marfan Syndrome，MFS）症状相关的 124 个基因的外显子 Panel，为中国人群 MFS 和疑似 MFS 患者进行基因检测。扩充了 MFS 遗传研究的中国人群数据。该研究通过覆盖全面的基因 Panel 检测，有助于患者和亲属疾病的早期诊断和鉴别诊断，对疾病的预防、危险分层诊断、治疗策略制定、遗传筛查及选择性生育等有重要的指导作用。同时，为其他遗传病及鉴别诊断疾病 Panel 的建立提供借鉴依据。该研究对致病位点明确的马方综合征患病夫妇进行生育咨询和指导，为广大心血管疾病患者带来优生优育指导。

通过采用公众号科普文章进行宣传的方法，向广大公众介绍了 FHD 的常见单基因遗传病类型，使公众对 FHD 疾病有了初步了解，针对如何初步判断是否患有遗传性疾病和致病基因的确定给出了一些建议，减少因认识不足而错过预防的最佳时期的情况。通过科普宣传 FHD 疾病的相关知识，避免有生育要求的明确单基因突变患者，或者已经生育一个有明确致病基因突变的患儿家长，再次获得一个患有 FHD 的孩子。同时，通过科普宣传 PGT-M 助孕技术，使患者先挑选出不携带致病基因的胚胎，再移植回母体内孕育至出生，相对于以往的产前诊断，这一诊断方法可以避免孕妇孕中期引产带来的身心伤害。

（8）建立社区—筛查单位—产前诊断中心—多学科会诊平台的分级诊疗体系

根据先天性心脏病的筛查、会诊平台的分级诊疗模式，将社区医院、地市级筛查医院及产前诊断中心划分成一个单位，多家产前诊断中心组成区域中心，区域中心对上链接国家级多学科孕前、产前、围产期管理及出生救治会诊平台，分级、分层对“胎儿心脏病患者”进行筛查、诊断及围产期管理，并合理配置医疗资源、使“胎儿心脏病患者”基本医疗卫生服务均等化。将FHD的预后进行风险分层等级，明确部门分工，诊疗体系内不同级别的医疗机构承担不同类型胎儿FHD的筛查、诊断及治疗，实现基层医院首诊和双向转诊。通过这种单病种的细化管理，能够降低胎儿心脏病的过度引产率，使预后良好或者可治疗的宝宝能够得到及时、合理的救治，并减少了家庭及社会的负担。因此，将这种针对胎儿心脏病的分级诊疗体系，由北京地区向周边辐射、推广，惠及全国，推广出生救治通路，完善全国范围内的出生救治模式。

（9）建立区域联动的协同网络、医疗集团的分级诊疗和协同网络模式

项目组在胎儿心脏病分级诊疗体系的基础上，与全国182家单位合作，建立了胎儿心脏病网络会诊平台，完成多中心协作单位网络覆盖，合作单位纳入三甲医院、省市级妇幼保健医院及基层医疗机构。通过网络协作模式，将线下的胎儿心脏病分级诊疗体系，延伸至线上，需要会诊的单位将患者的临床资料及影像学资料通过协作网上传至会诊平台，远程进行细化诊断及会诊咨询，患者与医生进行远程在线交流。实现患者在当地医院通过多中心协作网络进行胎儿心脏病远程会诊，免去了患者在妊娠期间的往返奔波。同时，通过在各区域中心、地市级妇幼保健院、社区医院之间铺设FHD远程医疗会诊网络，实现医疗集团/医联体远程会诊。基于平行化社区网络，任意组成会诊群、讨论组；远程会诊支持实时及非实时模式，方便医生利用碎片时间，全天候会诊、咨询、交流。此外，通过远程网络进行大型医院的内部质控及远距离培训，促使各区域中心协同发展，立足区域优势互补原则、立足合作共赢理念，充分发挥各中心的医疗特色，实现FHD诊断及治疗的优势互补，开展跨区域的院际间合作，使患者少奔波，构建全国范围内的FHD诊断、转诊、会诊、治疗的一体化网络，努力实现各区域优势互补、良性互动、共赢发展。

（10）建立出生缺陷监测信息系统及基于个案的出生缺陷三级预防信息上报系统

出生缺陷监测信息系统：结合专家意见，通过计划生育服务机构、各级助产机构及儿科机构获得因出生缺陷进行治疗性引产的胎儿及所有围产期出生的出生缺陷儿相关信息，建立出生缺陷监测信息系统，便于提取与FHD相关的信息数据，目前

监测信息系统已建立。基于个案的出生缺陷三级预防信息上报系统：通过婚检机构、孕前保健服务机构、助产机构及儿科机构，精准获得基于个案的出生缺陷一级、二级和三级预防信息及医疗机构相关信息，目前已建立信息上报系统，提取 FHD 的数据信息及地理学信息。

（11）建立评级及质控体系

①遗传数据质量控制及评价体系。针对 PGT 患者，对其 FHD 的一级预防制定评价指标，如单细胞全基因组扩增成功率、全基因组扩增产物的 NGS 文库构建成功率、羊水检测结果与 PGT 结果的一致率等。

②超声影像数据库质量控制和评价指标。利用远程传输系统，实时监测并上传胎儿心脏超声影像，抽取不同地区不同医师的图像，通过专家研讨，得出超声影像数据的特征提取方法。通过质控，得出数据库图像的准确率。通过出生后新生儿超声心动图验证，明确产前 FHD 筛查准确率及诊断准确率。

③母胎临床资料数据质量控制和评价指标。建立 FHD 全生命周期诊疗评价体系：不同等级 FHD 全生命周期治疗费用，尤其是Ⅲ－Ⅳ级 FHD 全生命周期治疗费用。

建立出生缺陷三级预防实施的综合评价体系：通过出生缺陷数据库获得的地理数据，结合地理信息系统（Geographic Information Systems, GIS）空间分析方法，评价出生缺陷三级预防转会诊便利性和可及性。

3. 项目主要成果

（1）建立近 50 种胎儿心脏病围生期一体化干预临床路径

该研究通过总结项目组积累的国内最大样本量的病例队列和国内外已发表的研究成果，科学性地将其归纳为两个围生期一体化干预流程图，并通过该项目开发的远程指导软件，对基层医生的诊疗决策提供帮助；此部分成果获得 2019 年四川省医学科技进步奖一等奖。

（2）基于人工智能的影像组学研发

将正常胎儿超声图像特征信息预处理及专家标注后生成并存放于可用于高层次挖掘的影像特征库中；训练机器学习正常胎儿生长发育过程中的超声心动图像数据集。通过学习专家标注，学习四腔心的结构特征，可以对四腔心的结构有很好的分割效果，量化分割结果，达到明确诊断疾病的目的。项目组完成了对多病种的分割任务，数据集涵盖 1 个正常组和 6 个病种组；完成多个部件的分割任务，包含四腔心的 5 个关键部件；通过样本量平衡，使得占比少的组分割效果得到提升，整体效果也进一步提高。

（3）胎儿心脏病远程会诊平台

基层合作单位安装远程会诊终端及人工智能软件后，定期通过远程会诊终端上传病例图像资料及患者信息，并通过人工智能软件进行疾病初筛。当基层合作单位发现疑难病例时，通过远程会诊终端与北京安贞医院的专家团队进行现场连接，由专家实时指导进行图像采集、关键病变部位图像捕获及疾病的诊断。同时，基层合作单位的超声医师可以就该疾病诊断过程中的诊断要点、鉴别诊断后续监测及远期治疗进行咨询，并与患者进行充分沟通（图 2-101）。

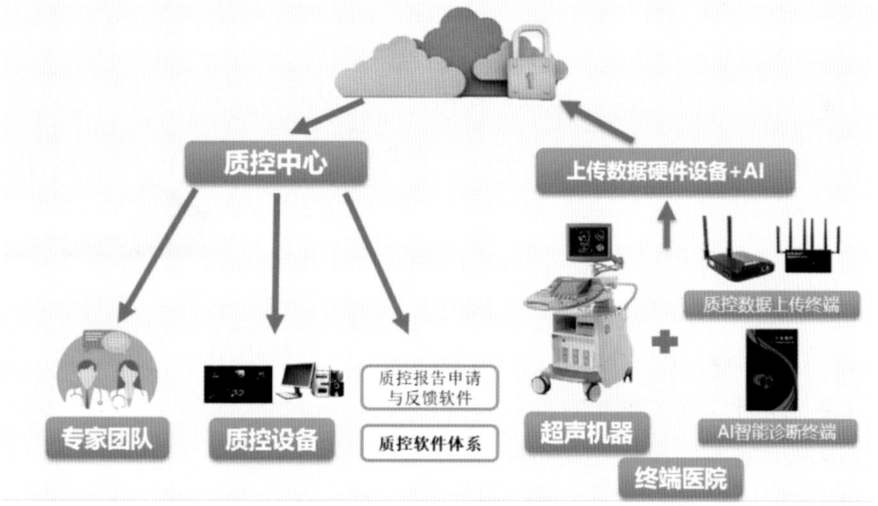

图 2-101　胎儿心脏病远程会诊流程

（二）“基于立体化网络建设出生缺陷综合防控示范应用体系”项目

1. 项目简介

项目由上海交通大学孙锟教授团队牵头，团队成员来自南京市妇幼保健院、上海交通大学、华中科技大学同济医学院附属同济医院等单位。项目拟通过建立跨区域的立体化出生缺陷综合防控网络，以长三角为立足点，联动相对薄弱地区，覆盖上海、江苏、湖北、海南和新疆 5 个示范区，在每个示范区设置若干个示范点开展示范应用研究。立足于现场研究与回顾性研究序贯开展的主线，辅以信息系统的开发和防控方法学研究。此项目的实施，将为我国的出生缺陷防控工作提供应用示范，建立一体化综合防控的标杆示范效应，推动我国出生缺陷防控工作的进步，为降低出生缺陷发生率提供科学的决策依据。

2. 研究进展

（1）建立立体化出生缺陷综合防控网络

上海、江苏、湖北、海南、新疆五大示范区域均已选择示范点展开出生缺陷防控干预网络工作，总覆盖人口≥ 500 万人，覆盖以助产医疗机构、产前筛查机构和产前诊断机构为链条的防控体系和新生儿出生后的新生儿筛查体系，结合不同阶段相应的现场干预研究，评估网络协作机制，以供后续开展回顾性评价研究。

（2）实现基于云存储的出生缺陷防控干预数据库平台

储存 NIPT 数据≥ 5 万份，血清学筛查数据≥ 20 万份，新生儿筛查数据≥ 13 万份。已完成在 5 个不同的区域中选择相应的示范点部署终端，构架安全可靠的云服务器，实现包括示范用户数据采集层、平台应用服务层和平台数据中心层的 3 层构架。目前，已对接上传 NIPT 数据≥ 2.7 万份，血清学筛查数据≥ 2 万份，新生儿筛查数据≥ 13 万份。

（3）五省区分别形成以区域为基础的示范应用报告

基于现场干预获得的血清学筛查、NIPT、先天性心脏病筛查、基因检测等数据，对不同区域数据进行标准化处理，反复确认关键指标数据字段，并对临床数据进行必要的回访与整理，在数据平台进行系统化分析；对出生缺陷干预中各地区的情况进行回顾总结，对不同疾病的筛查效率，不同方法的敏感度、特异性、阳性预测值等进行相应的分析，结合卫生经济学分析，进行因地制宜的干预策略评价。

（4）血清学筛查和 NIPT 实施筛查及覆盖比例

选择已经实施全覆盖产前筛查项目的代表性区域——广东省东莞市、山东省青岛市 2 个区（胶南区和开发区）和江苏省常州市 3 个区（天宁区、钟楼区和新北区），作为项目实施合作单位。分别与东莞市妇幼保健院、青岛妇儿医院、常州市妇幼保健院合作，调取当地完整的血清学筛查数据、NIPT 检测数据及回访数据。目前，合计收集相关数据 333 912 例，其中血清学产前筛查数据 241 016 例、NIPT 数据 92 896 例，两项目均做的孕妇数据为 20 304 例；上述区域总孕产妇数为 331 624 例，覆盖率为 94.6%（313 608/331 624）。血清学筛查和 NIPT 实施筛查总数及覆盖比例均已超过预期目标。

针对唐氏综合征，除了从整体上分析血清学筛查和 NIPT 筛查的筛查效率，项目组还利用二者均做的 20 304 例数据，初步进行了多种筛查方案的筛查效率比对。各筛查方案的卫生经济学评价：项目组以决策树模型为基础，正在建立卫生经济学评价模型，针对不同地区的经济水平进行多个筛查方案的成本—效果分析，以期建立不同经济水平地区的最优筛查策略。

（5）建立无创染色体微缺失 / 微重复综合征产前筛查技术体系及其评价体系

完成了无创染色体微缺失 / 微重复综合征产前筛查技术开发，构建了数据分析模型和算法优化，对获得的 CNV 阳性样本进行了 CMA 验证分析，证明该体系可以高效准确地检测出母源性 CNV，并基于此体系建立了中国孕妇群体 CNV 数据库。

在此基础上，项目组应用该平台对 12 155 例 NIPT 检测样本测序数据进行 CNV 分析，发现 77 例孕妇携带潜在致病性 CNV 或性染色体非整倍体，包括了 4 例 47，XXX 和 73 个致病性 CNV。完成了对其中 54 例孕妇基因组 DNA 的 CMA 验证，显示 53 例与 NIPT 分析结果一致，1 例为相应区域的 LOH。项目组的研究数据提示，通过该体系对 NIPT 数据分析，可以不增加成本地发现母源 CNV 并提示胎儿 CNV 的携带风险，这种路径区别于目前 NIPT-PLUS 加深测序深度的一般思路，有助于产前遗传咨询与产前诊断。

（6）建立常见单基因病孕前夫妇携带者筛查技术体系及其评价体系

建立了基于毛细管电泳技术的 20 种常见遗传病携带者筛查技术。该体系采用多种技术相结合，可以检测点突变、缺失重复、倒位、假基因等复杂基因的多种基因变异类型。针对 20 种遗传病的 22 个基因、449 种热点突变进行设计和优化，最终形成有效的检测、筛查体系。以 Sanger 测序和二代测序技术为对照，该体系的敏感性、特异性和准确性分别达到 94.9%、100% 和 99.2%；同时，该体系具有检测费用低、易于解读、可以检测二代测序无法检测倒位、假基因干扰等优点。

项目组进一步利用该体系进行了一定规模的检测，对 5368 例受检者（其中包含 1916 对夫妻）进行了检测，发现 1122 例（20.9%）受检者至少携带一个致病突变；1916 对夫妻受检者中，有 33 对（1.72%）携带同一常染色体或 X 连锁遗传病的致病突变，属于高危人群；20 种单基因遗传病的理论发病率为 6.4‰。项目组的研究建立了一种高效准确的携带者筛查体系，为后续临床开展携带者筛查提供了技术支撑及人群数据，奠定了良好的前期基础，而且还证实了在我国开展孕前 / 产前扩展性携带者筛查的价值和必要性。

（7）研制常见遗传疾病标准品

通过与多家医疗单位调研并建立合作，开展杜氏肌营养不良 DMD 基因国家参考品的研制。实验室现已经收集基因诊断明确的 DMD 患者新鲜血液样本 46 例，包含了最常见的 DMD 基因变异类型，并已顺利完成相应细胞系的建立及扩繁。

（8）孕产妇的先天性心脏病规范化筛查

已完成10万例筛查，3.7万例数据已上传数据库。

（9）建立数据传输、远程会诊网络平台及危重新生儿转运体系

新华医院已建立数据传输、交流及转诊平台网站，初步确立了上海市胎儿心脏超声检查的转诊指征，实现了新华医院围产期先天性心脏病诊治中心与上海市4家知名妇产医院的胎儿先天性心脏病筛查和转诊的信息化管理。上海儿童医学中心建立了国内唯一的新生儿复杂先天性心脏病转运团队，配备完善的新生儿转运设备及专业的重症医学转运人员。

（10）制定专家共识

发表了《胎儿先天性心脏病诊断及围产期管理专家共识》。

（11）完成新生儿代谢病筛查

截至2019年12月，已经完成新生儿代谢病筛查20万人次。

（12）新生儿筛查回访率

截至2019年12月，新生儿代谢病筛查回访率达95%。

（13）建立遗传代谢病筛查数据库

初步建立了遗传代谢病筛查数据库，遗传代谢病总构成比等相关信息正在完善中。

3. 项目主要成果

（1）立体化出生缺陷防控网络及示范区建设

立体化出生缺陷防控网络主要是建立分层分级的防控网络并进行现场研究。项目团队目前主要在新疆和上海两个示范区进行推进。在新疆示范区，以自治区妇幼保健院为依托，通过建设覆盖全疆的筛查转诊网络，目前已经在北疆地区基本实现80%的筛查覆盖。对于产前筛查，同时开展了孕早期筛查和孕中期筛查及NIPT筛查；新生儿筛查则采用二病筛查。强调了数据回访的可靠性。在南疆地区，在喀什选择了4个县，由政府动员开展了完全免费的筛查，采用的策略是孕中期四联筛查+NIPT序贯的方法，对于NIPT高风险孕妇提供前往乌鲁木齐进行产前诊断的费用。这一防控网络的建立，使喀什地区血清学筛查率从近乎为0提高到超过80%。后续将评价这一筛查策略的有效性，并根据评估数据进一步研究更适宜的策略。在上海示范区，依托新华医院筛查网络，覆盖了杨浦、宝山、虹口、浦东新区、崇明等区域，采用孕妇自愿选择的血清学筛查和NIPT筛查策略，进行了充分的回访。同时，在该区域开展了SMA筛查等项目。这部分数据将用于评估东部发达地区筛查方法

学和策略。

（2）基于云存储的出生缺陷防控干预数据库平台建设

经过前期调研与前期设计，充分遴选比较不同方案，目前已经确定了数据库平台的基础框架。在本地应用 LIS 系统对实验室数据实现一体化管理，在远程通过 SaaS 软件构架集成不同地区的数据。首先，该平台已经在新疆示范区开始数据接口的对接。在自治区妇幼保健院，通过该软件平台的本地 LIS 系统，与实验室的血清学筛查设备（铂金·埃尔默、贝克曼库尔特两种不同的主流血清学筛查设备）、NIPT 检测 NGS 设备（贝瑞和康 CN500）进行了 LIS 对接，规范了基础信息录入，实现了数据标准化。在上海，平台与博奥公司的 NGS 设备进行了 LIS 对接。基于前期数据对接经验，进一步优化平台架构，基本完成数据平台主题建设，并对接新华医院信息管理系统，接入上海地区的筛查数据，并与五大示范区分别进行数据对接上传与调试。

（3）血清学筛查和 NIPT 筛查实施，建立无创染色体微缺失 / 微重复综合征产前筛查技术体系及其评价体系研究

与华大基因合作完成了无创染色体微缺失 / 微重复综合征产前筛查技术开发。该技术通过采用 48 万份 NIPT 血浆样本 NIPT 数据，构建了数据分析模型和算法优化；对其中 500 例 NIPT 计算获得的 CNV 数据进行了验证分析，证明体系可以高效检测出母源性 CNV，为胎儿无创检测技术提供了另外一种思路。

此外，项目组对原有的 NIPT 实验检测技术进行改良。由于 NIPT 技术是在检测胎儿来源的游离 DNA 中相应染色体改变的基础上进行分析，因此胎儿游离 DNA 在孕妇血浆中总游离 DNA 中的比例是检测成功率和准确性的重要因素。项目组通过富集短片段游离 DNA 的方法成功实现了对胎儿游离 DNA 的浓度提升。通过对临床样本的检测，项目组证实新方法较原方法有着 3 个方面的显著提升：首先，NIPT 检测中胎儿游离 DNA 的比例显著增加；其次，NIPT 检测出现失败导致重新采血的概率显著降低；最后，NIPT 检测的假阴性情况显著降低。基于此结果，项目组成功对该技术进行了改良，推动该技术在临床的应用。相关成果已发表在 *Journal of Translational Medicine* 上。“无创基因检测及其技术改良在产前筛查中的应用”获得 2019 年江苏省妇幼健康引进新技术二等奖。

（4）上海市胎儿先天性心脏病登记注册网络

已建立以上海市妇幼保健中心负责监督管理，以复旦大学附属妇产科医院、上海市第一妇婴保健院、上海市国际和平妇幼保健院、仁济医院及新华医院为中心单

位的上海市胎儿先天性心脏病登记注册网络。网络平台的建立是推广胎儿先天性心脏病筛查—转诊—诊断规范化方案的重要技术支持。孕产妇胎儿先天性心脏病规范化筛查及心脏结构异常基因检测分析的数据收集和上传正在有序进行。上海儿童医学中心建立了国内唯一的新生儿复杂先心转运团队，配备完善的新生儿转运设备及专业的重症医学转运人员，足迹遍布全国各地，最远转运距离为 1500 km，已转运患儿超过 50 例，最小年龄早产 32 周，最小体重 890 g，最小急诊手术患儿早产 34 周，最小体重急诊手术患儿 1100 g。

（5）新生儿代谢病筛查实施及数据库建设

新生儿代谢病筛查数据目前主要来自于湖北省和上海市。目前，完成新生儿筛查 20 万人次，新生儿筛查回访率达 95%。已经协调了湖北省妇幼保健院新生儿筛查数据，通过外协单位的形式将湖北省妇幼保健院所负责的湖北省新生儿筛查数据纳入数据库。同时，正在协调十堰市妇幼保健院的数据。

（三）“重大出生缺陷三级防治军民融合示范体系的构建、应用及评价”项目

1. 项目简介

项目由中国人民解放军总医院余新光教授团队牵头，团队成员来自中国人民解放军总医院第一医学中心、广西壮族自治区妇幼保健院、首都儿科研究所、甘肃省妇幼保健院和湖南省儿童医院等单位。项目拟通过研究建立出生缺陷三级防控体系，构建出生缺陷合理干预分级诊治的管理平台，并对防治体系的有效性、安全性、经济性进行评价，以总结经验并向全国进行推广。通过项目实施与评价将进一步完善出生缺陷防控技术体系，进行成果转化、技术推广，有效降低出生缺陷发生率，做到预防诊治提前，具有重要的社会效益和经济效益。

2. 研究进展

（1）建立示范基地，开发应用小程序，构建出生缺陷三级防治的诊疗及数据信息系统

项目组在北京、天津、上海、广西、甘肃、湖南、福建、宁夏、河北、内蒙古等省（区、市）建立了 30 余家三级出生缺陷防控示范单位，覆盖潜在人群总数达 500 万人以上，作为重大结构畸形及地中海贫血等出生缺陷疾病的防控示范基地。通过开发手机小程序，建立了出生缺陷三级防控网络的智能管理平台，并已应用于各级示范单位和相关患者及家属，建立标准规范、信息实时动态、全程监管可控的预防出

生缺陷综合防治系统，实现医疗保健服务人员的医疗决策智能支持、远程医疗、服务对象在线管理。同时，研发应用出生缺陷防治指导微信公众号，通过专家专访、文献编译、讨论精选、科普专栏等多个栏目进行医师间学习交流，对患者和家属进行宣教、互动和多种服务。

（2）建立出生缺陷患者临床数据库、生物样本库及地中海贫血基因组变异数据库

项目建立患者临床数据库，收集患者临床数据及影像学资料。解放军总医院共采集各类型神经管畸形患者临床信息 416 例。建立妇产科、超声科、影像科等多学科的协作机制，2019 年超声科共筛查胎儿 1168 例，建立 711 例异常胎儿的超声数据库，早期检查并干预神经管畸形高风险胎儿 18 例。在北京、甘肃、广西、海南等地建立生物样本库，制定了完整的标本采集、运送、处理、应用的标准化工作流程。解放军总医院临床数据与样本资源库协作，建立神经管畸形生物样本库，目前共留取各类神经管畸形标本 200 余组，包含患者外周血和组织标本及直系亲属标本共计 500 余份。甘肃省妇幼保健院完成 250 人份出生缺陷样本收集工作，收集羊水 379 人份、胎盘及脐带共 369 人份、母血 81 人份、脐血 23 人份。首都儿科研究所收集患儿标本 16 例，建立规范的中国人群先天性膈疝结构畸形基因数据库。湖南省儿童医院建立详细的发育性髋关节发育不良病例资料收集表和临床影像学数据库，收集病例 100 例。广西壮族自治区妇幼保健院通过全外显子测序技术对从广西、海南、甘肃和北京等地收集到的 3456 例标本进行检测、数据及致病信息分析，初步构建了单基因遗传病致病基因数据库。

（3）建立重大出生缺陷疾病规范诊治的临床路径

解放军总医院神经外科建立外科手术干预颅椎畸形的临床路径（包括前路齿突减压和后路固定手术）。解放军总医院实施各类型神经管畸形手术 416 例，并回顾性分析解放军总医院神经外科前期收治的 2000 余例脊髓栓系患者，对脊髓栓系及并发症进行分类总结，并对脊髓栓系及相关疾病的治疗方面进行了改进，为进一步系统性制定脊髓栓系诊疗规范提供了必要的理论依据。解放军总医院开展并推广小儿先天性脑积水和颅缝早闭的微创外科治疗，通过脑室镜下脉络丛烧灼术、三脑室底造瘘术、中脑导水管成形术和透明隔造瘘术等技术治疗小儿先天性梗阻性脑积水等出生缺陷畸形。完成小儿先天性脑积水手术 31 例，颅缝早闭手术 7 例。解放军总医院、首都儿科研究所等基地建立了危重新生儿的规范化转运流程，转运出生缺陷患儿 87 例，其中先天性膈疝患儿 17 例。开展先天性心脏病合并其他系统畸形患儿同期联合

手术示范体系的建立、推广及评价研究。建立湖南地区发育性髋关节发育不良早期筛查、转诊、治疗体系。覆盖当地6月龄以下婴幼儿，转诊发育性髋关节发育不良80例。

（4）各级基地医院对出生缺陷疾病的成熟、适宜技术进行推广应用

为完善出生缺陷三级防治体系，提高各级单位出生缺陷防治服务能力，扩大出生缺陷防治人才队伍，以出生缺陷防治任务需求为导向，以提高理论知识和实践技能为重点，积极开展出生缺陷防治人才培训项目。2019年举办建立重大出生缺陷三级防治示范体系神经管畸形诊治培训班6期，培训相关人员1000人。举办地中海贫血综合防治培训班2期、新生儿筛查培训班和产前诊断与筛查技术培训班各1期，培训医务及项目管理人员720人。举办内镜脑积水等疾病手术治疗学习班4期，培训相关医生200人。举办儿科产科三级诊疗单位早期诊断和风险评估技术、生后转运及生后胸腔镜手术治疗技术的培训学习班。举办新生儿疾病筛查中心、产前诊断中心、遗传医学中心专题培训班5次。举办第十四届全国《小儿疾病与超声》国家继续教育学习班1期，培训湖南省超声科医师200余位。项目专家赴甘肃、广西、云南等多地基层及贫困地区开展指导帮扶工作、义诊咨询等活动。同时，解放军总医院与福建协和医院合作探索宫内胎儿神经管畸形的创新手术治疗方法。

3. 项目主要成果

（1）“婴幼儿早期发育的机理及营养干预新技术的建立和推广应用”获2019年华夏医学科技奖二等奖

该研究率先通过实验研究发现叶酸代谢紊乱会发生DNA甲基化修饰异常并引发胚胎发育障碍。相关成果发表在国际营养学顶级杂志，单篇被*Science*等杂志他引83次。美国出生缺陷杂志*Birth Defects*副总编Richard Finnell同期发表述评称：“国际上期待的表观遗传调控在出生缺陷中的作用问题首次被证实。”首次通过实验研究发现叶酸代谢紊乱也造成组蛋白化学修饰失衡引起胚胎神经发育异常及畸形胎儿组织中存在叶酸代谢紊乱。完成了4次涉及50万儿童（0～6岁）身高体重和健康状况的调查。发现30年间儿童身高体重持续增长，城区儿童身高增长2.7 cm（1岁组）至5.2 cm（6岁组）、体重增长0.8 kg（1岁组）至3.1 kg（6岁组），卫生健康委以此调查结果制定儿童生长发育的行业标准，用于各级妇幼机构作为儿童营养评价的重要基础指标。创建中国模式的贯穿婴幼期发育全程的母乳喂养和离乳期辅食添加的新技术。形成贯穿婴幼期发育全程的喂养链，率先建立婴幼儿纯母乳喂养促进新技术，建立离乳期辅食添加的科普示范新体系，改善30余个县市试点地区的万余名

婴幼儿营养状况。

（2）“儿童肢体畸形的矫正与功能重建”获2019年全国妇幼健康科学技术奖科技成果奖二等奖

项目组对发育性髋关节脱位、先天性马蹄内翻足、先天性胫骨假关节、并指、先天性尺桡骨融合等儿童骨骼系统先天性发育异常疾病的早期筛查及治疗进行技术创新及推广。研究成果获得1项实用新型专利授权：通用型婴幼儿石膏固定床（专利号：ZL2019201961305），通过设计滑轨、套管和伸缩杆，可以调节石膏固定时大腿的弯曲度和夹角，广泛应用于发育性髋关节脱位、先天性马蹄内翻足、儿童创伤等病例的石膏固定，适应于不同身型和腿型及不同治疗阶段的患者。对临床医疗实践有较好的指导意义，有效改善此类患者的预后，对降低致残率、改善患者生活质量意义重大，同时降低了治疗成本，提高了设备使用效率。“儿童肢体畸形的矫正与功能重建”获得2019年全国妇幼健康科学技术奖科技成果奖二等奖，产生了较好的社会效益和经济效益。

（3）研发测试“出生缺陷三级防治专病管理系统”小程序

研发测试“出生缺陷三级防治专病管理系统”，该系统采用微信小程序架构，医生和患者无须下载安装软件就可以在手机上方便地使用。小程序后端采用NET企业级架构和SQL关系型数据库，能够支持海量数据的存储。小程序的前端基于微信开放平台，使用JS/WML/WXSS技术实现，并集成微信的身份验证接口、网络接口、多媒体组件、消息API等多种手段。在开发小程序的过程中，完成了需求分析、系统设计、开发、测试、UAT等环节，并经过了多个版本的迭代。对患者姓名、身份等信息及部分数据进行加密。目前，小程序已建立包含20余位国家级专家的专家库，医生用户513人，患者用户325人，病历记录310份，会诊信息103次。小程序系统在医生之间、医生和患者之间建立起沟通的桥梁，并将病历信息、诊疗图像以电子化的方式保存和共享，用户可以方便地采集图片和视频。在线沟通实时性强，可以进行多地多团队会诊。通过建立一级、二级、三级防控信息库，可以进行实时就诊、科学分级诊治及远程医疗，同时可长期随访患者的病情、诊疗过程，建立起更加完整的临床数据库。

（4）3D打印技术在颅颈交界区畸形手术中的推广应用

由于颅颈交界区解剖结构复杂难懂，因此对于广大基层单位来说，对畸形的颅颈交界区解剖缺乏感性的认识。通过具体观察3D打印实体，可以很清楚地了解畸形结构的特点，还可以结合畸形情况，通过3D模型使得基层单位的医师能很快熟悉相应解剖知识并加以应用，很大限度上提高了学习效率和效果。通过3D打印术区模型，让基层医师和青年医师直接在模型上实施关键手术技能，亲身感受主刀的视野，使年轻医生可以获得在传统手术教学中无法获得的宝贵经验和财富。该技术能让青年医师缩短训练时间，尽早掌握相关手术技巧。对颅颈交界区畸形采用3D打印技术建立了针对不同病例的个性化模型，在模型上进行模拟手术，获得符合不同患者的置钉内固定资料，辅助真实手术，可提高置钉成功率及手术安全性，更好地保护椎动脉及脊神经，也能提高评估置钉成功与否的准确性。项目组成员单位利用3D打印技术辅助治疗颅颈交界区畸形，可以更好地向省级医院进行推广。相关成果以“Usefulness of 3D Printed Models in the Management of Complex Craniovertebral Junction Anomalies: Choice of Treatment Strategy, Design of Screw Trajectory, and Protection of Vertebral Artery”为题发表于 *World Neurosurgery* 上。

（四）“先天性心脏病和唇腭裂三级综合防控技术的应用示范和评价研究”项目

1. 项目简介

项目由广东省心血管病研究所陈寄梅教授牵头，团队成员包括广东省人民医院、广东省妇幼保健院、中山市博爱医院等10个单位的100余位科研人员，其组成多学科、有特色优势的研究团队联合攻关。在广东、广西和福建泉州建立先天性心脏病和唇腭裂三级综合防控示范基地，覆盖示范研究人口300万人以上；基于机构和群体的适宜干预措施，在示范研究人群规范化推广达80%以上；干预人群实施先天性心脏病唇腭裂预测、一级预防的干预比例达80%以上；技术人员培训率超过80%，先天性心脏病和唇腭裂筛查诊断符合率大于95%，制定临床和群体干预路径。通过项目实施将形成1份应用示范综合报告，建立符合中国国情且具有代表性的出生缺陷综合干预模式，提高我国出生缺陷防控能力，改善出生人口素质。

2. 研究进展

（1）基于风险预测预警的社区干预对先天性心脏病、唇腭裂发生的效果评价

项目组建立了先天性心脏病和唇腭裂三级防控示范基地。在3个示范基地分别召开了启动会及技术培训班，明确了各基地的工作任务职责、方案和流程，制定了课题操作手册和表格。确定了组织架构，形成卫生健康局妇幼健康科—镇区医院—社区卫生服务中心（站）的管理架构。形成了孕前干预、孕期管理和数据收集、阳性病例报告等标准化操作流程，并开展应用示范研究。

中山市常住人口 314.23 万人，对全市常住人口干预覆盖到育龄夫妇、备孕夫妇、孕前检查的夫妇，覆盖 80% 的人群。完善信息系统建设和数据收集，系统化地进行研究对象的追踪管理和相关数据收集。全市 24 个镇区随机分为强化组和对照组，每组包含 12 个镇区。

完善信息系统，采用国家免费孕前优生健康检查信息系统和中山市妇幼保健信息系统，以及纸质问卷收集数据。参加研究的夫妇需签署《免费孕前优生健康检查知情同意书》《基于风险预测预警的社区干预对先心病、唇腭裂发生的效果评价知情同意书》；建册家庭填写《知信行问卷》《母子手册》，收集个案人口学信息及暴露因素。在产前及出生后任何时间发现出生缺陷儿，在信息系统填写《出生缺陷儿登记表》。

（2）产前超声诊断、规范咨询对先天性心脏病出生率的影响和效果评价研究

1）提高产前产后超声诊断符合率、咨询覆盖率

在中山市、广西贵港市及福建泉州市示范基地依据《广东省胎儿心脏超声检查技术规范》开展胎儿心脏产前无创性筛查诊断，并根据《广东省胎儿先心病产前咨询规范》开展胎儿先天性心脏病多学科产前咨询。

2）建立胎儿心脏超声影像数据库

广东省人民医院、广东省心血管病研究所作为牵头单位，联合示范基地共同建立了规范化的胎儿心脏超声影像学数据库，目前已纳入数据库的病例有 200 余例。

3）提高产前超声技术人员培训合格率

广东省人民医院、广东省心血管病研究所牵头举办相关会议及学习班共 5 次。培训内容广泛覆盖心脏的发育、先天性心脏病的解剖及病理生理、先天性心脏病常见的诊治方法、预后等。组织示范基地的产前诊断技术人员至广东省人民医院胎儿心脏诊疗科进修学习。

（3）先天性心脏病产前、产后一体化诊疗模式、关键诊治技术和新产品的示范应用和评价

1）示范应用先天性心脏病产前、产后一体化诊疗模式

召开启动会及培训会，就项目实施方案、操作手册、问卷调查表填表规范、数据管理上报等细则对研究人员进行统一培训，制定了《操作手册》《知情同意书》《先心病产前诊断、咨询及一体化诊断个案表》《先心病术前宣教和术后宣教小册子》等表格资料。在各协作单位和中山、泉州示范基地内，采用前瞻性平行对照方法，以“一体化”病例人群为研究组，非“一体化”病例人群为对照组，应用产前产后一体化

诊疗模式，以及复杂先天性心脏病一体化转运的绿色通道。

2）应用复杂先心诊疗关键技术，建立临床干预路径

在产前、产后一体化诊疗模式基础上，建立临床干预路径，应用复杂先天性心脏病的关键诊治技术和陶瓷镀膜封堵器等产品。

（4）唇腭裂综合防治技术示范应用及效果评价

1）唇腭裂孕期 CMA 及 NGS 检测

依照共识，将 CMA 技术应用于基地唇腭裂患儿 / 胎儿，提高覆盖患儿人群比例。

2）规范化序列治疗档案、方案和标准

规范化筛查、诊断和咨询对唇腭裂发生的影响工作流程。基于医联体各医院及其所属的社区服务站等医疗机构和其所覆盖的社区群众的适宜干预，措施规范化推广达 80% 以上。

3）唇腭裂高危人群叶酸补充方案

初步发现，证实叶酸代谢基因 *MTHFR* 基因 c.677T ＞ C 变异与外周血同型半胱氨酸水平之间存在相关性。

4）唇腭裂防控基础数据库

构建和推广应用出生缺陷综合防控软件，并整合到孕产妇和儿童健康管理业务信息系统中运行，建成省级数据中心。

3. 项目主要成果

（1）出生缺陷防治技术综合示范区的建立

在中山市、贵港市和泉州市建立了先天性心脏病、唇腭裂三级综合示范基地，覆盖人口 400 万人以上。中山市 24 个镇区早孕建册 35 688 份。

（2）在示范基地规范推广应用产前诊断和咨询

项目组完成胎儿心脏超声会诊 3230 例，产前诊断胎儿先天性心脏病 1153 例，产前咨询 1153 例，产前咨询覆盖率为 100%。

（3）开展产前、产后一体化诊疗模式，提高新生儿、小婴儿早期治疗率

中山市干预示范区产前、产后一体化诊疗模式普及率达到 80% 以上。

各参与单位积极推广产前、产后一体化诊疗模式，建立临床干预路径。

2019 年完成新生儿、小婴儿早期外科治疗 475 例，一体化病例 144 例。开展应用的诊治关键技术包括外科技术和介入技术各 6 项。开展先天性心脏病陶瓷镀膜封堵器新产品 4 万余例。

（4）唇腭裂综合防治技术效果评价

唇腭裂超声检查：中山市规范化超声检查 12 635 例，当地产检建档人群覆盖率达 83%，检出唇腭裂胎儿 48 例。贵港市规范化超声检查 9363 例，当地产检人群覆盖率达 80%，检出唇腭裂胎儿 63 例。产前遗传学检测明确了 8 例综合征型唇腭裂的病因。序列治疗：基地唇腭裂患儿入组率达 100%。接受规范化序列治疗达 99%，社区群众的适宜干预措施推广达 80%。唇腭裂术前正畸治疗接受率达 62%，术后龋病治疗达 99%。患儿发育状况：唇腭裂专用哺乳工具的使用率达 95%。完成《唇腭裂超声检查专家共识》的撰写。初步编制二维、三维超声在唇腭裂诊断中的规范操作和报告。获得软件著作权 1 项，出生缺陷防控信息系统 1.0（登记号：2019SR0523793）。完成《唇腭裂规范化治疗指南》的修订。编写《产前遗传学诊断拷贝数变异（CNV）和纯合（ROH）状态数据解读及报告规范的专家共识》。

（5）数据处理、信息数据库和网络平台的构建

①数据库的构建。先天性心脏病病例中房间隔缺损 207 例，占 26.78%；室间隔缺损 85 例，占 11%；卵圆孔未闭 108 例，占 14.10%；动脉导管未闭 75 例，占 9.7%；卵圆孔未闭合并动脉导管未闭 198 例，占 25.61%；其他 99 例，占 12.81%。

②利用互联网衍生技术，开设“广东省人民医院心儿科”微信公众号、搭建先天性心脏病的随访微信号和小程序“心心相随”。开设了“广东省人民医院心儿科”微信公众号，开展先天性心脏病孕前、产前、生后的科普教育。建立有专人管理的胎儿先天性心脏病随访微信号和小程序“心心相随”，孕妇可以通过扫描二维码进入随访系统，进行咨询、预约随访时间及产前、产后的随访。

③建立远程胎儿心脏超声诊断、咨询的技术平台。建成与基地间的多通道传输，将胎儿心脏超声图像进行远程输送，实现远程培训、会诊和产前咨询，提高胎儿先天性心脏病产前诊断和咨询的效率。

④唇腭裂防控专项基础数据库建设已完成了数据库变量内容的制定及 2018 年以来项目试点地区中山市的原始数据的采集，初步搭建了专项数据库存储、查询和监管硬件和软件环境。

（五）“开展出生缺陷综合防治技术的应用示范和评价研究”项目

1. 项目简介

项目由浙江大学杨茹莱主任医师团队牵头，团队成员来自中国医学科学院北京协和医院、中国人民解放军总医院第七医学中心、中国人民解放军北部战区总医院、

新疆生产建设兵团第一师医院、温州市中心医院、深圳市宝安区妇幼保健院和浙江博圣生物技术股份有限公司。项目拟构建出生缺陷预测与预警智能信息系统，以染色体病、遗传代谢病、先天性心脏病和泌尿系统先天畸形为切入点，建立浙江、北京、沈阳、新疆阿克苏和深圳宝安区5个三级综合防控示范基地，探索适宜不同地区、经济有效、全链条贯通的三级综合防控，实现机构和群体的适宜干预措施规范化推广达80%以上，让出生缺陷防控的“民生工程”全面落实，有效提升我国出生缺陷防控水平。

2. 研究进展

（1）完成出生缺陷三级防控示范基地摸底和实验室质控抽调，实验室配备及人员培训基本到位

完成对浙江、北京、沈阳、新疆阿克苏和深圳宝安区5个示范基地三级防控的摸底调查。浙江示范区出生后筛查和诊治工作较规范和完善，但产前筛查和诊断工作及临床质控方面需进一步加强；北京地区行政监管方面较为完善，后续需加强各基层单位血清学筛查质控工作；深圳宝安区能够全面开展与出生缺陷相关的各项技术，临床质控也较为全面，要加强适宜技术的卫生经济学评价。新疆阿克苏基地和沈阳基地基础薄弱，新疆阿克苏出生缺陷三级防控处于零基础，沈阳基地的出生缺陷工作仅开展新生儿遗传代谢病筛查，后续要扩展筛查病种。

浙江、北京、沈阳、新疆阿克苏和深圳宝安区5个出生缺陷防控基地结合人才基础、技术基础及行政支持背景，加紧人员培训工作，促进出生缺陷相关实验室的建设和完善。其中，沈阳基地依托合作诊疗医联体展开出生缺陷防控工作，建立辽宁省出生缺陷胎儿心脏病的多学科诊疗模式和遗传代谢病救治联盟；新疆阿克苏借助浙江省援疆医疗工作组的力量，逐步开展新生儿遗传代谢病、先天性心脏病和泌尿系统先天畸形的筛查工作。

（2）初步完成大数据重大出生缺陷防控智能信息系统构建和部分基地的部署

构建涵盖产筛信息化解决方案、新筛信息化解决方案、先天性心脏病救治网络信息支撑方案、出生健康管理信息化解决方案的大数据重大出生缺陷防控智能信息系统1套。产筛信息化解决方案对孕产妇产前血清学筛查、无创产前DNA检测、产前诊断、随访及再生育指导等出生缺陷防控流程的信息进行跟踪管理；新筛信息化解决方案为新筛中心提供既满足遗传代谢病等重大新生儿疾病防控环节高要求，又符合公共卫生体系运营高效率的一体化信息解决方案；先天性心脏病救治网络信息支撑方案对先天性心脏病产前产后筛查、诊断、治疗、随访等防控关键环节信息跟

踪效率；出生健康管理信息化解决方案，直接面对广大孕产妇，支持家长 / 病患在线信息录入、查询报告、转诊预约等出生缺陷防控终端功能。

浙江出生缺陷防控基地：先天性心脏病救治网络信息支撑方案全省同步实施应用。智能信息系统已经全面应用，出生缺陷防治管理平台已在宁波地区推广。深圳出生缺陷防控基地：已有较为完善的出生缺陷防控信息系统。北京出生缺陷防控基地：已有全北京市统一的妇幼二期系统，受行政管理政策的局限，智能信息系统的推广有一定难度。

（3）出生缺陷三级防控临床与实验室规范

制定了适宜不同地区的出生缺陷防控规范化方案和临床路径，促进临床、超声、实验室检测的质控体系优化并实施应用。已制定《新生儿遗传代谢病筛诊治规范化手册》《新生儿遗传代谢病筛查质量控制规范化手册》《新生儿泌尿系统先天畸形筛诊治规范化手册》《新生儿泌尿系统先天畸形筛查质量控制规范化手册》《新生儿先天性心脏病筛诊治及质量控制规范化手册》，以“双指标法”为主要筛查手段的《新生儿先天性心脏病筛查规范》和以“心超 7 步筛查法”为主要筛查手段的《新生儿先天性心脏病超声筛查工作管理规范》及尿道下裂、隐睾、肾积水等相关疾病的临床路径。组织相关专家赴沈阳、新疆阿克苏等基地调研并就手册内容展开解读和培训。

另外，以队列研究方式探索和优化适宜不同地区的出生缺陷产前筛查和诊治防控的规范化方案和临床路径：计划入组队列共 4000 例，目前进展顺利，前瞻性队列完成近 500 例，其他队列完成超过 2000 例。初步形成孕前产前染色体病、先天性心脏病的出生缺陷防控规范化方案和临床路径，产前颈后透明带扫描（Nuchal Translucency，NT）、NIPT 和 CMA 等 3 项技术的质控流程操作手册已在完善中。

3. 项目主要成果

（1）初步完成大数据重大出生缺陷防控智能信息系统的构建

从信息技术和数据管理角度沟通协调，通过对现有异构信息系统临床数据采集、整合和挖掘，开发完成出生健康平台系统、数据与质控管理系统、新生儿疾病筛查信息管理系统、产前筛查信息管理系统、医学遗传实验室管理系统、浙江省先天性心脏病救治网络平台、出生缺陷防治管理平台等一系列平台，共同构建涵盖产筛信息化解决方案、新筛信息化解决方案、先天性心脏病救治网络信息支撑方案、出生健康管理信息化解决方案的大数据重大出生缺陷防控智能信息系统。相关成果：①出生缺陷防控 / 出生健康管理宣教窗口“妈咪的幸福”的服务已经覆盖近 300 万孕产妇和妈咪；②建立产前筛查信息管理系统和新筛管理系统 2 个医疗检测数据库；③建立新生儿出生缺陷染色体核型数据库系统 V1.0（软著登字第 2019SR0712355 号）；④建立生殖异常人群染色体核型数据库系统 V1.0（软著登字第 2019SR0653994 号）；⑤建立先天性心脏病筛查、诊断、转诊、随访管理系统 V1.0（软著登字第 4674767 号）；⑥建立相关软件系统平台（表 2-3）。

表 2-3　项目组建立的软件系统平台

平台名称	网址
出生健康平台系统	http://jk.xsesc.com/
产前筛查信息管理系统	http://tpdemo.biosan.cn/Tower/
新生儿疾病筛查信息管理系统	http://nbxszx.xsesc.com/Dover/
先天性心脏病救治网络平台	https://chd.nbscn.org/
医学遗传实验室管理系统	http://limssys.biosan.cn/login
数据与质控管理系统	http://dap.biosan.cn/nda/#/

（2）浙江省先天性心脏病筛查、诊断和治疗体系建设取得阶段性成果

浙江省先天性心脏病救治网络平台充分发挥省级妇幼保健网络和医联体的优势，在重症先心转运模式、产前产后一体化先心筛查模式、医慈协同构建协同创新网络体系、医研结合创建人工智能辅诊系统上取得了阶段性成果。相关工作获得政府认可，纳入 2019 年浙江省出生缺陷防治民生实事项目。积极开展各相关培训等学术交流活动，提高相关人员技术水平，适时推广新生儿先天性心脏病超声筛查试点工作。在深入了解国内先天性心脏病筛诊现状的基础上向科技厅申请重点研发项目“基于人工智能技术危急重症先天性心脏病筛查与诊疗辅助决策支持系统的开发和应用研究”，提出了先天性心脏病筛查和诊治辅助决策的新技术和新策略。先天性心脏病平台已覆盖浙江省内 11 个地市、248 家筛查机构、163 家诊断机构、4600 余位注册医护人员。项目研究重心从重症先心协同网络提升为广谱先心筛诊治分层管理。相关成果：①《先心病智能筛查系统》获 2019 年中国医疗器械创新创业大赛三等奖；②申请发明专利：一种筛查先天性心脏病的方法、装置、设备及存储介质（申请号：201910566813.X）；③申请发明专利：一种用于辅助诊断的移动应用系统、工作方法及设备（申请号：201910016666.9）。

（3）新疆阿克苏地区出生缺陷防控工作实现零突破

新疆阿克苏地区作为体现多民族团结、兵地融合的出生缺陷防控基地，前期出生缺陷工作基础为零，医疗服务水平相对落后，人员配备有限。新疆生产建设兵团第一师医院是浙江大学“组团式”援疆医疗工作帮扶对象。借此契机，项目组一方面积极联合单位援疆医务工作者指导基地出生缺陷患儿的跟踪随访和治疗；另一方面组织出生缺陷专家对基地专职人员一对一进行新生儿疾病筛查和确诊指导工作。同时，充分利用远程会诊和对接的筛查网络系统，实时有效沟通筛查确诊患儿的病情和治疗方案（如主观性及技术性较强的 B 超判读及专业性较强的遗传代谢病诊疗等）。目前，基地已完成 1553 例新生儿遗传代谢病筛查工作及 3176 例新生儿先天性心脏病和泌尿系统先天畸形筛查工作，实现了“从零开始，从无到有”的突破。后续，基地将进一步加强知识宣教，扩大筛查量，关注出生缺陷患儿的跟踪随访和治疗工作。

（4）加强出生缺陷防治专业人才培养和基地建设

以出生缺陷防控人才培养为切入点着手促进示范基地建设。2018 年 9 月以来，在 5 个出生缺陷防控示范基地举办新生儿疾病筛查、临床、实验室、超声等各类孕前、产前及出生后的出生缺陷技术相关学术交流会约 30 场次，参会人员约 3000 人，累及培养出生缺陷防控人才约 800 人次，完成了出生缺陷示范基地年度人员培训工作。其中，浙江省基地项目组积极配合浙江省出生缺陷防治人才培训项目，组织专家对来自全省 11 个市 89 个区县的学员进行出生缺陷监测、出生缺陷咨询（婚检、孕前优生检查、遗传咨询）、产前筛查（诊断）、辅助检查（超声、影像、检验）、结构畸形诊治和新生儿疾病与听力筛查等培训。

基于前期基地摸底和实验室质控抽调结果，因地制宜地开展基地建设工作，特别是对于工作基础薄弱的沈阳基地和新疆阿克苏基地。沈阳基地依托合作诊疗医联体展开出生缺陷防控工作，联合开展先天性心脏病、遗传代谢性和泌尿系统出生缺陷的筛查和诊治一体化模式，建立辽宁省出生缺陷胎儿心脏病的多学科诊疗模式和遗传代谢病救治联盟；新疆阿克苏地区借助援疆医疗工作组的力量，协助新生儿科、超声科等相关科室开展出生缺陷防控工作，逐步开展新生儿遗传代谢病、先天性心脏病和泌尿系统先天畸形筛查工作。

（5）串联质谱法筛查 + 高通量测序新技术在新生儿遗传代谢病筛诊工作中的应用

新生儿筛查采用的酶活法和串联质谱法检测费用较低，但结果易受样本采集时间、采集方式、用药情况、喂养情况及应急状态等影响发生偏移，且部分生化指标对应多种疾病。因此，对新筛生化阳性患儿的进一步鉴别和分型诊断十分重要，已成为完善新生儿遗传代谢病筛查体系的重要一环。项目组利用基因检测平台对串联质谱法筛查阳性患儿进行了分子水平上的确诊。2018 年 8 月至 2019 年 10 月，共检测新筛生化阳性患儿 528 例，确诊 333 例。其中，葡萄糖 -6- 磷酸脱氢酶缺乏症 99 例，先天性肾上腺皮质增生症 21 例，甲状腺相关疾病 35 例，氨基酸 / 有机酸 / 脂肪酸代谢异常 172 例，肝豆状核变性 6 例。靶向捕获基因联合高通量测序技术对串联质谱法新筛生化阳性患者进行基因确诊，不仅帮助患者明确致病基因，辅助临床鉴别诊断和精准治疗；同时对患儿家属进行致病基因携带情况的分析，为患儿家庭提供遗传咨询，辅助健康再育和植入前诊断。相关成果以“原发性肉碱缺乏症筛查与诊治共识”和“3- 羟基异戊酰基肉碱代谢异常新生儿遗传学分析”为题发表于《中华医学杂志》和《浙江大学学报（医学版）》上。

第三章 标志性成果

2019 年，生殖健康专项 2016—2018 年度立项项目在前期工作基础上，围绕项目目标开展研究工作，在人群和临床队列研究、重大疾病基础研究、前沿技术和产品创新、研发转化体系建立、应用示范和评价研究等研究方向取得一系列标志性成果，有力提升了专项实施绩效。

第一节 建立了儿童复杂遗传病人工智能自动识别关键技术

国家卫生健康委科学技术研究所牵头的“生殖遗传资源和生殖健康大数据平台建设与应用示范”项目取得了儿童遗传病复杂表型算法模型与基因组大数据高倍率网络加密传输 / 远程自动化高速计算关键技术研发成果。

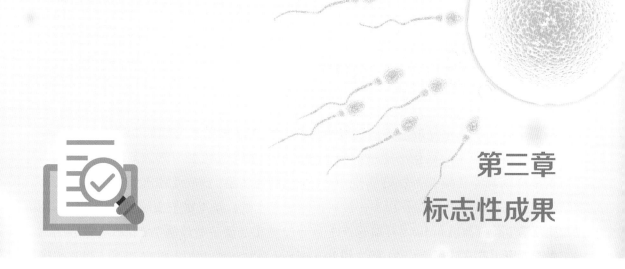

项目团队针对自由文本病历资料，利用自定义的 Elestic Search 文本挖掘算法，通过计算关联强度提示患儿遗传病表型及基因型，据此在国际上首次研发了临床特征富集分析算法，根据 Jaccard 指数和检验统计量实现了儿童遗传病复杂表型推荐；在国际上首次研发了儿童复杂遗传病表型树多层级结构相似度算法，实现复杂表型模糊处理，降低自由文本病历资料限制。自主研发儿童复杂遗传病全基因组和全外显子组测序大数据自动化分析及变异智能化推荐系统，实现 SNP/Indels 和结构变异等基因组变异快速智能识别，全基因组大数据自动化分析程度及全基因组和全外显子组测序大数据检出率达到国际先进水平。充分发挥现代 CPU 的并发性及 CPU 体系结构 SIMD 指令集的计算能力，利用 Context Model 压缩技术，配合多种优化的预测模型，实现儿童复杂遗传病全基因组和全外显子组测序大数据压缩率及压缩速度的双增强；利用支持高并发的流式压缩数据格式设计，开发自适应满带宽数据传输技术；针对加密后的基因数据的二进制传输特性和对一次一密的非对称加密

的需求，实现儿童复杂遗传病基因组大数据的AES加密和公钥的RSA加密，确保传输过程中密文的截获不能被解密，避免个体基因组数据泄露；基因组大数据高倍率网络加密传输技术性能实现100 Mbit/s高速传输、3%极致压缩、高强度加密及90%～100%的带宽利用率，位居国际领先水平，技术水平实现“并跑”。采用国际先进的FPGA异构计算加速技术，通过对儿童复杂遗传病WES/WGS基因组大数据分析中计算热点核SW算法和Pair-HMM算法进行FPGA硬件加速，建立临床儿童复杂遗传病WES/WGS基因组数据标准分析流程和质控指标，实现从原始数据FASTQ文件到突变结果VCF文件的快速计算，性能指标达到10分钟完成100×全外显子测序数据自动化分析，30分钟完成30×人全基因组测序数据自动化分析，基因组FPGA计算加速位居国际领先，技术水平实现领跑。通过儿童复杂遗传病基因型和表型综合诊断模型算法向Docker容器迁移、装载及150个以上不同Docker容器自由组合，搭建远程自动化智能分析计算平台，实现了儿童复杂遗传病基因组大数据高速安全传输与远程自动化计算。组织包括北京协和医院、北京大学第三医院、北京大学第一医院、解放军总医院、复旦大学附属华山医院、浙江大学附属儿童医院、中南大学湘雅医院、重庆医科大学附属儿童医院等64家临床医疗机构和科研院所，开展儿童复杂遗传病远程自动化智能分析计算平台应用示范，完成了10 000人以上先证者及家系成员测序数据的机器识别与自动化分析，原始数据总量达到100 TB以上，建立了10 000人以上的儿童复杂遗传病基因变异数据库，建立了儿童复杂遗传病远程自动化协同医疗服务模式。针对上述系列自主产权的算法和工具成果，已经递交了6项专利申请，其中4项获得了国内专利授权，3项正在申请香港地区授权，1项正在申请澳门地区授权，3项专利正在PCT国际专利申请阶段，5项专利草案已经形成处于待递交阶段。2019年2项国家发明专利获授权：①基于病历特征匹配单基因病名称的方法及系统（专利号：ZL201810876424.2）；②一种单基因病遗传变异智能解读及报告的方法和系统（专利号：ZL201810877290.6）。

第二节　中国生育政策调整对出生人口健康因素的影响

北京大学牵头的“高龄产妇妊娠期并发症防治策略研究”项目充分分析了二孩政策对中国出生人口健康因素的影响并获得重要成果。

项目团队研究了全面二孩政策发布后的出生人口及产妇特征的变化。研究统计了我国 28 个省份的活产新生儿和分娩产妇数据，采用双重差分及分段回归模型，分析了经产妇、高龄产妇占比及早产率和剖宫产率的变化情况。结果表明，全面二孩政策实施后约第 9 个月（2016 年 7 月）效应显现，到 2017 年年底出生人口累计增加约 540 万人（图 3-1），经产妇及高龄产妇占比上升，到 2017 年 2 月升至峰值，分别上升约 9.1% 和 5.8%（图 3-2）；总剖宫产率小幅下降约 0.5%（初产妇剖宫产率下降约 3%，经产妇上升约 1%）；早产率变化不明显。2017 年与 2016 年相比，第一孩的生育数量有所减少，出生人口增量及经产妇和高龄产妇的占比有下降迹象，提示累积生育需求的集中释放在经历上升期、平台期之后，有可能进入下降期，值得密切监测，以便为国家制定人口政策提供依据。相关成果以“Association of China's Universal Two Child Policy with Changes in Births and Birth Related Health Factors: National, Descriptive Comparative Study”为题发表于著名医学期刊 *British Medical Journal*（*Clinical research ed.*）（*BMJ*）上。

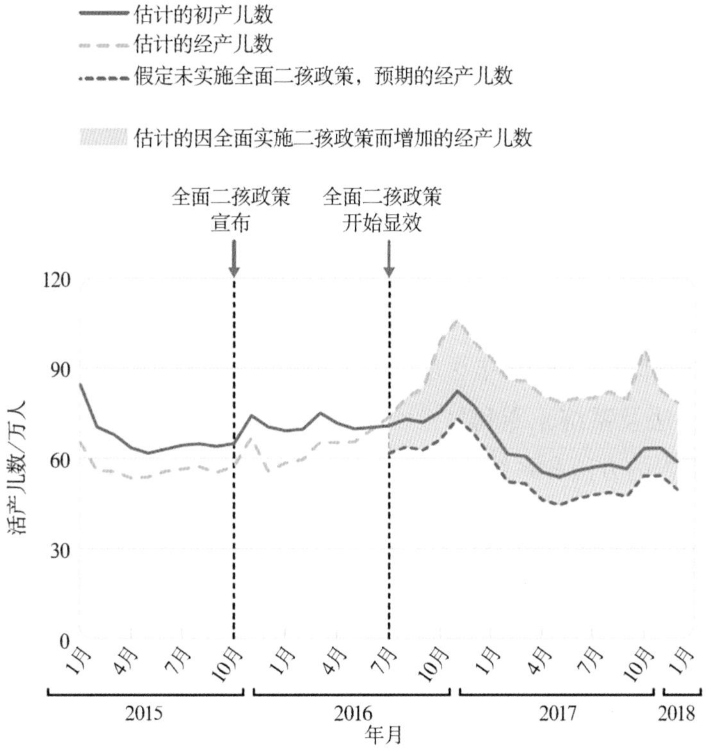

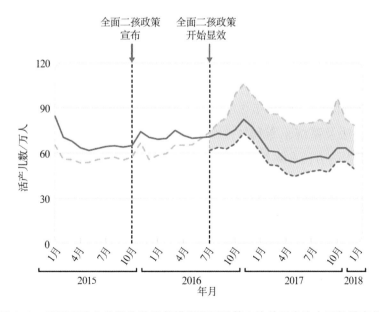

图 3-1　采用双重差分及分段回归模型预测政策实施前后出生人口数量变化

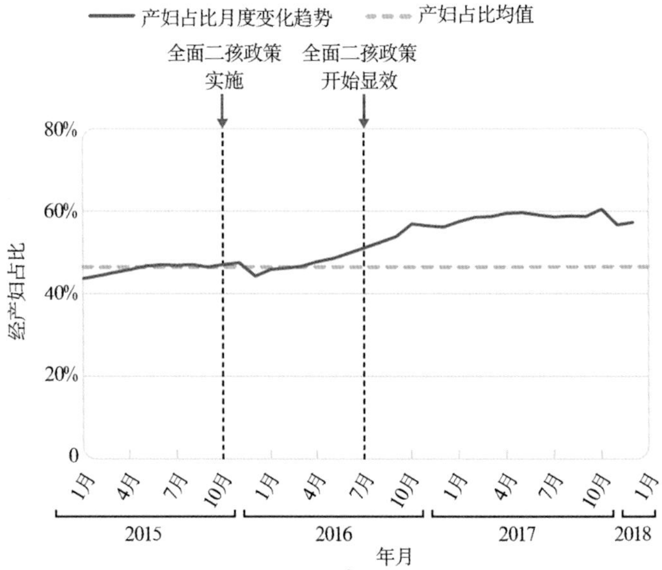

a

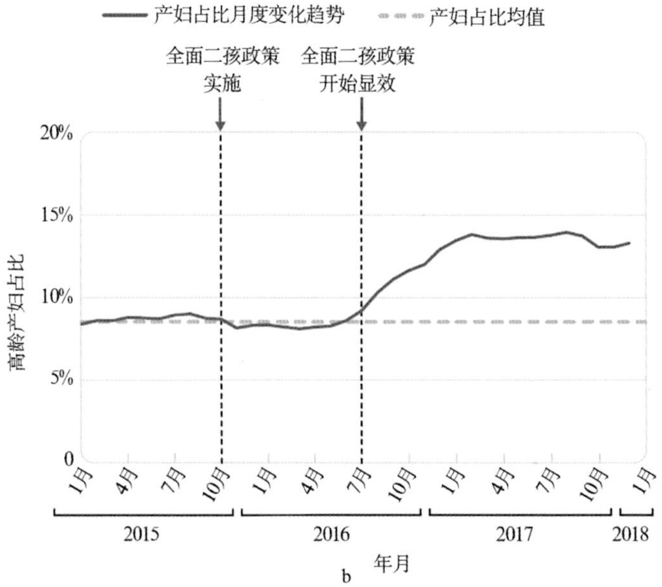

b

图 3-2 政策实施前后经产妇及高龄产妇占比的变化

第三节 肠道免疫调控生殖内分泌疾病机制研究

浙江大学牵头的“排卵异常的发生机制及临床干预研究”项目揭示了肠道菌—胆汁酸—IL-22 轴在 PCOS 发病中的关键作用。

PCOS 是一种临床表现高度异质性的内分泌代谢紊乱症候群，是育龄妇女无排卵性不孕最主要的原因。其排卵异常的发病机制不清，缺乏病因学治疗手段。项目团队揭示了肠道菌—胆汁酸—IL-22 轴在 PCOS 发病中的关键作用。明确了 PCOS 患者与健康人比较，肠道菌群及其代谢产物胆汁酸谱具有明显差异；移植 PCOS 患者肠道菌或 *B. vulgatus* 菌种后，小鼠呈现 PCOS 样表型，且伴随肠道免疫因子 IL-22 的下降；给予 PCOS 小鼠胆汁酸 GDCA 或 IL-22 治疗后，显著改善激素异常、动情周期紊乱、卵巢多囊样变、生育力下降与胰岛素抵抗（图 3-3）；机制研究揭示，胆汁酸通过激活肠道 3 型天然淋巴细胞的 GATA3 通路刺激 IL-22 分泌而改善 PCOS 表型（图 3-4）。相关成果以“Gut Microbiota-Bile Acid-Interleukin-22 Axis Orchestrates Polycystic Ovary Syndrome”为题发表在 *Nature Medicine* 上，申请国家发明专利 1 项：胆汁酸为制备治疗 PCOS 药物的应用及药物制剂（申请号：201910610581.3）。

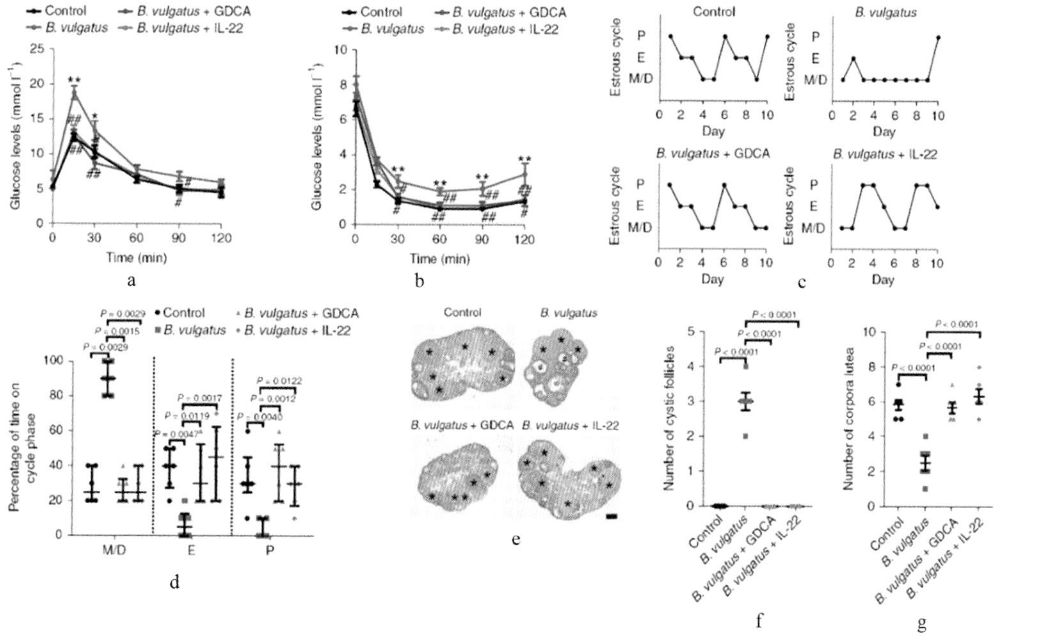

注：*B. vulgatus* 菌诱导 PCOS 样小鼠模型，给予胆汁酸 GDCA 或 IL-22 治疗后，检测其糖耐量实验（a）、胰岛素耐量实验（b）、动情周期代表（c）、动情周期统计（d）、卵巢形态（e）、囊状卵泡数目统计（f）及黄体数目统计（g）。*N*=6/ 组。$*P < 0.05$；$**P < 0.01$（与对照组比较）。$\#P < 0.05$；$\#\#P < 0.01$（与 *B. vulgatus* 组比较）。

图 3-3 胆汁酸或 IL-22 改善 PCOS 样小鼠的胰岛素抵抗及卵巢功能

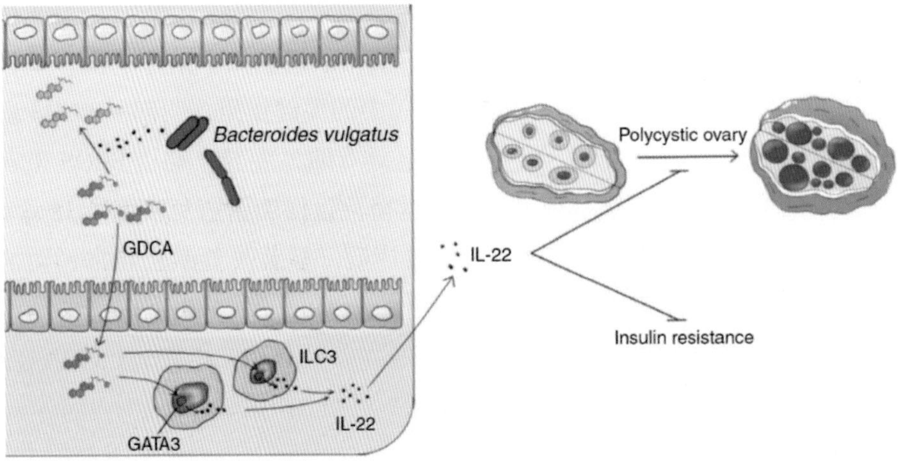

注：肠道菌代谢产物胆汁酸通过 GATA3 通路激活肠道 ILC3 细胞分泌 IL-22 而改善 PCOS 胰岛素抵抗及卵巢功能。

图 3-4　肠道菌群—胆汁酸—IL-22 轴调控多囊卵巢综合征发病示意

第四节　开发出新一代高保真单碱基编辑工具

上海交通大学牵头的“人类胚胎发育中的细胞编程与配子 / 胚胎源性疾病的发生机制”项目成功开发出新一代高保真单碱基编辑工具。

基因编辑技术应用于临床的最大问题在于其引起的脱靶效应。开发出既高效又特异的基因编辑工具，一直是基因编辑领域内最重要的科学问题之一，也是基因编辑技术应用于临床的关键。项目团队利用前期建立的全基因组脱靶检测技术发现单碱基基因编辑存在脱靶效应并开发出解决方法。通过对混合细胞和单细胞水平的 RNA 突变位点进行分析，发现 RNA 脱靶位点和目的靶向序列没有相关性，是由脱氨酶产生的随机脱靶位点（图 3-5）。在对单碱基编辑工具进行改造后成功建立一系列突变库，最终筛选到既有高效的单碱基编辑活性又不会造成额外脱靶的新一代高保真单碱基编辑工具。更为重要的是，开发的 ABE（F148A）突变体还能够缩小编辑窗口，实现更加精准的 DNA 编辑。这些研究为单碱基编辑应用于临床治疗奠定了重要的基础。相关成果以“Off-Target RNA Mutation Induced by DNA Base Editing and Its Elimination by Mutagenesis”为题发表于 *Nature* 上。

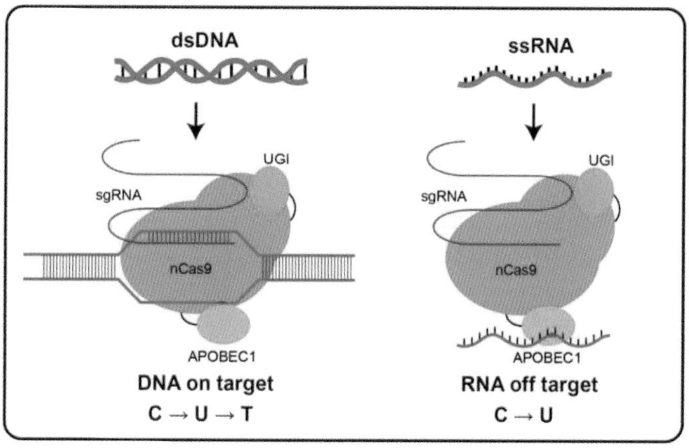

图 3-5　DNA 单碱基编辑技术会引起 RNA 脱靶

第五节　发现导致“卵子死亡”的一种新遗传病

浙江大学牵头的“卵母细胞体外成熟的机制与临床应用研究”项目首次发现并命名了人类新的孟德尔遗传病、离子通道病及糖基化病——卵子死亡，明确了其致病基因 *PANX1*，并揭示了致病机制。

项目组复旦大学研究团队发现了一种此前从未被报道过的，导致女性不孕及试管婴儿反复失败的全新临床表型：某些患者卵子取出体外放置一段时间或受精后一段时间，会出现退化凋亡的现象，并将这种奇特的表型命名为卵子死亡（图 3-6）。同时，在 4 个独立家系中发现了 *PANX1* 存在不同的突变，明确了此表型符合孟德尔显性遗传特点，因而卵子死亡是一种新的孟德尔遗传病。

PANX1 为糖基化蛋白，随后在细胞及卵子中的系列功能实验证明：突变会改变 PANX1 的糖基化模式，被改变的糖基化模式与疾病密切相关，表明卵子死亡亦属于一种新的糖基化疾病。通过体外鼠卵子、爪蟾卵子研究显示：突变引起 PANX1 通道异常激活，加速了卵子内部 ATP 释放，导致疾病出现（图 3-7）。研究团队进一步制作了在卵子特异表达的野生型及突变型 *PANX1* 过表达鼠模型。鼠模型表现为不孕，且准确模拟出了卵子死亡的表型。此研究发现了人类新的孟德尔遗传病、糖基化病及离子通道病——卵子死亡；揭示了 PANX1 突变致疾病产生并明确了致病机制；同时也提供了首个深入研究 PANX1 病理学功能的鼠模型。相关成果以“A Pannexin 1 Channelopathy Causes Human Oocyte Death”为题发表于 *Science Translational Medicine* 上。

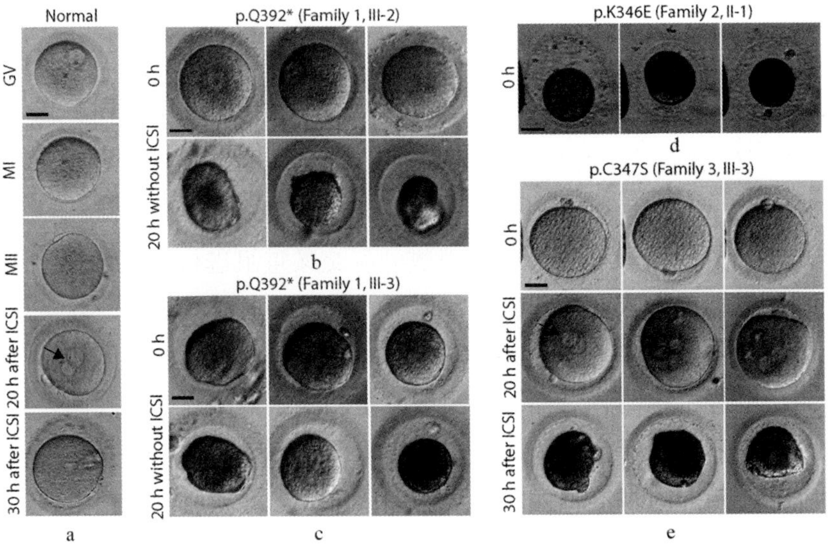

图 3-6　临床新疾病：卵子受精前死亡或受精后死亡

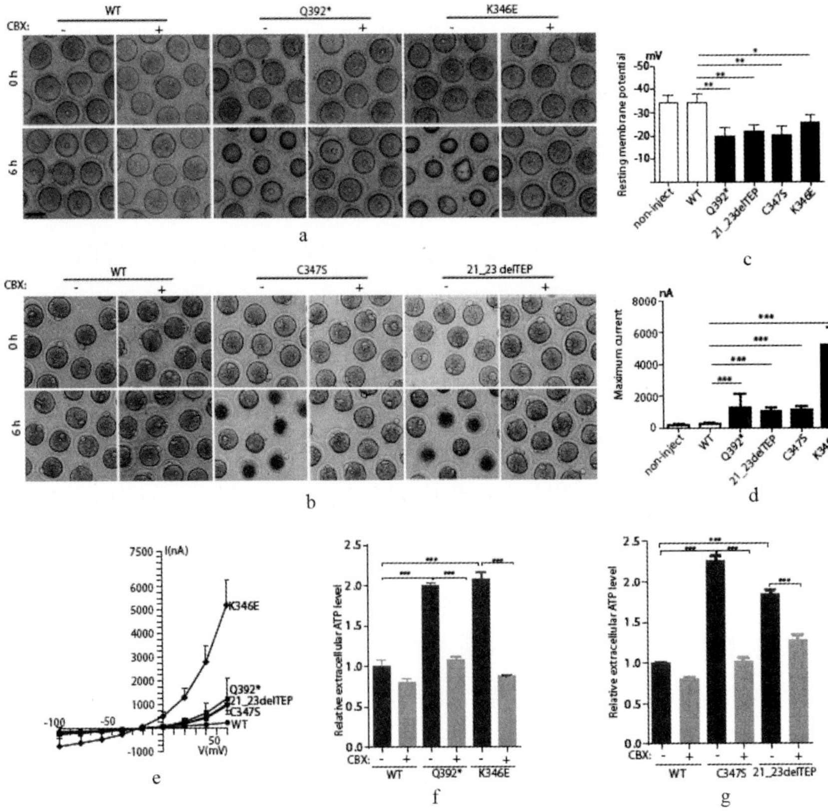

图 3-7　突变致 PANX1 通道激活，加速 ATP 释放致卵子死亡，表型可被通道抑制剂 CBX 逆转

第六节 发现并阐明减数分裂重组调控新机制

山东大学牵头的“生殖细胞染色体行为的分子调控”项目发现并阐明了减数分裂重组调控的新机制。

项目组通过对人及多种真核生物减数分裂交叉重组进行研究发现，同一细胞内各条染色体之间在重组频率上存在协同变化，即同一细胞内如果一条染色体具有较高（低）的重组频率，那么该细胞内其余每条染色体都倾向于具有较高（低）的重组频率，最终导致该细胞具有较高（低）的重组频率。进而揭示，不同染色体之间交叉重组频率的协同变化，源于染色体轴长度的协同变化。交叉重组频率的协同变化增加了不同减数分裂细胞之间及由其产生的不同配子之间重组频率的差异。具有较高重组频率的配子含有较多新的基因组合，由其产生的个体将获得更多新的性状，在环境改变时具有更好的适应能力；具有较低重组频率的配子能保持亲本的有益性状，由其产生的个体在环境稳定时能更好地生存繁衍（图 3-8）。该研究发现并阐明了一种新的减数分裂重组调控机制，并揭示其调控机制及其在生物进化与适应中的重要作用，为深入研究染色体结构调控减数分裂重组的机制提供了新的方向。相

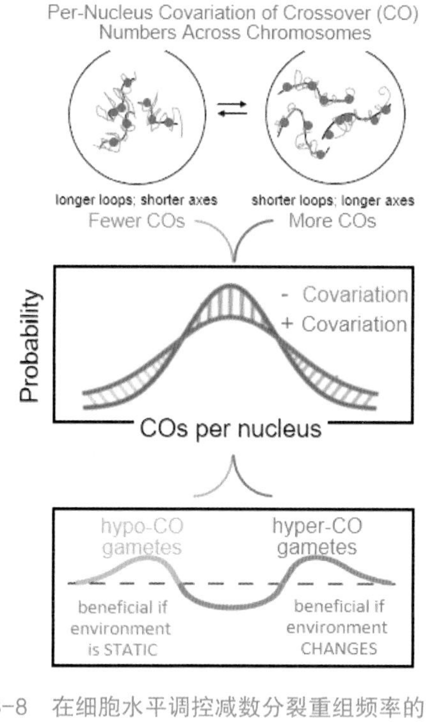

图 3-8 在细胞水平调控减数分裂重组频率的机制

关成果以“Per-nucleus Crossover Covariation and Implications for Evolution”为题发表于 *Cell* 上。

第七节　人类早期胚胎发育中染色质高级结构发生重建

北京大学第三医院牵头的“植入前胚胎发育的调控网络研究”项目揭示了人类早期胚胎发育中染色质高级结构发生了重建。

染色体构象在基因组调控中发挥着非常重要的作用，项目组利用人类精子、卵子及各发育阶段早期胚胎绘制早期胚胎发育过程中的高级结构图谱，发现人类早期胚胎发育过程中，染色体的 TAD 会发生重建。小鼠早期胚胎发育过程中 TAD 是从 2 细胞阶段开始逐步建立。与小鼠早期胚胎不同，人早期胚胎发育过程中，TAD 在 8 细胞期之前都非常微弱，在桑葚胚期开始变得清晰，直到囊胚期强度达到与体细胞类似。另外一个发现是，阻断 ZGA 可以抑制人胚中的 TAD 建立，而不能抑制小鼠或果蝇中的 TAD。CTCF 在 ZGA 之前以非常低的水平表达，然后在观察到 TAD 时在 ZGA 阶段高表达。TAD 结构在 CTCF 基因敲除胚胎中显著减少，这表明 ZGA 在人类胚胎中建立 TAD 需要 CTCF 表达。该研究结果表明，CTCF 在人类胚胎发生过程的 3D 染色质结构建立中具有关键作用。该研究还发现，与小鼠精子不同，人类精子细胞不表达染色质调节剂 CTCF，其染色质不包含 TAD。CTCF 缺失可能是导致人的精子没有 TAD 结构的潜在原因。相关成果以“Key Role for CTCF in Establishing Chromatin Structure in Human Embryo”为题发表于 *Nature* 上。

第八节　建立评估 ABE 全基因组靶向分析的 EndoV-seq 方法

天津医科大学牵头的“儿童重症遗传病的基因编辑、干细胞及药物治疗”项目在国际上率先建立了评估单碱基编辑器 ABE 全基因组靶向分析的 EndoV-seq 方法。

项目组首次开发、报道了一种基于核酸内切酶 V（EndoV）的能够在全基因组范围检测 ABE 系统脱靶效应的工具——EndoV-seq。在体外，基因组 DNA 经过 ABE 系统编辑以后产生由靶向碱基 A 转换成的碱基 I，同时造成互补链的单链切口；接着将该产物用 EndoV 作用，EndoV 能够识别并剪切含碱基 I 的 DNA 单链，最终和 ABE 一同造成 DSB；将断裂产物经黏性末端修复以后再进行全基因组测序得到脱靶位点数据。EndoV 能够特异性识别切割 ABE 7.10 编辑过的靶位点处含 I 碱基的中间产物，能够用于检测靶向位点与非靶向位点新产生的 I 碱基。研究团队将该技术命名为 EndoV-seq，其可以检测细胞内效率低至 0.13% 的编辑位点，且经稀释法分析其具有与 Digenome-seq 相当的灵敏度。同时，数据提示 ABE 7.10 比传统的 CRISPR/Cas9 和 CBE 具有更高的特异性（图 3-9）。相关成果以“Genome-Wide Profiling of Adenine Base Editor Specificity by EndoV-seq”为题发表于 *Nature Communications* 上。

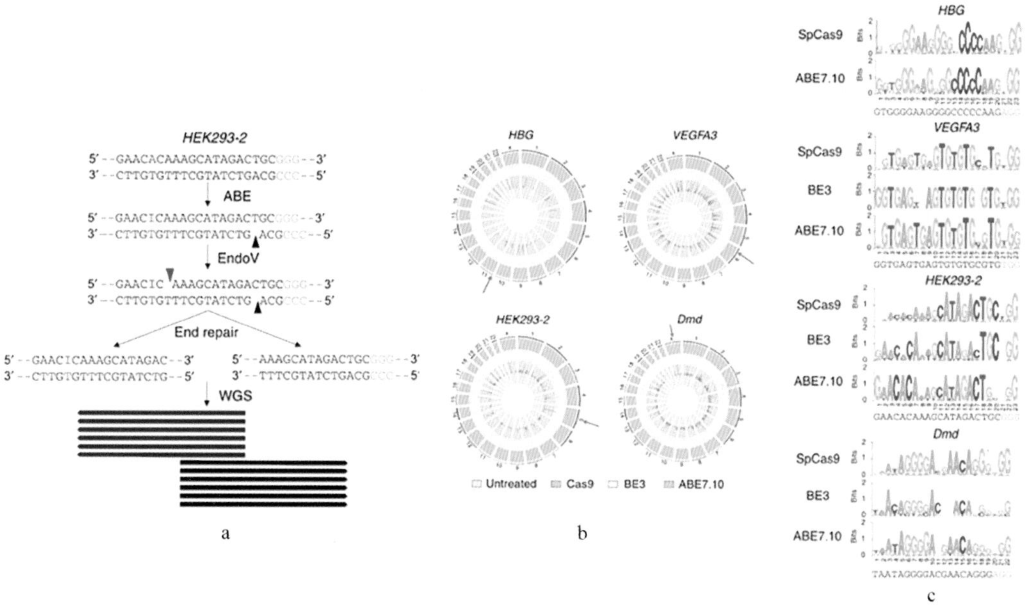

a：流程图显示 EndoV-seq 体外检测 ABE 脱靶作用；b：基因组 DNA 经 Cas9（蓝色）、BE3（黄色）和 ABE7.10（珊瑚红）处理后的全基因组范围内的剪切分数（临界值＞ 2.5），靶向位点为人的 HBG、VEGFA3、HEK293-2 和鼠的 Dmd，非处理基因组 DNA 作为对照（灰色），红色箭头指示靶向位点；c：EndoV-seq（ABE7.10）和 Digenome（Cas9 和 BE3）捕获的靶向人的 HBG、VEGFA3、HEK293-2 和鼠的 Dmd 及其脱靶位点（分数＞ 2.5）测序图标

图 3-9 用 EndoV-seq 检测 ABE 系统的靶向脱氨基作用

第九节　建立了 mRNA m5C 甲基化检测新技术

中国人民解放军总医院牵头的“胚胎植入前遗传学诊断新技术研发及规范化研究”项目获得 mRNA m5C 甲基化检测技术的研发成果。

项目组建立了可精确定位 mRNA 上 m5C 的高转化率的 BS-seq 建库流程和一套新颖的实验计算流程。通过 m5C 甲基化转移酶 NSUN2 的敲除实验，发现 NSUN2 依赖的 m5C 位点更倾向于拥有一个 3’富 G 的基序，通常位于一个小颈环结构的底部。此外，还有一小部分 m5C 位点在 NSUN2 敲除的细胞系中维持较高的甲基化水平，提示存在新的甲基转移酶参与了不依赖于 NSUN2 的 mRNA m5C 位点的催化。相关成果以“Genome-wide Identification of mRNA 5-methylcytosine in Mammals”为题发表于 *Nature Structural and Molecular Biology* 上。鉴于该工作的重要性，m5C 领域知名学者 Alexandra Lusser 教授在同期的“News and Views”中撰写这一工作的专门评述文章“Getting a Hold on Cytosine Methylation in mRNA”，评价该项目开发的新实验计算方法增加了 m5C 检测的精确度，为人类早期胚胎 mRNA m5C 的研究打下了基础。

第十节　产前超声智能化质控技术系统

四川大学牵头的“基于孕前—产前—产后全链条的出生缺陷综合防控规范化体系研究”项目组联合国内多学科专家开发出“产前超声智能化质控技术系统”。

该系统通过深度学习海量超声影像质量控制数据，研制出一种基于人工智能的实时高效的自动化产科超声质量控制系统，能够实现智能化自动化的胎儿超声产前诊断质量控制，辅助产前超声医生识别胎儿各脏器的精细组织解剖结构。该系统支持三级产科检查常用切面类型的超声图像的自动化质量评估，给出非标准的原因，系统支持对不同行政级别的超声图像质量的统计分析，可满足不同行政级别、区域、医院的质量控制管理需求，规范超声诊疗程序，提高超声诊断质量。

经外部第三方测评公司（湖南省佳策测评信息技术服务有限公司）测评，其对产前超声切面的标准程度判断准确性达 95% 以上，适用于医疗机构的产超质控工作。该技术的开发对于当前我国加大出生缺陷防控力度，提升防控水平，进一步实施优质高效的出生缺陷防控措施，具有重要的意义。

第四章
需求与建议

生殖健康专项面向我国迫切的重大科技需求，聚焦当前生殖健康领域重大科学问题，建立了相对完备的科技创新体系，取得了一系列有重大影响力的创新成果。新时期，我国人口政策调整，生殖健康疾病谱变化，新技术新方法不断涌现，在更高水平上衍生出新的生殖健康科技需求，这在客观上要求，进一步优化体制机制，聚焦核心问题，凝聚各方资源，协同创新，攻克关键技术，突破“瓶颈”问题，做好“十四五”和中长期战略接续，从而持续推动我国人口健康事业高质量发展。

第一节　专业领域需求与建议

当前，生殖健康专业领域存在“从 0 到 1”源头创新不足、科技“瓶颈”难突破、疾病防治体系不健全、临床转化路径不畅通、战略研究有待加强等问题，需要在政策引导、科技支撑、队伍建设、经费投入方面，加强顶层设计，发挥制度优势，统筹社会资源。

一、加强生殖疾病相关基础研究，探索临床转化路径

1. 建立健全生殖疾病防治规范化体系

目前，我国面临严峻的妇幼保健挑战：每年新增出生缺陷病例 90 万例，防控形势堪忧；新生育形势下高危妊娠比例增加，对妇幼保健产生新的冲击；肿瘤患病率增加，患者治愈率虽然增加，但放化疗导致生育力低下或丧失，成为部分特殊育龄人群面临的现实问题；环境污染、生育年龄推迟等原因导致妊娠率和流产率增加，

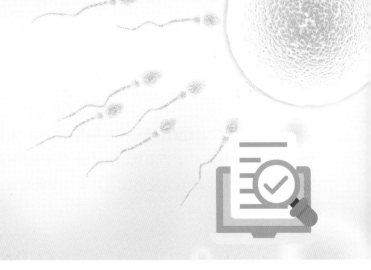

严重影响了育龄女性生殖健康及子代安全。在“十三五”初步建立的生殖疾病防治规范化体系基础上，进一步提高精准化防治能力，加强生殖健康和妇幼保健关键技术研究，对推动“健康中国”建设具有重大科技支撑作用。

建议：一是通过生殖中心及妇幼信息系统大数据整合，应用人工智能寻找生殖障碍发生的影响因素，结合基础及实验室分析，从配子形成、受精、胚胎发育、基因学检测及诊断、孕期产前筛查、妊娠并发症处理及产时、产后的处理，直至围绝经期、绝经后女性生殖健康问题，综合分析，提出改善女性全生命周期生殖健康管理及疾病防控的方法体系；二是有效整合和持续推进“十三五”建立的生殖疾病人群和出生人口队列，实现长期随访，对新生儿及儿童胚胎源性疾病进行病因学分析，并寻找防控策略，突破早期防治缺乏关键技术的“瓶颈”；三是针对恶性生殖系统肿瘤患者，继续完善规范化诊治流程，并持续研发新的辅助生殖和生育力保护保存技术。

2. 进一步探索生殖细胞发育机制及临床转化研究

原始生殖细胞（Primordial Germ Cell，PGC）是精子和卵母细胞的祖细胞，经过特化、增殖、迁移、分化和减数分裂最终发育成为成熟的配子，随后通过精卵结合形成受精卵，进而开启胚胎发育进程。当前，对 PGC 发育和分化的调控机制探索不够深入，亟待阐明胚胎发育早期生殖细胞的命运决定及发育分化调控机制。此外，尚缺乏针对不同时期（状态）卵母细胞的特异性培养体系，临床上亟待提升卵母细胞质量及发育潜能的评估甄别能力和优质胚胎筛选能力，亟须建立人类精液质量分子评价新技术体系与新技术标准。

建议：一是结合生殖障碍疾病表型，建立相关动物模型，开展 PGC 特化、增殖、迁移、表观遗传调控等发育过程的调控机制研究，探索建立高效的干细胞诱导原始生殖细胞发生的体外体系，筛选参与原始生殖细胞特化、迁移、归巢和分化调控的关键因子；二是通过体外诱导结合 3D 倒置悬浮培养，获得原始生殖样细胞，并诱导获得单倍体功能配子，结合体内细胞谱系追踪、高精度细胞显微技术和单细胞多层次组学分析等技术方法，探讨和模拟原始生殖细胞样干细胞向成体生殖细胞的分化过程，逐步探索出获得优质配子的高效安全的方法与体系；三是针对减数分裂、精子变形等精子发生关键过程，揭示染色质高级结构在不同生精细胞中的特点并阐释其生理功能，研究精子携带因子对启动受精卵发育与早期胚胎发育事件的调控；四是通过开发高分辨率 CNV 检测技术和建立胚胎植入前遗传学检测（Preimplantation Genetic Testing，PGT）样本采集及检测自动化平台，加强临床优质胚胎筛选能力，研发能支撑提升精液质量分子检测水平的新技术体系，如高通量精液定量蛋白芯片等；五是通过建立多中心前瞻性妊娠家庭队列，建设高质量生物样本库，整合孕前至子代生长发育信息和生物样本多组学信息，探索各因素对生殖活动、配子／胚胎发育和子代健康的影响，开展相关表型组学和相应机制基础研究，指导临床早期预警。

3. 深入研究生殖障碍性疾病发病机制

当前，不孕不育在全世界范围内的发生率不断上升。根据世界卫生组织预测，21 世纪不孕不育将成为仅次于肿瘤和心脑血管疾病的第三大疾病。我国形势不容乐观，现有育龄夫妇约 2.3 亿人，不孕不育发生率在 15% ～ 20%，不孕不育已成为普遍关注的社会问题之一。临床常见的多囊卵巢综合征、内异症、早发性卵巢功能不全和卵巢早衰等生殖内分泌疾病，严重少弱精症和无精症等男性不育症，以及反复性自然流产等生殖障碍性疾病成为生殖医学界关注的研究热点。积累的证据表明，环境、遗传、表观遗传、免疫等因素在导致上述疾病中可能起到一定的作用，但明确的致病原因和发病机制尚不清楚。临床上，目前治疗不孕不育疾病的措施有限，效果欠佳，给很多夫妇造成了极大的生育困扰，严重影响了育龄人群的身心健康和家庭幸福。

建议：在基础研究方面，充分利用基因编辑等新技术、新方法，针对不同类型疾病的特点，建立良好的动物模型和类器官模型，结合多组学（转录组学、基因组学、表观遗传学组学、蛋白质组学、微生物组学及免疫组学等）筛查，寻找遗传学改变或其他的标志物及通路，探究致病原因，并探索利用干细胞及其衍生物等进行治疗的方法；临床研究上，利用大型队列资源，开展临床样本多组学研究，为疾病早期诊断和治疗提供更具针对性的靶点和措施。

二、加强出生缺陷防控能力建设

出生缺陷是影响我国出生人口素质的重大公共卫生问题，国家高度重视相关防治工作。长期以来，在政策制定、科研攻关和人才培养等方面不断加大力度，《“健康中国 2030”规划纲要》中明确提出“加强重点人群健康服务”的要求，生殖健康专项的实施加快推进了防控成效的显现。先天性心脏病、唇腭裂、神经管畸形等重大出生缺陷的三级防控体系日趋完善，相关致死性出生缺陷患病率显著下降，出生缺陷患儿生存质量已有较大改善。然而，仍然存在诸多关键科学问题，制约了我国出生缺陷防控能力的进一步提升，出生缺陷的成因、病因学机制、遗传与环境交互作用及妊娠期药物安全性等方面的研究有待深入；防控体系中缺乏具有自主知识产权的关键诊治技术和新产品，缺乏国家层面临床防治技术服务质控标准体系和临床技术效果评估规范；罕见病的三级防控体系尚处于起步阶段，亟待组建全链条一体化三级预防诊疗体系，深入开展罕见病的疾病预防和临床研究，规范诊断治疗流程，加强有效药物的研发投入。

建议：一是进行多层次多纬度总体布局，从基础研究、临床研究、群体研究等方面，充分利用生殖健康专项“十三五”阶段部署的孕早期、孕期前瞻性队列资源，深入开展先天性心脏病等重大出生缺陷的环境、遗传及其相互作用的分子机制研究，明确相关影响因素，制定针对性防治策略；二是开展多形式研究，利用药物代谢动力学仿生技术、前沿生物学分子交叉技术、大数据和人工智能等技术手段，结合队列数据，开展妊娠期药物安全性群体评价、预测与预警技术和风险防控的临床转化研究，阐明药物对母胎的影响，评估母胎药物暴露及其健康风险的潜在分子机制，研发可供临床筛查、诊断的生物标记物，进行与妊娠期用药相关的临床转化研究，指导孕期安全用药；三是研发新产品，基于在体免疫标记、流式聚焦和声场控制技术结合免疫标记、激光结合三维纳米免疫标记等不同原理基础，研发和进一步优化自主知识产权的血液稀有细胞富集和分离相关仪器设备，同时利用特制的磁珠分离方法和生物信息分析算法提高游离核酸中胎儿红细胞比例，研制通过基于高深度测序的超低频变异检测技术对母血中游离核酸进行检测分析的国产新型核酸自动提取仪，不断提升出生缺陷二级防控的技术精度；四是采用多种方法，针对外耳畸形、鼻缺损等具有相对复杂结构和一定塑型要求的组织，利用 3D 打印和注射 3D 微组织专利方法，通过三步法新型复合组织成型技术，构建复合结构的外耳外鼻组织，实现缺损组织重建；五是加强监管和应用，加大对基因编辑技术基础研究的监管和投入，获得一批具有自主知识产权的基因编辑工具，创制新的大动物遗传疾病模型，促进基因编辑体细胞遗传疾病的临床治疗转化；六是建立标准平台和体系，利用大数据挖掘、人工智能等技术研发智能化的临床防治服务质控技术与产品，研制质控技术标准、方案及相应的信息决策平台，形成国家层面质控技术标准化体系；针对临床新技术与产品开展安全性、有效性与经济性分析，研制技术与产品的应用标准与规范，推动新技术的临床应用与群体转化；七是组建三级预防诊疗体系，结合罕见病类疾病的特点，借鉴重大出生缺陷防控模式，组建罕见病全链条一体化三级预防诊疗体系；八是加强基础研究导向，针对线粒体遗传病，运用已建立的线粒体基因缺陷的细胞和动物模型，引入最新线粒体基因编辑技术，开展以解决临床问题为目的的基础研究，深入探究核质互作理论，并尝试寻找潜在的治疗线粒体遗传病的方式方法。通过以上措施，整体阐明中国人群重大出生缺陷的发病机制，研发具有自主知识产权的诊疗产品，实现出生缺陷防控关口前移。

三、着力解决母胎医学研究面临的“瓶颈”和难点问题

人类成功妊娠并孕育健康后代有赖于胚外组织与胚胎之间的程序性协同发育。以胎盘为主的胚外组织是母胎间营养传输、免疫豁免及妊娠适应性调节的核心。胚外组织发育障碍是多种妊娠期相关疾病的主要诱因，不仅威胁母婴安全，还能造成宫内环境不良从而影响出生后的远期健康，因而与人口素质水平直接相关。生殖健康专项“十三五”阶段在高龄妊娠并发症、早孕期自然流产、重大胎儿疾病宫内诊断与治疗、胎盘形成机制及早产等方向部署研究项目，着力解决母胎医学相关领域基础和临床面临的难点问题。然而，我们对妊娠相关疾病的发病机制认识能力还有待进一步提升，一方面受制于缺乏直观的观测手段和研究模型去系统获得针对人类妊娠相关疾病的在体研究数据；另一方面局限于研发力量投入不足，各研究相对孤立，未形成覆盖妊娠全过程多角度的基础与临床深度结合的研究体系。

为了深入探讨母胎医学研究领域面临的实际问题，进一步加强研发力量和资源投入，完善研究体系，建议：一是建立模型深入阐释胚胎与子宫对话早期在相互诱导调节分化方面的分子作用机制，在伦理允许的范围内，尝试建立人类胚胎与子宫内膜共培养体系和早产预测模型，利用微量 / 单细胞检测体系、新型基因修饰、类器官等热点技术，结合借助灵长类动物模型获得的在体生物材料研究数据，阐释胚外组织协同调节胚胎发育和妊娠维持的程序机制，探究胚外组织功能障碍危害母婴安全和远期健康的分子基础及相关的预警和干预策略，建立无创实时监测胚外组织发育并智能预判妊娠结局和子代远期健康的系统方案，揭示母胎界面免疫微环境建立和维持、微生物代谢紊乱导致妊娠期疾病的分子机制，发现自发性早产预测指标（如生物标志物）并开展针对性早产综合防治策略研究；二是探究关联性影响，利用队列研究手段，研究孕期饮食结构对肠道微生物、机体代谢功能、妊娠结局的影响，从胚胎或胎盘局部的研究转化为母胎互作调控的整体研究，并据此提出可行的饮食、药物干预方案。从而，整体上形成母胎医学临床—基础—转化良性循环的研究模式，持续推动提高妊娠成功率、降低病理性围产儿死亡率的新技术创新。

四、建立生殖健康及重大出生缺陷防控研究的长期支持机制

生殖健康及重大出生缺陷防控是关系民生和人口安全的重要研究领域之一，其面临的问题有以下几个方面，一是精准的发生机制尚存在大量关键问题亟须解决；二是需要尽早突破早期防治关键技术“瓶颈”，研发新的辅助生殖和生育力保护保存技术，而开展大样本、高质量的不孕不育疾病队列研究，是发现高危因素（环境因素、营养因素）、遗传致病因子及鉴定环境—遗传交互作用机制的重要途径。出生缺陷防控方面面临的问题有以下几个方面。一是病因复杂，涉及高危因素、致病因素、遗传因素、环境因素及其之间复杂的交互作用；二是目前大部分出生缺陷和近、远期健康风险的防控仍缺乏关键靶点，不利于精准防控，而利用出生人口队列同样是解决以上科学问题的重要手段。然而，一方面，队列研究周期长，要求高，显效慢，投入成本大，需要国家持续的人力和物力投入；另一方面，引起不孕不育、出生缺陷和近、远期健康风险的原因复杂，随着社会进步、经济发展，生殖系统接触的环境影响因素及环境与遗传的交互作用模式持续发生变化，相关研究工作需要持续推进和补充。

加强全方位、全周期生殖健康和出生缺陷防控关键技术研究，提高精准化防治能力，是改善我国居民健康水平的重要一环。在生殖疾病防控方面建议：一是建立健全辅助生殖队列、高龄产妇队列及其他生殖相关专病队列长效支持机制，在经费支持、机构评估、人才评价等方面给予一定政策倾斜，并对数据资源共享给予一定激励政策和考核压力，推动资源的应用和成果的持续产出；二是充分利用现有生殖健康队列资源，系统开展不孕不育相关环境及遗传因素研究，阐述其具体生物学机制；三是开展多组学研究，进一步明确参与发病的基因、分子和表观遗传修饰，从而了解生殖障碍、不良妊娠结局的发生机制，为疾病的早期预防和治疗提供靶点；四是在专病队列的基础上，针对育龄人群生育力减退及与高危妊娠相关的分子预警，筛选影响生殖健康及妊娠结局的标记物，以及临床有效干预措施，为我国人群生殖健康、出生人口质量和解决人口老龄化所带来的健康问题等做好前瞻性布局；五是基于大数据，应用人工智能学习探讨生殖障碍疾病发病机制及影响因素，结合基础及实验室分析，从配子形成、受精、胚胎发育、基因学检测及诊断、孕期产前筛查、妊娠并发症处理及产时、产后的处理，直至围绝经期、绝经后女性生殖健康问题，综合分析，提出改善全生命周期生殖健康管理及疾病防控策略，建立和完善高危人群随访系统，评价孕期诊疗及研究的远期效果。

在出生缺陷防控方面，建议：一是持续支持出生人口队列建设工作，提升队列建设质量，完善共享机制，设定数据共享考核目标，开展长期随访，统计重要儿童发育发展指标和儿科重大疾病的发病情况，联动公共数据，建设功能符合研究需求的队列专用信息库，产生国际领先的研究成果，并转化为人群防治适宜技术，提升队列数据对出生缺陷防控的支撑能力；二是聚焦出生缺陷和近、远期健康风险高危致病因素，探讨确定的因果关系，推动形成能改善全国人群健康状况、降低疾病风险的重要成果产出，为制定卫生政策和措施提供科学依据；三是完善出生缺陷大数据分析平台，统筹制定数据汇交、标准化技术体系、生物样本库和资源共享等实施方案，为科学研究、政策制定、临床防治等多个方面提供持续资助；四是优化项目滚动与资助机制，切实促进原始创新，通过建立长效评估机制，储备队列研究人才和必备技术，从而实现队列数据、基础数据、多组学数据、诊疗数据等的共享和整合；五是建立成熟的医疗信息系统，完善电子病历、医疗信息追踪管理系统、多医院数据整合系统等，完善医疗信息系统与大数据平台的数据对接机制，推动研究水平升级。

五、推进重大生殖疾病预防的战略规划研究

以宫颈癌为例，宫颈癌是我国女性常见的生殖系统恶性肿瘤，进入 21 世纪以来，我国每年有 11.1 万妇女被诊断为宫颈癌，其发病率年均增速高达 10.5%，且发病年龄趋于年轻化，防控形势严峻。宫颈癌病因明确，其发生与高危型人乳头瘤病毒（Human Papillomavirus，HPV）的持续感染密切相关。随着预防性 HPV 疫苗的研发与上市，宫颈癌有望成为首个可被消除的女性癌症。推进宫颈癌防控是保障妇女健康的重要举措。

然而，目前我国宫颈癌防控工作仍然面临一系列亟待解决的问题。一是宫颈癌筛查率低，我国大规模宫颈癌人群筛查项目虽已开展 10 年之久，但适龄人群接受过宫颈癌筛查的比例仅为 31.4%，离普及规律筛查的目标差距较大；二是卫生效益低下，筛查技术落后，基层服务能力有限，缺乏有效的质量监管；三是针对宫颈病变的临床诊疗和随访缺乏规范化管理，存在过度治疗，给患者及其家庭造成身体和经济的双重负担。另外，HPV 疫苗作为预防宫颈癌最重要的手段，至今仍未被纳入我国的免疫规划，我国适龄女性的 HPV 疫苗接种率几乎可以忽略不计。世界卫生组织（World Health Organization，WHO）于 2018 年发出全球消除宫颈癌的行动号召，并计划于 2020 年正式发布全球战略，高度推荐具有成本效益的集疫苗、筛查和人群管

理为一体的综合防控策略。但当前我国离消除宫颈癌的目标仍存在巨大差距，如不改变防控策略，在宫颈癌发病率快速增长的背景下实现消除目标几无可能。尽管我国在持续寻求改善宫颈癌防控的新策略，但受限于可靠的政策制定参考依据，始终未能构建起具有广泛实施可行性、卫生公平性、经济有效性的宫颈癌综合防控策略。

为积极响应 WHO 发起的全球消除宫颈癌号召，贯彻落实国家相关部门对于宫颈癌防控工作的战略部署，建立更为有效的综合性宫颈癌防控体系。建议：一是进一步优化当前的宫颈癌筛查策略，创新筛查服务模式并改善筛查程序，促进筛查产品和技术的更新换代，使用和推广即时快速的筛查和诊断技术，逐步扩大人群筛查的覆盖率；二是研究制定针对宫颈癌前病变的规范化诊疗方案，规范宫颈病变的治疗和随访管理，严控扩大治疗的临床指征，同时推进针对育龄妇女适宜治疗技术的研发和评估，避免或减少过度治疗带来的生殖健康危害；三是评估 HPV 疫苗在我国人群接种的卫生经济学成本效益，鼓励有条件的地区优先开展 HPV 疫苗免费试点接种，逐步推动 HPV 疫苗纳入国家免疫规划；四是制定整合 HPV 疫苗接种、高危人群筛查、患病人群治疗与管理的综合防控策略，并在试点地区开展基于人群的真实世界研究，结合卫生经济学成本效益分析和卫生政策研究的方法，建立并验证适宜我国长期发展趋势的宫颈癌消除战略规划。

第二节　管理需求与建议

生殖健康专项的组织实施，推动树立了科技发展中心“政府认可、行业认同、社会认知”的专业机构形象，但通过征集相关专家和科研承担单位的意见建议，发现在项目管理方面仍然存在管理责任不够明晰、管理成效不突出、制度有待完善等实际问题，需要强化相关责任担当、加强制度建设、提升队伍能力、丰富管理形式。

一、加强生物样本库和大数据平台的规划并建立统一体系和机制

我国医院系统在多年的网络信息化建设过程中，积累了丰富的疾病诊疗数据，患者的疾病诊断、药物处方、临床检查、实验室检测等信息对于医学研究的发展具

有极大的利用价值，是重要的研究资源，同时也是国家科技创新和可持续发展的重要战略资源。如何实现疾病诊疗数据的高效应用转化，从而整体上提升公共卫生服务和临床诊疗水平，一直是医药卫生管理部门和医学研究工作者高度关注的问题。长期以来，国家和地方各级科技主管部门通过科研条件平台建设和科技项目立项等方式，推动生物样本库和大数据平台建设成效斐然，临床医学数据和生物样本的采集、存储初步实现规范化、标准化，形成数量较多、体量不等、管理分散的生物样本资源库和医学数据库，加之部分领域政府部门主导的疾病监测系统所收集的数据，在一定程度上促进了生物医学研究的发展，推动了临床诊疗水平的提升。然而，生物样本利用率不高、样本采集和元数据录入标准不统一、样本和数据共享机制不健全、长期稳定支持机制不明确、科研和临床诊疗数据对接机制缺乏、多学科融合创新能力不足、专业化技术和管理人才不足等诸多问题，始终桎梏生物样本和数据资源的高效利用，致使财政资助下建立起来的生物医学资源平台难以充分发挥对相关领域科技创新的支撑作用。

针对数据科学领域面临的共性问题，生殖健康专项“十三五”阶段部署了多项涉及生物样本采集和医学大数据平台建设的项目，在出生缺陷防控、辅助生殖安全性评估、妊娠并发症防控和生殖疾病防治等重点方向，规划部署了大数据平台建设类项目作为生物样本和医学数据共享的总出口，但受限于现行科技计划项目管理机制，对标准统一、数据汇交、共享动力及临床监测与科研数据通道等问题始终没有形成有效的解决方案。

鉴于专项领域特点，建议：一是制定生殖健康专项生物样本和大数据资源平台中长期发展规划，形成统一的生殖健康专项生物样本和大数据资源平台管理体系，并将其对接纳入国家科技资源管理共享平台；二是建立部门间协调工作机制，做好责任分解，注重任务落实，对现有平台进行科学评估，整合优质资源，形成生殖健康专项生物样本和大数据资源平台管理机制；三是建立多学科融合的样本与数据标准体系，在生殖健康与生命科学、信息科学、计算科学、系统工程学及人工智能等学科，形成跨领域、跨学科、跨行业的标准化、高效能、多用途资源平台，构建生殖健康生物样本与大数据科技资源的统一标准体系；四是进一步明晰制度，明确平台的管理责任和数据、资源共享的绩效考核目标，形成稳定支持机制，加强专业化人才梯队建设，培养具有大数据分析能力和跨学科知识体系的科研辅助型人才，同时对接人才和机构评估体系，形成针对科研人员和数据管理人员的数据共享绩效激励、奖励制度。

二、推动科技成果转化能力建设和效率提升

促进科技与经济深度融合是中央财政科技计划改革的重要目标，其关键环节在于促进科技成果转化，只有原创科技成果不断应用于生产，才能发挥科技创新对经济发展的推动作用。国家重点研发计划作为改革最为彻底、配套制度较为完善的科技计划，按照全链条设计、一体化组织实施的管理理念推进各项工作，不断以高质量成果产出并转化落地为导向，设定目标，部署项目。然而，受限于多种因素影响，如相关转化政策、平台、体制机制及相关科技服务发展滞后，基础研究、应用基础研究的新理论、新技术和新方法需要在实验室反复验证、论证，部分创新性成果因缺乏行业标准指导审评而止步于注册申报或埋没于科技档案之中，存在成果转化能力不强和转化效率不高的问题。

建议：在政策引导上，一是，建章立制，由国家各有关部门联合组织高级别专家团队，在广泛征求意见建议并充分讨论的基础上，放眼未来发展趋势，制定政策，明确标准，推动相关法律法规的出台，指导科技创新活动有序开展和科技成果高效转化，提升转化效率；二是，形成产学研深度融合的创新模式，高度重视国家科技计划的产学研用协同创新要素组合与形态组织，强化科技成果与经济社会深度融合，充分调动地方政府的积极性，统筹推动中央和地方创新资源整合，引导梯次联动区域创新布局，提升转化能力；三是，提升科研成果质量，在立项与验收环节，通过立项评审和考评指标的牵引，推动项目与成果评价逐渐从“指标评价”向“价值评价”转变，通过提升立项科研项目与科研成果的质量，从而提高科研成果转移转化比例。在平台搭建上，一是要采取有效手段，提升科技型企业在政府引导下科技创新活动中的参与度，搭建科研团队与科技企业的交流平台，充分发挥市场在创新要素配置上的牵引作用，锚定创新链条运转方向；二是要加强技术产品类项目与应用示范类项目的有效衔接，在相关项目启动阶段，尽早形成针对创新研发关键节点的对接方案和机制，按照“里程碑”式管理工作模式，对相关项目进行集群式管理，协调推动项目实施，提升创新链条运转效率。在体制机制上，应进一步优化创新环境，加强管理部门在促进科技创新和推动成果转化工作中的责任意识，发挥协调保障作用，并通过合理的人才评价和机构评估指标及标准设置，激发科研人员和科研机构的成果转化热情，打破各自固有的行为模式和思维定式，研究形成符合各方诉求的利益分配机制。在科技服务上，管理部门应进一步增强管理能力，提升服务意识，深入调研从科技创新到成果转化再到产生经济效益各环节的难点及需求，提供政策协调、

制度培训、管理咨询、技术指导、资本对接等相关服务，发挥促进科技与经济深度融合的“催化剂”作用。

三、进一步完善项目评审、评价制度

科技评价是牵引科技创新的外部动力，是发挥科技政策对科技发展推动作用的有效工具，是不断优化科技资源配置的重要环节，对科研事业和人才培养具有深远影响。随着我国科技体制改革的不断深入，以往科技评价制度与科技活动之间的矛盾日益凸显。为此，国家出台一系列推进科技评价制度改革的文件，以开展项目评审、人才评价、机构评估（“三评”）改革为重要举措，按照遵循科学规律、坚持问题导向、坚持客观公正、坚持分类评价的原则提出系列指导性意见，取得了初步成效。特别针对项目评审管理，经过“十三五”阶段国家重点研发计划在评审立项、中期评估、综合绩效评价等项目管理流程上的优化尝试，基本形成了更加公平公正且科学合理的评审评价新体系，为“十四五”国家科技计划的顺利启动积累了成功经验。

然而，在程序优化的同时，也仍然存在评审中有专家接受请托、凭文本判高低、唯数据论英雄等需要进一步明确和改进的细节问题。一是项目评审阶段，存在指南编制环节与项目评审环节的脱节现象，评审专家不能完全领会指南编制专家意图，并且由于评审专家名单的提前公布，评审专家存在被“围猎”施压的可能；二是项目申报过程中针对研究指标的考核方式单一，没有对应的指标考核评价体系可供参考，使得项目综合绩效评价阶段缺乏科学有效的考评手段，无法客观准确地评估项目实施绩效；三是项目评审过分依赖团队的过往研究成果，对项目申报内容的论证不足，存在评审“唯论文”“唯帽子”现象；四是部分技术产品类项目指标在过程管理中缺乏相对灵活的动态调整机制，一味硬性地规定项目完成既定目标，可能导致研发任务跟不上技术迭代更新速度；五是项目评审和评估环节缺乏对科研机构和主要科研人员科研信用的参考数据，科研诚信体系不完善，未发挥对国家科技计划项目管理的支撑保障作用。

优化科研项目评审管理是落实“三评”改革的重点工作内容之一，为充分落实改革精神，树立正确评价导向，不断优化科研生态环境，针对前文所提及的有关问题，建议从项目评审规则、项目分类评价指标体系、项目动态调整机制、科研诚信体系建设等方面进一步优化。一是加强评审专家的评前培训，邀请指南编制专家详细解读指南目标，明确立项需求；二是加强评审专家抽取系统的自动化、智能化水平，减少人工参与环节，酌情考虑评审前是否公示评审专家名单，降低管理部门和评审专家的被请托风险；三是制定针对性强的分类评价指标，由科技主管部门牵头，开展针对科技项目分类评价的软科学研究，制定具有针对性和可行性的项目分类评价指标体系，指导项目申报和验收；四是减少团队研究基础部分的内容占比，避免团队成员强调学术“帽子”，引导项目评审回归到重点审核项目研究内容、指标设置、技术路线和团队综合实力等核心内容的指南目标及可行性上来；五是注重项目实施中期的动态评估，对不具备创新性的研究指标或项目及时调整，提升国家科技经费使用效益；六是构建全国联网的科研信用网络，尝试借鉴金融系统信用评分、评级机制，对科研机构、科研人员进行动态信用评价，并将其深度融入机构评估和人才评价工作中，协同完善科技评价体系；七是扩大科研项目评审、实施中各主体参与度，扩大项目评审中专家遴选范围和可选专家数量，提升申报和实施中包括企业、高校、研发机构等在内的多创新主体的参与度，较大程度发挥国家重点研发计划在行业发展中的引导作用和在重点领域创新中的资源撬动作用。

四、鼓励学科交叉，推动生殖健康领域协同发展

重大科研创新项目需要多学科、多专业联合攻关。生殖健康专项的 5 个任务方向涉及基础研究、应用研究、产品研发、临床应用、成果转移转化等方面，存在学科间各为一体、协同性不够、支持性不强的学科脱节问题。学科交叉是当今世界学术的主流方向，是科学技术发展的必然趋势，更是生殖健康领域解决疑难重大问题的必要手段，必将推动生物医学领域协同发展，产出重大科技成果。

目前，配子发生、早期胚胎发育、胎儿发育及其与远期疾病易感性之间时空传递机制仍是研究的难点和亟待解决的问题，人类生命早期环境（包括宫内、宫外环境）所造成的近、远期影响等的基础研究及临床干预措施仍需要进一步深入。在重大出生缺陷防控研究方面，虽然近几年出生缺陷防治技术在迅速发展，但是对于人群防控的重大出生缺陷病种还不够全面，出生缺陷筛查诊断和治疗技术创新还有待提升。此外，我国出生缺陷筛查需求量大，目前遗传学技术的实施对于设备、场地要求高，且相关装置依赖进口，缺乏便携、快速、易推广具有自主知识产权的装置和相应分析系统，导致适宜的出生缺陷三级防控技术未有效下沉到基层，高新防控技术的推广地区发展不平衡。

建议：一是推动多学科领域协同发展，在发育生物学、细胞生物学、分子生物学、临床医学（妇产科学、生殖医学、新生儿/儿科学）等领域，利用新一代测序技术、蛋白质组学及各修饰组学技术、转基因小鼠等方法，系统开展卵母细胞体外成熟、早期胚胎发育机制和辅助生殖内容的基础和临床应用研究，开展对疾病高危人群的孕前、孕期、新生儿、儿童、青少年贯穿生命历程的大型出生队列、跟踪随访/干预研究；二是建立探讨疑难问题的共享机制，针对疾病的配子/胚胎/胎儿起源问题，在生殖健康政策上提供灵活的政策咨询与制度管理体系，加强易感人群、高危人群的政策倾斜，形成有效的科学研究、人群随访与干预、临床转化服务全链条；三是要加强交叉领域的合作研发，在卫生毒理、临床生殖、细胞生物学等方向研究环境有害因素导致女性卵泡细胞和滋养层细胞功能障碍，进而引发流产的过程，研究非编码 RNA 在此过程中的作用和调控机制；四是加强不同学科联合攻关，融合生物医学、计算机科学、化学、物理、人工智能等学科，研发相关新产品，从而满足现代出生缺陷防治技术向高通量、精准化、集成化、信息化等方向发展的需求，并通过引入自动化、机械与电气工程、人工智能等学科力量促进常规技术产品的基层适用性；五是加强专业人员培训，通过妇产科、超声科及其他相应临床科室医生的出生缺陷性疾病诊断、治疗和预后知识的培训，实现更早期的多学科协作，做到及时诊断、防控提前；六是加强专门人才培养，形成一支兼具产前诊断、治疗和康复相关知识的出生缺陷性疾病防治防控队伍，为患儿家属提供专业化的咨询。

五、加大生殖疾病及出生缺陷防控工作的政策支持

《“健康中国 2030”规划纲要》和《“十三五”卫生与健康规划》提出的要面向全人群提供持续推进、覆盖全生命周期、一体化的国民健康服务，强调了建立完善的生殖健康领域公共卫生服务体系的紧迫性。随着二孩政策的放开，国家大力推动避孕节育服务均等化，将避孕药具发放和基本避孕节育手术纳入国家基本公共卫生服务项目，向所有育龄群众免费发放，然而不同人群对避孕节育产品的需求和要求有着明显的特异性。尽管我国在该领域的某些产品和技术研发上处于国际领先地位（如新晶型避孕药品、长效缓控释产品、标准物质研制等），为了力争使这些产品占据较大的国际市场份额，拓展具有自主知识产权的中国产品，并在国际市场上具有一定的价格话语权，进一步在全球范围产生一定的影响力，急需国家加大该领

域的持续科研投入。

同时，随着国家科研经费的大力投入，生殖健康与出生缺陷防控领域科研成果显著，在技术创新方面也诞生了一些原创性技术成果并获得专利授权，但目前专利成果转化率仍处于较低水平，且在较短的时期内难以实现大规模临床转化或者市场化转让生产，在项目结束后还需要较长的时间和经费来支持和实现落地。如何实现这种转化，架起从实验室通往临床应用的桥梁是实现临床事业跨越式发展的关键所在。

出生缺陷综合防治目前存在基础研究与临床需求对接不够充分的问题，从疾病的治疗靶点研究到临床实践之间有较大的鸿沟；目前重大出生缺陷疾病，从孕前、产前到宫内、产时、新生儿、手术干预的风险评估缺乏数据支撑；孕前母体疾病、产前遗传咨询和细化临床表现表型相互关系及完整诊断策略缺乏专家共识和指导；作为出生缺陷防控地位重中之重的首发疾病——胎儿心脏病，全孕周的真实发病率仍然不详；全国各地医疗资源不均衡，医生产前诊断水平参差不齐，单病种管理技术缺失。上述问题迫切需要国家制定配套政策，加强各地区、各专业共同协作，进一步扩大研发和推广智能诊断及专家决策辅助技术，全力推进健康中国建设。

建议：

一是强化社会综合治理，开展性道德、性健康和性安全宣传教育和干预。相关部门和社会各界协同建立从青春期至育龄期的生殖健康教育体系，加强科普宣教，提高青少年生殖健康保健的知识；制定政策加强适龄生育、婚前检查、孕前保健的宣传力度，帮助群众树立健康的婚育观，提高婚检率，减少不孕不育发生；健全不孕不育人群筛查、监测系统，提出预防生殖障碍、不良妊娠结局的公共卫生政策；进一步完善我国人类 ART 质量控制和管理规范平台，完善行业标准，加强辅助生殖领域专业人员技术培训和考核；根据市场需要，聚焦资助新晶型避孕药品、长效缓控释产品、标准物质研制等的研发，使其尽快实现产业化并保持国际同等水平。

二是推动医药创新和转型升级，提高具有自主知识产权的医学诊疗设备、医用材料的国际竞争力，增强医学领域的自主创新能力。2016 年，国务院发布实施《中华人民共和国促进科技成果转化法》若干规定，要求完善科技成果转化机制，激励成果转化；进一步建立完善相关伦理规范条例，为临床转化的发展提供法律保障和规范，确保研究成果临床转化的合理性和合法性。

三是加快伦理改革，完善法制法规，完善卵子捐赠相关法规，制定鼓励捐赠的政策。考虑到生殖科学相关研究的实际需要，在不触碰伦理底线的前提下，为部分生殖相关研究提供便利，减少伦理法规的硬性限制，如 POI 或潜在 POI 患者的生育力保存的卵子冷冻存储治疗服务。

四是建设健康信息化服务体系，加强出生缺陷综合防治。建立国家三级网络覆盖模式，利用互联网、物联网、融合网等现代化手段建立大数据库、生物标本库、专家库，开展新技术远程医疗，开展多中心大规模人群出生缺陷调查和精准防控，搭建出生缺陷预防和诊治的协同平台，通过网络体系建立产前产后一体化管理模式，开展细化临床表型和遗传检测的大规模研究，进而揭示遗传学发病机制；在国家配套政策引导下，建立信息共享的救治路径和体系，加强各地区、各专业共同协作，加强出生缺陷群防群治。

六、丰富项目管理形式，提升项目实施绩效

项目内和项目间的沟通交流将有效地推动项目的进展，项目管理形式的多样化将会对科技进步起到促进作用。国家重点研发计划项目普遍体量大，任务复杂，参与主体多，容易造成信息沟通欠缺。此外，多数项目的实施周期短，项目的组织形式相对单一。为降低信息掌握不对称造成的风险，需要建立上下联通、左右联动的沟通交流机制，尝试形式更为丰富的项目过程管理模式。

一是建立项目层面的管理机制，成立项目管理委员会、执行专家组、财务管理组等机构，设定固定交流日，根据项目需要，不定期召开交流会，分享信息、交换意见，做好相应的会议记录并及时归档；建立项目管理工作台账和项目管理群等沟通平台，及时上传并分享工作体会、研究进展、存在问题等，就项目执行展开讨论交流。

二是建立专项层面的共享交流平台，专业机构应继续加强项目集群式管理工作，加大关联项目的统筹实施力度，充分发挥行业组织能力，提高项目管理的信息化水平，尝试建立专项管理信息共享网站、管理公众号、项目管理群等，深度落实专项管理责任，协助研究方向接近的各项目组之间的定期交流，以便各项目组之间更好地进行课题合作与资源共享，整合不同项目之间的优势资源，提高项目执行和资源利用效率，使项目实施达到 1+1 ＞ 2 的执行效果。

三是建立科技计划层面的多样性管理模式，利用多种形式设立定向委托、联合攻关、滚动资助、开放性自由探索项目和青年项目，充分调动科学家的创新能力；建立项目的滚动资助机制，坚持可持续发展的目标，对优秀的资源需求型项目进行长期稳定支持，推动基础研究和转化应用的有效衔接。